W0094890

M. Hirte

Differenzierung homöopathischer Kindermittel

Martin Hirte

Differenzierung homöopathischer Kindermittel

61 Arzneimittel und ihre engsten Verwandten

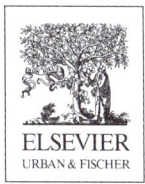

URBAN & FISCHER München

Zuschriften und Kritik an:
Elsevier GmbH, Urban & Fischer Verlag, Lektorat Komplementäre und Integrative Medizin, Hackerbrücke 6, 80335 München
Autor: Dr. med. Martin Hirte, Tal 14, 80331 München

Wichtiger Hinweis für den Benutzer

Die Erkenntnisse in der Medizin unterliegen laufendem Wandel durch Forschung und klinische Erfahrungen. Herausgeber und Autoren dieses Werkes haben große Sorgfalt darauf verwendet, dass die in diesem Werk gemachten Angaben dem derzeitigen Wissensstand entsprechen. Das entbindet den Nutzer dieses Werkes aber nicht von der Verpflichtung, anhand weiterer schriftlicher Informationsquellen zu überprüfen, ob die dort gemachten Angaben von denen in diesem Buch abweichen und seine Verordnung in eigener Verantwortung zu treffen.

Bibliografische Information der Deutschen Nationalbibliothek

Die Deutsche Nationalbibliothek verzeichnet diese Publikation in der Deutschen Nationalbibliografie; detaillierte bibliografische Daten sind im Internet über http://dnb.d-nb.de abrufbar.

Planung und Lektorat: Elisabeth Harth, München; Stefanie Regensburger, München
Herstellung: Antje Arnold, München; Kerstin Wilk, Markkleeberg
Satz: Kösel, Krugzell
Druck und Bindung: Lego Print S. p. A., Lavis
Umschlaggestaltung: SpieszDesign, Büro für Gestaltung, Neu-Ulm
Titelfotografie: SpieszDesign, Büro für Gestaltung, Neu-Ulm

Printed in Italy

ISBN 978-3-437-57950-9

Aktuelle Informationen finden Sie im Internet unter **www.elsevier.de** und **www.elsevier.com**

Bei der Suche nach dem Simile stehen auch erfahrene Homöopathen immer wieder vor dem Problem, dass zwei oder drei Mittel in der engeren Wahl sind und voneinander abgegrenzt werden müssen. Gezielte Beobachtungen oder Fragen sind dann oft entscheidend für eine rasche und präzise homöopathische Differenzierung. Ich habe versucht, für diese Situation eine Hilfestellung zu schaffen in Gestalt dieses kleinen Nachschlagewerks, das als Ergänzung zur pädiatrischen Materia medica im Handbuch „Homöopathie in der Kinder- und Jugendmedizin" gedacht ist.

Die „Differenzierung homöopathischer Kindermittel" hat nicht den Anspruch, den etwa Gisela Foerster und Hansjörg Hée mit ihrer „Vergleichenden Arzneimittellehre homöopathischer Polychreste" oder Eugenio Candegabe mit seiner „Vergleichenden Arzneimittellehre" haben. Sie ersetzt keine Arzneimittellehre, sondern ist ein Nachschlagewerk mittelweisender Informationen für den Alltagsgebrauch – unvollständig, aber dadurch auch überschaubar. Ein ähnlich aufgebautes, für die rasche Mittelfindung allerdings zu umfangreiches und für die Pädiatrie weniger geeignetes Werk ist die „Vergleichende Materia Medica" von Gross und Hering.

Für die Differenzierung von je zwei Mitteln habe ich Rubriken ausgewählt, die für eines der beiden Mittel charakteristisch sind, in denen das andere Mittel jedoch fehlt. Diesen Rubriken habe ich thematisch verwandte Rubriken gegenübergestellt, in denen wiederum nur das andere Mittel vorkommt. Der Benutzer findet also bei jedem Arzneimittelvergleich zwei Reihen von Symptomen bzw. Rubriken, die systematisch oder punktuell abgefragt bzw. mit Beobachtungen am Patienten verglichen werden können. Ein Beispiel: Die Symptome „Schreckliche und traurige Geschichten greifen es stark an" und „Steckt alles in den Mund" können das Mittel Calcium carbonicum von Silicea differenzieren, das die thematisch verwandten Symptome „Empfindlichkeit und Angst durch Geräusche" und „Nägelbeißen" hat.

Voraussetzung für diese komprimierte Arzneimitteldifferenzierung war die Erfahrung aus zahllosen homöopathischen Anamnesen in meiner kinder- und jugendärztlichen Praxis. Technisch ermöglicht wurde das Projekt durch die „Vergleichende Arzneimittelsuche" im Repertorisationsprogramm RADAR.

Der Übersichtlichkeit wegen sind die Gemütssymptome grau hinterlegt, Allgemein- und Lokalsymptome weiß sowie Modalitäten und Nahrungsmittelverlangen/-abneigung farbig. Ein kursiv gesetztes *eher* steht vor Rubriken, in denen das gegenübergestellte Mittel zwar vorkommt, aber in einem niedrigeren Grad.

Die Sprache des Repertoriums wurde aus Gründen der besseren Lesbarkeit und Praktikabilität teilweise modernisiert (z. B. „Höhenangst" statt „Furcht vor hochgelegenen Orten", „… beim Autofahren" statt „… beim Fahren im Wagen"). Auf die Angabe „Kinder", „bei Kindern" etc. wurde verzichtet, da sich das ganze Werk auf das Kindesalter bezieht. Entsprechend wird durchgängig das Personalpronomen „es" für das Kind verwendet.

Im Einsatz in meiner Sprechstunde hat sich die „Differenzierung homöopathischer Kindermittel" bereits vielfach bewährt, und ich hoffe, dass auch andere Therapeuten sie hilfreich finden.

Mein Dank gilt dem Elsevier/Urban & Fischer Verlag für die Unterstützung dieses Projekts, vor allem der unermüdlichen Lisa Harth, die die vielen Seiten mehrmals durchgearbeitet und zahlreiche wichtige Verbesserungsvorschläge angebracht hat.

München, im November 2007
Martin Hirte

Abkürzungen

<	Schlechter, Verschlechterung
>	Besser, Besserung
DD	Differentialdiagnose
F:	Familiengeschichte
P:	Persönliche Krankengeschichte

Inhaltsverzeichnis

Inhaltsverzeichnis

Tarantula hispanica 459

Thuja 466

Tuberculinum 475

Veratrum album 495

Zincum metallicum 503

Aconitum	Argentum nitricum
Furcht durch vorangegangenen Schreck	Angst und Erwartungsspannung vor einer Verabredung
Furcht vor dem Überqueren einer Straße	Angst im Tunnel
Furcht vor Gespenstern	Angst, wenn eine Zeit festgesetzt ist, Angst davor, zu spät zu kommen
Qualvolle Angst mit Ruhelosigkeit	Höhenangst
Misstrauisch	Eigensinnig, macht unsinnige Einwände
Schmerzempfindlich, außer sich vor Schmerzen	Fühlt sich vernachlässigt, Gefühl von Verlassenheit
Außer sich vor Zorn	Wahnidee, alles werde fehlschlagen
Rotes Gesicht abwechselnd mit Blässe	Alt aussehendes, bleiches Gesicht
Augen empfindlich gegen kalte Luft	Konjunktivitis > kalte Luft
Schwierige Zahnung, Zahnbeschwerden	Rote Zungenspitze, aufgerichtete Papillen
Schmerzhaft aufgetriebenes Abdomen	Schwieriges, heftiges Aufstoßen, lauter Flatusabgang nachts
Krampfartige Bauchschmerzen > Flatusabgang	Krampfartige Koliken bei Säuglingen, nicht > Flatusabgang
Icterus neonatorum	Abmagerung bei Kleinkindern
Krupp	Räuspern und Würgen
Verlangen: kalte Speisen oder Getränke bei Fieber	Verlangen: Salz, Zucker
< Trockenes kaltes Wetter	> Kälte, kalter Wind, kalt Baden

Aconitum	Arsenicum album
Angst in Gesellschaft	Angst, wenn allein
Furcht durch vorangegangenen Schreck	Furcht davor, die Kontrolle zu verlieren
Empfindlich gegen Berührung	Abneigung dagegen, angesehen zu werden
Ängstliches Stöhnen	Ängstliche Ruhelosigkeit, geht hin und her

A

Aconitum	Arsenicum album
Schlaflos durch Schreck	Schlaflos durch Zucken
Bei Fieber: Auffahren aus dem Schlaf	Auffahren beim Einschlafen
Schlafwandeln	Weinen im Schlaf
Außer sich vor Schmerzen	Kann nur durch Herumtragen beruhigt werden
Akuter Krupp, greift sich an den Kehlkopf	Chronischer Krupp
Herzklopfen tagsüber	Herzklopfen nachts
Bei Fieber: einseitig rote Wange	Bei Frost: blasse, bläuliche Lippen
Durst in allen Fieberstadien	Bei Fieber: Durst auf kleine Mengen
Beschwerden durch trockenen kalten Wind	Beschwerden durch feuchtes Wetter, feuchte Keller
Verlangen: bittere Getränke bei Fieber	Verlangen: warme Getränke
< Warmes Wetter, warm Einhüllen	< Entkleiden, schnell Gehen
> Entblößen, kalte Luft	> Warmes Bett

Aconitum — Belladonna

Aconitum	Belladonna
Außer sich vor Schmerzen, außer sich vor Angst	Wildes Delir, erkennt Verwandte nicht
Todesangst	Visionen (Gesichter, Tiere) beim Schließen der Augen
Nervöse Erregung, Zorn mit Zittern	Zorn mit rotem Gesicht
Bei Fieber: lebhaft, fröhlich oder Jammern, Furcht	Bei Fieber: Betäubung, Wahnideen, Manie, Weinen
Ruhelosigkeit mit Angst, qualvolle Angst mit Herumwerfen	Beißt, schlägt, spuckt, schlägt den Kopf gegen die Wand
Ängstliches Stöhnen	Lautes, sardonisches Lachen
Furcht vor offenen Plätzen, im Tunnel	Furcht vor Tieren, Hunden
Empfindlich gegen Berührung, schreit	Empfindlich gegen Erschütterung, Auftreten
Aussehen: dunkel mit straffer Faser	Aussehen: blond mit schlaffer Faser
Gesichtsausdruck müde, kränklich, leidend	Gesichtsausdruck heftig, grimmig oder ausdruckslos
Hitze des Kopfes mit kaltem Körper	Hitze des Kopfes mit kalten Extremitäten
Photophobie bei Sonnenlicht	Rollen der Augen, offene Augen im Schlaf

Berührungsempfindlicher Kehlkopf	Schmerzhafte Heiserkeit
Vergeblicher, schmerzhafter Harndrang, Harnverhaltung	Enuresis nocturna, kann nur schwer geweckt werden
Angst beim Einschlafen	Auffahren beim Einschlafen
Schlaflos durch Schreck	Schlaflos durch Zuckungen
Prophetische Träume	Spricht laut im Schlaf
Schlaflage: Rücken oder auf der Seite	Schlaflage: Abdomen
Frost mit Angst	Intensive Hitze mit Delirium
Bei Fieber: eine Wange rot, die andere blass; Verlangen nach Entblößen und kalten Getränken	Bei Fieber: rotes Gesicht, weite Pupillen, Zucken, Fieberkrampf
Beschwerden durch trockenen kalten Wind	Beschwerden durch Baden oder Haarewaschen
Verlangen: Bitteres, scharf gewürzte Speisen	Verlangen: Brot, Limonade, Zitronen
< Mitternacht	< Nachmittags gegen 15.00 Uhr
> Entblößen	> Bauchlage

Aconitum   Camphora

Angst nachts	Angst im Bett, Furcht vor dem Einschlafen
Empfindlich gegen Berührung	Raserei mit Beißen, Zerstörungswut
Ruhelosigkeit während Zahnung	Weinen bei Säuglingen
Fasst sich an die Genitalien	Macht Grimassen, heftige Gesten
Aussehen: dunkel, mit straffer Faser	Aussehend: blond
Erschrockener, leidender Gesichtsausdruck	Verwirrter, abwesender Gesichtsausdruck
Fettleibigkeit bei Säuglingen	Abmagerung, Schwäche
Augenentzündung bei Neugeborenen	Strabismus
Schniefen bei Neugeborenen	Gesicht und Nase eiskalt
Zahnschmerzen	Speichelfluss
Blutiges Erbrechen bei Neugeborenen	Saures Erbrechen mit kaltem Schweiß
Blutiger Stuhl bei Neugeborenen	Stuhl wie Reiswasser
Krupphusten	Bronchiolitis
Bronchopneumonie erstes Stadium	Pleuropneumonie, Hepatisation der Lunge
Rosa Hautfarbe	Zyanose bei Kleinkindern, eiskalte Haut, muss sich entblößen

A

Aconitum   Chamomilla

Aconitum	Chamomilla
Furcht in engen Räumen, vor der Dunkelheit, vor dem Tod	Furcht vor Menschen, vor Wind
Wechselhafte Stimmung	Launenhaft; weist Dinge zurück, die es zuvor haben wollte
Ängstliches Stöhnen	Stöhnen im Schlaf
Qualvolle Angst mit Ruhelosigkeit	Heftig, mürrisch bei Fieber oder Schmerzen
Ruhelosigkeit während Zahnung	Schreien während Zahnung
Empfindlich gegen Berührung, Licht	Abneigung dagegen, angesehen, angesprochen oder liebkost zu werden
Abneigung gegen Bewegung	Nur durch Tragen zu beruhigen
Nägelbeißen	Stirnrunzeln
Aussehen: dunkel	Aussehen: blond mit schlaffer Faser
Bei Fieber: umschrieben rotes Gesicht	Bei Schnupfen: einseitig rotes Gesicht
Zähneknirschen im Schlaf	Langsame Zahnung
Bauchschmerzen > Beugen nach vorn	Steifes Ausstrecken des Körpers
Krupp durch trockene kalte Luft	Räuspern, schwierig auszuwerfender Schleim im Kehlkopf
Schlaflage: rechte Seite oder sitzend, Kopf nach vorn gebeugt	Schlaflage: linke Seite, steif, Beine gespreizt oder angezogen
Plötzlich auftretende Symptome, blitzartige Schmerzen	Unerträgliche Schmerzen bei Fieber, krampfartige Schmerzen
< 0.00 Uhr, geringste Berührung, Zimmerluft, Lagewechsel	< 9.00 Uhr, 21.00 Uhr, im Freien, nasse Anwendungen
> Im Freien	> Zimmerluft, warm Einhüllen, Lagewechsel

Aconitum   Coffea cruda

Aconitum	Coffea cruda
Frühreif, altklug	Leichtes Auffassungsvermögen
Furcht in engen Räumen, in einer Menschenmenge	Furcht vor Ärzten
Langsam beim Essen	Schnell im Handeln, Hast beim Essen und Trinken
Bei Fieber: Furcht, Schreckhaftigkeit, Gereiztheit	Bei Fieber: nervöse Erregung, Redseligkeit
Zorn, Empfindlichkeit	Hochgefühl

Fettleibigkeit bei Säuglingen	Groß gewachsen und mager
Ruhelosigkeit während Zahnung	Vorzeitige Karies
Empfindlich gegen Berührung, Licht	Auffahren beim Einschlafen
Schlaflosigkeit nach Schreck	Schlaflosigkeit, lacht und spielt
Verlangen nach Entblößen, Aufenthalt im Freien	Abneigung gegen Entblößen, Aufenthalt im Freien
< Mitternacht, Impfungen	< 20.00 Uhr, Kleiderdruck, Reiben, Allopathika
> Magnetisieren, Reiben	> Zimmerluft

Aconitum   Ferrum phosphoricum

Bei Fieber: Jammern, Erregung, Furcht	Bei Fieber: redselig
Blutandrang zum Kopf, umschrieben rote Wangen bei Fieber	Heißer Kopf mit kalten Füßen
Äußeres Ohr rot, überempfindliches Gehör	Katarrh der eustachischen Röhre
Rote Lippen	Blasse Lippen
Diarrhoe	Erbrechen beim Autofahren
Fieber beginnt im Schlaf	Fieber beginnt nach Schlaf
Bei Fieber: schmerzhafte Extremitäten	Fieber ohne sonstige Symptome

Aconitum   Kalium bromatum

Bei Fieber: Angst	Angst nachts während Zahnung
Angst in einer Menschenmenge	Angst, wenn allein
Kindische, lispelnde Sprache	Langsame Sprache, macht Fehler beim Sprechen
Empfindlich gegen Schmerzen, Geräusche	Schreien im Schlaf, beim Erwachen
Wahnidee, es werde gleich sterben	Wahnidee von Verfolgung, Teufel, schrecklichen Bildern
Aussehen: dunkel mit straffer Faser, Fettleibigkeit	Aussehen: hell, blonde Haare
Gesicht abwechselnd rot und blass, einseitig rot	Nichtssagender Gesichtsausdruck, ausdruckslos
Geschwollenes Gesicht	Akne im Gesicht

A

Zahnbeschwerden	Aphthen
Fieber und Ruhelosigkeit während Zahnung	Erbrechen während Zahnung
Schmerzhaft aufgetriebenes Abdomen	Krampfartige Bauchschmerzen bei Säuglingen
Krupphusten	Asthma
Ruhelosigkeit beim Einschlafen	Ruhelosigkeit der Hände
Asphyxie bei Neugeborenen	Konvulsionen von Geburt an
Icterus neonatorum	Zystischer Tumor, Angiom, Lipom
Verlangen: saure Speisen und Getränke	Abneigung: Milch, Obst, Zwiebeln
< 0.00 Uhr, geringste Berührung, Geräusche, trockene Kälte	< Nach 2.00 Uhr, am Meer, warmes Bett
> Wärme	> Beschäftigung, Anstrengung

Aconitum   Opium

Nervöse Erregung, qualvolle Angst	Stupor, wacht nur schwer auf
Außer sich vor Schmerzen	Gleichgültig gegen Leiden, verringertes Schmerzempfinden
Sagt den Zeitpunkt seines Todes voraus	Sagt, es sei gesund, obwohl es sehr krank ist
Aussehen: helles Haar	Aussehen: dunkle Haare
Ängstlicher Gesichtsausdruck	Schläfriger Gesichtsausdruck, dunkelrotes Gesicht
Entzündete, schmerzhafte Augen	Halboffene Augen, Pupillen unempfindlich auf Licht
Verminderter Geruchssinn	Überempfindlicher Geruchssinn
Schmerzhaft aufgetriebenes Abdomen	Obstipation, schwieriger Stuhlgang ohne Drang, Stuhl wie Schafskot
Schmerzhafter, vergeblicher Harndrang	Verzögertes Urinieren
Krupp, Fieber mit Dyspnoe	Unregelmäßige, röchelnde Atmung, Schlafapnoe
Taubheit und Kribbeln der Extremitäten	Zucken der Extremitäten
Schlaflos durch Furcht oder Schreck	Offener Mund im Schlaf, Unterkiefer fällt herab

Plötzlich auftretende, heftige Symptome	Mangel an Reaktion
< Trockenes kaltes Wetter	< Warmes Bett, warme Luft, warm Baden, nasses Wetter
> Warmwerden, warme Luft	> Zimmerluft

Aconitum   Phosphorus

Aconitum	Phosphorus
Furcht vor dem Tod, sagt den Zeitpunkt seines Todes voraus	Furcht vor dem Alleinsein, Verlangen nach Gesellschaft
Ruhelosigkeit, Schreien, Stöhnen durch Schmerzen	Verlangen nach Mitgefühl
Abneigung gegen Berührung	Verlangen, magnetisiert zu werden
Abneigung gegen Veränderung	Verlangen zu reisen, Verlangen nach den unterschiedlichsten Dingen
Furcht vor engen Räumen	Furcht vor Gewitter
Ungeduldig, wirft sich herum	Langsam; denkt lange nach, bevor es antwortet
Bei Fieber: froh und albern oder empfindlich und weinerlich	Bei Fieber: gleichgültig, schweigsam, vermehrter Appetit
Zähneknirschen im Schlaf, schwierige Zahnung mit Fieber	Zahnfleischbluten
Brennende Bläschen auf der Zunge	Rissige Zunge
Erbrechen beim Aufsetzen im Bett	Erbrechen sobald das Getrunkene im Magen warm wird
Heiser < tagsüber; hält sich den Kehlkopf beim Husten	Heiserkeit < abends
Pneumonie linker Oberlappen	Pneumonie Unterlappen, Hepatisation
Schlaflage: Rücken unmöglich	Schlaflage: linke Seite unmöglich
Saurer Schweiß an bedeckten Körperteilen	Reichlicher, stinkender Nachtschweiß
Verlangen: bittere Speisen und Getränke	Verlangen: Eiscreme, gewürzte und kalte Speisen, Salz
Abneigung: Artischocken	Abneigung: Obst, warme Speisen und Getränke
< Kalter Wind, Warmwerden	< Schnell Gehen, nasses Wetter, warme Luft
> Nasses Wetter	> Im warmen Bett

A

Aconitum	Rhus toxicodendron
Furcht in engen Räumen	Angst, wenn allein
Nervöse Erregung	Mürrisch und reizbar nachts
Heftiger Zorn	Unwillkürliches Weinen
Ruhelos durch Schmerzen, wirft sich herum	Ruhelos, muss sich ständig bewegen
Aussehen: dunkle Haare	Aussehen: blonde oder rote Haare
Gedunsenes Gesicht	Schwellung um die Augen
Überempfindlicher Geruchssinn	Verlust des Geruchssinns
Rotes Gesicht, wird beim Aufstehen blass	Fieberbläschen, Hautausschlag im Gesicht
Brennende Bläschen auf der Zunge	Rissige Zunge
Zähneknirschen, schwierige Zahnung mit Diarrhoe	Kieferknacken beim Kauen
Entzündung der Tonsillen	Schwellung der Halsdrüsen
Bei Fieber: Durst	Bei Fieber: Durstlosigkeit
Heiserkeit < morgens, Krupp	Heiserkeit durch Sprechen
Schlafwandeln	Ruhelose Beine < nachts im Bett
Flüchtiges Exanthem, Gänsehaut	Bläschenausschlag
Schlaflos nach 3.00 Uhr	Schlaflos bis 0.00 Uhr
Bei Fieber: Zittern	Bei Fieber: Zucken
Verlangen: bittere Getränke	Verlangen: Milch
< Leichte Berührung, heißes Wetter	< Beginnende Bewegung, feuchte Wickel, nasses Wetter
> Warmwerden, nasses Wetter	> Anstrengung, fortgesetzte Bewegung, Lagewechsel

Aconitum	Stramonium
Angst in einer Menschenmenge, Furcht vor offenen Plätzen	Angst in der Dunkelheit, im Tunnel
Furcht vor Gespenstern nachts	Furcht vor dem Alleinsein nachts, klammert sich an
Furcht vor dem Tod	Furcht vor Hunden, Wasser
Qualvolle Angst mit Herumwerfen	Heftige Raserei, greift an, beißt, zerreißt Sachen

8

A

Aconitum	Stramonium
Nervöse Erregung, ängstliche Ruhelosigkeit	Greift nach eingebildeten Gegenständen
Schreien und Ruhelosigkeit bei Schmerzen	Gleichgültig gegen Leiden, klagt nicht; Analgesie
Eine Wange rot, eine blass	Blässe um den Mund
Blasses Gesicht beim Aufstehen	Heißes Gesicht mit kalten Händen
Belegte, hohle Stimme; Krupp	Quiekende, tonlose Stimme
Remittierendes Fieber	Fiebercontinua
Trockene brennende Hitze < nachts	Intensives Fieber mit Delir oder Fieberkrampf
Verlangen: kalte Getränke	Abneigung: Wasser
< Trockene Kälte, leichte Berührung	< Nach Bewegung, Aufenthalt in feuchten Zimmern

Agaricus — Bovista

Agaricus	Bovista
Hypochondrische Angst	Furcht vor Ansteckung
Ruhelosigkeit, nervöse Erregung	Stottern
Geistesabwesend, stumpf	Gleichgültig oder traurig > in Gesellschaft
Rote Ohrmuscheln, wie erfroren	Schorfige Nasenlöcher
Bläschen an der Oberlippe	Hautausschlag am Kinn
Schweiß bei geringster Anstrengung	Übel riechender Achselschweiß
Ungeschicklichkeit *eher* der Beine	Ungeschicklichkeit *eher* der Hände
Stolpern beim Gehen	Lähmungsartige Schwäche von Händen und Fingern
Frostbeulen	Ekzem, nässende Flechten, Herpes
Hitze und Röte der Hände	Eingedellte Haut durch Druck
Konvulsionen	Icterus neonatorum
< Entblößen, Aufenthalt in der Sonne	< Körperliche Arbeit, Zimmerluft

Agaricus — Cicuta virosa

Agaricus	Cicuta virosa
Weigert sich zu antworten, mag nicht berührt werden	Abneigung gegen Fremde, Furcht vor Männern bei Mädchen, vor Frauen bei Jungen
Angst um die eigene Gesundheit Entwicklungsstillstand	Schreckliche Geschichten greifen es stark an, naiv, verspielt
Tiefer Schlaf zwischen Konvulsionen	Schreien vor Konvulsionen
Zucken der Kopfmuskulatur, bewegt den Kopf vor und zurück	Überstreckter Kopf
Strabismus divergens, Zucken der Augen	Periodischer Strabismus convergens
Rote Ohren, juckend und brennend	Ausschlag hinter den Ohren, im Gesicht
Hustenanfälle mit Niesen	Gelbe Krusten in der Nase
Frostbeulen, Erfrierungen	Eitriger, nässender Hautausschlag, gelbliche Krusten

A

Agaricus	Zincum metallicum
Ungeschickte Beine, Stolpern	Fäusteln
Zuckungen, Chorea > im Schlaf	Konvulsionen < nachts, im Schlaf, bei Fieber
Verlangen: Butterbrot, Salz, kalte Getränke	Verlangen: Unverdauliches

Agaricus   Stramonium

Agaricus	Stramonium
Stumpfheit beim Lernen, vergesslich	Albernes Benehmen, Possenreißen
Furchtlos	Furcht vor der Dunkelheit, vor Gewitter
Entwicklungsstillstand	Destruktiv, beißt
Abneigung gegen Veränderung	Erträgt keine Annäherung
Auffahren beim Einschlafen	Auffahren aus dem Schlaf, Pavor nocturnus, klammert sich an
Geistesabwesend	Verhaltensstörung mit Ängsten, Albträumen
Zucken der Lider	Krampfhaft geöffnete Augen, Stieren
Aufgerissene Lippen, Hautausschlag um die Lippen, Herpes	Alberner, törichter Gesichtsausdruck
Überempfindlicher Geruchssinn	Empfindlich gegen das Geräusch von plätscherndem Wasser, gegen glänzende Dinge
Heuschnupfen	Asthma
Stottern bei Erregung	Stottern bis zur Erschöpfung
Wollüstiger Juckreiz am Anus	Masturbation
Husten mit Niesen	Tiefer, kruppartiger Husten
Schlaflosigkeit durch Juckreiz	Schlaflosigkeit in dunklem Zimmer
Wandernder Juckreiz; muss kratzen, bis es blutet	Schmerzloser Hautausschlag
Ungeschicklichkeit, spätes Gehenlernen	Konvulsionen bei Kleinkindern

Agaricus   Zincum metallicum

Agaricus	Zincum metallicum
Angst um die eigene Gesundheit	Pavor nocturnus
Verwegen, kein Gefühl für Gefahr	Leicht zu beeindrucken, Schreckliches greift es stark an
Boshaft	Nachgiebigkeit, Pflichtgefühl

11

A

Stottern bei Erregung	Schreien abends, im Schlaf, beim Erwachen
Abneigung gegen Veränderung	Verlangen nach kreativer Aktivität
Abgemagertes, schweißiges Gesicht, idiotischer Gesichtsausdruck	Gesicht gerunzelt, hager, kränklich, besorgt
Rote Ohren wie erfroren, Heuschnupfen	Konjunktivitis, Otitis
Beißt, beißt sich selbst	Steckt die Finger in den Mund, bohrt mit dem Finger in der Nase
Schmerz im Rektum vor Stuhlgang, Tenesmus	Obstipation
Husten endet in Niesen	Asthma
Ungeschicklichkeit der Beine	Ruhelosigkeit der Extremitäten < nachts
Schlaflage: Beine ausgestreckt	Schlaflage: Rücken, Kopf ins Kissen gebohrt
Entwicklungsstillstand, spätes Gehenlernen	Abmagerung
Chorea > im Schlaf	Konvulsionen
F: Tuberkulose	F: Hautbeschwerden

Ambra grisea	Barium carbonicum
Nervöse Erregung und Empfindlichkeit	Leicht beleidigt
Erröten	Nägelbeißen
Schüchtern in der Öffentlichkeit, Angst in einer Menschenmenge	Furcht vor Menschen, Fremden; klammert sich an
Abneigung gegen Gespräche, Annäherung, Lachen	Furcht vor Ungewohntem; Furcht davor, etwas zu unternehmen
Rechenschwäche, Leseschwäche	Geistesabwesend, Lernen fällt schwer
Gefallsüchtig, schmeichlerisch	Unentschlossenheit, Abneigung gegen Veränderung
Anhaltendes Weinen, Weinen durch Musikhören	Zorn über Kleinigkeiten
Verlegener Gesichtsausdruck	Alt aussehendes Gesicht; alberner, törichter Gesichtsausdruck
Verstopfte Nase	Drüsenschwellung um die Ohren
Schwellung unter der Zunge	Geschwollene Tonsillen
Obstipation	Aufgetriebenes Abdomen
Häufige Erektionen, Masturbation	Fluor vaginalis
Asthma, Pollenasthma	Husten und Atmung rasselnd
Hitze der Fußsohlen	Kalter, übel riechender Fußschweiß
Spröde, brüchige Nägel	Warzen an den Händen
Schlaflage: Rücken, Knie gebeugt	Schlaflage: linke Seite
Sprechen im Schlaf	Weinen im Schlaf
Konvulsionen	Entwicklungsstillstand, spätes Gehenlernen
Graue Schleimhautabsonderungen	Schleimhautabsonderungen dick, zäh, blutig
Verlangen: Salz	Abneigung: Obst
< Frühling, nach Schlaf	< Winter, Abkühlung, Baden
> Fortgesetzte Bewegung	> Dunkelheit, Wärme

Ambra grisea	Gelsemium
Bei Fieber: Angst	Bei Fieber: Redseligkeit
Nervöse Erregung	Angst durch Erwartungsspannung, Lampenfieber
Furcht vor Annäherung, vor der Meinung anderer	Furcht davor zu fallen, klammert sich an
Abneigung gegen die Anwesenheit von Fremden, < Stuhlgang	Angst in einer Menschenmenge
Gefallsüchtig, verführerisches Verhalten	Will seine Ruhe haben
Sprechen im Schlaf	Antwortet langsam
Alt aussehendes Gesicht	Gesichtsausdruck wie betrunken
Verstopfte Nase, graues Nasensekret	Schnupfen mit Niesen, Tränenfluss, Schläfrigkeit
Schwellung unter der Zunge, Ranula	Zittern der Zunge, schwierige Zahnung
Obstipation, vergeblicher Stuhldrang	Diarrhoe durch Gemütsbewegung
Jucken im Genitalbereich	Unwillkürliches Urinieren nervösen Ursprungs
Schweiß an Abdomen und Oberschenkeln	Kalter Schweiß auf der Stirn
Erektionen, Masturbation	Balanitis
Asthma	Heuschnupfen, Krupphusten
Schlaflosigkeit abends nach dem Zubettgehen	Schläfrigkeit mit Müdigkeit
Mager	Schwäche der Muskeln, Lähmung bei Kleinkindern
Zittern durch Musikhören	Zittern durch Anstrengung, Erwartungsspannung
< Abends nach dem Hinlegen, morgens beim Erwachen	< Sommer, warm Baden

Ambra grisea	Natrium muriaticum
Angst in Gesellschaft, in einer Menschenmenge	Angst durch Erwartungsspannung, Furcht vor Räubern
Schüchtern in der Öffentlichkeit	Heimweh
Abneigung gegen Gespräche	Leicht beleidigt, stiller Kummer
Erröten	Auffahren durch Geräusche

Ambra grisea	Pulsatilla
Gefallsüchtig, schmeichlerisch	Mürrisch
Wahnideen, sieht hässliche, teuflische Gesichter	Wahnidee, er sehe elend aus
Verlangen zu weinen, die ganze Zeit über	Kann trotz Traurigkeit nicht weinen, < Trost
Verlegener Gesichtsausdruck	Gesichtsausdruck kränklich, leidend, ernst
Verstopfte Nase	Adenoide
Graue Schleimhautabsonderungen	Schleimhautabsonderungen weiß, schaumig, eiweißartig
Aufstoßen nach Husten	Tränenfluss beim Husten
Masturbation	Hydrozele
Asthma, Pollenasthma	Heuschnupfen
Wadenkrämpfe nachts, Schweiß an den Oberschenkeln	Hautausschlag in den Gelenkbeugen, Niednägel
Schlaflage: Rücken, Hände unter dem Hinterkopf	Schlaflage: Abdomen, linke Seite
Schlaflosigkeit abends nach dem Zubettgehen	Schlaflosigkeit nach 5.00 Uhr
Sprechen im Schlaf	Schlafwandeln
Vorzeitiges Altern	Langsames Sprechen- und/oder Gehenlernen
Verlangen: Meeresfrüchte	Abneigung: Brot, Hühnerfleisch
< Nach Gehen, wenn nüchtern	< Warm Baden, Baden im Meer, Aufstehen vom Bett
> Aufstehen vom Bett, Baden im Meer	> Kalt Baden

Ambra grisea	Pulsatilla
Alberne Geschwätzigkeit	Unwillkürliches Weinen, Lachen abwechselnd mit Weinen
Nervöse Erregung	Spontan, impulsiv, liebevoll
Angst in Gesellschaft	Furcht davor, alleingelassen zu werden
Abneigung gegen Fremde; kann nur urinieren, wenn es allein ist	Verlangen nach Gesellschaft, klammert sich an
Rechenschwäche	Frühreif
Ungeschickt, lässt Dinge fallen	Überstürzt, verwegen
Verweilt bei vergangenen unangenehmen Erlebnissen	Abneigung gegen Veränderung

A

Alt aussehendes Gesicht	Rotes Gesicht, erweiterte Gesichtsvenen
Verlegener Gesichtsausdruck	Kränklicher, leidender Gesichtsausdruck
Rissige Mundwinkel	Lippen schälen sich ab
Aufstoßen nach Husten	Husten stört den Schlaf
Obstipation	Diarrhoe
Masturbation	Hydrozele; Fluor vaginalis
Pollenasthma	Heuschnupfen
Wadenkrämpfe nachts	Hitze der Füße, entblößt sie
Spröde, brüchige Fingernägel	Nägelbeißen
Schlaflosigkeit abends nach dem Zubettgehen	Schlaflosigkeit im dunklen Zimmer
Schlaflage: Hände unter dem Kopf, Knie gebeugt	Schlaflage: Hände über dem Kopf oder auf dem Abdomen
Sprechen im Schlaf	Schreien im Schlaf
Graue Schleimhautabsonderungen	Gelbliche oder grünliche Schleimhautabsonderungen

Verlangen: Salz, Fisch, Meeresfrüchte | **Abneigung: Fleisch, Fisch, Butter, warme Speisen, Salz**

Antimonium crudum — Barium carbonicum

Antimonium crudum	Barium carbonicum
Will nicht angesehen, berührt oder liebkost werden	Klammert sich an
Reizbar, mürrisch	Unaufmerksam, stumpf
Abneigung gegen Gesellschaft bei Kleinkindern während des Stillens	Furcht vor Fremden, < Anwesenheit von Fremden
Eigensinnig	Schüchtern, nachgiebig
Geistesabwesend, verträumt	Unentschlossen
Abneigung gegen Waschen	Abneigung gegen Veränderung
Risse in den Nasenlöchern, Impetigo	Alt aussehendes, runzeliges Gesicht
Dick weiß belegte Zunge	Offen stehender Mund
Zahnschmerzen	Geschwollene Tonsillen
Erbricht geronnene Milch	Aufgetriebenes Abdomen
Verkrüppelte, eingewachsene Nägel	Kalter, übel riechender Fußschweiß
Verdickte Haut	Harte, pergamentartige Haut
Säugling verweigert die Muttermilch	Abmagerung mit Heißhunger; Minderwuchs
< Warmwerden, Überessen, saure Speisen	< Abkühlung von Körperteilen, wenn nüchtern

Antimonium crudum — Chamomilla

Antimonium crudum	Chamomilla
Mürrisch, weint bei Berührung, erträgt keine Annäherung	Reizbarkeit, heftiger Zorn, außer sich vor Schmerzen
Abneigung gegen Waschen	Launenhaft; weist Dinge zurück, die es zuvor haben wollte
Rissige Nasenlöcher; verstopfte Nase im warmen Zimmer	Wunde Nasenlöcher bei Schnupfen; Otitis media
Impetigo, rissige Mundwinkel	Einseitig gerötetes Gesicht
Zähneknirschen im Schlaf	Schlaflosigkeit während Zahnung
Verdauungsstörung durch Überessen, durch saure oder ungeeignete Speisen	Verdauungsstörung durch Ärger, Zorn
Schwielen an den Fußsohlen	Hitze der Füße, entblößt sie

Antimonium crudum	Graphites
Furcht durch Geräusche	Furcht vor Fremden, vor Gewitter
Eigensinnig, verträgt keinen Widerspruch	Kleinigkeiten erscheinen wichtig
Reizbar, wenn es angeblickt, angesprochen oder berührt wird	Schüchtern, zaghaft
Abneigung gegen Waschen	Abneigung gegen Veränderung
Eitriger Hautausschlag im Gesicht	Milchschorf, feuchtes Ekzem im Gesicht, Herpes
Krusten auf den Wangen	Krusten um den Mund
Dick weiß belegte Zunge	Geschwollene Tonsillen
Säugling verweigert die Muttermilch	Schwieriges Aufstoßen, Schluckauf nach dem Essen
Erbricht geronnene Milch	Aufgetriebenes Abdomen
Eitrige Pickel, hornige Wucherungen	Nässender, klebriger Hautausschlag
Rissige Haut nach dem Waschen	Rissige Haut im Winter
Verlangen: saure Speisen, Obst, rohes Gemüse	Verlangen: heiße Milch
Abneigung: Brot, Eier, Gurken, Obst	Abneigung: Fisch, Fleisch, gekochte Speisen, Süßes
< Nasse Anwendungen, Warmwerden, kalt Baden	> Im warmen Bett

Apis   Belladonna

Apis	Belladonna
Albernes Benehmen	Reizbarkeit, Zorn, Beißen, Treten
Bei Fieber: Gleichgültigkeit, tiefer Schlaf oder Stupor	Bei Fieber: Delirium oder Konvulsionen
Blasses, wächsernes Gesicht	Rotes Gesicht
Kränklicher, leidender Gesichtsausdruck	Heftiger, grimmiger Gesichtsausdruck
Ödematöse Lidschwellung	Glasige Augen, Starren, Stieren
Kalte Nasenspitze	Rötliche, geschwollene Nasenspitze
Undeutliche Sprache	Stottern
Glatte Zunge, rote Zungenspitze	Rote Zunge, geschwollene Papillen
Ödematös geschwollene Uvula	Schmerzhafte Schwellung der Halsdrüsen
Halsschmerzen < warme Getränke, > kalte Getränke	Halsschmerzen < Trinken
Schlaflage: Rücken	Schlaflage: Abdomen
Augenrollen im Schlaf	Zähneknirschen im Schlaf
Bei Fieber: Verlangen, sich zu entblößen	Bei Fieber: Abneigung gegen Entblößen
Bei Fieber: *eher* durstlos	Bei Fieber: Durst
Ödeme bei Neugeborenen	Konvulsionen bei Neugeborenen und Säuglingen
Verlangen: kalte Milch	Verlangen: Bier, Brot, Limonade, Zitrone
Abneigung: Muttermilch < nachts	Abneigung: Kaffee, warme Speisen
> Kalte Luft, kalt Baden	< Kalte Luft, Zugluft, Bewegung

Apis   Cantharis

Apis	Cantharis
Albernes Benehmen, Ungeschicklichkeit	Muss alles anfassen
Eifersüchtig	Kratzt, beißt
Schreien im Schlaf	Weinen vor Beginn des Urinierens
Durst auf kleine Mengen (*eher* durstlos)	Durst auf große Mengen

A

Vergeblicher Harndrang, Harnverhaltung	Hämorrhagische Zystitis
Glomerulonephritis, Hydronephrose	Pyelonephritis
Hitze der Füße	Kalter Schweiß an den Händen
Urtikaria, ödematöse Schwellung	Bläschenausschlag, Verbrennung
Bei Fieber: Verlangen, sich zu entblößen	Bei Fieber: Abneigung gegen Entblößen
> Kalte Luft	> Wärme, warme Anwendungen

Apis   Gelsemium

Bei Fieber: nervöse Erregung, Angst, Delir, Apathie	Bei Fieber: redselig oder schweigsam
Schreien im Schlaf, Cri encéphalique	Furcht zu fallen, klammert sich an, will getragen werden
Grundloses Weinen	Empfindlich, leicht zu beeindrucken
Streckt sich steif aus bei Berührung	Reizbar, wenn es angesprochen oder berührt wird
Bohrt den Kopf ins Kissen	Gesichtsausdruck wie betrunken
Bei Fieber: erweiterte Pupillen, Strabismus	Bei Fieber: Pupillen zusammengezogen, Diplopie
Bei Fieber: Obstipation	Bei Fieber: unwillkürlicher Stuhl
Bei Fieber: spärlicher Urin	Bei Fieber: unwillkürliches Urinieren
Vergeblicher oder schmerzhafter Harndrang	Unwillkürliches Urinieren nervösen Ursprungs Tag und Nacht
Bei Fieber: rote Haut oder Urtikaria	Fieber mit Blutandrang
Intensive Hitze mit Delirium	Remittierendes Fieber bei Kleinkindern
Fiebercontinua < nachts	Fiebercontinua < nachmittags
Scharlach	Fieber während Zahnung, Fieber nach Aufenthalt in den Tropen
Bei Fieber: Verlangen, sich zu entblößen	Bei Fieber: Abneigung gegen Entblößen
Bei Fieber: Zittern	Bei Fieber: Muskelschwäche

Apis   Helleborus

Apis	Helleborus
Albernes Benehmen, Possenreißen	Steckt die Finger in den Mund
Fruchtlose Aktivität	Langsam; denkt lange nach, bevor es antwortet
Grundloses Weinen	Traurigkeit mit Verzweiflung
Glänzendes, wächsernes Gesicht	Ausdrucksloses Gesicht
Hirnerkrankung mit Hervorstrecken der Zunge	Hirnerkrankung mit Kaubewegungen, Stirnrunzeln
Augenentzündung, Chemosis	Glasige Augen
Ödematöse Lidschwellung, Schwellung um die Augen	Starren, Rollen der Augen nach oben
Feuerrote Zunge	Dick weiß belegte Zunge, Zunge bewegt sich hin und her
Roter Rachen wie glasiert, Schwellung der Uvula	Gluckern im Ösophagus beim Trinken
Harnverhaltung	Häufiger, aber spärlicher Harndrang
Glomerulonephritis; Nierenversagen mit Koma	Chronische Nephritis, Nierenversagen mit Ödemen
Ödeme bei Neugeborenen, Glottisödem, Lungenödem	Hirnödem
Ausschlagsfieber, Scharlach, Masern	Fieberschübe in kurzen Anfällen, Fieber mit Schweiß
Bei Fieber: Verlangen, sich zu entblößen	Bei Fieber: Abneigung gegen Entblößen
Urtikaria, Erysipel	Bläschenausschlag, Gänsehaut
Abmagerung	Mangel an körperlicher Reizbarkeit
Streckt sich steif aus bei Berührung; schmerzempfindlich	Konvulsionen bei Kleinkindern
Abneigung: Muttermilch	Abneigung: Äpfel, Gemüse
< Warm Baden, warm Einhüllen	< Kälte
> Kalte Anwendungen	> Warme Luft, Ruhe

Apis   Lachesis

Apis	Lachesis
Possenreißen	Beschimpft die Eltern
Schreien im Schlaf; Cri encéphalique	Geschwätzigkeit
Furcht vor dem Alleinsein, vor Nadeln, vor Vögeln	Furcht vor Fremden, Gewitter

A

Ruhelos, muss sich dauernd bewegen	Ruhelos im warmen Bett
Lacht über Ernstes	Manipulativ
Grundloses Weinen	Jammert und klagt über seine Krankheit
Zerbricht Dinge	Beißt
Gesichtsausdruck erschrocken, einfältig, glücklich	Gesichtsausdruck leidend, argwöhnisch, wie betrunken
Glänzendes Gesicht	Erweiterte Venen im Gesicht
Strabismus	Verdrehte Augen, wilder Blick
Ödematöse Lidschwellung, Chemosis	Unwillkürliche Bewegung der Augen, Nystagmus
Nasenbohren	Nasenbluten
Feuerrote Zunge	Zunge bewegt sich hin und her
Zähneknirschen	Landkartenzunge
Schwierige Zahnung	Stottern
Rachen wie glasiert	Krampfadern auf den Tonsillen
Gefühl, als ob die Kleidungsstücke zu eng seien	Erträgt nichts Enges um Hals oder Taille
Cholera infantum, Anus durch Stuhl exkoriiert	Klebriger, zäher Stuhl
Harnverhaltung bei Neugeborenen	Schreien vor dem Urinieren
Glomerulonephritis	Zucker im Urin
Hydrozele	Häufige Erektionen, Masturbation
Blasse, wächserne Haut	Zyanose
Zystischer Tumor	Hämangiom
P: Gerstenkörner, Erysipel	P: Allopathika, Schnupfen, Pharyngitis, Tonsillitis
Seite: erst rechts, dann links	Seite: erst links, dann rechts
Verlangen: kalte Milch	Verlangen: Mixed Pickles, Unverdauliches
Abneigung: Muttermilch (Säugling verweigert nachts die Muttermilch)	Abneigung: Brot
> Kalte Anwendungen, kalt Baden, körperliche Anstrengung	> Zimmerluft, Wärme, Ruhe, Absonderungen

Apis   Pulsatilla

Apis	Pulsatilla
Abneigung gegen Berührung	Verlangen nach Berührung, Liebkosung
Furcht vor Nadeln, Vögeln	Furcht vor Trennung, Dunkelheit
Bei Fieber: Erregung oder Stupor, Murmeln	Bei Fieber: empfindlich, jammert, weint, schreit
Schreien während Zahnung, Cri encéphalique	Mitleiderregendes Klagen bei Ohrenschmerzen
Geschäftig, fruchtlose Aktivität	Nachgiebig, schüchtern
Ungeschickt, lässt Dinge fallen	Vorsichtig
Ängstlicher Gesichtsausdruck	Leidender Gesichtsausdruck
Glühend rotes Gesicht, um die Augen gedunsen	Einseitig rotes Gesicht
Abmagerung der Beine	Fettleibigkeit
Schwellung der Bindehaut, Chemosis	Konjunktivitis mit eitriger, gelber Absonderung
Ohrenschmerzen mit Halsentzündung < Schlucken, Kauen	Ohrenschmerzen bei Schnupfen < nachts, > im Freien
Glatte, feuerrote Zunge	Weiß belegte Zunge
Glomerulonephritis, Nierenversagen, Ödem	Pyelonephritis
Balanitis, ödematöse Schwellung der Genitalien	Hydrozele; Fluor vaginalis
Schlaflage: Kopf ins Kissen gebohrt	Schlaflage: Arme über dem Kopf oder auf dem Abdomen
Blasse Schwellungen	Absonderungen dick, gelb, mild
Zystischer Tumor	Angiom
Ödeme bei Neugeborenen	Schniefen und Augenentzündung bei Neugeborenen
P: Erysipel, Tonsillitis	P: Nasenbluten, Schnupfen
Verlangen: kalte Milch	Verlangen: Brot, Buttermilch, Sahne
Abneigung: Muttermilch	Abneigung: Butter, Fett, Fleisch, Milch, Obst
< Berührung	< Ruhe, Wind, warme Luft, nasses Wetter
> Körperliche Anstrengung	> Langsame fortgesetzte Bewegung, nasse Anwendungen

A

Apis	Zincum metallicum
Bei Fieber: Auffahren aus dem Schlaf	Auffahren beim Einschlafen
Zerstreut, fruchtlos geschäftig	Pflichtgefühl
Albernes Benehmen	Übermaß an Energie
Furcht vor Vögeln, Nadeln	Furcht vor Räubern
Eifersucht	Heimweh
Schreien während Zahnung	Schreien beim Erwachen, Schlafwandeln
Neigung zu widersprechen	Nachgiebig
Glänzendes Gesicht, Urtikaria, Erysipel	Runzeliges Gesicht, Akne
Hydrozele	Masturbation
Ruhelos, muss sich ständig bewegen	Anhaltende Bewegung der Unterschenkel
Ungeschickt, lässt Dinge fallen	Krämpfe der Finger beim Schreiben
Schweiß bei Aufenthalt im Zimmer	Schweiß bei geringster Anstrengung
P: Gerstenkörner, Erysipel, Tonsillitis, Zystitis	P: unterdrückte Absonderungen und Hautausschläge
Abneigung: Getränke, Muttermilch	Abneigung: Fisch, Fleisch, Süßigkeiten
< Nachts, geringste Berührung, Wärme (Bett, Zimmer, Bad)	< Entblößen, im Freien
> Abkühlung, körperliche Anstrengung	> Absonderungen, Ruhe, sanftes Reiben, im Zimmer

Argentum nitricum | Aconitum

Argentum nitricum	Aconitum
Angst und Erwartungsspannung vor einer Verabredung	Furcht durch vorangegangenen Schreck
Angst im Tunnel	Furcht vor dem Überqueren einer Straße
Angst, wenn eine Zeit festgesetzt ist, Angst davor, zu spät zu kommen	Furcht vor Gespenstern
Höhenangst	Qualvolle Angst mit Ruhelosigkeit
Eigensinnig, macht unsinnigste Einwände	Misstrauisch
Fühlt sich vernachlässigt, verlassen	Schmerzempfindlich, außer sich vor Schmerzen
Wahnidee, alles werde fehlschlagen	Außer sich vor Zorn
Alt aussehendes, bleiches Gesicht	Rotes Gesicht abwechselnd mit Blässe
Konjunktivitis > kalte Luft	Augen empfindlich gegen kalte Luft
Rote Zungenspitze, aufgerichtete Papillen	Schwierige Zahnung, Zahnbeschwerden
Schwieriges, heftiges Aufstoßen, lauter Flatusabgang nachts	Schmerzhaft aufgetriebenes Abdomen
Krampfartige Koliken bei Säuglingen, nicht > Flatusabgang	Krampfartige Bauchschmerzen > Flatusabgang
Abmagerung bei Kleinkindern	Icterus neonatorum
Räuspern und Würgen	Krupp
Verlangen: Salz, Zucker	Verlangen: kalte Speisen oder Getränke bei Fieber
> Kälte, kalter Wind, kalt Baden	< Trockenes kaltes Wetter

Argentum nitricum | Arsenicum album

Argentum nitricum	Arsenicum album
Angst im Tunnel	Angst nachts
Angst, wenn eine Zeit festgesetzt ist	Gewissenhaft
Schmutzige Gesichtsfarbe	Bedrückter, abgehärmter Gesichtsausdruck
Flatus geruchlos, laut, heftig; viel Gas, viel Aufstoßen	Übel riechender Flatusabgang, faulig riechender Stuhl
Diarrhoe nach Gemütsbewegung, Aufregung	Diarrhoe nach kalten Speisen oder Getränken, nach Obst

A

Verlangen: Salz, Zucker	Verlangen: warme Speisen und Getränke
Abneigung: Käse, saures Speisen, Schinken	Abneigung: Zucker
Empfindlichkeit gegen Kleidung	< Entkleiden
< Wärme	< Kalte Luft

Argentum nitricum   Gelsemium

Argentum nitricum	Gelsemium
Furcht in engen Räumen, im Tunnel	Angst bei Abwärtsbewegung, Furcht zu fallen, klammert sich an
Wahnidee, alles werde fehlschlagen	Erwartungsspannung mit Schlaflosigkeit, Zittern
Impulsiv und eilig, nervöse Erregung bei Kindern	Kann nicht lange denken, antwortet langsam
Eigensinnig, widerspenstig	Abneigung dagegen, angesprochen zu werden, will seine Ruhe haben
Erschrickt leicht	Leicht zu beeindrucken
Schlaflosigkeit aus Angst	Zittern oder Schaudern vor Furcht
Nervosität mit Erregung, Einschlafstörung, Atemstörung, Konvulsionen	Nervosität mit Husten, Frösteln, Schlaflosigkeit, Zähneklappern, Einnässen
Bleiches, alt aussehendes Gesicht	Dunkelrotes Gesicht, Zittern der Lippen oder des Unterkiefers
Ängstlicher, erschrockener Gesichtsausdruck	Schläfriger Gesichtsausdruck, wie betrunken
Periodische Schwäche	Kann den Kopf nicht hochhalten
Photophobie im warmen Zimmer	Verlangen nach Licht, Photomanie
Konjunktivitis bei Kleinkindern, Augen morgens verklebt	Lähmung des Oberlids
Chemosis	Heuschnupfen
Heiserkeit durch Sprechen	Undeutliche Sprache, schwere Zunge
Unverträglichkeit von Kleidung	Körperliche Unempfindlichkeit
Abmagerung	Erschlaffung von Muskeln
< Aufenthalt im Zimmer	< Frühling, Sommerhitze, Abwärtsbewegung
> Aufstoßen, Gehen im Freien	> Liegen im Bett, Urinieren, Schweiß, Licht

Argentum nitricum   Lac caninum

A

Argentum nitricum	Lac caninum
Angst durch Erwartungsspannung	Angst durch Zweifel am Erfolg
Eigensinnig	Nachgiebig
Furcht in engen Räumen, im Tunnel	Furcht vor Dunkelheit, vor Gewitter
Hast, um pünktlich anzukommen	Zu viel Pflichtgefühl
Zwanghaftigkeit	Wäscht sich ständig die Hände
Spontan, impulsiv	Boshaft, grob, gehässig
Gesicht bleich, schmutzig, alt aussehend	Rotes Gesicht, abwechselnd mit Blässe
Rote Zungenspitze	Weiße oder braun belegte Zunge
Krampfartige Bauchschmerzen bei Kleinkindern	Bauchschmerzen > Beugen nach hinten
Diarrhoe nach Aufregung, Gemütsbewegung	Obstipation, schwieriger Stuhlgang
Schwäche, Zittern, Lähmung der Beine	Rheumatische Schmerzen
Zucken im Schlaf, Auffahren aus dem Schlaf	Schreien oder Weinen im Schlaf
Abmagerung, gebeugte Haltung	Rachitis
Seite: einseitig	Seite: Schmerz wechselt die Seiten
Chronische Beschwerden, neurologische Beschwerden	Wechselnde Symptome
Verlangen: Zucker	Verlangen: Milch, Pfeffer, Senf, warme Getränke
< Linke Seite, warmes Zimmer	< Geringste Berührung
> Aufstoßen	> Kalte Luft, kalte Anwendungen

Argentum nitricum   Lycopodium

Argentum nitricum	Lycopodium
Angst, wenn eine Zeit festgesetzt ist	Vorsichtig, ängstlich, klammert sich an
Zwanghaftigkeit	Muss alles anfassen, steckt die Finger in den Mund
Hast beim Gehen	Ruhelos im Sitzen, im Zimmer, > im Freien
Furcht, Gebäude würden auf es stürzen	Furcht vor Gespenstern

A

Spontan, impulsiv	Diktatorisch, beschimpft die Eltern, schlägt, tritt
Fühlt sich verlassen, isoliert, verachtet	Argwöhnisch
Gerunzeltes Gesicht	Gerunzelte Stirn
Einfältiger, erschrockener Gesichtsausdruck	Verwirrter Gesichtsausdruck
Heftiges, lautes Aufstoßen	Aufgetriebenes Abdomen > Flatusabgang und Aufstoßen
Nervöser Durchfall	Obstipation
Lauter Flatusabgang < Zucker	Schmerzhafte Flatulenz
Grasgrüner Stuhl	Stuhl erst hart, dann flüssig
Unwillkürliches Urinieren Tag und Nacht	Harnverhaltung, rezidivierende Zystitis
Schreiknötchen	Asthma, Pneumonie
Abmagerung der Beine, erstreckt sich nach oben	Abmagerung erstreckt sich von oben nach unten
Schlaflage: rechte Seite unmöglich	Schlaflage: linke Seite unmöglich
Verlangen: Salz	Verlangen: Oliven, heiße Speisen
Abneigung: Schinken, Schweinefleisch	Abneigung: Salz; Säugling verweigert die Muttermilch
< Mittags, warm Baden, warmer Ofen	< 16.00 – 20.00 Uhr, rechte Seite, Zugluft, Hitze und Kälte
> Druck, Bandagieren, kalt Baden	> Entblößen, warmes Bett

Argentum nitricum   Phosphorus

Angst durch Erwartungsspannung, wenn eine Zeit festgesetzt ist	Empfindlich gegen alle äußeren Eindrücke
Sieht Phantome beim Schließen der Augen	Furcht vor eingebildeten Dingen, Gespenstern
Angst in einer Menschenmenge	Furcht vor Gewitter
Furcht im Tunnel, in engen Räumen	Heimweh
Kindische Sprache	Albernes Benehmen, gefallsüchtig, schmeichlerisch
Gefühl von Verlassenheit	Verlangen nach Mitgefühl; Verlangen, magnetisiert zu werden
Ruhelos, ungeduldig, eilig, muss schnell gehen	Gleichgültig gegen geliebte Personen

Argentum nitricum	Pulsatilla
Wahnidee, alles werde fehlschlagen	Rasches Auffassungsvermögen
Neigung zu widersprechen	Nachgiebig, mild
Gesicht bleich, runzelig, alt aussehend	Rote glänzende Nase, Sommersprossen
Abmagerung der Beine	Groß gewachsen, mager
Krankheiten der vorderen Augenabschnitte (Konjunktiven, Iris)	Krankheiten der hinteren Augenabschnitte (Linse, Netzhaut, Sehnerv)
Heftige Konjunktivitis, Chemosis	Schnupfen mit Laryngitis, Krupp
Rote Zungenspitze	Rissige, trockene Zunge
Häufiges, heftiges Aufstoßen	Unstillbarer Durst auf große Mengen
Verdauungsstörung durch Süßes	Übelkeit durch warme Getränke
Grasgrüner Stuhl	Grauer, breiiger Stuhl
Enuresis nocturna et diurna	Neigung zur Masturbation
Periodische Schwäche, Zittern	Blutungsneigung
Splitterartige Schmerzen	Brennende Schmerzen
Verlangen: gebratener Speck, Butter	Verlangen: Erfrischendes, Gurken, kalte Milch
Abneigung: Käse	Abneigung: Butter, Tomaten, warme Speisen und Getränke
< Wärme, warmes Bett, heiß Baden	< Schnell Gehen, Wetterwechsel, kalte Luft, kalt Baden, Gehen im Wind
> Fahren im kalten Wind, schnell Gehen, kalte Luft, kalt Baden	> Essen, Reiben, Wärme, warmes Bett

Argentum nitricum	Pulsatilla
Angst im Tunnel	Furcht abends in der Dämmerung
Angst vor Verspätung, hastiges Gehen	Angst im Haus > im Freien
Furcht, etwas werde geschehen; Furcht vor Räubern	Empfindlich, weint wegen Kleinigkeiten
Neigung zu widersprechen	Nachgiebig, mild, liebevoll
Fruchtlos geschäftig	Geizig, neidisch
Abmagerung; faltiges, alt aussehendes Gesicht	Fettleibigkeit
Granuläre Konjunktivitis, Chemosis	Gerstenkörner, Absonderung im inneren Augenwinkel

A

Nasenbohren	Schniefen bei Säuglingen
Laryngitis, eitrige Tonsillitis	Otitis media, Absonderung aus dem Ohr, Tubenkatarrh
Heftiges Aufstoßen, lauter Flatusabgang	Trockener Mund, aber durstlos
Verdauungsstörung durch Zucker	Verdauungsstörung durch Eiscreme oder fette Speisen
Diarrhoe nach dem Trinken von Muttermilch	Diarrhoe nach Obst
Unwillkürliches Urinieren Tag und Nacht	Hydrozele
Heiserkeit durch Sprechen, Singen	Asthma < nach Emotionen
Phantasien beim Einschlafen, Schlafwandeln	Schreien im Schlaf
Splitterartige Schmerzen	Widersprüchliche und abwechselnde Zustände
Verlangen: Salz, Schinken	Verlangen: Eier, Essig, Pizza, Sahne
Abneigung: Käse	Abneigung: Fett, Fleisch, Obst, Salz, warme Getränke
> Anfächeln, schnell Gehen, Fahren im kalten Wind	> Langsame Bewegung, Entblößen, feuchte Anwendungen

Argentum nitricum   Sulfur

Angst vor einer Verabredung	Abneigung dagegen, angesprochen zu werden
Hast, um pünktlich anzukommen; Furcht vor Verspätung	Gleichgültig gegenüber Pflichten
Furcht vor dem Alleinsein	Furcht vor Gespenstern, Räubern
Abergläubisch	Abneigung gegen Baden, gleichgültig gegen sein Äußeres
Wahnidee, er würde verachtet, sei verlassen worden	Ichbezogenheit, zeigt Stolz und Glück
Alberner, erschrockener Gesichtsausdruck	Elender Gesichtsausdruck
Gerunzeltes Gesicht	Stirnrunzeln
Häufiges, heftiges Aufstoßen mit viel Gas	Saures Aufstoßen nach dem Essen
Nervöse Diarrhoe	Überempfindlich gegen unangenehme Gerüche

Lauter Flatusabgang nachts	Übel riechender Flatusabgang nachts
Ruheloser Schlaf vor Mitternacht	Schlaflos nach 3.00 Uhr, Schreien im Schlaf
Hitze des Kopfes nachts	Hitze der Füße nachts
Abneigung gegen Entblößen	Verlangen, sich zu entblößen
Verlangen: Leckerbissen und Salz	Verlangen: Leckerbissen, Saures
< Dunkelheit	< Baden, Zugluft, Wind, kalte Anwendungen
> Kalte Anwendungen, Fahren im kalten Wind, Baden	> Absonderungen

Arsenicum album	Aconitum
Angst, wenn allein	Angst in Gesellschaft
Furcht davor, die Kontrolle zu verlieren	Furcht durch vorangegangenen Schreck
Abneigung dagegen, angesehen zu werden	Empfindlich gegen Berührung
Ängstliche Ruhelosigkeit, geht hin und her	Ängstliches Stöhnen
Schlaflos durch Zucken	Schlaflos durch Schreck
Auffahren beim Einschlafen	Bei Fieber: Auffahren aus dem Schlaf
Weinen im Schlaf	Schlafwandeln
Kann nur durch Herumtragen beruhigt werden	Außer sich vor Schmerzen
Chronischer Krupp	Akuter Krupp, greift sich an den Kehlkopf
Herzklopfen nachts	Herzklopfen tagsüber
Bei Frost: blasse, bläuliche Lippen	Bei Fieber: einseitig rote Wange
Bei Fieber: Durst auf kleine Mengen	Durst in allen Fieberstadien
Beschwerden durch feuchtes Wetter, feuchte Keller	Beschwerden durch trockenen kalten Wind
Verlangen: warme Getränke	Verlangen: bittere Getränke bei Fieber
< Entkleiden, schnell Gehen	< Warmes Wetter, warm Einhüllen
> Warmes Bett	> Entblößen, kalte Luft

Arsenicum album	Argentum nitricum
Angst nachts	Angst im Tunnel
Gewissenhaft	Angst, wenn eine Zeit festgesetzt ist
Bedrückter, abgehärmter Gesichtsausdruck	Schmutzige Gesichtsfarbe
Übel riechender Flatusabgang, faulig riechender Stuhl	Flatus geruchlos, laut, heftig; viel Gas, viel Aufstoßen
Diarrhoe nach kalten Speisen oder Getränken, nach Obst	Diarrhoe nach Gemütsbewegung, Aufregung

Verlangen: warme Speisen und Getränke	Verlangen: Salz, Zucker
Abneigung: Zucker	Abneigung: Käse, saures Speisen, Schinken
< Entkleiden	Empfindlichkeit gegen Kleidung
< Kalte Luft	< Wärme

Arsenicum album   Camphora

Angst nachts	Furcht davor einzuschlafen, dass Gesichter es anblicken
Zwanghaftigkeit	Grundloses Weinen, Schreien
Ruhelosigkeit > Herumgetragen-werden	Raserei mit Spucken, Beißen, Zerreißen von Kleidung
Gesicht runzelig, alt aussehend, hippokratisch	Eiskaltes Gesicht
Hydrozele	Vergeblicher Harndrang
Septisches Fieber	Asphyxie bei Neugeborenen
Hämangiom, Herpes	Erysipel, Hautverhärtung bei Neugeborenen
Abmagerung	Mangel an Lebenswärme, aber Abneigung gegen Zudecken
< Nasskaltes Wetter	< Warmes Bett, warm Einhüllen
> Warm Baden, warm Einhüllen	> Kalt Baden

Arsenicum album   Carbo vegetabilis

Angst, wenn allein	Furcht vor Fremden
Gewissenhaft in Kleinigkeiten, zu viel Pflichtgefühl	Abneigung gegen Veränderung
Eigensinnig	Nachgiebig, schmeichlerisch, affektiert
Ruhelos	Albernes Benehmen, Possenreißen
Gerunzeltes, alt aussehendes Gesicht	Blasses Gesicht
Erbrechen	Krampfartige Bauchschmerzen bei Säuglingen
Asthma < nasskaltes Wetter	Asthma < im warmen Zimmer

A

Dyspnoe nach Mitternacht, kann nicht liegen	Dyspnoe mit Meteorismus
Süßlicher Schweißgeruch	Fauliger Schweißgeruch
Fieber mit Frösteln	Fieber mit Verlangen, angefächelt zu werden
Hydrozele	Übermäßiger Haarwuchs
Abneigung gegen Entblößen	Mangel an Lebenswärme, aber Abneigung gegen Zugedecktwerden
Harnverhaltung bei Neugeborenen	Wassersucht bei Neugeborenen
P: Abszess, Augenentzündung	P: Antibiotika
Verlangen: warme Speisen	Verlangen: Salz
< Entblößen	< Warm Einhüllen, warmes Bad und warme Getränke, Lagewechsel
> Warmes Bett, warmes Bad, warme Getränke, Lagewechsel	> Kalte Luft, Entblößen

Arsenicum album   Carcinosinum

Empfindlich gegen Schmerzen	Empfindlich gegen Sinneseindrücke, Musik
Gedanken an den Tod; Furcht vor dem Tod, wenn allein	Mitgefühl; empfindlich beim Hören von Grausamkeiten
Neid, Habsucht	Selbstlosigkeit, will andere zufriedenstellen
Zwanghaftigkeit	Nachgiebigkeit
Erträgt es nicht, angesehen oder angesprochen zu werden	Empfindlich gegen Kritik
Angst abends oder nachts im Bett, Furcht vor Räubern	Furcht vor Gewitter, Spinnen
Ruhelosigkeit, treibt ihn hin und her	Verlangen nach Reisen, Veränderung
Verlangen, schnell herumgetragen zu werden	Verlangen, geschaukelt zu werden
Hinterhältig, boshaft	Zorn mit Destruktivität
Zieht sich an den Haaren	Nägelbeißen
Gesicht runzelig, alt aussehend, hippokratisch	Blaue Skleren
Abmagerung	Zwergwuchs
Aphthen	Frühzeitige Karies

Arsenicum album	Hepar sulfuris
Hydrozele	Leistenhernie
Hautausschlag um den Anus	Masturbation
Schlaflage: verändert sie häufig; sitzend	Schlaflage: Knie-Brust-Lage
Auffahren beim Einschlafen	Schreien im Schlaf
Hämangiom, wildes Fleisch	Sommersprossen, Milchkaffeeflecken
F: Apoplexie	F: Alkoholismus, Anämie, Diabetes, Krebserkrankung, Kinderkrankheiten, Tuberkulose
P: Furunkel, Augenentzündung	P: Gerstenkörner, Bronchitis, Pneumonie, Impfungen, Krebserkrankung, Mononukleose, Kinderkrankheiten spät im Leben, Tonsillitis, Sinusitis

Arsenicum album	Hepar sulfuris
Verlangen: warme Speisen, warme Milch	Verlangen: fetter Schinken, Gebäck, kalte Milch, Zucker
Abneigung: Gebäck, Zucker	Abneigung: Salz
< Abkühlung, kalte Luft	> Kälte, kalte Luft

Arsenicum album   Hepar sulfuris

Arsenicum album	Hepar sulfuris
Will nicht angesehen werden	Immer unzufrieden, launenhaft
Angst nachts, Furcht vor Räubern	Furcht davor, verletzt zu werden; Furcht vor Feuer, Bienen
Argwöhnisch	Zornig, droht anderen; möchte Dinge anzünden
Pingelig, zwanghaft, zu viel Pflichtgefühl	Abneigung zu spielen
Eifersüchtig, neidisch	Leicht beleidigt
Gesicht kränklich, runzelig, blass, hippokratisch	Glühend rote Wangen
Überempfindlich gegen den Geruch von Speisen	Überempfindlich gegen starke Gerüche
Heuschnupfen mit Asthma	Chronischer Schnupfen, Schniefen bei Neugeborenen
Bläschen im Mund, auf der Zunge	Risse in der Lippenmitte
Erbrechen unmittelbar nach dem Trinken	Reiseübelkeit
Ziegelmehlsediment im Urin	Saurer Stuhlgeruch

A

Hydrozele	Phimose
Chronischer Krupp	Anfallsweiser Krupp frühmorgens
Asthma nachts	Asthma bei kaltem Wetter
Zähneknirschen im Schlaf	Schlaflage: Kopf nach hinten gebeugt
Juckreiz ohne Hautausschlag	Juckreiz durch Kälte, durch Wolle
Verlangen: warme Speisen	Verlangen: merkwürdige Dinge, Kreide, Erde, Lehm, Sauerkraut
< 0.00 Uhr – 1.00 Uhr, Aufenthalt in feuchten Räumen	< Morgens 6.00 Uhr, trockene Kälte

Arsenicum album / Ipecacuanha

Arsenicum album	Ipecacuanha
Bei Fieber: Reizbarkeit, Delirium	Bei Fieber: Stöhnen, Weinen, Schreien
Angst, wenn allein, im Bett	Angst morgens beim Erwachen
Zupft an der Bettwäsche	Steckt die Finger in den Mund
Aussehen: dunkel, braune Haare	Aussehen: hell, blond, mit straffer Faser
Zähneknirschen im Schlaf	Speichelfluss im Schlaf
Erbrechen sofort nach dem Essen oder Trinken	Erbrechen unverdauter Speisen, Erbrechen durch Husten
Erbrechen nach Milchtrinken	Erbrechen nach dem Trinken von Muttermilch
Erbrechen mit Zittern, Ohnmacht	Erbrechen mit reiner Zunge, Speichelfluss, kaltem Schweiß
Übelkeit beim Aufrichten im Bett	Übelkeit bei Bewegung, beim Bücken
Verdauungsstörung nach Eiscreme	Verdauungsstörung nach Schweinefleisch
Dyspnoe nach Mitternacht < kalte Luft	Dyspnoe vor Mitternacht > frische Luft
> Warmes Bett	< Wärme

Arsenicum album / Kalium carbonicum

Arsenicum album	Kalium carbonicum
Leicht zu beeindrucken, leicht beleidigt, argwöhnisch	Furcht vor Annäherung anderer
Verlangen, schnell herumgetragen zu werden	Abneigung gegen Berührung
Muss alles anfassen	Abneigung gegen Veränderung

A

Eifersüchtig	Nachgiebig, konformistisch
Zwanghaftigkeit	Dogmatisch, erhöhte Selbstkontrolle
Qualvolle Angst mit Ruhelosigkeit	Hält ständig die Hand der Mutter, klammert sich an
Gesicht runzelig, alt aussehend, hippokratisch	Blasses Gesicht, Sommersprossen
Abmagerung	Fettleibigkeit
Augenentzündung bei Kleinkindern	Schwellung über den Augen
Kalter Schweiß im Gesicht	Schweiß der Kopfhaut
Aphthen, fauliger Mundgeruch	Häufiges Räuspern
Erbrechen	Verweigert die Muttermilch
Verdauungsstörung nach Eiscreme, Obst	Aufgetriebenes, hartes Abdomen
Hydrozele	Wildes Fleisch am Nabel, Absonderung aus dem Nabel
Heuschnupfen, Pollenasthma	Bronchitis, Pneumonie
Asthma zwischen 0.00 Uhr und 2.00 Uhr	Asthma zwischen 2.00 Uhr und 3.00 Uhr
Schlaflosigkeit, Wimmern im Schlaf	Ruheloser Schlaf, Sprechen im Schlaf
F: Apoplexie	F: Tuberkulose
P: Abszess, Augenentzündung	P: unterdrückte Hautausschläge
Verlangen: Brot, Milch, Speck, warme Speisen	Verlangen: Zucker
Abneigung: Gebäck, Zucker	Abneigung: Brot
< 0.00 Uhr – 2.00 Uhr	< 2.00 – 4.00 Uhr, Warmwerden, kaltes Bad, nasse Anwendungen
> Heftige Bewegung, heiß Baden, nasse Anwendungen	> Liegen auf dem Rücken

Arsenicum album   Lycopodium

Angst nachts	Angst im Tunnel
Furcht vor Räubern	Furcht vor Menschen, klammert sich an
Schüchtern	Furcht vor dem Auftreten in der Öffentlichkeit
Zwanghaftigkeit	Geziert, altklug

A

Ängstliche Ruhelosigkeit, treibt ihn umher	Ruhelosigkeit im Sitzen
Auffahren beim Einschlafen	Lachen oder Schreien im Schlaf
Lacht niemals	Wechselhafte Laune, Schreien, Schlagen, beschimpft die Eltern
Zorn während Zahnung	Zorn beim Erwachen
Aussehen: dunkel mit straffer Faser	Aussehen: hell mit schlaffer Faser, gerunzelte Stirn
Gesichtsausdruck leidend, gerunzelt, hager	Gesichtsausdruck albern, durcheinander
Rote Lidränder, Schwellung am Unterlid	Ekzem hinter den Ohren
Verstopfte Nase mit wässrigem Schnupfen	Verstopfte Nase mit Eiter, Schniefen bei Säuglingen
Hunger mit Abneigung gegen Essen	Vermehrter Appetit nach dem Essen
Erbrechen sofort nach dem Trinken	Aufgetriebenes Abdomen, empfindlich gegen Kleidung
Diarrhoe	Obstipation
Hydrozele	Leistenhernie
Schlaflage: Hände über oder unter dem Kopf	Schlaflage: Knie-Brust-Lage
Weißer, schuppiger Hautausschlag	Sommersprossen
F: Apoplexie	F: Asthma Ekzem, Gicht
P: Nasenbluten, Abszess	P: Krupp, Mononukleose, Tonsillitis, Zystitis
Verlangen: Milch, (saures) Obst, Olivenöl, Speck	Verlangen: Oliven, Zucker
Abneigung: Melone	Abneigung: Muttermilch, Bohnen, Brot, gekochte Speisen
Unverträglichkeit: Eiscreme	Unverträglichkeit: Brot, Zwiebeln
< Nach 1.00 Uhr, Eintritt in kaltes Zimmer	< 16.00 Uhr – 20.00 Uhr, im warmen Zimmer
> Heiß Baden	> Kalte Luft

Arsenicum album	Nux vomica
Überempfindlich gegen den Geruch von Speisen	Empfindlich gegen das geringstes Geräusch
Angst nachts mit Unruhe	Angst mit Reizbarkeit
Verlangen nach Gesellschaft	Erträgt keinen Widerspruch, keine Ungerechtigkeit
Kann nicht ruhen, wenn Dinge nicht an ihrem Platz sind	Konzentrationsstörung
Wahnidee, es werde beobachtet	Zornig, reizbar, wenn es berührt oder angesprochen wird
Traurig, weint, lächelt niemals	Schlägt, schreit; beschimpft die Eltern
Schüchtern	Eifersüchtig
Gesichtsausdruck leidend, hager, runzelig	Finsterer, verdrießlicher Gesichtsausdruck, Stirnrunzeln
Schnupfen mit Halsschmerzen	Schnupfen mit Krupp
Absonderungen aus der Nase < im Freien	Absonderungen aus der Nase < im warmen Zimmer
Übelkeit beim Aufrichten im Bett	Übelkeit beim Autofahren
Erbrechen sofort nach dem Trinken	Erbrechen durch Zorn
Hydrozele	Leistenhernie, Nabelbruch
Chronische Diarrhoe, Hautausschlag um den Anus	Schmerzhafter Stuhl, Obstipation bei Neugeborenen
Schlaflage: sitzend, rechte Seite	Schlaflage: Kopf überstreckt
Klonische Fieberkrämpfe	Tonische Fieberkrämpfe
Verträgt keine feuchten Räume	Verträgt keine Kleidung
P: Abszess, Konjunktivitis, Nasenbluten, Furunkel	P: Schnupfen, Zystitis, Allopathika
Verlangen: Brot, saures Obst, warme Speisen und Getränke	Verlangen: Fleisch, Unverdauliches
Abneigung: Gebäck, Wurst	Abneigung: Brot, warme Speisen
Unverträglichkeit: Obst, Eiscreme, kalte Getränke	Überempfindlichkeit: allopathische Medikamente
< Nach 1.00 Uhr, Alleinsein	< Nach 4.00 Uhr

A

Arsenicum album

A

Arsenicum album	Phosphorus
Angst nachts, treibt aus dem Bett	Furcht vor Gewitter
Furcht vor Ansteckung	Furcht, den Eltern könne etwas zustoßen
Zu viel Pflichtgefühl	Abneigung gegen geistige Anstrengung
Peinlich genau in Kleinigkeiten	Frühreif
Geizig, neidisch, tadelsüchtig	Nachgiebig
Eifersüchtig	Schmeichlerisch, gefallsüchtig
Ruhelosigkeit; Verlangen, schnell herumgetragen zu werden	Mitgefühl, Verlangen nach Mitgefühl, nach Magnetisieren
Aussehen: dunkel mit straffer Faser	Aussehen: hell, blondes oder rotes Haar
Alt aussehendes, runzeliges Gesicht	Groß gewachsen, gebeugte Haltung
Schnupfen > im warmen Zimmer	Nasenbluten beim Schnäuzen
Schwierige Zahnung	Vorzeitige Karies
Überempfindlich gegen den Geruch von Speisen	Heißhunger nachts, vermehrter Appetit bei Fieber
Erbrechen sofort nach dem Trinken	Erbrechen sobald das Getrunkene im Magen warm geworden ist
Hydrozele	Häufige Erektionen, Masturbation
Zähneknirschen im Schlaf	Schlafwandeln
Schlaflage: Arme über oder unter dem Kopf	Schlaflage: Knie-Brust-Lage
Schlaflos nach 3.00 Uhr	Häufiges Erwachen
Bei Frost: Durst auf warme Getränke	Bei Fieber: Durst auf kalte Getränke
Juckreiz ohne Hautausschlag	Sommersprossen
P: Konjunktivitis, Abszess	P: Krupp, Bronchitis, Pneumonie
Verlangen: Olivenöl, warme Speisen und Getränke	Verlangen: Eiscreme, Salz
Abneigung: Melone, Wurst	Abneigung: warme Speisen und Getränke
< Aufenthalt in feuchten Räumen, nach 1.00 Uhr	< Hunger, Wärme
> Heftige Bewegung, heiß Baden	> Abends (Dämmerung), Kälte, kalt Baden, Reiben

Arsenicum album   **Psorinum**

Arsenicum album	Psorinum
Furcht vor engen Räumen	Furcht vor dem Überqueren einer Straße
Verlangen nach Gesellschaft	Furcht davor, vernachlässig zu werden
Angst nachts	Reizbar nachts, tagsüber brav
Gesichtsausdruck hager, alt aussehend, leidend, ängstlich	Gesicht schmutzig und blass, behaart, rot um die Augen
Bei Fieber: Heißhunger	Vermehrter Appetit nachts
Hautausschlag um den Anus	Obstipation
Hydrozele, Harnverhaltung bei Neugeborenen	Leistenhernie
Atemnot > im Sitzen	Atemnot > im Liegen
Süßlicher Schweißgeruch	Fauliger Schweißgeruch
Juckender Hautausschlag < nachts, im Schlaf	Juckender Hautausschlag < in der Bettwärme
Jucken < Kratzen	Traurig, verzweifelt, schlaflos durch Juckreiz
F: Apoplexie	F: Alkoholismus, Asthma, Ekzem
P: Augenentzündung, Furunkel, Nasenbluten	P: unterdrückte Absonderungen, Gerstenkörner, Halsentzündung, Tonsillitis
< Wetterwechsel von warm nach kalt	< Wetterwechsel von kalt nach warm
> Heiß Baden	Abneigung gegen Baden

Arsenicum album   **Rhus toxicodendron**

Arsenicum album	Rhus toxicodendron
Angst, wenn allein	Furcht vor Gewitter
Furcht vor Ansteckung	Furcht vor Verletzung
Leicht beleidigt	Nachtragend, verweilt bei unangenehmen Gedanken
Gewissenhaft, pingelig, zu viel Pflichtgefühl	Verlangen nach geistiger Anstrengung, gute Konzentration
Ruhelosigkeit > Herumgetragen-werden	Ruhelosigkeit im Sitzen, Liegen > Schaukeln
Abneigung dagegen, angesprochen oder berührt zu werden	Weinen über Kleinigkeiten, grundlose Traurigkeit
Aussehen: dunkel mit straffer Faser	Aussehen: hell, blond, mit schlaffer Faser

A

Runzeliges, alt aussehendes Gesicht, Abmagerung	Stirnrunzeln
Milchschorf	Feuchtes Ekzem im Gesicht
Reichlicher wässriger Schnupfen	Nasenbluten nachts
Hydrozele	Leistenhernie
Zucken beim Einschlafen	Gähnen ohne Müdigkeit
Schlaflage: Abdomen, Rücken oder rechte Seite	Schlaflage: nur auf dem Rücken, Beine ausgestreckt
Seufzen, Stöhnen, Weinen im Schlaf	Schreien im Schlaf
Ruhelose Beine vor dem Einschlafen	Ruhelose Beine nachts im Bett
Juckreiz ohne Hautausschlag	Bei Fieber: Urtikaria
Abneigung: Bewegung	Abneigung: Baden
Verlangen: Olivenöl, warme Speisen und Getränke	Verlangen: Käse, kalte Milch
< Aufenthalt in feuchten Räumen	< Beginn der Bewegung, nasse Anwendungen
> Heftige Bewegung, nasse Anwendungen	> Fortgesetzte Bewegung, Anstrengung

Arsenicum album   Sulfur

Lacht niemals	Froh und albern
Voller Sorge um Kleinigkeiten	Gleichgültig gegen Äußerlichkeiten
Angst vor dem Alleinsein	Abneigung gegen Menschen, kauzig
Wächsernes, hippokratisches Gesicht	Rote Nasenspitze, rote Lippen
Erbrechen sofort nach dem Trinken	Heißhunger um 11.00 Uhr
Diarrhoe nach Obst	Juckreiz um den Anus
Ruhelose Extremitäten < abends im Bett	Hitze der Füße im Bett
Abneigung gegen Entblößen	Verlangen, sich zu entblößen
Schlaflage: linke Seite unmöglich	Schlaflage: Rücken unmöglich; schläft nackt
Schlaflos bis 3.00 Uhr	Schlaflos nach 4.00 Uhr
Zucken beim Einschlafen	Lachen oder Schreien im Schlaf
Gänsehaut	Sommersprossen
Juckreiz > im warmen Bett	Juckreiz < im warmen Bett

F: Apoplexie	F: Alkoholismus, Hauterkrankungen, Syphilis, Tuberkulose
P: Nasenbluten	P: Gerstenkörner, Schnupfen, Tonsillitis, Allopathika
Verlangen: Brot, warme Milch, warme Speisen, Obst, Saftiges, Zitrone	Verlangen: Fleisch, rohe Speisen, Schokolade
Abneigung: Gebäck, Obst, Würste	Abneigung: Eier, Oliven, saure Speisen, Leckerbissen, Baden
Unverträglichkeit: Eiscreme, Obst, kalte Getränke	Unverträglichkeit: Milch, Olivenöl
< Aufenthalt in kalten und feuchten Räumen	< Hunger, Stehen, heiß Baden, warmes Wetter
> Heiß Baden, Stehen	> Kälte

Arsenicum album   Syphilinum

Arsenicum album	Syphilinum
Angst nachts, wenn allein	Furcht vor Ansteckung, Angst um die eigene Gesundheit
Furcht vor Räubern	Furcht vor Katzen
Abneigung dagegen, angesehen zu werden	Gleichgültig gegen Verwandte, distanziert
Eifersüchtig	Lügner
Heikel, pingelig, tadelt andere	Rechenschwäche
Weinen im Schlaf	Weinen von Geburt an
Ruhelos; Verlangen, schnell herumgetragen zu werden	Nervöse Erregung, Hast beim Gehen
Hautausschlag am Kopf, Milchschorf	Großer Kopf, offene Fontanelle, gerunzelte Stirn
Blaue Skleren, Katarakt, Pterygium	Angeborener Strabismus, Nystagmus, ungleiche Pupillen
Heuschnupfen, scharfer, heftiger Schnupfen	Schniefen bei Neugeborenen
Spitze Nase, geweitete Nasenlöcher	Brauner Sattel über der Nase; breite, flache Nase
Aphthen	Zähne deformiert, gezackt, eingedellt
Zähneknirschen im Schlaf	Speichelfluss im Schlaf
Hydrozele, Harnverhaltung bei Neugeborenen	Hodenretention, Fluor vaginalis
Asthma < kalte Luft, Pollen	Asthma < Sommer, bei Gewitter

A

Opisthotonus	Krümmung von Wirbelsäule oder Knochen, Exostosen
Kalter, übel riechender Fußschweiß	Deformierte Nägel
Hämangiom	Kondylome
Schuppiger Hautausschlag	Bräunlicher, papulöser Hautausschlag
Konvulsionen	Zwergwuchs
P: Augenentzündung, Nasenbluten	P: Schnupfen, Tonsillitis
< Entblößen, Kälte, Trost	< Hitze und Kälte, feuchtwarmes Wetter, Gewitter
> Heiß Baden, heftige Bewegung, frische Luft, warme Luft	> Im Gebirge, kalte Luft, kalt Baden, langsame Bewegung, Trost

Arsenicum album | Veratrum album

Arsenicum album	Veratrum album
Abneigung dagegen, angesehen zu werden	Umarmt jeden
Ruhelosigkeit > Getragenwerden	Wildes Delirium, Manie, zerschneidet Kleidung
Angst nachts, treibt es aus dem Bett	Brütet, grübelt, sitzt unbeweglich, antwortet einsilbig
Furcht vor Ansteckung, zweifelt an seiner Genesung	Simuliert, krank zu sein
Zu viel Pflichtgefühl, Zwanghaftigkeit	Arrogant, schmeichlerisch, affektiert
Runzeliges, alt aussehendes Gesicht	Blasses Gesicht beim Aufstehen, runzelige Lippen
Gequälter, leidender Gesichtsausdruck	Verstörter Gesichtsausdruck
Schwäche mit Unruhe	Schwäche mit kaltem Schweiß
Augenentzündung, Augen pendeln hin und her	Ruhelose Augen, Rollen der Augen
Bei Frost: Zittern, Zyanose, Hitze der Füße	Bei Frost: kalter Schweiß, Blässe, eiskalte Füße
Bei Fieber: kein Schweiß, verlangt nach Wärme	Bei Fieber: Schweiß an der Stirn, will nicht zugedeckt werden
Erbrechen sofort nach dem Trinken, danach Zittern	Erbrechen mit kaltem Schweiß, danach Schluckauf
Diarrhoe mit krampfartigen Bauchschmerzen und Flatusabgang	Diarrhoe mit kalter Haut und Schweiß
Hautausschlag um den Anus	Obstipation, krampfartige Bauchschmerzen bei Säuglingen

Arsenicum album	Veratrum album
Murmeln, Zucken im Schlaf	Schreien im Schlaf
Ohnmacht in einem überfüllten Zimmer	Ohnmacht beim Anblick von Blut
Verlangen: warme Speisen und Getränke	Verlangen: Eiswürfel, Eiscreme, Fisch, Gurken, Salziges
Abneigung: Olivenöl	Abneigung: warme Speisen und Getränke, Muttermilch
Unverträglichkeit: Eiscreme	Unverträglichkeit: Obst
< Entblößen, kaltes Zimmer	< Warm Einhüllen, warmes Bett, warmes Zimmer
> Heiße Anwendungen	> Entblößen des Kopfes

A

45

Aurum metallicum — Calcium fluoricum

Aurum metallicum	Calcium fluoricum
Reizbar, eigensinnig	Gefallsüchtig
Ernst, traurig	Hochgefühl
Verlangen nach Musik	Abneigung gegen Veränderung
Erträgt keine Ungerechtigkeit	Egoistisch
Hirnblutung	Kephalhämatom
Verstopfte Nase bei Säuglingen	Schwerhörig durch Tubenkatarrh
Speichelfluss, Foetor ex ore	Herpes labialis
Zähneknirschen	Zahnschmelzdefekte, vorzeitige Karies
Leistenhernie, Nabelhernie, Hydrozele	Fissur des Rektums
Hydronephrose	Nierenatrophie
Hüftgelenkentzündung	Hüftluxation
Gebeugte Haltung	Knacken in den Gelenken
Kalte Hände und Füße	Hitze der Hände; Nägel dick, deformiert, brüchig
Hämangiom, Warzen	Keloid, Naevi
Übermaß an Energie	Spätes Gehenlernen
Verlangen: Brot, Milch, Unverdauliches Abneigung: Fisch < Vor Schlaf > Sonne, langsame Bewegung	Verlangen: Salz, Mixed Pickles Abneigung: Fett < Nach Schlaf, Sonne > Schnelle Bewegung

Aurum metallicum — Carcinosinum

Aurum metallicum	Carcinosinum
Ernst, schweigsam, lacht niemals	Nervöse Tics, Nägelbeißen
Furcht vor Männern bei Mädchen, vor Frauen bei Jungen, Furcht vor Räubern	Furcht nachts, vor der Dunkelheit, vor Gewitter
Neigung zu sitzen	Tanzen
Eigensinnig, Neigung zu widersprechen	Nachgiebig, schüchtern
Erträgt keine Ungerechtigkeit	Empfindlich gegen Vorwürfe
Verwegen, überstürzt	Muss alles zweimal kontrollieren

46

A

Aurum metallicum	Kalium carbonicum
Aussehen: hell, blond, dunkle Augen	Aussehen: braune Haare
Ängstlicher Gesichtsausdruck	Alt aussehendes Gesicht
Zart, schwächlich	Zwergwuchs
Verstopfte Nase bei Säuglingen	Chronischer Schnupfen, Adenoide
Nabelhernie	Analfissur
Hydrozele	Häufige Erektionen, Masturbation
Herzerkrankung	Asthma, Pneumonie
Wachstumsschmerzen	Erkrankung, von der es sich nie erholt hat
Schlaflage: rechte Seite unmöglich	Schlaflage: Knie-Brust-Lage
Stöhnen im Schlaf	Schreien im Schlaf
F: Apoplexie, Beschwerden der Aorta	F: Alkoholismus, Anämie, Asthma, Diabetes, Geisteskrankheit, Krebserkrankung, Kinderkrankheiten, Tuberkulose
Empfindlich gegen Schmerzen	Überempfindlich gegen allopathische Medikamente
Abneigung: Fisch	Verlangen: Fisch
< Abkühlung, trockene Kälte, Liegen	< Aufenthalt in feuchten Räumen, Impfungen, Baden im Meer
> Bewegung, warme Luft, warm Einhüllen, Baden im Meer	> Knie-Ellenbogen-Lage, trockene Kälte, Gewitter

Aurum metallicum   Kalium carbonicum

Aurum metallicum	Kalium carbonicum
Schweigsam, ernst, traurig, lächelt niemals	Schüchtern
Furcht vor Versagen	Furcht davor, alleingelassen zu werden, klammert sich an
Wahnidee, es habe seine Pflichten vernachlässigt, Gewissensangst	Erhöhte Selbstkontrolle
Reizbar, zornig durch Widerspruch	Schreien wegen Kleinigkeiten
Heftig, verzweifelt durch Schmerzen	Empfindlich gegen Berührung, kitzlig
Erträgt keine Ungerechtigkeit	Verträgt keine Annäherung
Verlangen nach Musik, > Musik	Beschwerden < durch Musik
Ängstlicher Gesichtsausdruck	Kränklicher, leidender Gesichtsausdruck
Abmagerung bei schwächlichen, kränklichen Jungen	Fettleibigkeit

47

A

Verstopfte Nase bei Säuglingen	Geschwollen Oberlider
Flatulenz mit Bauchsschmerzen	Aufgetriebenes, hartes Abdomen
Leistenhernie, Nabelbruch, Hydrozele	Asthma, Bronchitis, Pneumonie
Wachstumsschmerzen	Ruhelose Beine, empfindliche Fußsohlen
Stöhnen im Schlaf	Lautes Sprechen im Schlaf
Schlaflage: Rücken, Arme über dem Kopf; auf der linken Seite unmöglich	Schlaflage: verändert häufig die Lage; auf der rechten Seite unmöglich
F: Aorta, Apoplexie	F: Tuberkulose
Verlangen: Brot, Fleisch, Milch, Unverdauliches	Verlangen: saure Speisen, Zucker
Abneigung: Fisch	Abneigung: Süßigkeiten, Kind verweigert Muttermilch
< 4.00 – 8.00 Uhr	< 2.00 – 4.00 Uhr, Erhitzung, Druck, kalt Baden, Nasswerden
> Langsames Gehen, abends, warm Einhüllen, kalt Baden	> Sitzen in nach vorn gebeugter Haltung

Aurum metallicum   Mercurius solubilis

Ernst, schweigsam, lächelt niemals	Albernes Benehmen, Possenreißen
Reizbar, eigensinnig	Unzufrieden, beschimpft die Eltern
Wahnidee, es habe seine Pflichten vernachlässigt	Kein Pflichtgefühl, chaotisch
Lebensüberdruss, wünscht sich den Tod	Verlangen zu töten
Verwegen	Ruhelos, muss alles anfassen
Verzweifelt bei Schmerzen	Zornig oder ruhelos durch Schmerzen
Aussehen: dunkle Augen	Aussehen: blond mit schlaffer Faser
Gedunsenes, bläulich rotes Gesicht, erweiterte Gesichtsvenen	Hageres Gesicht; kränklicher, alt aussehendes Gesicht
Kein Kopfschweiß	Kopfschweiß
Senkrechte Falten auf der Stirn	Milchschorf
Verstopfte Nase bei Säuglingen, verklebte Nasenlöcher	Wunde Nasenlöcher bei Schnupfen, Schniefen
Speichelfluss morgens	Speichelfluss nachts
Unwillkürliches Lachen beim Sprechen	Stottern

Schmerzhafte Flatulenz, eingeklemmter Flatus	Diarrhoe
Hydrozele, Hodenretention	Phimose, Balanitis, Erektionen
Leistenhernie, Nabelbruch	Fluor vaginalis
Schlaflage: Rücken, Arme über dem Kopf	Schlaflage: auf der Seite
Gebeugte Haltung	Rachitis, spätes Gehenlernen
Verlangen: Gebäck, Gewürze, Heißhunger bei Fieber	Verlangen: Butterbrot, Zitrone
Abneigung: Fisch	Abneigung: Butter, Käse, Süßigkeiten, Muttermilch
< Gewitter, Wind, feuchtes warmes Wetter	< Geringste Berührung, Sonne, Wetterwechsel, kalt Baden, Schweiß, warme Anwendungen
> Abends, langsames Gehen, kalt Baden, Sonne, warmes Bett, warme Anwendungen, nach Schweiß	> Morgens, tagsüber, im warmen Zimmer

Aurum metallicum / Natrium muriaticum

Aurum metallicum	Natrium muriaticum
Lächelt niemals	Unmäßiges Lachen, Lachen über Ernstes
Beschwerden durch Zorn, Widerspruch	Beschwerden durch Grobheiten, zurückliegende Enttäuschung, Erwartungsspannung
Weinen nach geringen Gemütsbewegungen	Kann trotz Traurigkeit nicht weinen
Wahnidee, es habe seine Pflichten vernachlässigt, es sei verlassen	Wahnidee, es werde vernachlässigt, es seien Diebe im Haus
Führt Selbstgespräche, antwortet mit Fragen	Spätes Sprechenlernen, Sprechen verschlechtert, erschöpft
Zorn durch Widerspruch	Hass und Rachsucht, nachtragend
Kränklicher, alt aussehendes Gesicht	Ängstlicher Gesichtsausdruck, Herpes labialis
Gedunsen unter den Augen	Quer verlaufende Linie auf dem Oberlid
Eingeklemmte Flatus	Chronische Obstipation, vergebliches Pressen zum Stuhl
Nabelhernie, Leistenhernie	Absonderung aus dem Nabel

A

Schlaflage: auf der Seite unmöglich; wechselt häufig die Lage	Schlaflage: Abdomen, rechte Seite, Beine angezogen; Schlafwandeln
Übel riechende Absonderungen	Weiße Absonderungen
Geschwüre, Kondylome	Rissige Haut, aufgesprungene Lippen, Beugeekzem
Knochenschmerzen, Exostosen, Tumoren	Anämie
F: Apoplexie	F: Malaria
Verlangen: trockenes Brot, Grapefruit	Abneigung: Brot, schleimige Speisen
< Sonnenuntergang bis Sonnenaufgang	< Sonnenaufgang bis Sonnenuntergang, warme Anwendungen
> Warme Anwendungen	> Am Meer, feuchtwarmes Wetter

Aurum metallicum   Nux vomica

Ernsthaft, schweigsam, traurig	Albernes Benehmen, Possenreißen
Reizbar durch Widerspruch	Reizbar, wenn es angesprochen oder angeblickt wird < morgens
Wohlerzogen	Beschimpft die Eltern, schlägt
Furcht zu versagen	Zu viel Pflichtgefühl
Angst in einer Menschenmenge	Angst um die eigene Gesundheit, kann kein Blut sehen
Gefühl, verlassen zu sein, Heimweh	Eifersucht
Verwegen, unbesonnen	Ungeschickt
Führt Selbstgespräche	Stottern
Aussehen: dunkle Augen, blond	Aussehen: dunkle oder rote Haare, straffe Faser; Stirnrunzeln
Zart, schwächlich, kränklich	Abmagerung mit Heißhunger
Schnupfen mit eiweißartiger Absonderung	Schnupfen ohne Absonderung bei Säuglingen
Fisteln am Zahnfleisch	Aphthen
Diarrhoe nachts	Obstipation; schwieriger, schmerzhafter Stuhl
Leistenhernie rechts	Leistenhernie links
Hydrozele	Harnverhaltung bei Neugeborenen
Asthma < nasses Wetter	Asthma < im Winter, Pollenasthma
Herzgeräusch	Opisthotonus

Schreien im Schlaf	Zähneknirschen im Schlaf
Schlaflos vor Mitternacht, bis morgens	Schlaflos nach 3.00 Uhr
Rissige Haut, Vitiligo	Marmorierte Haut, Naevi
Exostosen, zystischer Tumor	Konvulsionen
Verlangen: kalte Luft	Abneigung: kalte Luft
Verlangen: Brot, Leckerbissen	Abneigung: Brot, Gewürze
< Sonnenuntergang bis Sonnenaufgang, Ruhe, feuchtwarmes Wetter	< Nach 4.00 Uhr, nach Bewegung, geringste Berührung, Kleiderdruck, Sommer, kalter Wind, kalt Baden, Musik
> Langsame Bewegung, Sommer, kalt Baden, Musik	> Nasses Wetter, Liegen, Zimmerluft

Aurum metallicum   Phosphoricum acidum

Empfindlich gegen Schmerz	Mangel an Empfindlichkeit
Zurückhaltend, traurig, schweigsam	Antwortet langsam; denkt lange nach, bevor es antwortet
Frühreif, altklug	Schwierige Konzentration
Furcht vor Menschen, in einer Menschenmenge	Furcht, etwas werde geschehen
Furcht vor Versagen	Resignation
Verwegen	Schüchtern in der Öffentlichkeit
Erträgt keinen Widerspruch	Zornig, wenn es antworten muss
Gesicht unter den Augen gedunsen	Eingesunkene Augen, rote Lidränder
Ängstlicher Gesichtsausdruck	Eingefallenes Gesicht, kränklicher Gesichtsausdruck
Verstopfte Nase, verklebte Nasenlöcher	Hellrotes Nasenbluten
Kalter Schweiß im Gesicht	Schweiß am Hinterkopf, im Nacken
Mundgeruch morgens	Riss in der Mitte der Ober- oder Unterlippe
Flatulenz nachts	Erbrechen nach Milchtrinken, erbricht die Muttermilch
Diarrhoe abwechselnd mit Obstipation	Diarrhoe, unwillkürlicher Stuhl
Leistenhernie, Nabelhernie	Häufige Erektionen
Füße und Hände kalt, < nachts	Kalter Schweiß der Hände

51

A

Aurum metallicum	Phosphoricum acidum
Vitiligo	Naevi
Herzgeräusche	Anämie
Entwicklungsstillstand, geistige Retardierung	Spätes Gehenlernen
Übermaß an Energie	Schwäche bei geringster Anstrengung
Verlangen: Brot	Verlangen: Obst, Saftiges, saure Speisen, warme Speisen
Abneigung: Fleisch	Abneigung: Brot, Muttermilch

Aurum metallicum   Pulsatilla

Aurum metallicum	Pulsatilla
Furcht durch Geräusche	Furcht vor der Dunkelheit
Frühreif, altklug	Gefallsüchtig, affektiert
Abneigung gegen bestimmte Menschen	Verlangen nach Gesellschaft, klammert sich an
Zornig durch Widerspruch	Liebevoll, nachgiebig
Krampfhaftes Weinen < Trost	Mitleiderregendes Weinen > Trost
Verwegen	Vorsichtig, ängstlich
Ängstlicher Gesichtsausdruck, dunkle Augen, Stupsnase	Kränklicher, leidender Gesichtsausdruck
Abmagerung bei Kleinkindern	Fettleibigkeit
Bläulich rotes Gesicht	Rotes Gesicht, eine Wange rot
Drohende Mastoiditis	Schwerhörig durch Tubenkatarrh
Verstopfte Nase bei Säuglingen, Schnupfen mit eiweißartiger Absonderung	Milder Schnupfen, Heuschnupfen
Rote, raue Zunge	Dick weiß belegte Zunge
Stuhl wie Schafskot	Diarrhoe
Hydrozele, Leistenhernie	Fluor vaginalis
Kälte der Füße nachts im Bett	Hitze der Füße, entblößt sie
Schlaflage: wechselt häufig die Lage	Schlaflage: Abdomen, Rücken, Hände über dem Kopf
Schlaflosigkeit nachts, nach 4.00 Uhr, bis morgens	Schlaflosigkeit abends
Weinen im Schlaf	Schreien im Schlaf
Vitiligo, zystischer Tumor	Übermäßiger Haarwuchs

Beschwerden von zarten kränklichen Kindern	Wechselnde Symptome
Verlangen: Brot, Grapefruit, Milch, Unverdauliches	Abneigung: Butter, Fett, warme Speisen und Getränke
< Abkühlung, trockenes Wetter	< Aufenthalt in feuchten Räumen, Sommer, Sonne, nach Schlaf
> Sommer, Ruhe, Musik, warm Einhüllen, warme Luft	> Fortgesetzte Bewegung, nasse Anwendungen, Zugluft

Aurum metallicum   Syphilinum

Angst in einer Menschenmenge	Furcht vor Ansteckung, Waschzwang
Zurückhaltend, ernsthaftt, schweigsam, traurig	Verhaltensstörung, Schlagen, Lügen
Zorn durch Widerspruch	Ungehorsam
Übermaß an Energie	Nervöse Erregung, Lampenfieber
Gefühl von Verlassenheit	Gleichgültig gegen Verwandte, gegen geliebte Personen
Furcht vor Versagen, tadelt sich selbst	Stumpfheit, macht Fehler beim Rechnen
Säugling lässt sich nur bei Musik stillen	Weinen von Geburt an
Gedunsenes Gesicht, ängstlicher Gesichtsausdruck	Alt aussehendes, runzeliges Gesicht
Fettleibigkeit	Abgemagerte Arme und Unterschenkel, Zwergwuchs
Hydrozephalus	Großer Kopf, offene Fontanellen
Rote Nasenspitze	Brauner Sattel über der Nase
Verstopfte Nase bei Säuglingen	Schniefen bei Neugeborenen
Fisteln am Zahnfleisch	Verkümmerte Zähne, eingedellte Zahnkronen
Leistenhernie, Nabelhernie	Angeborene Fehlbildung des Darms
Hydrozele	
Übler Mundgeruch morgens	Fluor vaginalis
Herzerkrankung	Übler Körpergeruch
	Neurologische Beschwerden

A

Verlangen: Milch, Brot	Abneigung: alle Speisen, Essen
< Morgens, schnell Gehen, Kälte, Zimmerluft	< Hitze und Kälte, feuchte Anwendungen, Sommer
> Abends, feuchte Anwendungen, im Freien, Wärme, Sommer	> Tagsüber, im Gebirge, fortgesetzte Bewegung

Barium carbonicum	Ambra grisea
Leicht beleidigt	Nervöse Erregung und Empfindlichkeit
Nägelbeißen	Erröten
Furcht vor Menschen, Fremden; klammert sich an	Schüchtern in der Öffentlichkeit, Angst in einer Menschenmenge
Furcht vor Ungewohntem; Furcht davor, etwas zu unternehmen	Abneigung gegen Gespräche, Annäherung, Lachen
Geistesabwesend, Lernen fällt schwer	Rechenschwäche, Leseschwäche
Unentschlossenheit, Abneigung gegen Veränderung	Gefallsüchtig, schmeichlerisch
Zorn über Kleinigkeiten	Anhaltendes Weinen, Weinen durch Musikhören
Alt aussehendes Gesicht; alberner, törichter Gesichtsausdruck	Verlegener Gesichtsausdruck
Drüsenschwellung um die Ohren	Verstopfte Nase
Geschwollene Tonsillen	Schwellung unter der Zunge
Aufgetriebenes Abdomen	Obstipation
Fluor vaginalis	Häufige Erektionen, Masturbation
Husten und Atmung rasselnd	Asthma, Pollenasthma
Kalter, übel riechender Fußschweiß	Hitze der Fußsohlen
Warzen an den Händen	Spröde, brüchige Nägel
Schlaflage: linke Seite	Schlaflage: Rücken, Knie gebeugt
Weinen im Schlaf	Sprechen im Schlaf
Entwicklungsstillstand, spätes Gehenlernen	Konvulsionen
Schleimhautabsonderungen dick, zäh, blutig	Graue Schleimhautabsonderungen
Abneigung: Obst	Verlangen: Salz
< Winter, Abkühlung, Baden	< Frühling, nach Schlaf
> Dunkelheit, Wärme	> Fortgesetzte Bewegung

B

Barium carbonicum | Antimonium crudum

Barium carbonicum	Antimonium crudum
Klammert sich an	Will nicht angesehen, berührt oder liebkost werden
Unaufmerksam, stumpf	Reizbar, mürrisch
Furcht vor Fremden, < Anwesenheit von Fremden	Abneigung gegen Gesellschaft bei Kleinkindern während des Stillens
Schüchtern, nachgiebig	Eigensinnig
Unentschlossen	Geistesabwesend, verträumt
Abneigung gegen Veränderung	Abneigung gegen Waschen
Alt aussehendes, runzeliges Gesicht	Risse in den Nasenlöchern, Impetigo
Offen stehender Mund	Dick weiß belegte Zunge
Geschwollene Tonsillen	Zahnschmerzen
Aufgetriebenes Abdomen	Erbricht geronnene Milch
Kalter, übel riechender Fußschweiß	Verkrüppelte, eingewachsene Nägel
Harte, pergamentartige Haut	Verdickte Haut
Abmagerung mit Heißhunger; Minderwuchs	Säugling verweigert die Muttermilch
< Abkühlung von Körperteilen, wenn nüchtern	< Warmwerden, Überessen, saure Speisen

Barium carbonicum | Bufo

Barium carbonicum	Bufo
Fruchtlos geschäftig	Destruktiv
Furcht vor Menschen, versteckt sich	Sucht die Einsamkeit um zu masturbieren
Furcht, irgendetwas zu unternehmen, Abneigung zu spielen	Verlangen nach Musik
Wahnidee, man lache und spotte über es	Furcht davor, alleingelassen zu werden
Unentschlossen, feig	Redselig
Alt aussehendes Gesicht	Gesichtsausdruck wie berauscht, rollt mit den Augen
Abmagerung mit Heißhunger, Zwergwuchs	Abmagerung mit aufgetriebenem Abdomen
Chronische Tonsillitis, Schwellung der Halsdrüsen	Stottern, Herausstrecken der Zunge
Kalter Fußschweiß	Kalter Kopfschweiß

B

Barium carbonicum	Calcium carbonicum
Lipome, Zysten	Blasenartiger Hautausschlag, eiternde Wunden, Lymphangitis
Muskelschwäche	Spannung der Muskeln, Verlangen nach körperlicher Anstrengung
Spätes Sprechen- und Gehenlernen	Neurologische Beschwerden, Konvulsionen, Chorea
< Kälte	> Kalte Luft

Barium carbonicum   Calcium carbonicum

Barium carbonicum	Calcium carbonicum
Furcht vor Menschen, Fremden, versteckt sich	Furcht davor, alleingelassen zu werden
Klammert sich an	Will magnetisiert werden
Unentschlossen und nachgiebig	Eigensinnig
Empfindlich gegen Geräusche	Empfindlich beim Hören von Schrecklichem, von Grausamkeiten
Ordentlich	Zu viel Pflichtgefühl oder fehlendes Pflichtgefühl
Gedächtnisschwäche	Gutes, aber kurzes Gedächtnis
Wahnidee, man lache und spotte über es	Furcht, man würde seinen Zustand bemerken
Nägelbeißen	Steckt die Finger in den Mund
Furcht und Schwindel beim Überqueren einer schmalen Brücke	Höhenschwindel < Treppensteigen
Gerunzeltes Gesicht; alberner, törichter Gesichtsausdruck	Blasses Gesicht, ängstlicher Gesichtsausdruck
Mund steht immer offen	Mund steht im Schlaf offen
Empfindliche Lymphknoten am Hinterkopf, hinter den Ohren, unter den Achseln	Perlschnurartige, schmerzlose Lymphknoten am Hals
Varizen auf den Tonsillen	Schwierige Zahnung, vorzeitige Karies
Ekel vor Speisen beim Essen	Vermehrter Appetit
Übel riechender Schweiß	Sauer riechender Schweiß
Stuhl wie Schafskot	Obstipation, saurer Stuhlgeruch
Schlaflage: auf der Seite	Schlaflage: Rücken
Speichelfluss im Schlaf	Kaubewegungen im Schlaf
Verlangen: Aufenthalt im Freien	Abneigung: Aufenthalt im Freien

F: Apoplexie, Impfungen, Allopathika	F: Gicht
P: Mononukleose, Tonsillitis	P: Abszess, Augenentzündung, Krupp, Otitis, Schnupfen

Abneigung: Obst	Abneigung: Fleisch, Muttermilch
Unverträglichkeit: Brot	Unverträglichkeit: Milch
> Warme Anwendungen, warmes Bett	< Warme Anwendungen, warm Einhüllen

Barium carbonicum   Graphites

Albernes Benehmen	Muss alles anfassen
Furcht vor Fremden, versteckt sich, klammert sich an	Abneigung gegen Berührung
Entwicklungsstillstand, spätes Gehenlernen	Intelligent, aber faul
Leseschwäche	Rechenschwäche
Fruchtlose Geschäftigkeit	Reizbar, mürrisch
Traurig wegen Kleinigkeiten	Weinen durch Musikhören
Alt aussehendes, runzeliges Gesicht, törichter Gesichtsausdruck	Aussehen: hell, blond, mit schlaffer Faser; Stirnrunzeln
Aufgetriebenes Abdomen, übriger Körper mager, Zwergwuchs	Fettleibigkeit; dünne Beine, fetter Körper
Augenentzündung	Rote Lidränder, Risse in den Kanthi
Katarakt, Exophthalmus	Photophobie
Lymphknotenschwellung hinter den Ohren	Feuchtes Ekzem hinter den Ohren, Ekzem im Gesicht
Offener Mund, Tonsillitis mit Speichelfluss	Rissige Mundwinkel, schwierige Zahnung
Vergrößertes Abdomen	Magenschmerzen > nach Essen
Juckreiz in der Rima ani	Hautausschlag um den Anus bei Kleinkindern, Analfissur
Diarrhoe	Obstipation
Hodenretention	Hydrozele
Fluor vaginalis	Vermehrtes sexuelles Verlangen
Schweiß zwischen den Oberschenkeln	Hautausschlag in den Gelenkbeugen, aufgesprungene Hände

B

Nägelbeißen	Nägel dick, deformiert, brüchig, eingewachsen
Gänsehaut	Hautausschlag mit klebriger Absonderung
Kleine Warzen, Drüsenabszesse	Hautwucherung, Keloid
P: Mononukleose, Tonsillitis	P: Gerstenkörner, Erysipel, Schnupfen
Abneigung: Obst	Abneigung: Fisch, Fleisch, Salz, warme Speisen
> Druck	< Druck

Barium carbonicum   Lycopodium

Schüchtern, zaghaft in Anwesenheit von Fremden	Schüchtern, zaghaft in der Öffentlichkeit
Furcht vor Fremden, versteckt sich	Furcht vor dem Alleinsein, vor Gespenstern
Gedächtnisschwäche	Macht Fehler beim Schreiben
Wahnidee, man lache und spotte über es	Leicht beleidigt, eifersüchtig
Unentschlossen	Diktatorisch, reizbar < morgens; Zorn durch Widerspruch
Geistesabwesend, spielt nicht, sitzt in der Ecke	Ruhelos im Sitzen
Murmeln im Schlaf	Lachen oder Schreien im Schlaf
Gerunzeltes Gesicht	Runzelige Stirn
Einfältiger Gesichtsausdruck	Gesichtsausdruck leidend, ängstlich, verwirrt
Fettleibigkeit	Abmagerung bei schwächlichen, kränklichen Jungen
Tonsillenschwellung, Adenoide	Eitriger Schnupfen, Nase nachts verstopft, Schniefen
Diarrhoe	Obstipation, Flatulenz
Fluor vaginalis, verzögerte Pubertät	Leistenhernie
Schlaflage: linke Seite	Schlaflage: Abdomen, Knie-Brust-Lage, rechte Seite
Ringförmiger Hautausschlag, Juckreiz im Schlaf	Sommersprossen
Abneigung gegen Essen begleitet von Hunger	Vermehrter Appetit nach dem Essen

59

B

Aufgetriebenes Abdomen, übriger Körper mager	Aufgetriebenes Abdomen > Aufstoßen und Flatusabgang
F: Apoplexie, Impfungen, Allopathika, Sykose	F: Asthma, Ekzem, Gicht
P: Tonsillitis	P: Konjunktivitis, Furunkel, Krupp, Zystitis
Verlangen: Eier	Verlangen: Grapefruit, Zucker, warme Getränke bei Fieber
Abneigung: Obst	Abneigung: Bohnen, Brot, Erbsen, Fleisch, Muttermilch
> Warme Anwendungen	< Warme Anwendungen

Barium carbonicum   Pulsatilla

Albernes Benehmen, Stumpfheit	Lachen und Weinen bei jeder Gelegenheit
Gedächtnisschwäche, schwierige Konzentration	Empfindlich, leicht beleidigt
Fruchtlos geschäftig, ungeschickt aus Verlegenheit	Gefallsüchtig, schmeichlerisch, manipulativ
Furcht vor Menschen, vor Fremden; Feigheit	Angst im Haus, Furcht vor Gespenstern
Abneigung gegen Gesellschaft > Alleinsein	Verlangen nach Gesellschaft
Wahnidee, es habe ein Unrecht erlitten	Beschwerden durch Eifersucht
Entmutigung mit Weinen	Mitleiderregendes Klagen, Verlangen nach Trost
Alt aussehendes, runzeliges Gesicht	Rotes Gesicht, erweiterte Gesichtsvenen
Alberner, törichter Gesichtsausdruck	Leidender Gesichtsausdruck
Chronische Tonsillitis, harte Tonsillen	Nasenbluten
Hautausschlag mit Absonderungen	Gelbliche, milde Schleimhautabsonderungen
Abmagerung mit Heißhunger	Durstlosigkeit
Aufgetriebenes Abdomen	Diarrhoe abwechselnd mit Obstipation
Krampfartige Bauchschmerzen bei Säuglingen	Harnverhaltung bei jeder Erkältung
Vermehrtes sexuelles Verlangen	Masturbation

Hodenretention	Hydrozele
Husten < kalte Luft	Husten < im warmen Zimmer
Kalte, klamme Füße	Hitze der Füße, will sie entblößen
Schlaflage: auf der Seite	Schlaflage: Rücken, Arme über dem Kopf
Entwicklungsstillstand, Zwergwuchs, spätes Gehenlernen	Widersprüchliche und abwechselnde Zustände
P: Tonsillitis, Mononukleose	P: Gerstenkörner, Nasenbluten, Schnupfen, Zystitis
Abneigung: Obst	Abneigung: Eier, Fett, Schweinefleisch, warme Getränke
< Abkühlung	< Wärme
> Warmwerden	> Fortgesetzte Bewegung, Entblößen, Druck

Barium carbonicum   Silicea

Furcht vor Menschen, Fremden	Furcht vor Nadeln, Wind
Abneigung gegen Veränderung	Furcht vor Ansteckung
Unentschlossen	Eigensinnig, starrköpfig
Geistiger Entwicklungsstillstand, Gedächtnisschwäche	Intelligent, frühreif, altklug
Abneigung gegen Gesellschaft	Schüchtern in der Öffentlichkeit
Voller Sorgen um Kleinigkeiten	Erhöhte Selbstkontrolle
Empfindlich gegen Kritik, Entmutigung mit Weinen	Weint, wenn es freundlich angesprochen wird
Runzeliges Gesicht	Hageres, blasses Gesicht < Anstrengung
Alberner, törichter Gesichtsausdruck	Leidender Gesichtsausdruck
Fettleibigkeit	Zart, schwächlich, Muskelschwäche
Drüsenschwellung am Hinterkopf	Sauer riechender Kopfschweiß
Augenentzündung	Striktur des Tränenkanals
Bedeckt das Gesicht mit den Händen, blickt durch die Finger	Bohrt mit dem Finger in der Nase, im Ohr; steckt die Finger in den Mund
Rissige Oberlippe	Rissige Mundwinkel
Speichelfluss nachts	Langsame, schwierige Zahnung; vorzeitige Karies

Krampfartige Bauchschmerzen bei Säuglingen	Erbricht die Muttermilch
Wundheit am Anus	Obstipation, Stuhl schlüpft zurück
Fluor vaginalis	Leistenhernie, Hydrozele
Pergamentartig trockene Hände	Verkrüppelte, dicke Nägel
Akne, ringförmiger Herpes, Exkoriation	Wildes Fleisch, chronische Eiterung, Keloid
Schlaflage: auf der Seite	Schlaflage: deckt den Kopf zu
P: Mononukleose	P: Abszess, Gerstenkörner, Schnupfen, Sinusitis, Tuberkulose
Abneigung: Obst	Abneigung: Fett, Fleisch, Käse, Milch, Muttermilch
< Zimmerluft	< Entblößen, Impfung, Zugluft

Barium carbonicum   Tuberculinum

Albern, kindisch	Leicht beleidigt
Nachgiebig, schüchtern, feige, unentschlossen	Eigensinnig, destruktiv
Langsam, unkonzentriert, vergesslich	Impuls zu laufen, verwegen, muss alles anfassen
Furcht vor Menschen, Fremden, versteckt sich	Furcht vor Tieren, Hunden
Abneigung gegen Gesellschaft, Veränderung	Reizbar morgens beim Erwachen
Brütet, grübelt, sitzt in der Ecke	Impulsiv, schlägt mit dem Kopf gegen die Wand
Abneigung gegen Spielen	Erträgt keine Ungerechtigkeit
Blutandrang zum Gesicht	Blasses Gesicht
Fettleibigkeit	Abmagerung bei schwächlichen, kränklichen Kleinkindern
Bedeckt das Gesicht mit den Händen	Rollt mit dem Kopf, bohrt ihn ins Kissen
Offener Mund mit Speichelfluss	Herpes labialis
Fisteln am Zahnfleisch	Zähneknirschen im Schlaf, langsame Zahnung, Karies
Harte, schmerzhafte Drüsenschwellung	Perlschnurartige Lymphknoten
Aufgetriebenes, hartes Abdomen	Chronische Diarrhoe

Atrophie der männlichen Genitalien	Vermehrtes sexuelles Verlangen, Masturbation
Herzgeräusch, Herzklappenfehler	Bronchitis, Pneumonie, rasselnde Atmung
Kalter, übel riechender Fußschweiß	Haarwuchs entlang der Wirbelsäule
Schlaflage: auf der Seite	Schlaflage: Knie-Ellenbogen-Lage
Schweiß beim Essen	Schweiß durch geringste Anstrengung
Lipome, Zysten, Warzen	Hautausschlag bei Neugeborenen, Leberflecken
Juckreiz < Warmwerden, im Schlaf	Juckreiz > Warmwerden, Ofenhitze
F: Apoplexie, Impfungen, Allopathika, Sykose	F: Alkoholismus, Asthma, Ekzem, Struma, Tuberkulose
P: Tonsillitis, Mononukleose	P: Abszess, Gerstenkörner, Bronchitis, Diarrhoe, Pneumonie, Otitis
Abneigung: Obst	Abneigung: Fleisch
Unverträglichkeit: Brot	Unverträglichkeit: Milch

Belladonna	Aconitum
Wildes Delir, erkennt Verwandte nicht	Außer sich vor Schmerzen, außer sich vor Angst
Schreckliche Visionen (Gesichter, Tiere) beim Schließen der Augen	Todesangst
Zorn mit rotem Gesicht	Nervöse Erregung, Zorn mit Zittern
Bei Fieber: Betäubung, Wahnideen, Manie, Weinen	Bei Fieber: lebhaft, fröhlich oder Jammern, Furcht
Beißt, schlägt, spuckt, schlägt den Kopf gegen die Wand	Ruhelosigkeit mit Angst, qualvolle Angst mit Herumwerfen
Lautes, sardonisches Lachen	Ängstliches Stöhnen
Furcht vor Tieren, Hunden	Furcht vor offenen Plätzen, im Tunnel
Empfindlich gegen Erschütterung, Auftreten	Empfindlich gegen Berührung, schreit
Aussehen: blond mit schlaffer Faser	Aussehen: dunkel mit straffer Faser
Gesichtsausdruck heftig, grimmig oder ausdruckslos	Gesichtsausdruck müde, kränklich, leidend
Hitze des Kopfes mit kalten Extremitäten	Hitze des Kopfes mit kaltem Körper
Rollen der Augen, offene Augen im Schlaf	Photophobie bei Sonnenlicht
Schmerzhafte Heiserkeit	Berührungsempfindlicher Kehlkopf
Enuresis nocturna, kann nur schwer geweckt werden	Vergeblicher, schmerzhafter Harndrang, Harnverhaltung
Auffahren beim Einschlafen	Angst beim Einschlafen
Schlaflos durch Zuckungen	Schlaflos durch Schreck
Spricht laut im Schlaf	Prophetische Träume
Schlaflage: Abdomen	Schlaflage: Rücken oder auf der Seite
Intensive Hitze mit Delirium	Frost mit Angst
Bei Fieber: rotes Gesicht, weite Pupillen, Zucken, Fieberkrampf	Bei Fieber: eine Wange rot, die andere blass; Verlangen nach Entblößen und kalten Getränken
Beschwerden durch Baden oder Haarewaschen	Beschwerden durch trockenen kalten Wind
Verlangen: Brot, Limonade, Zitronen	Verlangen: Bitteres, scharf gewürzte Speisen

< Nachmittags gegen 15.00 Uhr	< Mitternacht
> Bauchlage	> Entblößen

Belladonna   Apis

Belladonna	Apis
Reizbarkeit, Zorn, Beißen, Treten	Albernes Benehmen
Bei Fieber: Delirium oder Konvulsionen	Bei Fieber: Gleichgültigkeit, tiefer Schlaf oder Stupor
Rotes Gesicht	Blasses, wächsernes Gesicht
Heftiger, grimmiger Gesichtsausdruck	Kränklicher, leidender Gesichtsausdruck
Glasige Augen, Starren, Stieren	Ödematöse Lidschwellung
Rötliche, geschwollene Nasenspitze	Kalte Nasenspitze
Stottern	Undeutliche Sprache
Rote Zunge, geschwollene Papillen	Glatte Zunge, rote Zungenspitze
Schmerzhafte Schwellung der Halsdrüsen	Ödematös geschwollene Uvula
Halsschmerzen < Trinken	Halsschmerzen < warme Getränke, > kalte Getränke
Schlaflage: Abdomen	Schlaflage: Rücken
Zähneknirschen im Schlaf	Augenrollen im Schlaf
Bei Fieber: Abneigung gegen Entblößen	Bei Fieber: Verlangen, sich zu entblößen
Bei Fieber: Durst	Bei Fieber: *eher* durstlos
Konvulsionen bei Neugeborenen und Säuglingen	Ödeme bei Neugeborenen
Verlangen: Bier, Brot, Limonade, Zitronen	Verlangen: kalte Milch
Abneigung: Kaffee, warme Speisen	Abneigung: Muttermilch < nachts
< Kalte Luft, Zugluft, Bewegung	> Kalte Luft, kalt Baden

Belladonna   Bryonia

Belladonna	Bryonia
Furcht vor Tieren, Hunden, eingebildeten Dingen	Angst vor der Zukunft, Furcht vor Armut
Raserei mit Schlagen, Spucken, Beißen	Zorn durch Widerspruch
Empfindlich gegen Licht	Abneigung gegen Störung, will nach Hause

Belladonna	Bryonia
Delirium, erkennt Verwandte nicht	Abneigung gegen Veränderung
Zupft an der Bettwäsche	Zupft an den Lippen
Ängstlicher, grimmiger Gesichts-ausdruck	Gesichtsausdruck kränklich, benom-men, durcheinander
Geschwollene Zungenpapillen	Dick weiß belegte Zunge
Durst auf kleine Mengen	Durst auf große Mengen
Schmerzhafte Heiserkeit	Muss beim Husten Kopf oder Brust mit der Hand halten
Husten < Druck auf Kehlkopf, Krupphusten	Husten > frische Luft
Schweiß an bedeckten Körperteilen	Schweiß in den Achselhöhlen, saurer Kopfschweiß
Schlaflage: Kopf nach hinten gebeugt, Beine ausgestreckt	Schlaflage: Rücken, Knie gebeugt, linke Seite
Bei Fieber: Erregung, Zittern, Zucken, Konvulsionen	Möchte in jedem Fieberstadium still bleiben und sich nicht bewegen
Abneigung gegen Entblößen	Will sich entblößen, stößt Decken weg
Beschwerden erscheinen plötzlich	Beschwerden erscheinen allmählich
Verlangen: Brot, Limonade, Zitrone	Verlangen: warme Milch, gewürzte und warme Speisen
Abneigung: Getränke (trotz Durst), warme Speisen	Abneigung: hartgekochte Eier, Muttermilch
< Geringste Berührung, Abküh-lung des Kopfes	< Körperliche Anstrengung, heftige Bewegung
> Langsame Bewegung, Handauflegen	> Festes Bandagieren, kalte Luft

Belladonna | Calcium carbonicum

Belladonna	Calcium carbonicum
Verlangen nach körperlicher Anstrengung	Abneigung gegen körperliche Anstrengung
Heftiges Delir, Furcht vor eingebildeten Dingen, schwarzen Tieren, Wölfen	Furcht vor Insekten, Mäusen, Schatten, ansteckender Krankheit
Flieht, versteckt sich	Abneigung gegen bestimmte Menschen
Erkennt Verwandte nicht	Will magnetisiert werden
Empfindlich gegen Licht, geschärfte Sinne	Leicht zu beeindrucken, Schreckliches greift es stark an

B

Belladonna	Calcium carbonicum
Außer sich vor Schmerzen, Schreien bei Schmerzen	Verzweifelt an der Genesung
Wutanfälle, beißt, schlägt, zieht an den Haaren	Reizbar abends, rebelliert gegen medizinische Anwendungen
Rotes, heißes Gesicht	Bleiches Gesicht
Gesichtausdruck heftig, erstaunt, erschrocken, lächelnd	Alt aussehendes Gesicht, kränklicher Gesichtsausdruck
Rollt mit dem Kopf, bohrt ihn ins Kissen	Ekzem am Kopf, weit offene Fontanelle
Schwindel beim Hinlegen	Höhenschwindel < Treppensteigen
Überall Schweiß außer am Kopf > im Schlaf	Kopf- und Nackenschweiß < nachts, im Schlaf
Zahnung mit Nervosität und Schlaflosigkeit	Langsame Zahnung
Akute Tonsillitis	Tubenkatarrh
Akute Bauchschmerzen < Druck	Aufgetriebenes Abdomen, Nabelgranulom
Schmerzhafte Heiserkeit	Schmerzlose Heiserkeit
Glänzende Haut; glänzendes, glattes Exanthem	Haut trocken, ekzematös, rissig < Winter
Lautes Sprechen im Schlaf	Kaubewegungen und offener Mund im Schlaf
Opisthotonus	Saurer Körpergeruch
Schmerzhafte Entzündungen, Empfindlichkeit des ganzen Körpers	Schmerzlose Drüsenschwellung
F: Apoplexie	F: Gicht
Heftige Beschwerden, Symptome kommen und gehen plötzlich	Zu Beginn der Behandlung chronischer Krankheiten
Verlangen: saure Speisen, Tomaten, Zitronen	Verlangen: Eier, Eiscreme, Fleisch, Milch, Unverdauliches
Abneigung: Eier, Getränke (trotz Durst), Wasser	Abneigung: Muttermilch, schleimige Speisen
Unverträglichkeit: Bier	Unverträglichkeit: Milch
< 15.00 Uhr, leichte Berührung, Erschütterung	< Abends in der Dämmerung, Kleiderdruck

Belladonna   ## Ferrum phosphoricum

B

Belladonna	Ferrum phosphoricum
Bei Fieber: Erregung oder Delirium	Bei Fieber: gleichgültig oder redselig
Furcht vor eingebildeten Dingen	Wachsam, achtet auf jede Bewegung des Arztes
Glänzende Augen, weite Pupillen	Gerstenkorn
Heftige, akute Ohrenschmerzen bei Schnupfen > Wärme	Tubenkatarrh, abends Ohrenschmerzen > im Freien
Rotes Ohr	Trommelfellperforation, schmerzhafte Absonderung
Schnupfen mit Fieber	Wund fressender Schnupfen
Nasenbluten nachts	Nasenbluten beim Schnäuzen
Rote Lippen	Blasse Lippen
Heiße Zunge; rote, geschwollene Papillen	Rissige Zungenränder
Schmerzhafte Heiserkeit	Heiserkeit mit Schnupfen
Schlaflosigkeit durch Zuckungen	Schlaflosigkeit durch Schmerzen
Trockene brennende Hitze, Fieberkrampf	Fieber ohne sonstige Symptome
Verlangen: Brot, Limonade, Zitronen	Verlangen: Fisch, Fleisch, Erfrischendes, Gewürze
Abneigung: Getränke (trotz Durst), warme Speisen	Abneigung: Gebäck

Belladonna   ## Gelsemium

Belladonna	Gelsemium
Schreckhaft, empfindlich gegen Licht	Leicht zu beeindrucken, Erwartungsspannung
Heftige Erregung mit Schlagen, Beißen, Zähneknirschen	Stupor, antwortet langsam
Erkennt Verwandte nicht	Bei Fieber: sprachlos oder geschwätzig
Versteckt sich	Will gehalten werden, klammert sich an
Furcht vor Tieren, Hunden, eingebildeten Dingen	Furcht davor zu fallen, während es getragen wird
Bohrt den Kopf ins Kissen	Kann den Kopf nicht hochhalten
Berstender Stirnkopfschmerz < Erschütterung	Dumpfe Kopfschmerzen im Hinterkopf > Urinieren

Belladonna	Hyoscyamus
Krampfhaft geöffnete Augen, Stieren	Kann die Augen nur schwer offenhalten
Unverständliche Sprache, spricht laut im Schlaf	Schwere Zunge, Sprechstörung
Geschwollene, trockene Zunge, hervortretende Papillen	Dick weiß oder braun belegte Zunge
Schnupfen mit Schmerzen in der Nase	Schnupfen mit Schwäche und Benommenheit
Hellrotes Nasenbluten	Heuschnupfen
Verlangen nach körperlicher Anstrengung	Schwäche < körperliche Anstrengung
Zucken beim Einschlafen	Zittern durch Anstrengung
< Kalter Wind	< Sonnenhitze (erzeugt Schwäche)

B

Belladonna   Hyoscyamus

Belladonna	Hyoscyamus
Delirium mit Beißen und Zähneknirschen, < Berührung	Stupor kehrt schnell nach dem Antworten wieder
Reizbar, zieht Umstehende an den Haaren	Aggressiv, rast, tobt, beschimpft die Eltern
Furcht vor eingebildeten Dingen, Tieren, will fliehen	Wahnidee, es habe Unrecht erlitten, werde beobachtet, vergiftet
Empfindlich gegen Geräusche	Eifersüchtig, neidisch
Schreckliche Visionen (Gesichter, Tiere) beim Schließen der Augen	Spricht wie berauscht, schwatzt, murmelt
Schreien bei Schmerzen	Schreien aus Angst
Abneigung gegen Entblößen	Verführerisch, schamlos, entblößt sich
Zunge hängt heraus, Erdbeerzunge	Zunge bewegt sich hin und her, rote Zungenspitze
Entzündung und Schwellung von Tonsillen und Lymphknoten	Übelkeit, Würgereiz beim Trinken
Krampfartige Bauchschmerzen bei Säuglingen	Unbemerkter Abgang von Stuhl
Obstipation bei Kleinkindern	Diarrhoe
Enuresis nocturna, kann nur schwer geweckt werden	Häufige Erektionen, exzessive Masturbation
Husten bellend, heiser, schmerzhaft	Anhaltender, trockener Husten < im Liegen
Schlaflosigkeit bei Neugeborenen	Schreien im Schlaf

B

Belladonna	Hyoscyamus
Zucken beim Einschlafen, spricht laut im Schlaf	Fäustelt
Konvulsionen mit rotem Gesicht, weiten Pupillen	Konvulsionen mit Schreien, Zähneknirschen, Einnässen
Fieber kontinuierlich oder remittierend, trocken, glühend	Fiebercontinua bei Pneumonie oder Meningitis
Verlangen: Brot, Limonade, Zitronen	Verlangen: Käse, Unverdauliches
Abneigung: Kaffee, saure und warme Speisen	Abneigung: Süßigkeiten, Tomaten

Belladonna   Nux vomica

Belladonna	Nux vomica
Auffahren bei Berührung, aus dem Schlaf	Auffahren durch Geräusche
Furcht vor Tieren, Hunden, eingebildeten Dingen	Furcht vor Ärzten; Furcht, etwas werde geschehen
Verlangen nach Licht, möchte Dinge anzünden	Kann kein Blut sehen
Verlangen nach körperlicher Anstrengung	Ehrgeiz, Pflichtgefühl, pingelig
Wechselhafte Stimmung	Erträgt keine Ungerechtigkeit
Raserei mit erhöhter Körperkraft	Zorn durch Widerspruch, durch Unterbrechung
Wahnideen, Beißen, Spucken	Beschimpft die Eltern, plant Racheakte
Aussehen: blond mit schlaffer Faser	Aussehen: dunkel mit straffer Faser
Gesichtsausdruck grimmig, erschrocken, erstaunt, einfältig	Gesichtsausdruck finster, bedrückt, gequält
Fettleibigkeit	Abmagerung mit Heißhunger
Rollt mit dem Kopf, bohrt ihn ins Kissen	Stirnrunzeln
Kopf empfindlich gegen die geringste Erschütterung	Hält sich den Kopf beim Husten
Akute Tonsillitis, entzündliche Drüsenschwellung	Heuschnupfen mit Asthma
Hellrotes Nasenbluten	Verstopfte Nase < nachts
Erbrechen plötzlich, mit Schweiß	Unablässiges Erbrechen mit Würgen
Aufgetriebenes Abdomen	Obstipation, ständiger Stuhldrang
Bauchschmerzen < Liegen auf dem Abdomen	Bauchschmerzen > Liegen auf der rechten Seite

Belladonna	Opium
Schlaflage: Arme auf dem Abdomen, Kopf ins Kissen gebohrt	Schlaflage: Rücken, Arme über dem Kopf
Intensive Hitze erkrankter Teile	Mangel an Lebenswärme
Vorherrschend Fieber, intensiv und trocken	Vorherrschend Frost, heftig mit Schüttelfrost
Bei Fieber: Hautausschlag und Delir	Bei Fieber: Aufstoßen und Flatulenz
Beschwerden kommen und verschwinden plötzlich	Schmerzen erscheinen morgens und nehmen bis abends ab
Verlangen: Brot, Limonade, Zitronen	Verlangen: Fett, Fleisch, Milch, Unverdauliches, Wasser
Abneigung: Eier, Fisch, Gemüse, Obst	Abneigung: Brot
< Abkühlung des Kopfes, heißes Wetter, heiß Baden	< Kleiderdruck, kalte Füße
> Handauflegen	> Warm Einhüllen

Belladonna   Opium

Belladonna	Opium
Furcht vor eingebildeten Dingen, will fliehen	Angst nach einem Schreck
Delirium mit Beißen und Zähneknirschen	Delirium, rollt auf dem Boden herum
Eigensinnig, reizbar, Zorn mit rotem Gesicht	Gleichgültigkeit, klagt nicht
Verwegen, springt, tanzt wild	Kein Gefühl für Gefahr
Sardonisches Lachen	Unaufrichtig, lügt
Fettleibigkeit	Abmagerung bei Kleinkindern
Erstaunter, lächelnder Gesichtsausdruck	Schläfriger Gesichtsausdruck, wie berauscht
Erweiterte Schläfenvenen	Runzeliges, alt aussehendes Gesicht
Erweiterte Pupillen	Zusammengezogene Pupillen
Zunge hängt heraus, zittert; geschwollene Zungenpapillen	Offen stehender Mund, herabfallender Kiefer
Aufgetriebenes Abdomen, krampfartige Bauchschmerzen	Obstipation, untätiges Rektum
Schmerzhafter Husten	Langsame, röchelnde Atmung
Bei Fieber: häufiger Harndrang, Auffahren aus dem Schlaf durch Zuckungen, Abneigung gegen Entblößen	Bei Fieber: Harnverhaltung, seltener Harndrang, tiefer Schlaf oder Bewusstlosigkeit, Verlangen nach Entblößen

Plötzliche kolikartige Schmerzen	Schmerzlosigkeit gewöhnlich schmerzhafter Beschwerden
< Geringste Berührung, Erschütterung	< Warmes Bett, warmes Zimmer

B

Belladonna — Stramonium

Belladonna	Stramonium
Wahnideen beim Schließen der Augen	Wahnideen mit Schreien oder Lachen
Frühreif, empfindlich, eigensinnig	Verhaltensstörung mit Ängsten, Albträumen
Zieht Umstehende an den Haaren	Greift nach eingebildeten Gegenständen
Furcht vor eingebildeten Tieren, vor Annäherung anderer	Angst im Dunkeln, im Tunnel, durch Geräusche
Angst in der Nacht, versucht zu fliehen	Pavor nocturnus, klammert sich an
Raserei mit erhöhter Körperkraft	Aggressivität, Destruktivität
Schlägt den Kopf gegen Wand oder Gegenstände	Bewegt den Kopf hin und her, wirft ihn nach hinten
Zieht an den Haaren	Beißt an den Nägeln, zupft an den Lippen
Heftiger, grimmiger Gesichtsausdruck	Gesichtsausdruck albern, erschrocken, durcheinander
Schreien bei Schmerzen	Verzweiflung, Stirnrunzeln bei Schmerzen
Aufstoßen von Speisen	Heftiger Schluckauf
Bei Fieber: glasige Augen, erweiterte Pupillen	Bei Fieber: reichlicher Urin
Schlaflage: Kopf überstreckt, Beine ausgestreckt	Schlaflage: Rücken, Beine angezogen
Schlaflos durch das geringste Geräusch	Schlaflos in dunklem Zimmer, Albträume
Konvulsionen beim Erwachen, Neugeborenenkrämpfe	Konvulsionen durch unterdrückten Hautausschlag
Konvulsionen mit weiten Pupillen, Schaum vor dem Mund	Konvulsionen mit Initialschrei, Zungenbiss
Akute schmerzhafte Entzündung	Schmerzlosigkeit gewöhnlich schmerzhafter Beschwerden
Verlangen: Brot, Tomaten, Unverdauliches, Zitronen	Verlangen: Buttermilch, Essig, saure Getränke, Spinat

Abneigung: Kaffee, saure Speisen	Abneigung: Muttermilch, Wein
< Geringste Berührung, Erschütterung, Abkühlung	< Dunkelheit, Herbst, Aufenthalt in feuchtem Keller
> Bauchlage	> Warm Einhüllen, Licht, Gesellschaft

B

Belladonna   Tarantula hispanica

Belladonna	Tarantula hispanica
Muss alles anfassen	Abneigung gegen Berührung
Furcht vor Hunden, eingebildeten Dingen	Furcht vor Wind
Reizbar	Boshaft, beschimpft die Eltern, schlägt, droht
Springt auf Stühle und Tische	Eile beim Gehen
Furcht vor der Dunkelheit	Furcht vor schwarzer Farbe, Abneigung gegen Farben
Abneigung gegen Musik bei Säuglingen, während sie gestillt werden	Verlangen nach Musik
Stottern	Steckt die Finger in den Mund, Nägelbeißen
Glühend rotes Gesicht; Fettleibigkeit	Gerunzeltes, abgemagertes Gesicht
Zähneknirschen im Schlaf	Langsame Zahnung
Bauchschmerzen bei Säuglingen; aufgetriebes Abdomen	Obstipation
Asthma, Pneumonie	Herzbeschwerden mit Dyspnoe
Glänzende, rote Haut; scharlachrotes Exanthem	Trockenes Ekzem, Haut heilt schlecht
Konvulsivische Bewegungen, eingeschlagene Daumen	Ruhelose Beine abends im Bett
Verlangen: Brot, Limonade	Verlangen: Sand, Salz, Gewürzmittel
Abneigung: saure Speisen, warme Speisen, Getränke	Abneigung: Brot
< Aufstoßen, Fahren, Sonne	> Aufstoßen, Fahren, Sonne

Belladonna   Tuberculinum

Belladonna	Tuberculinum
Furcht vor eingebildeten Dingen, Tieren, will fliehen	Furcht vor Katzen, oder liebt Katzen
Bei Fieber: Delirium mit Wahnideen	Bei Fieber: redselig

Geschärfte Sinne	Frühreif oder retardiert
Verlangen nach geistiger Anstrengung	Verlangen nach Erregung, Veränderung
Versteckt sich	Widerspenstig, will nicht angesehen werden
Zorn mit rotem Gesicht, beißt, spuckt	Zorn, wirft mit Gegenständen, droht, beschimpft die Eltern
Heftige Raserei, erhöhte Körperkraft	Zerstörungswut, wirft mit Gegenständen
Kleptomanie	Ungehorsam, schamlos
Heftiger, grimmiger Gesichtsausdruck	Kränklicher Gesichtsausdruck
Fettleibigkeit	Heißhunger mit Abmagerung, Zwergwuchs
Blutandrang zum Kopf, rotes Gesicht	Umschriebene Röte im Gesicht
Hitze des Kopfs mit kalten Händen	Kopfschweiß nachts, reichlicher Nachtschweiß
Glänzende Augen, erweiterte Pupillen	Astigmatismus
Schwierige Zahnung mit Diarrhoe	Langsame Zahnung
Akute Tonsillitis	Chronische, wiederkehrende Tonsillitis
Schmerzhafte Drüsenschwellung	Perlschnurartige Lymphknotenschwellung
Enuresis nocturna, kann nur schwer geweckt werden	Erektionen
Lungenentzündung rechts	Lungenentzündung links, Pleuropneumonie
Krümmung der Brustwirbelsäule	Haarwuchs entlang der Wirbelsäule
Rote, trockene Hände	Feuchte, kalte Handflächen
Schlaflage: Kopf nach hinten gebeugt	Schlaflage: Knie-Ellenbogen-Lage
Schlaflosigkeit vor Mitternacht	Schlaflos nach 3.00 Uhr
Lautes Sprechen im Schlaf	Rollt beim Einschlafen mit den Kopf
Trockenes Fieber	Heißer Schweiß während Fieber
Rote, glänzende Haut, scharlachrotes Exanthem	Ringförmiger Hautausschlag
Konvulsionen	Allergien
F: Apoplexie	F: Alkoholismus, Asthma, Ekzem, Kropf, Tuberkulose

Symptome erscheinen plötzlich, heftiger Krankheitsverlauf	Chronische, wiederkehrende Beschwerden
Verlangen: Brot, kalte Getränke, Limonade, Zitronen	Verlangen: Fleisch, Geräuchertes, kalte Milch, Salz, Speck
< Leichte Berührung, Erschütterung, schnell Gehen, Gehen im Wind	< Körperliche Anstrengung, Wetterwechsel von kalt nach warm, Hitze *und* Kälte
> Liegen, Bauchlage, Ruhe	> Schnell Gehen, kalte Luft, Fahren im kalten Wind

Belladonna   Veratrum album

Belladonna	Veratrum album
Beißen	Nägelbeißen
Schreckliche Visionen (Gesichter, Tiere) beim Schließen der Augen	Furcht vor Ärzten
Verlangen nach körperlicher Anstrengung	Extreme Energie, fruchtlose Geschäftigkeit
Lautes Lachen	Affektiert, verführerisch, küsst jeden
Intelligent, chaotisch	Erhöhter Ehrgeiz, wichtigtuerisch
Kleptomanie	Lügner
Zorn mit rotem Gesicht	Zorn mit blassem Gesicht
Schlägt den Kopf gegen die Wand	Zerschneidet, zerreißt Kleidung
Macht Grimassen	Nervöse Tics
Schreien bei Schmerzen	Verzweifelt bei Schmerzen
Rotes Gesicht	Hippokratisches Gesicht
Hitze des Kopfes mit kalten Extremitäten	Kalter Schweiß an Kopf und Stirn
Erweiterte Pupillen	Rollen der Augen nach oben
Geschwollen, rote Zungenpapillen	Bläuliche Zunge
Hitze der erkrankten Teile	Eisige Kälte des Körpers
Intensives Fieber ohne Frost	Vorherrschend Frost
Zucken beim Einschlafen	Kollaps, Schwäche
Verlangen: Limonade, Tomaten, heiße Getränke	Verlangen: Eiswürfel, Eiscreme, Fisch, Gurken, (saures) Obst, Salz
Abneigung: saure Speisen, Wasser	Abneigung: Frühstück, Melone, Muttermilch
< Abkühlung des Kopfes, geringste Berührung	< Wetterwechsel von warm nach kalt

Bryonia	Belladonna
Angst vor der Zukunft, Furcht vor Armut	Furcht vor Tieren, Hunden, eingebildeten Dingen
Zorn durch Widerspruch	Raserei mit Schlagen, Spucken, Beißen
Abneigung gegen Störung, will nach Hause	Empfindlich gegen Licht
Abneigung gegen Veränderung	Delirium, erkennt Verwandte nicht
Zupft an den Lippen	Zupft an der Bettwäsche
Gesichtsausdruck kränklich, benommen, durcheinander	Ängstlicher, grimmiger Gesichtsausdruck
Dick weiß belegte Zunge	Geschwollene Zungenpapillen
Durst auf große Mengen	Durst auf kleine Mengen
Muss beim Husten Kopf oder Brust mit der Hand halten	Schmerzhafte Heiserkeit
Husten > frische Luft	Husten < Druck auf Kehlkopf, Krupphusten
Schweiß in den Achselhöhlen, saurer Kopfschweiß	Schweiß an bedeckten Körperteilen
Schlaflage: Rücken, Knie gebeugt, linke Seite	Schlaflage: Kopf nach hinten gebeugt, Beine ausgestreckt
Möchte in jedem Fieberstadium still bleiben und sich nicht bewegen	Bei Fieber: Erregung, Zittern, Zucken, Konvulsionen
Will sich entblößen, stößt Decken weg	Abneigung gegen Entblößen
Beschwerden erscheinen allmählich	Beschwerden erscheinen plötzlich
Verlangen: warme Milch, gewürzte und warme Speisen	Verlangen: Brot, Limonade, Zitronen
Abneigung: hartgekochte Eier, Muttermilch	Abneigung: Getränke (trotz Durst), warme Speisen
< Körperliche Anstrengung, heftige Bewegung	< Geringste Berührung, Abkühlung des Kopfes
> Festes Bandagieren, kalte Luft	> Langsame Bewegung, Handauflegen

B

Bryonia	Gelsemium
Abneigung gegen Veränderung	Angst durch Erwartungsspannung
Launenhaftigkeit	Stumpfheit, kann nicht lange denken, antwortet langsam
Bei Fieber: Angst, Erregung, Delirium	Bei Fieber: Stupor und Schläfrigkeit
Bei Fieber: Jammern, Klagen, Stöhnen, Schreien	Bei Fieber: Redseligkeit
Verlangen, getragen zu werden	Furcht davor zu fallen, hält sich an der Mutter fest
Argwöhnisch	Schüchtern in Öffentlichkeit
Verlangen, nach Hause zu gehen	Verlangen nach Licht
Gesichtsausdruck leidend, benommen, alt aussehend	Gesichtsausdruck müde, gequält, ausdruckslos
Hält sich den Kopf beim Husten	Unfähig, den Kopf hochzuhalten
Augenentzündung bei Kleinkindern, glasige Augen	Herabfallende Lider, kann die Augen nicht offenhalten
Bei Fieber: Nasenbluten, Durst auf große Mengen, Harndrang, Hitze einzelner Teile	Bei Fieber: Tränenfluss, *eher* durstlos, unwillkürliches Urinieren, kalte Füße und Hände
Trockener Mund	Klebriger feuchter Mund
Enuresis im ersten Schlaf	Enuresis bei Tag und Nacht
Pneumonie, Pleuropneumonie	Heuschnupfen
Schmerzhafter Husten	Krupartiger Husten
Schwäche durch Anstrengung	Schwäche durch Sommerhitze
Schwellung oder Entzündung von Drüsen und Gelenken	Lähmung
< Lagewechsel, Licht	< Abwärtsbewegung, Dunkelheit, feuchte Wärme
> Abwärtsbewegung, warmes Bett, feuchtes Wetter	> Licht

Bryonia	Lycopodium
Grundlose Angst, Furcht vor Armut	Furcht vor Menschen, Fremden
Verlangen, nach Hause zu gehen, will seine Ruhe haben	Furcht, irgendetwas zu unternehmen
Abneigung gegen Veränderung	Vorsichtig, ängstlich
Launenhaft	Beschimpft die Eltern, Zorn beim Erwachen

B

Bryonia	Lycopodium
Dunkelrotes Gesicht	Graues, kränkliches Gesicht
Gesichtsausdruck verwirrt, benommen, berauscht	Gesichtsausdruck ängstlich, albern, alt aussehend
Ekzem an den Augenlidern	Stirnrunzeln
Schnupfen mit Entzündung des Kehlkopfs	Verstopfte Nase, Bewegung der Nasenflügel
Zupft an den Lippen	Nägelbeißen
Aphthen	Bläschen an der Zungenspitze
Dick weiß belegte Zunge	Speichelfluss im Schlaf
Launischer Appetit	Fehlender Appetit
Schmerzhafter Husten < Eintreten in warmes Zimmer	Husten beim Einschlafen, verhindert Schlaf
Bei Fieber: Zucken	Bei Fieber: Ziegelmehlsediment im Urin
Verlangen: kaltes Wasser bei Fieber	Verlangen: warme Getränke bei Fieber
< 21.00 Uhr, Bewegung erkrankter Teile, Warmwerden	< 16.00–20.00 Uhr, Zudecken, Gehen im Wind
> Druck, kalte Getränke, nasses Wetter	> Bewegung erkrankter Teile, Knie-Ellenbogen-Lage

Bryonia   Nux vomica

Bryonia	Nux vomica
Verlangen, nach Hause zu gehen	Beschimpft die Eltern
Launenhaft; weist Dinge zurück, die es zuvor haben wollte	Ehrgeizig, tadelt sich selbst
Furcht vor Gewitter	Furcht vor der Dunkelheit
Abneigung gegen Veränderung	Erträgt keine Ungerechtigkeit, leicht beleidigt
Zorn abends	Zorn morgens beim Erwachen
Gesichtsausdruck alt aussehend, durcheinander, leidend	Gesichtsausdruck ängstlich, finster, bedrückt
Schnupfen mit Laryngitis	Schnupfen mit verstopfter Nase und Schniefen
Trockener Mund mit Durst	Speichelfluss während Hitze
Erbricht sofort nach dem Essen oder Trinken kleinster Mengen	Anhaltende Übelkeit, Erbrechen mit Würgen
Diarrhoe nach Obst	Verdauungsstörung durch Überessen, Teigwaren, Milch
Bronchopneumonie	Heuschnupfen mit Asthma

Bryonia	Rhus toxicodendron
Eingedellte Haut bei Druck	Marmorierte Haut
Schlafwandeln	Schlaflosigkeit nach 4.00 Uhr
Will sich entblößen, stößt die Decken weg	Abneigung gegen Entblößen
Bei Fieber: Zucken	Fieberkrampf
P: Augenentzündung	P: Allopathika, gastrointestinale Beschwerden, Schnupfen, Zystitis
Verlangen: warme Speisen und Getränke, warme Milch	Verlangen: Fett, Gewürze
Abneigung: Muttermilch	Abneigung: Brot
< Schnelle Bewegung, heißes Wetter	< Geringste Berührung, Gehen im Wind, beim Erwachen
> Berührung, kalt oder heiß Baden	> Warm Einhüllen

B

Bryonia / Rhus toxicodendron

Bryonia	Rhus toxicodendron
Verlangen nach Ruhe, Furcht vor Bewegung	Ruhelos, muss sich ständig bewegen
Angst abends im Bett	Furcht nachts
Launenhaft	Mild
Abneigung gegen Berührung	Abneigung gegen Baden und Waschen
Aussehen: dunkel mit straffer Faser	Aussehen: blond mit schlaffer Faser, rote Haare
Schnupfen mit Laryngitis	Schnupfen mit Schweiß
Aphthen bei Kleinkindern	Rote Zungenspitze
Bei Fieber: glasige Augen, trockener Mund, Durst auf große Mengen	Bei Fieber: Fieberbläschen, Urtikaria, Durst auf kleine Mengen
Magenbeschwerden	Hautausschlag um den Anus
Husten < im warmen Zimmer, Bewegung, > im Freien	Husten < Entblößen, Baden, > Bewegung, warme Luft
Brustschmerz beim Husten, hält sich die Brust	Bei Fieber: Bauch-, Rücken- oder Beinschmerzen
Schlaflage: Abdomen oder Rücken, Knie gebeugt	Schlaflage: Rücken, Beine ausgestreckt; sitzend
Bei Fieber: Auffahren aus dem Schlaf, Stöhnen im Schlaf	Bei Fieber: Murmeln im Schlaf
P: Augenentzündung	P: Erysipel, Furunkel

B

Verlangen: warme Getränke, warme Milch, Suppe	Verlangen: kalte Milch
Abneigung: Eier, Obst, Muttermilch	Abneigung: Suppe
< 20.00 – 21.00 Uhr, Erhitzung, Warmwerden, heiß Baden, Wetterwechsel von kalt nach warm	< 16.00 – 20.00 Uhr, regnerisches Wetter, nasse Anwendungen, Wetterwechsel von warm nach kalt
> Nasses Wetter, nasse Anwendungen	> Lagewechsel, Anstrengung, warmer Ofen, heiß Baden

Bufo	Barium carbonicum
Destruktiv	Fruchtlos geschäftig
Sucht die Einsamkeit um zu masturbieren	Furcht vor Menschen, versteckt sich
Verlangen nach Musik	Furcht, irgendetwas zu unternehmen, Abneigung zu spielen
Furcht davor, alleingelassen zu werden	Wahnidee, man lache und spotte über es
Redselig	Unentschlossen, feig
Gesichtsausdruck wie berauscht, rollt mit den Augen	Alt aussehendes Gesicht, Zwergwuchs
Abmagerung mit aufgetriebenem Abdomen	Abmagerung mit Heißhunger, Zwergwuchs
Stottern, Herausstrecken der Zunge	Chronische Tonsillitis, Schwellung der Halsdrüsen
Kalter Kopfschweiß	Kalter Fußschweiß
Blasenartiger Hautausschlag, eiternde Wunden, Lymphangitis	Lipome, Zysten
Spannung der Muskeln, Verlangen nach körperlicher Anstrengung	Muskelschwäche
Neurologische Beschwerden, Chorea, Konvulsionen	Spätes Sprechen- und Gehenlernen
> Kalte Luft	< Kälte

Bufo	Cicuta virosa
Imbezillität	Albernes, kindisches Benehmen
Sucht die Einsamkeit um zu masturbieren	Abneigung gegen Gesellschaft, gegen den Anblick von Menschen
Schamlos, lasziv	Leicht zu beeindrucken, traurig durch traurige Geschichten
Graue Gesichtsfarbe; Gesichtsausdruck albern, verwirrt, berauscht	Rote Gesichtsfarbe, ängstlicher Gesichtsausdruck
Rote Lidränder	Strabismus convergens
Offener Mund, herausgestreckte Zunge	Verschlossener Mund

Nägelbeißen	Zähneknirschen, beißt sich auf die Zunge im Schlaf
Konvulsionen durch Zorn oder sexuelle Erregung	Konvulsionen nach Kopfverletzung
Konvulsionen mit Schweiß, Einnässen, Zungenbiss	Konvulsionen mit Schreien, schrecklich verzerrtem Gesicht, überstrecktem Kopf, Opisthotonus
Bewusstlosigkeit nach Konvulsionen	Schwäche und Übelkeit nach Konvulsionen

Bufo   Hyoscyamus

Zornig, wenn es sich missverständen fühlt	Greift andere an, beißt, zwickt
Furcht vor Fremden	Furcht vor Wasser
Kindisches Verhalten	Verführerisches Verhalten, lächerliche oder alberne Gesten, Possenreißen
Stumpfheit, Entwicklungsstillstand	Frühreif, neugierig, muss alles anfassen
Stottern	Steckt die Finger in den Mund
Heikel, pingelig, Monomanie	Eifersüchtig
Sucht die Einsamkeit um zu masturbieren	Masturbiert in der Öffentlichkeit
Fettiges Gesicht	Blasses Gesicht
Alberner, törichter Gesichtsausdruck	Ängstlicher, erschrockener Gesichtsausdruck, Stirnrunzeln
Dicke, sinnliche Lippen	Trockene, verbrannt aussehende Lippen
Bewegungen mit der Zunge, Lecken, Schlecken	Zähneknirschen
Verdauungsstörung morgens	Reiseübelkeit
Schwellung, Entzündung der Leistendrüsen	Diarrhoe
Konvulsionen mit Zungenbiss, Schweiß, Einkoten	Konvulsionen mit Schreien
Konvulsionen nach Zorn	Fieberkrampf

Bufo   Opium

Nägelbeißen	Beißen
Beschwerden durch enttäuschte Liebe	Beschwerden durch Schreck oder Tadel

Geschwätzigkeit	Albernes Benehmen, Possenreißen
Furcht davor, alleingelassen zu werden	Furcht vor der Dunkelheit, nachts
Alberner, törichter Gesichtsausdruck	Runzeliges, alt aussehendes Gesicht
Masturbation	Harnverhaltung
Offener Mund vor Konvulsionen	Offener Mund im Schlaf, Schnarchen
Bewegungen der Zunge, Lecken, Schlecken	Reiseübelkeit, Seekrankheit
Hämorrhoiden	Obstipation
Schlaflage: linke Seite	Schlaflage: Rücken, Beine angezogen
Komatöser Schlaf nach Konvulsionen	Schlafwandeln
Eitrige Wunden, Panaritium, Lymphangitis	Zyanose, Asphyxie
Periodische Konvulsionen nachts im Schlaf	Fieberkrampf
Konvulsionen mit Einnässen, Schweiß, weiten Pupillen	Konvulsionen mit Schreien, Zyanose, engen Pupillen
Blasenausschlag	Reichlicher Schweiß morgens
Unempfindliche Haut an kleinen Stellen	Schmerzlosigkeit, Analgesie

> Heiß Baden	< Heiß Baden

Calcium carbonicum	Barium carbonicum
Furcht davor, alleingelassen zu werden	Furcht vor Menschen, Fremden, versteckt sich
Will magnetisiert werden	Klammert sich an
Eigensinnig	Unentschlossen und nachgiebig
Empfindlich beim Hören von Schrecklichem, von Grausamkeiten	Empfindlich gegen Geräusche
Zu viel Pflichtgefühl oder fehlendes Pflichtgefühl	Ordentlich
Gutes, aber kurzes Gedächtnis	Gedächtnisschwäche
Furcht, man würde seinen Zustand bemerken	Wahnidee, man lache und spotte über es
Steckt die Finger in den Mund	Nägelbeißen
Höhenschwindel < Treppensteigen	Furcht und Schwindel beim Überqueren einer schmalen Brücke
Blasses Gesicht, ängstlicher Gesichtsausdruck	Gerunzeltes Gesicht; alberner, törichter Gesichtsausdruck
Mund steht im Schlaf offen	Mund steht immer offen
Perlschnurartige, schmerzlose Lymphknoten am Hals	Empfindliche Lymphknoten am Hinterkopf, hinter den Ohren, unter den Achseln
Schwierige Zahnung, vorzeitige Karies	Varizen auf den Tonsillen
Vermehrter Appetit	Ekel vor Speisen beim Essen
Sauer riechender Schweiß	Übel riechender Schweiß
Obstipation, saurer Stuhlgeruch	Stuhl wie Schafskot
Schlaflage: Rücken	Schlaflage: auf der Seite
Kaubewegungen im Schlaf	Speichelfluss im Schlaf
Abneigung: Aufenthalt im Freien	Verlangen: Aufenthalt im Freien
F: Gicht	F: Apoplexie, Impfungen, Allopathika
P: Abszess, Augenentzündung, Krupp, Otitis, Schnupfen	P: Mononukleose, Tonsillitis
Abneigung: Fleisch, Muttermilch	Abneigung: Obst
Unverträglichkeit: Milch	Unverträglichkeit: Brot
< Warme Anwendungen, warm Einhüllen	> Warme Anwendungen, warmes Bett

C

Calcium carbonicum   Belladonna

Calcium carbonicum	Belladonna
Abneigung gegen körperliche Anstrengung	Verlangen nach körperlicher Anstrengung
Furcht vor Insekten, Mäusen, Schatten, ansteckender Krankheit	Heftiges Delir, Furcht vor eingebildeten Dingen, schwarzen Tieren, Wölfen
Abneigung gegen bestimmte Menschen	Flieht, versteckt sich
Will magnetisiert werden	Erkennt Verwandte nicht
Leicht zu beeindrucken, Schreckliches greift es stark an	Empfindlich gegen Licht, geschärfte Sinne
Verzweifelt an der Genesung	Außer sich vor Schmerzen, Schreien bei Schmerzen
Reizbar abends, rebelliert gegen medizinische Anwendungen	Wutanfälle, beißt, schlägt, zieht an den Haaren
Bleiches Gesicht	Rotes, heißes Gesicht
Alt aussehendes Gesicht, kränklicher Gesichtsausdruck	Gesichtsausdruck heftig, erstaunt, erschrocken, lächelnd
Ekzem am Kopf, weit offene Fontanelle	Rollt mit dem Kopf, bohrt ihn ins Kissen
Höhenschwindel < Treppensteigen	Schwindel beim Hinlegen
Kopf- und Nackenschweiß < nachts, im Schlaf	Überall Schweiß außer am Kopf > im Schlaf
Langsame Zahnung	Zahnung mit Nervosität und Schlaflosigkeit
Tubenkatarrh	Akute Tonsillitis
Aufgetriebenes Abdomen, Nabelgranulom	Akute Bauchschmerzen < Druck
Schmerzlose Heiserkeit	Schmerzhafte Heiserkeit
Haut trocken, ekzematös, rissig < Winter	Glänzende Haut; glänzendes, glattes Exanthem
Kaubewegungen oder offener Mund im Schlaf	Lautes Sprechen im Schlaf
Saurer Körpergeruch	Opisthotonus
Schmerzlose Drüsenschwellung	Schmerzhafte Entzündungen, Empfindlichkeit des ganzen Körpers
F: Gicht	F: Apoplexie
Zu Beginn der Behandlung chronischer Krankheiten	Heftige Beschwerden, Symptome kommen und gehen plötzlich

Verlangen: Eier, Eiscreme, Fleisch, Milch, Unverdauliches	Verlangen: saure Speisen, Tomaten, Zitronen
Abneigung: Muttermilch, schleimige Speisen	Abneigung: Eier, Getränke (trotz Durst) Wasser
Unverträglichkeit: Milch	Unverträglichkeit: Bier
< Abends in der Dämmerung, Kleiderdruck	< 15.00 Uhr, leichte Berührung, Erschütterung

C

Calcium carbonicum — Calcium fluoricum

Calcium carbonicum	Calcium fluoricum
Dick und eigensinnig	Gefallsüchtig
Schwierige Konzentration	Rasches Auffassungsvermögen
Abneigung gegen Bewegung	Hast bei jeder Beschäftigung
Furcht vor Ansteckung, Unheil, Tod	Furcht vor Verarmung
Kopfschweiß	Exostosen
Tubenkatarrh, Paukenerguss	Kalkablagerung auf dem Trommelfell
Chronisch verstopfte Nase	Herpes labialis
Schwierige Zahnung	Zahnschmelzdysplasie
Niednägel, eingewachsene Zehennägel	Dünne, gewellte Nägel
Kalter Fußschweiß	Rissige, schwielige Handflächen
Erbricht geronnene Milch	Erbricht unverdaute Speisen
Schlaflos vor 0.00 Uhr	Schlaflos von 3.00 – 5.00 Uhr
Schmerzlos geschwollene Drüsen	Steinharte indolente Drüsen
F: Gicht	F: Apoplexie
P: Augenentzündung, Krupp, Otitis, Schnupfen	P: Gerstenkörner
Verlangen: Eier, Eiscreme, Mehlspeisen, Unverdauliches	Verlangen: scharf gewürzte Speisen, Mixed Pickles
Abneigung: Milch, Muttermilch	Abneigung: Eier
< Feuchte Anwendungen, kalt Baden, heftige Bewegung	> Feuchte Anwendungen, kalt Baden, heftige Bewegung

Calcium carbonicum — Calcium phosphoricum

Calcium carbonicum	Calcium phosphoricum
Eher dick und behäbig	*Eher* mager und unruhig
Angst vor bestimmten Menschen	Reizbar, beschimpft die Eltern
Eigensinnig	Stöhnt, seufzt

Körperliche Faulheit	Ruhelosigkeit; ist unzufrieden dort, wo es gerade ist; Heimweh und Verlangen zu reisen
Höhenangst, Höhenschwindel	Verlangen, getragen zu werden
Furcht vor engen Räumen, Mäusen, Ansteckung	Furcht vor Gewitter, vor Hühnern
Schreckliches und Trauriges greift es stark an	Erträgt keine Ungerechtigkeit; zornig, wenn andere getadelt werden
Fehlendes oder übermäßiges Pflichtgefühl	Abneigung gegen Pflichten
Abneigung gegen körperliche Anstrengung	Verlangen nach körperlicher Anstrengung
Fettleibigkeit	Mager und groß
Schorfige Nasenlöcher, rissige Lippen	Kalte Nasenspitze
Aufgetriebenes Abdomen, empfindlich gegen Kleiderdruck	Eingezogenes Abdomen
Nabelgranulom	Nabelblutung
Obstipation	Diarrhoe durch Aufregung, Zorn
Schweiß bei geringster Anstrengung, saurer Körpergeruch	Schweiß an Augenbrauen und Lidern
Hüftdysplasie, spontanes Verrenken der Hüfte	Wachstumsschmerzen
Kalte Füße nachts	Kälte der Extremitäten
Sprechen, Kaubewegungen und offener Mund im Schlaf	Schreien im Schlaf
Schlaflage: Rücken, linke Seite oder Abdomen	Schlaflage: Knie-Ellenbogen-Lage
Fieber bei Zahnung	Schreien während Zahnung
Muskelschwäche, Schwäche beim Treppensteigen	Körperliche Erschlaffung
P: Augenentzündung, Krupp, Otitis, Schnupfen, Tuberkulose	P: Tonsillitis
Verlangen: gekochte Eier, Saures, Unverdauliches, Zucker	Verlangen: Spiegelei, Gewürze, Schweinefleisch, Würste
Abneigung: Brot, Fleisch, schleimige oder warme Speisen	Abneigung: Pilze
Unverträglichkeit: Milch	Unverträglichkeit: Eiscreme
< Baden, feuchte Anwendungen	< Eintritt in kaltes Zimmer, Pubertät

C

Calcium carbonicum	Calcium silicicum
Angst in Bezug auf die Zukunft, Furcht vor Unheil	Mangel an Selbstvertrauen
Eigensinnig	Nachgiebig
Reizbar vor Stuhlgang	Reizbar oder zornig nach geistiger Anstrengung
Schreckliche Phantasien beim Schließen der Augen	Spricht mit Toten
Verlangen, magnetisiert zu werden	Furcht vor Berührung
Dick	Mager
Rissige Hände < im Winter	Harte Fingernägel
Kaubewegungen im Schlaf	Murmeln beim Einschlafen
Klamme, feuchte Hände, Kopf- schweiß im Schlaf	Kaltschweißige Handflächen
Verlangen: Eier, Eiscreme, Salz, Süßigkeiten, Unverdauliches	Verlangen: Buttermilch, Pizza, Lasagne
Abneigung: Muttermilch, warme Speisen	Abneigung: Blumenkohl, Brokkoli, Schokolade
< Nasswerden, nasse Anwendungen, Sommer, Zimmerluft	< Entblößen, Warmwerden
> Entblößen, Warmwerden	> Sommer, Zimmerluft

Calcium carbonicum	Calcium sulfuricum
Abneigung gegen Veränderung	Diktatorisch
Abneigung gegen bestimmte Menschen	Eifersüchtig, Eifersucht mit Streitsucht
Furcht vor Insekten	Furcht vor Vögeln
Tubenkatarrh mit Schwerhörigkeit	Abszess im Gehörgang
Chronischer Schnupfen, chronisch verstopfte Nase	Blutiger Schnupfen bei Kleinkindern, Schnupfen > im Freien
Schmerzlose Heiserkeit morgens	Krupphusten morgens
Schlaflage: Rücken	Schlaflage: auf der Seite
Abneigung gegen Aufenthalt im Freien	Verlangen nach Aufenthalt im Freien
Verlangen: Eier, Eiscreme, Fleisch, Unverdauliches, Zucker	Verlangen: Äpfel, Gemüse, „grüne" Speisen, Tee

Abneigung: Brot, Muttermilch, schleimige Speisen	Abneigung: Fisch, Kartoffeln
< Kalt Baden	> Kalt Baden

Calcium carbonicum   Graphites

Calcium carbonicum	Graphites
Steckt die Finger in den Mund	Muss alles anfassen
Erträgt es nicht, angesehen zu werden	Abneigung dagegen, angesprochen oder berührt zu werden
Eigensinnig	Schüchtern
Furcht nachts	Angst morgens
Gesicht alt aussehend, kränklich, ängstlich	Raue Haut im Gesicht, Stirnrunzeln
Augenentzündung bei Kleinkindern, Strabismus	Entzündung oder Ekzem der Lidränder, rissige Kanthi
Aphthen	Bläschen auf der Zungenspitze
Magenschmerzen > Liegen auf dem Rücken	Magenschmerzen > Essen
Wildes Fleisch am Nabel	Hautausschlag um den Anus bei Kleinkindern
Diarrhoe, lehmartiger Stuhl	Stuhl ist mit Schleim bedeckt
Hautausschlag auf dem Rücken	Ekzem an den Brustwarzen
Warzen an Händen und Fußsohlen	Risse zwischen den Finger und Zehen, an den Fingerspitzen
Hautausschlag an den Handgelenken	Hautausschlag in den Gelenkbeugen
Niednägel	Zehennägel deformiert, verkrüppelt, verdickt
Kalter Schweiß nach geringster Anstrengung	Übel riechender Schweiß
Juckender Hautausschlag während Zahnung durch Milchtrinken	Nässender Hautausschlag, der zu goldenen Kristallen trocknet
Milchige, schleimige Absonderungen, verursachen Juckreiz	Dünne, wund fressende Absonderungen
F: Gicht	F: Impfungen, Allopathika
P: Augenentzündung, Abszess, Krupp	P: Gerstenkörner, Erysipel
Verlangen: Eier, Eiscreme, Fleisch, Salz	Abneigung: Fisch, Fleisch, Salz, Süßigkeiten

Calcium carbonicum   Hepar sulfuris

Calcium carbonicum	Hepar sulfuris
Angst und Verzweiflung durch Schmerzen	Heftig, reizbar durch Schmerzen, schreit vor Schmerzen
Angst um die eigene Gesundheit, verzweifelt an der Genesung	Angst um die Gesundheit von Verwandten
Langsame Bewegungen, spätes Gehenlernen	Hast beim Essen und Sprechen
Leicht beleidigt, empfindlich gegen Vorwürfe	Unzufrieden mit allem, Abneigung gegen Spielen
Eigensinnig	Neigung zu widersprechen, Ungehorsam
Ohrenschmerzen < Schlucken	Ohrenschmerzen > Einhüllen
Späte Zahnung, vorzeitige Karies	Fieberbläschen
Stuhl erst hart, dann flüssig	Schwierige Stuhlentleerung, aber weicher Stuhl
Diarrhoe nach Milchtrinken	Diarrhoe nach kalten Speisen oder Getränken
Hydrozele, Hernie	Hautausschlag am Skrotum
Schmerzlose Heiserkeit, Atemlosigkeit nach Treppensteigen	Heiserkeit bei Krupp
Aufgetriebenes Abdomen	Schwellung der Brustdrüsen
Schlaflage: Arme über dem Kopf	Schlaflage: überstreckter Kopf
Kaubewegungen im Schlaf	Schreit im Schlaf um Hilfe
Kopfschweiß im Schlaf	Schweiß nachts, sauer oder übel riechend
P: Augenentzündung, Laryngitis, Otitis, Schnupfen, Tuberkulose	P: Mononukleose, Tonsillitis
Verlangen: Eier, Eiscreme, kaltes Wasser, Unverdauliches	Verlangen: Essig, scharf gewürzte Speisen, warme Getränke
< Kalt Baden, nasse Anwendungen, warm Einhüllen	< Entblößen, Eintritt in ein kaltes Zimmer, trockenes Wetter
> Rückenlage, Entblößen	> Feuchtwarme Anwendungen, warm Einhüllen, nasses Wetter

Calcium carbonicum   Kalium carbonicum

Calcium carbonicum	Kalium carbonicum
Leicht zu beeindrucken	Auffahren bei Berührung, wie durch Schreck
Schreien im Schlaf, beim Erwachen	Plötzliches Schreien wegen Kleinigkeiten

C

Calcium carbonicum	Kalium carbonicum
Furcht vor Ansteckung	Furcht vor Annäherung, Berührung
Verlangen, magnetisiert zu werden	Kitzelig
Alt aussehendes, abgemagertes Gesicht, ängstlicher Gesichtsausdruck	Leidender Gesichtsausdruck
Schwellung der Oberlippe morgens	Schwellung der Oberlider
Weit offene Fontanelle, großer Kopf	Milchschorf
Tubenkatarrh mit Hörschwäche	Wund fressender Ausschlag hinter den Ohren
Späte und schwierige Zahnung, Diarrhoe während Zahnung	Schlaflosigkeit während Zahnung
Saurer Stuhl	Stuhl wie Schafskot
Übelkeit nach Milchtrinken, erbricht geronnene Milch	Husten < Milchtrinken
Krupp	Asthma oder Husten < nach 3.00 Uhr
Pneumonie rechter Oberlappen	Pneumonie rechter Unterlappen
Abmagerung der Beine, hat nachts kalte Füße	Empfindliche Fußsohlen, ruhelose Beine vor dem Einschlafen
P: Abszess, Augenentzündung, Krupp, Otitis, Schnupfen	P: Nasenbluten, unterdrückte Hautausschläge
Verlangen: Eier, Fleisch, Mehlspeisen, Salz, Unverdauliches	Verlangen: Leber
Abneigung: schleimige Speisen	Abneigung: Brot, Kohl, Suppe
< Dunkelheit, Sonnenlicht, Neumond	< 2.00 – 4.00 Uhr
> Lösen der Kleidung, Streicheln	> Im warmen Bett, gebeugt Sitzen

Calcium carbonicum	Lycopodium
Dick und eigensinnig	Diktatorisch, schimpft, tritt
Furcht vor Ansteckung, in engen Räumen	Furcht davor, irgendetwas zu unternehmen
Furcht vor Mäusen	Furcht nachts, vor Gespenstern
Verlangen, magnetisiert zu werden	Untröstlich
Empfindlich gegen Grobheiten, Grausamkeiten	Neigung zu widersprechen, Zorn durch Widerspruch
Zorn vor Stuhlgang	Zorn beim Erwachen

Calcium carbonicum	Magnesium carbonicum
Aussehen: blaue Augen, dunkle Haare	Aussehen: hell, blond
Bleicher, runzeliger Gesichtsausdruck, wie betrunken	Gesichtsausdruck albern, durcheinander, leidend, gerunzelte Stirn
Chronisch verstopfte Nase	Schniefen
Langsame, schwierige Zahnung, vorzeitige Karies	Intertrigo während Zahnung
Vergrößertes Abdomen	Krampfartige Bauchschmerzen mit Flatulenz
Heißhunger morgens	Heißhunger nachts, Abneigung gegen Frühstück
Nabelhernie, Hydrozele	Ziegelmehlsediment im Urin
Rissige Haut im Winter	Ekzem unter den Achseln, Wundheit zwischen Skrotum und Oberschenkeln
Kaubewegungen im Schlaf	Lachen im Schlaf
Schlaflage: Rücken	Schlaflage: genupektoral oder rechte Seite
P: Abszess, Otitis, Schnupfen, Tuberkulose	P: Mononukleose, Tonsillitis, Zystitis
Verlangen: Eier, Eiscreme, Fleisch, Salz, Unverdauliches	Verlangen: warme Speisen und Getränke
Abneigung: Milch, Muttermilch, schleimige Speisen	Abneigung: Schwarzbrot, Gebäck, Hülsenfrüchte, Salz
Unverträglichkeit: Milch	Unverträglichkeit: Zwiebeln
< Abends in der Dämmerung, Herbst, Wetterwechsel	< 16.00 – 20.00 Uhr

Calcium carbonicum

Magnesium carbonicum

Calcium carbonicum	Magnesium carbonicum
Leicht zu beeindrucken; Verlangen, magnetisiert zu werden	Abneigung gegen Berührung
Mürrisch	Beschimpft die Eltern
Angst nachts	Angst tagsüber, > abends im Bett
Furcht vor Mäusen	Furcht vor Räubern, Verletzung
Steckt die Finger in den Mund	Nägelbeißen
Eigensinnig	Veränderliche Laune, streitsüchtig
Abneigung gegen Veränderung	Erträgt keine Ungerechtigkeit
Furcht davor, alleingelassen zu werden	Furcht vor Zurückweisung

Calcium carbonicum	Magnesium carbonicum
Alt aussehendes, runzeliges Gesicht, ängstlicher Gesichtsausdruck	Gesichtsausdruck finster, müde, leidend
Weit offene Fontanelle, großer Kopf	Milchschorf
Aphthen, rote Zunge	Gelb belegte Zunge
Schmerzlose Heiserkeit	Stottern
Obstipation	Unverdauter Stuhl bei Säuglingen
Stuhl hellgelb oder weiß wie Kreide	Grüner, schaumiger Stuhl
Schlaf gestört durch Phantasiebilder	Unerquicklicher Schlaf, morgens müder als abends
Schlaflage: Abdomen; Rücken, Arme über dem Kopf	Schlaflage: Beine gespreizt
Kalter Schweiß, färbt die Wäsche rötlich	Übel riechender Schweiß, färbt die Wäsche gelb
F: Gicht	F: Tuberkulose
Verlangen: Eier, Eiscreme, Süßes, Unverdauliches	Verlangen: Gemüse
Abneigung: schleimige Speisen	Abneigung: Obst, Salat
< Dunkelheit, nasse Anwendungen, schnelles Gehen	< Entblößen
> Berührung, Entblößen	> Schnell Gehen, nasse oder warme Anwendungen

Calcium carbonicum   Pulsatilla

Calcium carbonicum	Pulsatilla
Abneigung gegen bestimmte Personen	Furcht vor Männern bei Mädchen, vor Frauen bei Jungen
Eigensinnig	Nachgiebig
Furcht vor Ansteckung	Angst in einer Menschenmenge
Fehlendes oder übermäßiges Pflichtgefühl	Spontan, impulsiv
Empfindlich gegen Vorwürfe, Schreckliches, Trauriges	Grundloses Weinen
Verlangen, magnetisiert zu werden	Verlangen nach Mitgefühl, Weinen > Trost
Aussehen: hell, blond, mit schlaffer Faser	Aussehen: dunkel mit straffer Faser, rote Haare
Alt aussehendes Gesicht, ängstlicher Gesichtsausdruck	Leidender Gesichtsausdruck
Aufgesprungene Lippen	Gerstenkörner

Calcium carbonicum	Rhus toxicodendron
Chronisch verstopfte Nase	Gelblich grüne Absonderung aus der Nase
Heißhunger morgens	Appetitlosigkeit morgens
Schlaflage: linke Seite	Schlaflage: Rücken, Arme über dem Kopf; linke Seite unmöglich
Kaubewegungen oder offener Mund im Schlaf	Speichelfluss im Schlaf
Schwäche durch geringe Anstrengung	Schwäche oder Ohnmacht in überfüllten Räumen
Langsame Entwicklung, spätes Gehenlernen	Widersprüchliche und abwechselnde Zustände
P: Augenentzündung, Abszess, Krupp, Otitis, Tuberkulose	P: Gerstenkörner, Nasenbluten, Zystitis
Verlangen: Eier, Fleisch, Mehlspeisen, Milch, Unverdauliches	Verlangen: Brot, Gewürze, Hering, kalte Speisen, Tee
Abneigung: Haferschleim; Muttermilch	Abneigung: Butter, Obst, Schweinefleisch, warme Getränke
Unverträglichkeit: Milch	Unverträglichkeit: fette Speisen, Eiscreme
< Berührung, Erwärmung	> Fortgesetzte Bewegung

Calcium carbonicum — Rhus toxicodendron

Calcium carbonicum	Rhus toxicodendron
Leicht zu beeindrucken, leicht beleidigt	Gleichgültig in Gesellschaft
Verlangen, magnetisiert zu werden	Verlangen, gehalten oder getragen zu werden
Schreckliche Visionen (Gesichter, Tiere) beim Schließen der Augen	Furcht vor eingebildeten Dingen
Angst nachts, Pavor nocturnus	Angst, wenn allein; Angst im Haus
Erwacht wie durch Schreck	Schreit im Schlaf um Hilfe
Spätes Sprechenlernen	Unzusammenhängende, langsame Sprache
Abmagerung oder Fettleibigkeit, großer Kopf	Rote Haare
Kopfschweiß im Schlaf	Schweiß am ganzen Körper außer am Kopf
Aufgesprungene Lippen	Fieberbläschen
Kaubewegungen im Schlaf	Knacken der Kiefer beim Kauen

C

Aphthen	Braune oder gelb belegte Zunge, rote Zungenspitze
Schmerzlose Heiserkeit morgens	Heiserkeit bei Überanstrengung der Stimme
Muskelschwäche, langsames Gehenlernen	Schwäche mit Ruhelosigkeit; ruhelose Beine im Sitzen, im Bett
Kalter Fußschweiß	Kalter Schweiß auf der Stirn, im Gesicht
Chronische Eiterung	Akute Eiterung im Anfangsstadium
Abneigung gegen körperlich Anstrengung	Verlangen nach Anstrengung und fortgesetzter Bewegung
Verlangen: Eier, Eiscreme, Fleisch, Salz, Unverdauliches	Verlangen: kalte Milch
Abneigung: Muttermilch, schleimige Speisen	Abneigung: Fleisch, Suppe
< Entblößen des Kopfes	> Entblößen des Kopfes

Calcium carbonicum   Silicea

Schreckliches und Trauriges greifen es stark an	Empfindlichkeit und Angst durch Geräusche
Empfindlich gegen Vorwürfe, Kritik, Grobheiten	Empfindlich gegen alle äußeren Eindrücke
Furcht vor Mäusen, Ratten, Wind	Furcht vor Fremden, vor Nadeln
Angst nachts, Pavor nocturnus	Furcht davor, etwas Neues zu unternehmen, Prüfungsangst
Eigensinnig, rebelliert gegen medizinische Anwendungen	Nachgiebig
Abneigung gegen Veränderung	Schüchtern in der Öffentlichkeit
Erträgt es nicht, angesehen zu werden	Reizbar, wenn es angesprochen oder berührt wird
Zu viel Pflichtgefühl	Abneigung gegen Pflichten
Tadelt sich selbst	Tadelt andere
Unordentlich	Heikel, pingelig, wäscht sich ständig die Hände
Steckt alles in den Mund	Nägelbeißen
Leidender, abgehärmter Gesichtsausdruck	Ängstlicher Gesichtsausdruck
Kreisrunder Hautausschlag am Kopf	Hautausschlag am Hinterkopf

Calcium carbonicum	Stramonium
Schweiß in der Zervikalregion im Schlaf	Kopfschweiß beim Einschlafen
Rezidivierende Konjunktivitis	Striktur des Tränenkanals
Kratzt sich den Kopf beim Erwachen	Bohrt mit dem Finger in der Nase, im Ohr
Wildes Fleisch am Nabel	Schwellung der Mammae
Übelkeit nach Milchtrinken	Erbrechen nach dem Trinken von Milch, von Muttermilch
Fröhlich bei Obstipation	Obstipation, Stuhl schlüpft zurück
Rissige Hände im Winter	Nägel verkrüppelt, gespalten, eingewachsen
Kaubewegungen oder offener Mund im Schlaf	Lachen oder lautes Sprechen im Schlaf
Klebriger Schweiß, verfärbt die Wäsche	Übel riechender Schweiß
Naevi	Fisteln
Schleimige Absonderungen, führen zu Juckreiz	Wund fressende, blutige Schleimhautabsonderung
F: Gicht	F: Impfungen, Allopathika
P: Augenentzündung, Furunkel, Krupp	P: Tonsillitis, Gerstenkörner
Verlangen: hartgekochte Eier, Käse, Mehlspeisen, warme Getränke	Verlangen: kalte Speisen, Sand
Abneigung: Brot, Kaffee	Abneigung: Käse, Muttermilch, warme Getränke
< Dunkelheit, Treppensteigen, warm Einhüllen	< Entblößen, Impfungen
> Berührung, Streicheln, Entblößen, Lösen der Kleidung	> Warm Einhüllen, warmes Bett, warmer Ofen, heiß Baden

Calcium carbonicum   Stramonium

Calcium carbonicum	Stramonium
Furcht vor Schatten	Angst im Tunnel
Furcht abends in der Dämmerung, Angst beim Einschlafen	Furcht vor dem Alleinsein < nachts, in der Dunkelheit
Heimweh, liebt die Familie	Verlangen nach Sonne, Licht und Gesellschaft, klammert sich an
Furcht vor Ansteckung	Furcht vor Ärzten
Furcht vor Insekten, Mäusen, Ratten	Furcht vor Geräuschen

Schreckliche Visionen (Gesichter, Tiere) beim Schließen der Augen	Furcht vor eingebildeten Dingen, Furcht durch Wahnideen
Eigensinnig	Heftige Raserei, greift an, beißt, zerreißt Dinge, verzerrtes Gesicht
Steckt die Finger in den Mund	Stottern
Verlangen, magnetisiert zu werden	Furcht vor Fremden, vor dem Näherkommen anderer
Kopfschweiß im Schlaf	Ständige Bewegung des Kopfes, Rollen des Kopfes
Schmerzlose Heiserkeit	Heftiger Schluckauf
Krümmung der Wirbelsäule, Skoliose	Opisthotonus
Fieber anfallsweise, mit Gliederschmerzen	Hohes Fieber mit Delir, Fieberkrampf
Abneigung gegen Baden	Abneigung gegen Wasser
Chronischer Krankheitsverlauf	Heftiger Krankheitsverlauf

Calcium carbonicum   Sulfur

Abneigung gegen körperliche Anstrengung	Verlangen nach Aktivität, muss alles anfassen
Pavor nocturnus, Schreien im Schlaf	Schreien beim Erwachen
Furcht, etwas werde geschehen	Abneigung gegen Gesellschaft, kann niemanden ertragen
Furcht davor, alleingelassen zu werden; traurig, wenn allein	Furcht vor Räubern
Abneigung gegen bestimmte Personen	Abneigung dagegen, angesprochen zu werden, zu antworten
Eigensinnig	Diktatorisch
Empfindlich in Bezug auf die Meinung anderer	Froh und albern, zeigt Glück und Stolz
Abneigung gegen Veränderung	Gleichgültig gegen Äußerlichkeiten
Zu viel Pflichtgefühl	Abneigung gegen Pflichten, faul
Empfindlich gegen Vorwürfe	Ungehorsam
Fühlt sich beobachtet	Wachsam, beobachtet alle beim Essen
Übertriebene Phantasien	Theoretisiert, schmiedet viele Pläne
Verlangen, magnetisiert zu werden	Abneigung gegen Waschen und Baden, oder Waschzwang

C

Calcium carbonicum	Tuberculinum
Alt aussehendes Gesicht	Erschrockener, bedrückter Gesichtsausdruck, wie betrunken
Blasses Gesicht	Rote Wangen
Kopfschweiß nachts, im Schlaf	Reichlicher Schweiß nachts
Kalter Schweiß bei geringster Anstrengung	Übel riechender Schweiß
Milchschorf bei Neugeborenen	Ekzem am Haaransatz
Tubenkatarrh	Schniefen bei Neugeborenen
Hautausschlag am Mundwinkel	Rote Lippen, rote Zungenspitze
Vorzeitige Karies	Hautausschlag während Zahnung
Vermehrter Appetit morgens	Heißhunger um 11.00 Uhr
Übelkeit nach Milchtrinken, erbricht geronnene Milch	Krampfartige Bauchschmerzen nach Milchtrinken, Flatulenz < nachts
Wildes Fleisch am Nabel, Nabelhernie	Roter Anus
Schlaflage: deckt den Kopf zu	Schläft nackt
Kaubewegungen oder offener Mund im Schlaf	Lachen, Schreien im Schlaf
Naevi, Lipom, Fibrom	Ekzem mit Juckreiz < Bettwärme, Waschen
Haarwuchs im Gesicht	Übermäßiger Haarwuchs
F: Gicht	F: Alkoholismus, Ekzem, Hautkrankheiten, Syphilis, Tuberkulose
P: gastrointestinale Beschwerden, Krupp, Otitis	P: Gerstenkörner, Ekzem, Allopathika, Tonsillitis
Verlangen: Eier, Eiscreme, Unverdauliches	Verlangen: stark gewürzte oder rohe Speisen
Abneigung: Haferschleim, Muttermilch, warme Speisen	Abneigung: Eier, Mehlspeisen, Oliven, saure Speisen
< Aufenthalt in feuchten Räumen, Gehen im Wind, Wetterwechsel von warm nach kalt	< Hunger, Impfung, Wetterwechsel von kalt nach warm, heiß Baden
> Licht	> Trockenes warmes Wetter, nach Stuhlgang

Calcium carbonicum	Tuberculinum
Angst in Bezug auf die Zukunft, Furcht vor Unheil	Lampenfieber
Furcht vor Insekten, Mäusen, Ratten	Furcht vor Katzen

Abneigung gegen Bewegung, spätes Laufenlernen	Ruhelosigkeit, Impuls zu laufen
Bei Fieber: unzusammenhängende Sprache	Bei Fieber: redselig
Reizbar vor Stuhlgang	Reizbar beim Erwachen
Kindisches Benehmen	Zornig, wirft mit Gegenständen, schlägt, schimpft, droht
Steckt die Finger oder Gegenstände in den Mund	Schlägt den Kopf gegen die Wand oder Gegenstände
Verlangen, magnetisiert zu werden	Schamhaftigkeit oder Schamlosigkeit
Kopfschweiß im Schlaf	Rollt mit dem Kopf, bohrt ihn ins Kissen
Hyperopie	Astigmatismus
Chronisch verstopfte Nase, Tubenkatarrh	Adenoide
Aufgesprungene Lippen	Rote Lippen
Schwierige Zahnung, Diarrhoe während Zahnung	Frühzeitige Karies
Aufgetriebenes Abdomen, Fettleibigkeit	Wunder Anus durch Stuhl
Schmerzlose Obstipation	Schmerzhafte Obstipation
Nabelhernie, Leistenhernie	Chronische Diarrhoe
Hydrozele, Fluor vaginalis	Häufig Erektionen, Masturbation
Husten < kalte Luft	Husten < im warmen Zimmer
Kalter Schweiß an den Füßen	Kalter Schweiß in den Handflächen
Schlaflage: Rücken	Schlaflage: Knie-Ellenbogen-Lage
Kaubewegungen oder offener Mund im Schlaf	Schreien im Schlaf
Schwäche der Muskeln	Übermaß an Energie
F: Gicht	F: Alkoholismus, Asthma, Ekzem, Kropf, Tuberkulose
P: Augenentzündung, Krupp, Schnupfen	P: Gerstenkörner, Bronchitis, Diarrhoe, Pneumonie, Tonsillitis, Zystitis
Wandernde Beschwerden	Ständiger Wechsel der Symptome, Vielzahl von Symptomen
Verlangen: gekochte Eier, Unverdauliches, warme Milch	Verlangen: Spiegelei, Geräuchertes, Salami, Speck, kalte Milch

C

Abneigung: Brot, Haferschleim, Muttermilch	Abneigung: Käse
< Baden, Frühjahr, Licht, nasse Anwendungen, schnell Gehen, warmes Bett, nebliges Wetter	< Eintreten in ein kaltes Zimmer, Wetterwechsel von kalt nach warm, regnerisches Wetter
> Langsame Bewegung, Berührung, Liegen	> Schnelle Bewegung, schnell Gehen, im warmen Bett

C

Calcium fluoricum | Aurum metallicum

Calcium fluoricum	Aurum metallicum
Gefallsüchtig	Reizbar, eigensinnig
Hochgefühl	Ernst, traurig
Abneigung gegen Veränderung	Verlangen nach Musik
Egoistisch	Erträgt keine Ungerechtigkeit
Kephalhämatom	Hirnblutung
Schwerhörig durch Tubenkatarrh	Verstopfte Nase bei Säuglingen
Herpes labialis	Speichelfluss, Foetor ex ore
Zahnschmelzdefekte, vorzeitige Karies	Zähneknirschen
Fissur des Rektums	Leistenhernie, Nabelhernie, Hydrozele
Nierenatrophie	Hydronephrose
Hüftluxation	Hüftgelenkentzündung
Knacken in den Gelenken	Gebeugte Haltung
Hitze der Hände; Nägel dick, deformiert, brüchig	Kalte Hände und Füße
Keloid, Naevi	Hämangiom, Warzen
Spätes Gehenlernen	Übermaß an Energie
Verlangen: Salz, Mixed Pickles	Verlangen: Brot, Milch, Unverdauliches
Abneigung: Fett	Abneigung: Fisch
< Nach Schlaf, Sonne	< Vor Schlaf
> Schnelle Bewegung	> Sonne, langsame Bewegung

Calcium fluoricum | Calcium carbonicum

Calcium fluoricum	Calcium carbonicum
Gefallsüchtig	Dick und eigensinnig
Rasches Auffassungsvermögen	Schwierige Konzentration
Hast bei jeder Beschäftigung	Abneigung gegen Bewegung
Furcht vor Verarmung	Furcht vor Ansteckung, Unheil, Tod
Exostosen	Kopfschweiß
Kalkablagerung auf dem Trommelfell	Tubenkatarrh, Paukenerguss
Herpes labialis	Chronisch verstopfte Nase
Zahnschmelzdysplasie	Schwierige Zahnung

C

Calcium fluoricum	Calcium phosphoricum
Dünne, gewellte Nägel	Niednägel, eingewachsene Zehennägel
Rissige, schwielige Handflächen	Kalter Fußschweiß
Erbricht unverdaute Speisen	Erbricht geronnene Milch
Schlaflos von 3.00 – 5.00 Uhr	Schlaflos vor 0.00 Uhr
Steinharte indolente Drüsen	Schmerzlos geschwollene Drüsen
F: Apoplexie	F: Gicht
P: Gerstenkörner	P: Augenentzündung, Krupp, Otitis, Schnupfen
Verlangen: scharf gewürzte Speisen, Mixed Pickles	Verlangen: Eier, Eiscreme, Mehlspeisen, Unverdauliches
Abneigung: Eier	Abneigung: Milch, Muttermilch
> Feuchte Anwendungen, kalt Baden, heftige Bewegung	< Feuchte Anwendungen, kalt Baden, heftige Bewegung

Calcium fluoricum

Calcium phosphoricum

Calcium fluoricum	Calcium phosphoricum
Hastig, ungeduldig	Nervöse Erregung
Abneigung gegen Veränderung	Ruhelosigkeit, treibt ihn von einem Ort zum anderen
Gefallsüchtig	Reizbar, unzufrieden, Schreien, Seufzen, Stöhnen
Zukunftsangst, Furcht vor Verarmung	Furcht vor Gewitter
Kephalhämatom	Weit offene Fontanelle
Gerstenkörner	Lange, feine Wimpern
Schnupfen mit dicker, grüner, stinkender Absonderung	Nasenbluten, Anämie
Fieberbläschen	Schwellung der Oberlippe
Zahnschmelzdysplasie	Schwierige Zahnung
Erbrechen unverdauter Speisen	Erbrechen nach Milchtrinken, erbricht die Muttermilch
Schluckauf	Krampfartige Bauchschmerzen
Schwarzer Stuhl, wie Schafskot	Grüner Stuhl
Hüftluxation	Hüftgelenkentzündung
Schlaflos zwischen 3.00 Uhr und 5.00 Uhr	Schlaflos vor 3.00 Uhr
Naevi, Keloid, Ganglion	Ekzem, Leberflecken

Erschlaffung oder Überstreckbarkeit der Gelenke, Knacken in den Gelenken	Rachitis
Harte Drüsenschwellung, Struma	Schmerzhafte Drüsenschwellung
P: Gerstenkörner	P: Furunkel, Tonsillitis
Verlangen: saure Speisen	Verlangen: Fett, Fleisch, Eier, Schinken, Speck
Abneigung: Fett, Fleisch, Eier	Abneigung: Milch, Muttermilch
> Kalte Luft, kalt Baden, im Freien, Druck	< Kalte Luft, nasskaltes Wetter, im Freien, Winter, Druck

Calcium fluoricum   Silicea

Gefallsüchtig	Schüchtern in der Öffentlichkeit
Empfindlich gegen Gerüche	Empfindlich gegen das geringste Geräusch
Furcht vor Mäusen	Furcht vor Wind, vor Nadeln
Abneigung gegen Veränderung	Erwartungsspannung, Lampenfieber
Kalkablagerung auf dem Trommelfell	Perforation des Trommelfells
Herpes labialis, rissige Zunge	Rissige Mundwinkel
Bröckelige Zähne	Zahnwurzelabszess
Adenoide	Rezidivierende Tonsillitis
Halsschmerzen < kalte Getränke	Halsschmerzen < Abkühlung, Gähnen
Erbricht unverdaute Speisen	Erbricht die Muttermilch
Diarrhoe nach fetten Speisen	Diarrhoe nach Milchtrinken, nach kalten Getränken
Hüftluxation	Hüftgelenksentzündung
Knacken in den Gelenken	Übel riechender Fußschweiß
Dünne, gewellte Nägel	Gespaltene, verkrüppelte Nägel
Steinharte Drüsen	Schmerzhafte Drüsenschwellung
F: Apoplexie	F: Impfungen, Allopathika, Sykose
P: Tumoren am Lidknorpel	P: Abszess, Fibrom, Otitis, Tonsillitis, Schnupfen, Tuberkulose
Verlangen: stark gewürzte Speisen	Verlangen: Eiscreme, Fett, kalte Speisen, Unverdauliches
Abneigung: Eier	Abneigung: Käse, Milch, Muttermilch, warme Speisen

< Warme Luft	< Kalt Baden, kalte Luft
> Kalt Baden, kalte Luft, Sonne	> Warme Luft, Zimmerluft, warm Baden

Calcium fluoricum   Syphilinum

Calcium fluoricum	Syphilinum
Gefallsüchtig	Erwartungsspannung
Höhenangst	Furcht vor Ansteckung
Geschäftig, betriebsam	Zwanghaftigkeit
Abneigung gegen Veränderung	Abneigung gegen Gesellschaft
Empfindlich in Bezug auf die Meinung anderer	Gleichgültig gegen geliebte Personen
Übertreibt seine Symptome	Lügner
Rasches Auffassungsvermögen	Stumpfheit
Kephalhämatom	Großer Kopf, offene Fontanellen, Stirnrunzeln
Rezidivierende Gerstenkörner	Hautausschlag um die Augen
Tubenkatarrh	Verstopfte Nase
Herpes labialis	Zahneindrücke auf der Zunge
Langsame Zahnung, Zahnschmelz-dysplasie, vorzeitige Karies	Unterentwickelte Zähne, eingedellte Zahnkrone
Adenoide	Chronische Tonsillenschwellung
Hydrozele	Schwellung der Leistendrüsen, Fluor vaginalis
Hüftluxation	Krümmung von Knochen
Vitiligo, Naevi	Intertrigo
Spätes Gehenlernen	Minderwuchs
Verlangen: scharf gewürzte Speisen, Salz, Süßigkeiten	Verlangen: Hering

C

105

C

Calcium phosphoricum	Calcium carbonicum
Eher mager und unruhig	*Eher* dick und behäbig
Reizbar, beschimpft die Eltern	Angst vor bestimmten Menschen
Stöhnt, seufzt	Eigensinnig
Ruhelosigkeit; ist unzufrieden dort, wo es gerade ist; Heimweh und Verlangen zu reisen	Körperliche Faulheit
Verlangen, getragen zu werden	Höhenangst, Höhenschwindel
Furcht vor Gewitter, vor Hühnern	Furcht vor engen Räumen, Mäusen, Ansteckung
Erträgt keine Ungerechtigkeit; zornig, wenn andere getadelt werden	Schreckliches und Trauriges greift es stark an
Abneigung gegen Pflichten	Fehlendes oder übermäßiges Pflichtgefühl
Verlangen nach körperlicher Anstrengung	Abneigung gegen körperliche Anstrengung
Mager und groß	Fettleibigkeit
Kalte Nasenspitze	Schorfige Nasenlöcher, rissige Lippen
Eingezogenes Abdomen	Aufgetriebenes Abdomen, empfindlich gegen Kleiderdruck
Nabelblutung	Nabelgranulom
Diarrhoe durch Aufregung, Zorn	Obstipation
Schweiß an Augenbrauen und Lidern	Schweiß bei geringster Anstrengung, saurer Körpergeruch
Wachstumsschmerzen	Hüftdysplasie, spontanes Verrenken der Hüfte
Kälte der Extremitäten	Kalte Füße nachts
Schreien im Schlaf	Sprechen, Kaubewegungen und offener Mund im Schlaf
Schlaflage: Knie-Ellenbogen-Lage	Schlaflage: Rücken, linke Seite oder Abdomen
Schreien während Zahnung	Fieber bei Zahnung
Körperliche Erschlaffung	Muskelschwäche, Schwäche beim Treppensteigen
P: Tonsillitis	P: Augenentzündung, Krupp, Otitis, Schnupfen, Tuberkulose

Verlangen: Spiegelei, Gewürze, Schweinefleisch, Würste	Verlangen: gekochte Eier, Saures, Unverdauliches, Zucker
Abneigung: Pilze	Abneigung: Brot, Fleisch, schleimige oder warme Speisen
Unverträglichkeit: Eiscreme	Unverträglichkeit: Milch
< Eintritt in kaltes Zimmer, Pubertät	< Baden, feuchte Anwendungen

C

Calcium phosphoricum

Calcium fluoricum

Calcium phosphoricum	Calcium fluoricum
Nervöse Erregung	Hastig, ungeduldig
Ruhelosigkeit, treibt es von einem Ort zum anderen	Abneigung gegen Veränderung
Reizbar, unzufrieden, Schreien, Seufzen, Stöhnen	Gefallsüchtig
Furcht vor Gewitter	Zukunftsangst, Furcht vor Verarmung
Großer Kopf, offene Fontanelle	Kephalhämatom
Lange, feine Wimpern	Gerstenkörner
Nasenbluten, Anämie	Schnupfen mit dicker, grüner, stinkender Absonderung
Schwellung der Oberlippe	Fieberbläschen
Schwierige Zahnung	Zahnschmelzdysplasie
Erbrechen nach Milchtrinken, erbricht die Muttermilch	Erbrechen unverdauter Speisen
Krampfartige Bauchschmerzen	Schluckauf
Grüner Stuhl	Schwarzer Stuhl, wie Schafskot
Hüftgelenkentzündung	Hüftluxation
Schlaflos vor 3.00 Uhr	Schlaflos zwischen 3.00 Uhr und 5.00 Uhr
Ekzem, Leberflecken	Naevi, Keloid, Ganglion
Rachitis	Erschlaffung oder Überstreckbarkeit der Gelenke, Knacken in den Gelenken
Schmerzhafte Drüsenschwellung	Harte Drüsenschwellung, Struma
P: Furunkel, Tonsillitis	P: Gerstenkörner
Verlangen: Fett, Fleisch, Eier, Schinken, Speck	Verlangen: saure Speisen
Abneigung: Milch, Muttermilch	Abneigung: Fett, Fleisch, Eier
< Kalte Luft, nasskaltes Wetter, im Freien, Winter, Druck	> Kalte Luft, kalt Baden, im Freien, Druck

Calcium phosphoricum	Causticum
Angst beim Herausheben aus der Wiege bei Säuglingen	Angst abends im Bett, morgens beim Erwachen
Höhenangst, Furcht vor Hühnern	Furcht vor der Dunkelheit, Gespenstern, Schatten
Furcht vor Gewitter	Froh, wenn es donnert und blitzt
Unbeständig, Verlangen herumzuwandern	Hast beim Essen
Nägelbeißen	Stottern
Abneigung gegen Berührung	Empfindlich, leicht beleidigt
Reizbar, unzufrieden, seufzt	Weint über geringste Sorge
Gesicht mager, blass, kaltschweißig	Netzförmige Venen im Gesicht
Großer Kopf, weit offene Fontanelle	Ekzem am Hinterkopf
Entwicklungsstillstand, Minderwuchs, Rachitis	Abmagerung einzelner Körperteile
Kopfschweiß im Schlaf	Saurer Schweiß im Schlaf
Kalte Ohren und Nasenspitze	Hautausschlag an der Nasenspitze
Langsame Zahnung, vorzeitige Karies	Zahnfleischbluten, Zähneknirschen
Geschwollene, harte Tonsillen	Chronische Heiserkeit < Schnupfen, Sprechen
Erbrechen < Milch, Eiscreme	Verdorbener Magen < Fleisch, fette Speisen, Brot
Reiseübelkeit	Abdomen empfindlich gegen Kleiderdruck
Entzündung oder Blutung des Nabels	Exkoriation des Anus
Diarrhoe < Obst, Zahnung, grüner Stuhl	Obstipation, zäher, fettiger Stuhl
Neigung zur Masturbation, Nymphomanie	Unwillkürliches Urinieren nachts, beim Lachen, Husten
Brüchige Nägel	Nägel dick, verkrüppelt, eingewachsen
Schreien im Schlaf	Erwacht durch das geringste Geräusch
Schlaflage: Knie-Brust-Lage	Schlaflage: auf der Seite
Anämie	Warzen
Körperliche Erschlaffung	Ungeschicklichkeit, Muskelschwäche
Krümmung von Knochen	Neurologische Beschwerden, Lähmungen

Verlangen: Fett, Schinken, Unverdauliches	Verlangen: Fleisch, Hühnerfleisch, Joghurt
Abneigung: Muttermilch	Abneigung: Obst
< Nasskaltes Wetter	< Gehen im Freien, trockenes Wetter
> Trockenes, warmes Wetter	> Warme Luft, nasses und regnerisches Wetter

C

Calcium phosphoricum

Chamomilla

Eifersüchtig	Eigensinnig, widerspenstig, launenhaft
Ungehorsam	Heftiger Zorn mit rotem Gesicht
Verlangen, ständig gestillt oder gehalten zu werden	Kann nur beruhigt werden, wenn es getragen wird
Unzufrieden dort, wo es sich gerade befindet	Unzufrieden mit dem, wonach es verlangt hat
Furcht vor Gewitter	Furcht vor Menschen
Empfindlich gegen Kritik, in Bezug auf die Meinung anderer	Empfindlich gegen Schmerzen, außer sich vor Schmerzen
Mitgefühl, erträgt keine Ungerechtigkeit	Abneigung dagegen, angesprochen zu werden, zu spielen
Aussehen: blond mit schlaffer Faser; blasses, anämisches Gesicht	Aussehen: dunkle Augen, rote Haare, eine Wange rot, die andere blass
Kränklicher Gesichtsausdruck	Leidender Gesichtsausdruck
Großer Kopf, weit offene Fontanelle	Bohrt den Kopf ins Kissen
Feine lange Wimpern, Strabismus	Verklebte Augen
Tubenkatarrh	Otitis media
Kalte Nasenspitze	Ohren empfindlich gegen Wind
Langsame Zahnung, vorzeitige Karies	Zahnung mit Schlaflosigkeit und Fieber
Reiseübelkeit	Erbrechen durch Zorn
Schreien im Schlaf	Jammern und Stöhnen im Schlaf
Schlaflage: Abdomen, Knie-Brust-Lage	Schlaflage: Rücken, Beine gespreizt
Spätes Gehenlernen, Minderwuchs	Abneigung gegen Spielen
Mangel an Lebenswärme	Hitzewallungen

Verlangen: Fett, Fleisch, Geräuchertes, Salz	Verlangen: kaltes Wasser
Abneigung: Muttermilch	Abneigung: warme Getränke
< Nasskaltes Wetter	< Berührung, nasse Anwendungen, im warmen Bett
> Im warmen Bett	> Nasses Wetter

Calcium phosphoricum

Magnesium carbonicum

Unzufrieden, mürrisch	Muss alles anfassen, erträgt keine Berührung
Eifersüchtig	Streitsüchtig
Furcht vor Gewitter	Furcht vor Räubern, Unfällen
Furcht vor dem Alleinsein	Wahnidee, es sei verlassen worden
Ruhelos	Veränderliche Stimmung
Benutzt falsche Worte beim Sprechen oder Schreiben	Stottern
Mageres, blasses Gesicht; dünn und groß	Gesichtsausdruck müde, leidend, mürrisch, besorgt
Großer Kopf, weit offene Fontanelle	Milchschorf
Vorzeitige Karies	Schlaflosigkeit während Zahnung
Feuchtigkeit oder Blutung aus dem Nabel	Saures Erbrechen
Diarrhoe bei Säuglingen, bei Schulmädchen < Erregung	Schaumige Diarrhoe < Milch
Kälte der Hände	Hitze der Hände
Schlaflage: Knie-Brust-Lage	Schlaflage: Beine gespreizt
Tiefer Schlaf, morgens komatös	Stöhnen und Seufzen im Schlaf
Kopfschweiß im Schlaf, kalter Fußschweiß	Saurer Schweiß, saurer Körpergeruch
Ekzem, Impetigo, Leberflecken	Furunkel
Krümmung von Knochen	Langsame Wundheilung
Abneigung gegen Aufenthalt im Freien	Verlangen nach Aufenthalt im Freien
Abneigung: „grüne" Speisen, saures Obst	Verlangen: Erfrischendes, Fett, Schinken, Schweinefleisch

< Nasswerden	< Zimmerluft, im warmen Bett, Entblößen
> Im warmen Bett	> Nasse Anwendungen

Calcium phosphoricum   Phosphorus

C

Calcium phosphoricum	Phosphorus
Furcht vor Hühnern	Furcht vor dem Alleinsein, Räubern, Gespenstern
Angst beim Herausheben aus der Wiege bei Säuglingen	Angst davor, dass den Eltern etwas zustoßen werde
Empfindlich gegen Kritik	Empfindlich gegen alle äußeren Eindrücke
Reizbarkeit und Schreien während Zahnung	Schlaflosigkeit während Zahnung
Unzufrieden, beschimpft seine Eltern	Gefallsüchtig, schamlos, schmeichlerisch
Abneigung gegen Berührung, < Trost	Verlangen nach Mitgefühl, Magnetisieren, Zuwendung
Aussehen: dunkle Augen	Aussehen: hell, blond
Gesicht blass, abgemagert, gerunzelt	Schwellung unter den Lidern, rote Wangen
Langsame Entwicklung	Zu schnelle Entwicklung
Kopfschweiß nachts, im Schlaf	Kopfschweiß an der Stirn
Großer Kopf, weit offene Fontanellen	Milchschorf
Absonderung aus dem Nabel	Zusammenschnürung des Pylorus
Anämie	Blutungsneigung
Husten < nasses Wetter	Husten < Temperaturwechsel
Körperliche Erschlaffung	Gebeugte Haltung
Schreien im Schlaf	Schlafwandeln, häufiges Erwachen
P: Furunkel, Tonsillitis	P: Krupp, Bronchitis, Pneumonie, Nasenbluten
Verlangen: Schweinefleisch, Schinken, Speck	Verlangen: Eiscreme, kalte und gewürzte Speisen
Abneigung: Muttermilch	Abneigung: warme Speisen und Getränke, Obst
< Rechte Seite	< Linke Seite
Unverträglichkeit: Eiscreme	> Eiscreme

Calcium phosphoricum

C

Calcium phosphoricum	Rhus toxicodendron
Angst beim Herausheben aus der Wiege bei Säuglingen	Ruhelos, muss sich ständig bewegen
Abneigung gegen Berührung	Abneigung gegen Baden und Waschen
Nägelbeißen, steckt die Finger in den Mund	Grimassieren
Furcht vor Gewitter	Angst nachts im Bett, wenn allein
Unzufrieden, mürrisch	Traurigkeit, grundloses, unwillkürliches Weinen
Blasses Gesicht	Rotes Gesicht, Herpes labialis
Vorzeitige Karies	Fieber während Zahnung
Blutiger Nabel bei Neugeborenen	Striktur des Tränenkanals
Krampfartige Bauchschmerzen bei Säuglingen	Hautausschlag um den Anus
Fluor vaginalis	Unwillkürliches Urinieren nachts
Schlaflage: Abdomen, Knie-Brust-Lage	Schlaflage: Rücken, sitzend
Leberflecken	Herpes
Urtikaria durch kalt Baden	Urtikaria durch kalte Luft
Groß gewachsen oder zwergwüchsig, schlaff und abgemagert	Steifheit von Muskeln, Gelenken, Sehnen, verkürzte Sehnen
Entwicklungsstillstand, langsames Stehen- und Gehenlernen	Muskelschwäche, Lähmung, Spinalparalyse
Krümmung von Knochen	Knacken in Gelenken
Anämie	Zyanose bei Kleinkindern
P: Abszess, gastrointestinale Beschwerden, Tonsillitis	P: Erysipel
Verlangen: Fleisch, Geräuchertes, Speck	Verlangen: kalte Milch
Abneigung: Muttermilch	Abneigung: Fleisch
< Trockener Wind, Schneeschmelze	< Nasse Anwendungen
> Magnetisiertwerden	> Körperliche Anstrengung, warme Anwendungen

Calcium phosphoricum

Sanicula aqua

Calcium phosphoricum	Sanicula aqua
Ruhelos, wechselt ständig den Ort	Wechselt ständig die Beschäftigung
Angst beim Herausheben aus der Wiege bei Säuglingen	Furcht vor Bewegung nach unten, vor Getragenwerden
Furcht vor Gewitter	Furcht vor der Dunkelheit
Unzufrieden, erträgt keine Ungerechtigkeit	Reizbar, wenn es angesprochen, angeblickt oder berührt wird
Schreien im Schlaf	Schreien beim Erwachen
Kränklicher Gesichtsausdruck	Alt aussehendes Gesicht
Schweiß im Gesicht	Schweiß am Hinterkopf, in den Achselhöhlen
Groß gewachsen oder zwergwüchsig, Hals und Brust abgemagert	Abmagerung der Beine
Nasenbluten	Entzündete Lidränder
Steckt die Finger in den Mund	Reibt sich die Augen oder die Nase beim Erwachen
Langsame, schwierige Zahnung	Bläschen an den Lippen
Abneigung gegen Muttermilch	Erbrechen kurz nach dem Trinken von Muttermilch
Diarrhoe < Zahnung	Obstipation, Stuhl schlüpft zurück
Kalt Haut, kalte Hände	Hitze der Füße, entblößt sie
Schlaflage: Knie-Brust-Lage	Schlaflage: Arme unter dem Kopf
Reichlicher Nachtschweiß	Stinkender Fußschweiß, Schweißgeruch nach Käse oder Fisch
Mangel an Lebenswärme	Entblößt sich, stößt die Decken weg bei kältestem Wetter
Anämie	Unverträglichkeit von Kleidung
Schleimhautabsonderung wie Eiweiß	Käsiger, fischiger Geruch aller Absonderungen
Erholt sich nicht nach einer Krankheit	Ständiger Wechsel der Symptome
Verlangen: Geräuchertes, Unverdauliches	Verlangen: kalte Milch, kalte Speisen und Getränke
< Kalte Luft, nasskaltes Wetter	> Im Freien
> Bauchlage, im warmen Bett	> Warme Anwendungen

Calcium phosphoricum   Silicea

Calcium phosphoricum	Silicea
Angst beim Herausheben aus der Wiege bei Säuglingen	Furcht davor, alleingelassen zu werden
Furcht vor Gewitter, Höhenangst	Furcht vor Nadeln, vor der Dunkelheit
Pflichtgefühl	Gewissenhaft, pedantisch, korrekt
Unzufrieden, beschimpft die Eltern	Eigensinnig
Mitgefühl, Angst um andere	Mild, nachgiebig
Abneigung gegen Gesellschaft	Schüchternheit, Mangel an Selbstvertrauen
Empfindlich gegen Kritik, erträgt keine Ungerechtigkeit	Empfindlichkeit gegen Geräusche
Abneigung dagegen, angesprochen oder berührt zu werden	Abneigung gegen das Näherkommen anderer
Abneigung gegen Gesellschaft, Verlangen zu reisen	Klammert sich an
Aussehen: dünn und groß	Aussehen: hell, blond, mit schlaffer Faser
Dunkle Augen, lange Wimpern, bläuliche Augenringe	Alt aussehendes Gesicht
Kalter Schweiß im Gesicht	Übel riechender Fußschweiß
Amblyopie	Striktur des Tränenkanals
Vergrößerte Rachenmandeln	Ausschlag hinter den Ohren
Steckt die Finger in den Mund	Bohrt mit dem Finger im Ohr
Anämie	Nasenbluten
Schlaffes Abdomen	Hartes Abdomen
Krampfartige Bauchschmerzen bei Säuglingen	Obstipation
Absonderung aus dem Nabel	Leistenhernie, Hydrozele
Kalte Nasenspitze, kalte Ohren	Kalte Füße abends im Bett
Schlaflage: Knie-Ellenbogen-Lage	Schlaflage: deckt den Kopf zu
P: Furunkel, gastrointestinale Beschwerden	P: Tonsillitis, Gerstenkörner, Otitis, Schnupfen, Sinusitis
Verlangen: Fleisch, Käse, Speck, Unverdauliches	Abneigung: Fleisch, Muttermilch, Käse
Unverträglichkeit: Eiscreme	Unverträglichkeit: Fleisch
> Reiben	< Reiben

Calcium phosphoricum	Tuberculinum
Mitgefühl, erträgt keine Ungerechtigkeit	Boshaft, eigensinnig, destruktiv
Steckt die Finger in den Mund	Fasst sich an die Genitalien
Seufzen, Stöhnen, Weinen < Trost	Schlägt den Kopf gegen die Wand oder Gegenstände
Abneigung gegen Gesellschaft, Berührung	Reizbar morgens beim Erwachen
Höhenangst	Furcht vor Tieren
Spätes Sprechenlernen	Übermaß an Energie
Aussehen: dunkel, dunkle Augen, rote Haare	Aussehen: hell, blond, mit schlaffer Faser
Abgemagertes, blasses Gesicht	Alt aussehendes Gesicht, rote Lippen
Unfähigkeit, den Kopf zu halten	Rollt mit den Kopf, bohrt ihn ins Kissen
Katarakt, Amblyopie	Myopie, Astigmatismus
Schnupfen < im Freien, kalte Luft	Heuschnupfen
Schwierige Zahnung	Zähneknirschen im Schlaf
Reiseübelkeit	Vermehrter Appetit nachts
Kalte Hände	Kaltschweißige Hände
Schlaflos vor 0.00 Uhr	Schlaflos nach 3.00 Uhr
Anämie	Ringförmiger Hautausschlag
Spätes Gehenlernen	Gebeugte Haltung
Rachitis	Mangel an Reaktion
P: gastrointestinale Beschwerden	P: Gerstenkörner, Diarrhoe, Bronchitis, Pneumonie, Otitis, Zystitis
Verlangen: Unverdauliches	Verlangen: kalte Milch, Leckerbissen
Abneigung: Muttermilch	Abneigung: Fleisch
< Im Freien	< Kalt Baden
> Liegen	> Schnell Gehen, im Freien

C

C

Camphora	Aconitum
Angst im Bett, Furcht vor dem Einschlafen	Angst nachts
Raserei mit Beißen, Zerstörungswut	Empfindlich gegen Berührung
Weinen bei Säuglingen	Ruhelosigkeit während Zahnung
Macht Grimassen, heftige Gesten	Fasst sich an die Genitalien
Aussehend: blond	Aussehen: dunkel, mit straffer Faser
Verwirrter, abwesender Gesichtsausdruck	Erschrockener, leidender Gesichtsausdruck
Abmagerung, Schwäche	Fettleibigkeit bei Säuglingen
Strabismus	Augenentzündung bei Neugeborenen
Gesicht und Nase eiskalt	Schniefen bei Neugeborenen
Speichelfluss	Zahnschmerzen
Saures Erbrechen mit kaltem Schweiß	Blutiges Erbrechen bei Neugeborenen
Stuhl wie Reiswasser	Blutiger Stuhl bei Neugeborenen
Bronchiolitis	Krupphusten
Pleuropneumonie, Hepatisation der Lunge	Bronchopneumonie erstes Stadium
Zyanose bei Kleinkindern, eiskalte Haut, muss sich entblößen	Rosa Hautfarbe

Camphora	Antimonium tartaricum
Betäubung bei Fieber oder Frost	Asphyxie mit Bewusstlosigkeit
Angst nachts, will aus dem Bett heraus	Klammert sich an die Mutter
Raserei mit Spucken und Beißen	Reizbar, schreit bei Berührung
Schlafwandeln, krabbelt in eine Ecke und heult	Ruhelosigkeit > Herumtragen
Eiskaltes Gesicht, verwirrter Gesichtsausdruck	Gesichtszyanose, leidender Gesichtsausdruck
Zunge schwarz, schmutzig, rissig, zittrig	Weiße Zunge
Erbrechen bei Cholera, mit kaltem Schweiß	Erbrechen beim Husten während Zahnung
Diarrhoe im Sommer	Diarrhoe nach Impfung

Kollaps bei Diarrhoe	Bewusstlosigkeit durch Asphyxie
Hyperventilation, Cheyne-Stokes-Atmung	Atemnot durch Schleim in der Brust, rasselnde Atmung
Fieberkrampf	Konvulsionen bei Meningitis
Schockzustand nach Verletzung	Anaphylaktischer Schock
Frostig, aber Abneigung gegen Zudecken	Hypothermie
< Abkühlung, Gehen im Freien	< Warme Luft, kalt Baden
> Rückenlage, warme Luft, warmes Bett	> Abkühlung, Gehen im Freien

Camphora   Arsenicum album

Furcht davor einzuschlafen, dass Gesichter es anblicken	Angst nachts
Grundloses Weinen, Schreien	Zwanghaftigkeit
Raserei mit Spucken, Beißen, Zerreißen von Kleidung	Ruhelosigkeit > Herumgetragen-werden
Eiskaltes Gesicht	Gesicht runzelig, alt aussehend, hippokratisch
Vergeblicher Harndrang	Hydrozele
Asphyxie bei Neugeborenen	Septisches Fieber
Erysipel, Hautverhärtung bei Neugeborenen	Hämangiom, Herpes
Mangel an Lebenswärme, aber Abneigung gegen Zudecken	Abmagerung
< Warmes Bett, warm Einhüllen	< Nasskaltes Wetter
> Kalt Baden	> Warm Baden, warm Einhüllen

Camphora   Carbo vegetabilis

Verlangen nach Gesellschaft nachts, fühlt sich alleine auf der Welt	Abneigung gegen Gesellschaft, Furcht vor Fremden
Grundloses Weinen	Gleichgültig gegen alles, nachgiebig
Furcht davor, in einen Spiegel zu blicken	Furcht vor Gespenstern
Schlafwandeln	Pavor nocturnus
Diktatorisch	Possenreißen, Spotten

Raserei mit Spucken, Beißen, Zerreißen von Kleidung	Heftiger Zorn
Eiskaltes Gesicht, bläuliche Lippen	Bleiches Gesicht, rissige Lippen
Stuhl wie Reiswasser	Aufgetriebenes Abdomen
Asphyxie bei Neugeborenen	Schlafapnoe
Harnverhaltung bei Neugeborenen	Ödeme bei Neugeborenen
Opisthotonus	Ruhelose Beine
Gänsehaut, kalte Haut, muss sich aber entblößen	Intertrigo, nässende Hautausschläge
Verlangen: kalte Speisen	Verlangen: Obst, Salz
< Einatmen kalter Luft, Zugluft, nasse Füße	< Warme Luft, im warmen Zimmer, feuchtheißes Wetter

Camphora   Opium

Heult, weint, krabbelt in eine Ecke	Albernes Benehmen
Furcht vor dem Alleinsein, Verlangen nach Gesellschaft	Furcht durch vorangegangenen Schreck
Raserei mit Spucken, Beißen, Zerreißen von Kleidung	Zorn, schlägt um sich, schlägt den Kopf gegen die Wand
Bei Fieber: Stupor	Bei Fieber: Erregung, Schreien, ängstliches Delirium
Eiskaltes Gesicht, blasse und kalte Nasenspitze	Runzeliges, alt aussehendes Gesicht, Abmagerung
Strabismus divergens	Stecknadelkopfgroße, träge Pupillen, halboffene Augen
Speichelfluss	Stottern
Erbrechen mit kaltem Schweiß	Erbrechen mit Obstipation, Ileus
Diarrhoe, Stuhl wie Reiswasser	Obstipation, Stuhl wie Schafskot
Seufzende Atmung im Schlaf	Schnarchen, Schlafapnoe
Harnverhaltung bei Neugeborenen	Schlaflosigkeit bei Neugeborenen
Bei Fieber: Abneigung gegen Entblößen	Bei Fieber: Verlangen nach Entblößen
Schwäche, plötzlicher Kollaps	Lähmung
Empfindlich gegen Schmerz	Schmerzlosigkeit gewöhnlich schmerzhafter Beschwerden
< Kälte, kalte Luft	< Baden, Wärme, warm Baden, warme Luft

Camphora	Veratrum album
Furcht vor der Dunkelheit	Furcht vor eingebildeten Dingen
Fühlt sich alleine auf der Welt, klammert sich an	Umarmt jeden
Sonderbare Gesten und Haltungen, Opisthotonus	Nervöse Tics, Automatismen
Bei Fieber: Stupor	Bei Fieber: Angst, Schreckhaftigkeit, Schreien
Schnupfen mit Fieber und Frösteln	Schnupfen mit reichlichem Urinieren
Speichelfluss	Abneigung gegen Muttermilch
Harnverhaltung bei Neugeborenen	Obstipation bei Neugeborenen
Zyanose bei Kleinkindern	Rasselnde Atmung, Pneumonie
Bei Fieber: Abneigung gegen Entblößen	Bei Fieber: Verlangen nach Entblößen
Ohnmacht durch Verletzungsschock	Ohnmacht durch Erbrechen oder Diarrhoe
Asphyxie bei Neugeborenen	Konvulsionen von Geburt an
Konvulsionen bei Frost	Konvulsionen bei Meningitis
< Sonne, kalte Zugluft	< Warmes Zimmer, nasskaltes Wetter, Wetterwechsel von kalt nach warm

C

Carbo vegetabilis	Antimonium tartaricum
Gleichgültig gegen alles	Abneigung dagegen, angesehen oder berührt zu werden
Geistige Erschöpfung, verwirrt, antwortet langsam	Auffahren aus komatösem Schlaf, Stupor kehrt nach dem Antworten schnell zurück
Pavor nocturnus	Atemnot mit Angst
Abneigung gegen Fremde, Furcht vor Fremden	Mürrisch, reizbar, launisch
Bleiches, hippokratisches Gesicht	Gedunsenes, bläulich rotes Gesicht, blaue Lippen
Kalte, verstopfte Nase	Bewegung der Nasenflügel
Krampfartige Bauchschmerzen, aufgetriebenes oberes Abdomen	Erbrechen nachts, nach dem Trinken, während Zahnung
Schmerzlose Heiserkeit	Rasseln im Kehlkopf, Schleim in der Trachea
Asthma < feuchte Wärme, Pollen, > kalte Luft	Asthma < nasskaltes Wetter, > Auswurf
Seufzende Atmung; Verlangen, angefächelt zu werden	Atemnot, kann nicht liegen, rasselnde Atmung, Bauchatmung
Eiskalter Körper, kalter Atem	Schwäche mit Übelkeit
Wassersucht bei Neugeborenen	Atemnot bei Neugeborenen
Bei Fieber: Schlaflosigkeit	Bei Fieber: Schläfrigkeit
Verlangen: Salz, saure Speisen	Verlangen: kalte Speisen und Getränke, Saftiges, Obst
Abneigung: Fisch, Fleisch, Salz	Abneigung: Muttermilch, Äpfel, saure Speisen

Carbo vegetabilis	Arsenicum album
Furcht vor Fremden	Angst, wenn allein
Pavor nocturnus	Qualvolle Angst mit Unruhe
Nachgiebig, schmeichlerisch, affektiert	Eigensinnig
Albernes Benehmen, Possenreißen	Ruhelos

Blasses Gesicht	Gerunzeltes, alt aussehendes Gesicht
Krampfartige Bauchschmerzen bei Säuglingen	Erbrechen
Asthma < im warmen Zimmer	Asthma < nasskaltes Wetter
Dyspnoe mit Meteorismus	Dyspnoe nach Mitternacht, kann nicht liegen
Fauliger Schweißgeruch	Süßlicher Schweißgeruch
Fieber mit Verlangen, angefächelt zu werden	Fieber mit Frösteln
Übermäßiger Haarwuchs	Hydrozele
Mangel an Lebenswärme, aber Abneigung gegen Zugedecktwerden	Abneigung gegen Entblößen
Wassersucht bei Neugeborenen	Harnverhaltung bei Neugeborenen
P: Antibiotika	P: Abszess, Augenentzündung
Verlangen: Salz	Verlangen: warme Speisen
< Warm Einhüllen, warmes Bad und warme Getränke, Lagewechsel	< Entblößen
> Kalte Luft, Entblößen	> Warmes Bett, warmes Bad, warme Getränke, Lagewechsel

Carbo vegetabilis   Camphora

Abneigung gegen Gesellschaft, Furcht vor Fremden	Verlangen nach Gesellschaft nachts, fühlt sich alleine auf der Welt
Gleichgültig gegen alles, nachgiebig	Grundloses Weinen
Furcht vor Gespenstern	Furcht davor, in einen Spiegel zu blicken
Pavor nocturnus	Schlafwandeln
Possenreißen, Spotten	Diktatorisch
Heftiger Zorn	Raserei mit Spucken, Beißen, Zerreißen von Kleidung
Bleiches Gesicht, rissige Lippen	Eiskaltes Gesicht, bläuliche Lippen
Aufgetriebenes Abdomen	Stuhl wie Reiswasser
Schlafapnoe	Asphyxie bei Neugeborenen
Ödeme bei Neugeborenen	Harnverhaltung bei Neugeborenen
Ruhelose Beine	Opisthotonus
Intertrigo, nässende Hautausschläge	Gänsehaut, kalte Haut, muss sich aber entblößen

Verlangen: Obst, Salz	Verlangen: kalte Speisen
< Warme Luft, im warmen Zimmer, feuchtheißes Wetter	< Einatmen kalter Luft, Zugluft, nasse Füße

Carbo vegetabilis   China

Pavor nocturnus	Erregung nach Hören von Schrecklichem
Furcht vor Fremden, vor der Dunkelheit	Furcht vor Tieren, Hunden
Schüchtern in der Öffentlichkeit	Abneigung dagegen, angesprochen oder berührt zu werden
Abneigung gegen Veränderung	Viele Ideen und Pläne abends, nachts
Liebevoll, herzlich, schmeichlerisch	Veränderliche Laune, reizbar, grob, ungehorsam
Nachgiebig	Erträgt keinen Widerspruch oder Ungerechtigkeit, tadelt andere
Stumpfheit und Schwäche	Übermaß an Energie
Kaltes und bleiches oder bläuliches Gesicht, leidender Ausdruck	Erweiterte Schläfenvenen, bläuliche Augenringe
Verklebte Augen, Strabismus convergens	Photophobie, weite Pupillen
Nasenbluten nachts	Nasenbluten morgens
Verstopfte Nase ohne Absonderung	Verstopfte Nase mit Absonderung
Eiskalte Haut	Kalter Schweiß um Mund und Nase
Aufgetriebenes oberes Abdomen	Aufgetriebenes unteres Abdomen
Diarrhoe nach Eiscreme, kalten Speisen	Diarrhoe < Milchtrinken
Bauchschmerzen > Aufstoßen und Flatus	Bauchschmerzen nicht > durch Flatusabgang
Schlafapnoe	Asphyxie bei Neugeborenen
Asthma < Winter, warmes Zimmer, Pollen	Asthma < Herbst, nasses Wetter
Chronische, schmerzlose Heiserkeit	Rasselnde Atmung und Schnarchen
Krümmung der Wirbelsäule	Abmagerung mit Heißhunger
Übermäßiger Haarwuchs bei Kindern	Schweiß am Rücken, im Nacken, an bedeckten Stellen
P: Antibiotika	P: Hepatitis, Säfteverlust

Verlangen: Salziges	Verlangen: kalte Getränke, gewürzte Speisen, Leckerbissen
Abneigung: fettes Fleisch	Abneigung: Brot, heiße Speisen
Unverträglichkeit: Eiswürfel, fette und gehaltvolle Speisen	Unverträglichkeit: Milch und Obst
< Nasses warmes Wetter	< Leichte Berührung, Licht, nebliges Wetter
> Licht	> Druck

C

Carbo vegetabilis — Kalium carbonicum

Carbo vegetabilis	Kalium carbonicum
Abneigung gegen die Anwesenheit von Fremden	Abneigung gegen Berührung, Auffahren, Kitzeligkeit
Pavor nocturnus	Furcht vor dem Alleinsein, hält ständig die Hand der Mutter
Mangel an Ideen, geistige Anstrengung ist unmöglich	Launenhaft
Leicht beleidigt	Empfindlich gegen Vorwürfe, Weinen
Zwanghafte Gedanken	Zu viel Pflichtgefühl, erhöhte Selbstkontrolle, korrekt, wohlerzogen
Gleichgültig gegen alles, Stumpfheit	Eigensinnig
Kaltschweißiges, hippokratisches Gesicht, ängstlicher Gesichtsausdruck	Fettiges Gesicht, Schwellung um die Augen
Gebeugte Haltung	Fettleibigkeit
Aufgetriebenes oberes Abdomen	Aufgetriebenes unteres Abdomen
Krampfartige Bauchschmerzen	Absonderung aus dem Nabel
Verstopfte Nase, schmerzlose Heiserkeit	Bronchitis, Pneumonie, Asthma
Kälte der Unterschenkel, eiskalte Füße	Kalte Finger
Schlaflage: Beine angezogen	Schlaflage: rechte Seite; linke Seite unmöglich
Laute Atmung oder Stöhnen im Schlaf	Ruheloser Schlaf, Zähneknirschen und Sprechen im Schlaf
Schlaflos bis 1.00 Uhr	Schlaflosigkeit nach 2.00 Uhr
Ödeme bei Neugeborenen	Schluckstörung bei Neugeborenen
P: Antibiotika	P: Unterdrückte Hautausschläge, Tuberkulose

Verlangen: Salziges, Obst	Verlangen: Zucker
Abneigung: Fett	Abneigung: Brot, Süßigkeiten, Muttermilch
< Heiß Baden, warme Luft, Kleiderdruck	< Entblößen, Seitenlage, Zugluft
> Angefächeltwerden, nasses Wetter	> Im warmen Bett

Carbo vegetabilis   Lycopodium

Carbo vegetabilis	Lycopodium
Pavor nocturnus	Furcht vor dem Alleinsein, in engen Räumen
Schüchtern, ängstlich	Klammert sich an
Ruhelos in Gesellschaft von Fremden	Diktatorisch, reizbar, beschimpft die Eltern
Gleichgültig gegen Pflichten, Freude, Familie	Hochmütig, erträgt keinen Widerspruch
Gesicht blass, bleich, hippokratisch, zyanotisch	Alt aussehendes Gesicht, Stirnrunzeln
Abgehärmter Gesichtsausdruck	Alberner Gesichtsausdruck
Akne an der Stirn	Sommersprossen
Schnupfen ohne Absonderung	Schniefen bei Neugeborenen
Herpes labialis, Spider Naevi	Ekzem hinter den Ohren
Aufgesprungene Lippen	Rissige Kanthi, Gerstenkörner
Empfindlichkeit von Kopfhaut und Haaren	Überempfindlich gegen Gerüche und Geräusche
Kalte Nase, Nasenbluten nachts	Verstopfte Nase, Schniefen
Aufgetriebener Magen > durch Aufstoßen	Aufgetriebener Magen nicht > Aufstoßen
Diarrhoe	Obstipation
Kalter Kopfschweiß, Achselschweiß	Übel riechender Fußschweiß
Laute Atmung im Schlaf	Lachen oder Schreien im Schlaf
Wassersucht bei Neugeborenen	Harnverhaltung bei Neugeborenen
P: Antibiotika, Nasenbluten	P: Augenentzündung, Furunkel, Krupp, Mononukleose, Tonsillitis, Zystitis
Verlangen: Obst, Salz	Verlangen: heiße Speisen, Oliven, Zucker

Abneigung: Fett, Milch, Salziges	Abneigung: Brot, Erbsen, Bohnen, Muttermilch
Unverträglichkeit: Eiscreme	Unverträglichkeit: Zwiebeln
< Heiß Baden, Berühren der Haare, warme Speisen und Getränke	< 16.00 – 20.00 Uhr, Entblößen, Seitenlage, Zugluft
> Angefächeltwerden, feuchtes Wetter	> Im warmen Bett, warme Speisen und Getränke

C

Carbo vegetabilis   Opium

Beschwerden durch Erwartungsspannung	Beschwerden nach Schreck
Abneigung gegen Fremde, Furcht vor Fremden	Furchtlos, kein Gefühl für Gefahr
Pavor nocturnus	Furcht nach einem Schreck
Abneigung gegen Veränderung	Gleichgültig gegen Leiden, klagt nicht
Blasses, marmoriertes Gesicht	Dunkelrotes, runzeliges Gesicht
Ängstlicher, leidender Gesichtsausdruck	Alt aussehendes Gesicht, schläfriger Gesichtsausdruck, wie berauscht
Geschlossene Augen, Öffnen der Augen ist schwierig	Offene, glasige Augen, enge Pupillen
Zahnfleischbluten, Foetor ex ore	Stottern
Aufgetriebenes Abdomen, krampfhafte Bauchschmerzen	Untätigkeit des Darms, fehlender Stuhldrang mit Bauchschmerzen
Diarrhoe	Obstipation, Ileus, Invagination
Fauliger, aashafter Stuhlgeruch	Stuhl wie Schafskot, schwarze Kugeln
Schlaflage: sitzend	Schlaflage: Rücken oder linke Seite
Häufiges Gähnen mit Strecken	Schlafwandeln, offener Mund und halboffene Augen im Schlaf
Laute Atmung im Schlaf	Atmung unregelmäßig, röchelnd, schnarchend
Kalter Fußschweiß	Heißer Kopfschweiß
Übermäßige körperliche Reizbarkeit; Schmerzempfindlichkeit	Analgesie
Verlangen, angefächelt zu werden	Verlangen nach Entblößen < beim Einschlafen
Schwäche	Konvulsionen
Schock nach Operation, Blutverlust	Beschwerden durch Anästhesie
Wassersucht bei Neugeborenen	Asphyxie bei Neugeborenen

| < Butter, Fett, Eiscreme, kalt Baden, feuchtes Wetter | < Warm Baden |

Carbo vegetabilis   Sepia

Furcht vor Menschen	Abneigung gegen Gesellschaft > Alleinsein
Pavor nocturnus	Furcht beim Autofahren
Angst durch Erwartungsspannung	Furcht vor Gewitter
Entmutigt	Erträgt keinen Widerspruch
Abneigung gegen Veränderung	Abneigung gegen Pflichten, oder zu viel Pflichtgefühl
Nägelbeißen	Macht lächerliche Gesten
Ängstlicher, leidender Gesichtsausdruck	Müdes, alt aussehendes Gesicht
Hippokratisches Gesicht	Stirnrunzeln
Gebeugte Haltung	Krümmung der Brustwirbelsäule
Milchschorf	Psoriasis am Kopf
Nasenbluten nachts	Brauner Sattel über der Nase
Aufgesprungene Lippen	Risse in der Lippenmitte
Krampfartige Bauchschmerzen	Übelkeit beim Autofahren
Eiskalte Haut, Zyanose	Beugeekzem, ringförmiger Hautausschlag
Schlaflage: Beine angezogen	Schlaflage: Abdomen
Empfindlich gegen allopathische Medikamente	Überempfindlich gegen den Geruch von Speisen
P: Antibiotika, Nasenbluten	P: Tonsillitis, Zystitis
Abneigung: Fisch	Verlangen: Fisch
< Aufenthalt in der Sonne, warme Anwendungen, Lagewechsel	< Zugluft
> Angefächeltwerden	> Aufenthalt in der Sonne, warme Anwendungen, Lagewechsel

Carbo vegetabilis   Veratrum album

Carbo vegetabilis	Veratrum album
Entmutigung mit Weinen	Brüten, Grübeln
Stumpfheit, spätes Gehenlernen	Frühreif, fleißig, ehrgeizig
Furcht vor Fremden, vor der Dunkelheit	Abneigung gegen Berührung
Schüchtern, nachgiebig	Hochmütig, tadelsüchtig, gefallsüchtig, schamlos
Ohnmacht morgens beim Aufstehen	Ohnmacht beim Anblick von Blut
Pavor nocturnus	Ruhelosigkeit, Reizbarkeit, Raserei
Leidender Gesichtsausdruck	Verstörter, verwirrter Gesichtsausdruck
Zahnfleischbluten	Schwierige Zahnung, Erbrechen während Zahnung
Aufgetriebenes Abdomen > Aufstoßen, Flatusabgang	Heftiges Erbrechen mit Diarrhoe, kaltem Schweiß, Kollaps
Fauliger, aashafter Stuhlgeruch	Wässriger Stuhl, gewaltsame Stuhlentleerung
Fluor vaginalis	Masturbation
Schlaflage: Beine angezogen	Schlaflage: Rücken, Kopf ins Kissen gebohrt
Schlafapnoe	Zähneknirschen im Schlaf
Marmorierte Haut, Zyanose bei Kleinkindern	Eiskalte Nase, kaltes Abdomen
Wassersucht bei Neugeborenen	Obstipation bei Neugeborenen
Ohnmacht < Aufstehen, Verdauungsstörung	Ohnmacht < Erbrechen, Schmerzen, Schreck, Anblick von Blut
Verlangen: Süßigkeiten	Verlangen: Eiswürfel, Erfrischendes, kalte Getränke, saures Obst
Abneigung: Fett, Milch, Salziges	Abneigung: warme Speisen, Muttermilch
< Tief gelagerter Kopf, warme Luft	< Abwärtsbewegung, Licht
> Abwärtsbewegung, Licht, kalte Luft	> Tief gelagerter Kopf, warmes Zimmer, im warmen Bett

Carcinosinum	Arsenicum album
Empfindlich gegen Sinneseindrücke, Musik	Empfindlich gegen Schmerzen
Mitgefühl; empfindlich beim Hören von Grausamkeiten	Gedanken an den Tod; Furcht vor dem Tod, wenn allein
Selbstlosigkeit, will andere zufriedenstellen	Neid, Habsucht
Nachgiebigkeit	Zwanghaftigkeit
Empfindlich gegen Kritik	Erträgt es nicht, angesehen oder angesprochen zu werden
Furcht vor Gewitter, Spinnen	Angst abends oder nachts im Bett, Furcht vor Räubern
Verlangen nach Reisen, Veränderung	Ruhelosigkeit, treibt ihn hin und her
Verlangen, geschaukelt zu werden	Verlangen, schnell herumgetragen zu werden
Zorn mit Destruktivität	Hinterhältig, boshaft
Nägelbeißen	Zieht sich an den Haaren
Blaue Skleren	Gesicht runzelig, alt aussehend, hippokratisch
Zwergwuchs	Abmagerung
Frühzeitige Karies	Aphthen
Leistenhernie	Hydrozele
Masturbation	Hautausschlag um den Anus
Schlaflage: Knie-Brust-Lage	Schlaflage: verändert sie häufig; sitzend
Schreien im Schlaf	Auffahren beim Einschlafen
Sommersprossen, Café-au-Lait-Flecken	Hämangiom, wildes Fleisch
F: Alkoholismus, Anämie, Diabetes, Krebserkrankung, Kinderkrankheiten, Tuberkulose	F: Apoplexie
P: Gerstenkörner, Bronchitis, Pneumonie, Impfungen, Krebserkrankung, Mononukleose, Kinderkrankheiten spät im Leben, Tonsillitis, Sinusitis	P: Furunkel, Augenentzündung

Verlangen: fetter Schinken, Gebäck, kalte Milch, Zucker	Verlangen: warme Speisen, warme Milch
Abneigung: Salz	Abneigung: Gebäck, Zucker
> Kälte, kalte Luft	< Abkühlung, kalte Luft

Carcinosinum

Aurum metallicum

C

Carcinosinum	Aurum metallicum
Nervöse Tics, Nägelbeißen	Ernst, schweigsam, lacht niemals
Furcht nachts, vor der Dunkelheit, vor Gewitter	Furcht vor Männern bei Mädchen, vor Frauen bei Jungen, Furcht vor Räubern
Tanzen	Neigung zu sitzen
Nachgiebig, schüchtern	Eigensinnig, Neigung zu widersprechen
Empfindlich gegen Vorwürfe	Erträgt keine Ungerechtigkeit
Muss alles zweimal kontrollieren	Verwegen, überstürzt
Aussehen: braune Haare	Aussehen: hell, blond, dunkle Augen
Alt aussehendes Gesicht	Ängstlicher Gesichtsausdruck
Zwergwuchs	Zart, schwächlich
Chronischer Schnupfen, Adenoide	Verstopfte Nase bei Säuglingen
Analfissur	Nabelhernie
Häufige Erektionen, Masturbation	Hydrozele
Asthma, Pneumonie	Herzerkrankung
Erkrankung, von der es sich nie erholt hat	Wachstumsschmerzen
Schlaflage: Knie-Brust-Lage	Schlaflage: rechte Seite unmöglich
Schreien im Schlaf	Stöhnen im Schlaf
F: Alkoholismus, Anämie, Asthma, Diabetes, Geisteskrankheit, Krebserkrankung, Kinderkrankheiten, Tuberkulose	F: Apoplexie, Beschwerden der Aorta
Überempfindlich gegen allopathische Medikamente	Empfindlich gegen Schmerzen
Verlangen: Fisch	Abneigung: Fisch
< Aufenthalt in feuchten Räumen, Impfungen, Baden im Meer	< Abkühlung, trockene Kälte, Liegen
> Knie-Ellenbogen-Lage, trockene Kälte, Gewitter	> Bewegung, warme Luft, warm Einhüllen, Baden im Meer

Carcinosinum   Medorrhinum

Carcinosinum	Medorrhinum
Leicht beleidigt	Beschimpft die Eltern
Furcht vor Tieren, Spinnen	Furcht vor eingebildeten Dingen
Affektiert	Exzentrisch
Zu viel Pflichtgefühl	Hastig; unternimmt vieles, aber hält nichts durch
Verlangen, nützlich zu sein; Selbstlosigkeit	Abneigung gegen Verantwortung, Egoismus
Nachgiebig	Eifersüchtig
Abneigung gegen Spielen	Verlangen zu spielen nachts
Verlangen zu reisen	Verwegen
Dunkle Gesichtsfarbe, alt aussehendes Gesicht	Bleiches, kränkliches Gesicht, Schweiß im Gesicht
Trockene Lippen, Riss in der Mitte der Oberlippe	Blasse Lippen
Nervöse Tics	Rollt mit dem Kopf, bohrt ihn ins Kissen
Übermäßiger Haarwuchs	Fettiges Haar, das sich leicht verheddert
Blaue Skleren, lange Wimpern	Geschwollene Oberlider, verklebte Augen morgens
Beschwerden durch Würmer	Roter Anus, Hautausschlag um den Anus
Azetonurie	Scharfer Urin, riecht nach Ammoniak
Neigung zur Masturbation bei Jungen	Fluor vaginalis
Schwäche	Ruhelose Füße
Sommersprossen, Café-au-Lait-Flecken	Gestielte Warzen
Wechselnde Symptome	Empfindlich gegen Schmerzen
P: Tonsillitis, Sinusitis, Bronchitis	P: Zystitis
Verlangen: Eier, Milch, fetter Schinken	Verlangen: Eiswürfel, saures Obst
Abneigung: Obst, Salz	Abneigung: Auberginen, kalte Speisen
< Aufenthalt in feuchten Räumen	< Abkühlung, Gewitter, nass-kaltes Wetter, Luftzug
> Abkühlung, Gewitter, trockene Kälte	> Baden im Meer, Bauchlage, nasses Wetter

Carcinosinum   Natrium muriaticum

Beschwerden durch Misshandlung, Schreck	Beschwerden durch lange zurückliegende Enttäuschung
Empfindlich beim Hören von Grausamkeiten	Abneigung gegen die Anwesenheit von Fremden
Grundloser Zorn	Hass, nachtragend
Furcht nachts, vor Fremden, Katzen, Mäusen	Furcht vor Räubern
Verlangen nach Musik, zu reisen	Gleichgültig gegen Vergnügen
Wahnidee, es werde nicht anerkannt, mache alles falsch	Wahnidee, es sehe elend aus
Weinen aus Mitgefühl	Weinen < Trost
Intellektuell, frühreif	Langsames Sprechenlernen
Blaue Skleren	Strabismus divergens
Heuschnupfen mit Asthma	Geschmacksverlust bei Schnupfen
Vorzeitige Karies	Riss in der Mitte der Unterlippe
Zähneknirschen im Schlaf	Schlafwandeln
Übelkeit durch Autofahren	Verdauungsstörung durch Mehlspeisen, Brot
Schlaflage: Knie-Brust-Lage	Schlaflage: sitzend, Beine angezogen
Schlaflosigkeit, muss gewiegt werden	Schlaflos nach 5.00 Uhr
Albträume	Träume von Räubern
Naevi, Molen	Bläschenausschlag, Urtikaria, Hämangiom
P: Gerstenkörner, Bronchitis, Impfungen, Mononukleose, Nasenbluten, Sinusitis, Krebserkrankung	P: Erysipel, Furunkel, Malaria, Tuberkulose
Verlangen: Butter, Eier, kalte Milch, Schinken, Tomaten	Verlangen: bittere Speisen und Getränke, Pfeffer
Abneigung: Eiscreme	Abneigung: Hühnerfleisch, Öl, schleimige Speisen

Carcinosinum   Phosphorus

| Weinen von Geburt an | Klammert sich an die Mutter |
| Empfindlich gegen Kritik, gegen Vorwürfe | Verlangen nach Mitgefühl |

C

Furcht vor Ansteckung	Furcht vor eingebildeten Dingen, vor Räubern
Furcht vor Spinnen	Furcht abends in der Dämmerung
Intellektuell	Albernes Benehmen, Possenreißen
Verlangen, nützlich zu sein, andere zufriedenzustellen	Gefallsüchtig, kokett
Zu viel Pflichtgefühl	Faulheit, Abneigung zu denken
Wahnidee, es mache etwas falsch	Erträgt keine Ungerechtigkeit
Aussehen: kleinwüchsig, braune Haare	Aussehen: groß gewachsen, mager, helle oder rote Haare
Alt aussehendes Gesicht	Gesicht ausdruckslos, ängstlich, leidend, albern
Blaue Skleren	Sommersprossen
Sinusitis	Nasenbluten
Nervöse Tics	Steckt die Finger in den Mund
Vermehrter Appetit nach dem Abendessen	Vermehrter Appetit bei Erkrankung, Fieber
Schlaflage: Knie-Ellenbogen-Lage	Schlaflage: linke Seite unmöglich
Schlaflosigkeit, muss gewiegt werden	Häufiges Erwachen
Albträume	Lebhafte Träume
Schreien nachts im Schlaf	Schlafwandeln
Übermäßiger Haarwuchs	Hämangiom
Beschwerden nach Impfung	Beschwerden durch Anästhesie
F: Alkoholismus, Anämie, Asthma, Diabetes, Krebserkrankung, Kinderkrankheiten spät im Leben, Tuberkulose, Ulcus	F: Apoplexie
P: Gerstenkörner, Impfungen, Krebserkrankung, Mononukleose, Kinderkrankheiten spät im Leben, Tonsillitis, Sinusitis	P: Krupp, gastrointestinale Beschwerden
Verlangen: Geräuchertes, Mixed Pickles, rohe Zwiebeln, Ketchup	Verlangen: Gurken, Reis, saure Speisen, Hühnerfleisch
Abneigung: Eiscreme, Suppe	Abneigung: Tomaten, Zwiebeln

Carcinosinum   Pulsatilla

Carcinosinum	Pulsatilla
Empfindlich beim Hören von Grausamkeiten	Empfindlich gegen moralische Eindrücke
Empfindlich gegen Kritik	Leicht beleidigt
Furcht nachts, Furcht vor Spinnen	Furcht nachts vor Gespenstern; Furcht vor Männern bei Mädchen, vor Frauen bei Jungen
Froh, wenn es donnert und blitzt	Weinen > im Freien
Pflichtgefühl	Gefallsüchtig
Verlangen zu reisen, Verlangen nach Veränderung	Abneigung gegen Veränderung
Eigensinnig, zornig, Zerstörungswut	Unterwürfig
Reizbarkeit < Trost	Weinen > Trost
Wahnidee, es mache nichts richtig	Wahnidee, es sei allein auf der Welt
Aussehen: dunkel	Aussehen: blonde oder rote Haare
Alt aussehendes Gesicht	Kränklicher, leidender Gesichtsausdruck
Blaue Skleren	Rotes Gesicht, erweiterte Gesichtsvenen
Vorzeitige Karies	Zahnschmerzen
Adenoide, Heuschnupfen mit Asthma	Nasenbluten, Schniefen bei Neugeborenen
Durst auf große Mengen	Durstlosigkeit
Reiseübelkeit	Verdauungsstörung nach fetten Speisen
Häufige Erektionen, Masturbation	Fluor vaginalis, Hydrozele
Schlaflage: Knie-Brust-Lage	Schlaflage: Arme auf dem Abdomen oder unter dem Kopf
Naevi, dunkle Molen	Erysipel, Urtikaria
Verlangen: Joghurt, Milch, fetter Schinken	Verlangen: saure Getränke, Erfrischendes
Abneigung: Gemüse, Kartoffeln	Abneigung: Milch (morgens), Schinken, Warmes
< Am Meer, Impfungen	< Liegen, Zimmerluft, warm Einhüllen
> Ruhe, kurzer Schlaf, körperliche Anstrengung, Gewitter	> Bewegung, feuchte Anwendungen, kalte Zugluft

C

Carcinosinum   Sepia

Gewissensangst, Furcht zu versagen	Abneigung gegen Pflichten
Empfindlich gegen Vorwürfe	Empfindlich gegen Gerüche, gegen den Geruch von Speisen
Empfindlich beim Hören von Grausamkeiten	Erträgt keine Ungerechtigkeit
Furcht vor Ansteckung	Klammert sich an die Mutter
Höhenangst	Mutwillig, verwegen, Verlangen zu klettern
Furcht vor Fremden	Abneigung gegen die Anwesenheit von Fremden
Nägelbeißen	Schreit, wenn es sich nicht an etwas festhält
Blaue Skleren	Blasses, runzeliges Gesicht
Vorzeitige Karies	Herpes labialis
Adenoide	Geschwollene Tonsillen
Leistenhernie	Obstipation
Beschwerden durch Würmer	Hautausschlag um den Anus
Masturbation, häufige Erektionen	Fluor vaginalis
Schlaflage: kann nur auf der linken Seite schlafen	Schlaflage: linke Seite unmöglich
Schlaflosigkeit	Häufiges Erwachen
Albträume	Lautes Sprechen oder Stöhnen im Schlaf
F: Alkohol, Anämie, Asthma, Diabetes, Krebserkrankung, Malaria, Syphilis, Typhus	F: Rheumatismus
P: Gerstenkörner, Bronchitis, Fieber, Impfungen, Krebserkrankung, Pneumonie, Mononukleose, Sinusitis	P: Zystitis
Verlangen: Eier, fetter Schinken, Fett	Verlangen: saure Speisen
Abneigung: Obst	Abneigung: Brot

Carcinosinum   Staphisagria

Heikel, pedantisch, pflichtbewusst	Launenhaft; weist Dinge zurück, die es zuvor haben wollte
Empfindlich beim Hören von Grausamkeiten	Erträgt keine Ungerechtigkeit

C

Verlangen zu reisen	Verwegen
Erträgt keinen Widerspruch	Weint, wenn es angesprochen wird
Grundloser Zorn, Zerstörungswut	Heftiger Zorn, wirft mit Gegenständen
Aussehen: kleinwüchsig, dunkles Gesicht, Sommersprossen	Aussehen: Abmagerung, spitzes Gesicht
Ekzem seit der frühen Kindheit	Hautausschlag am Kopf, Milchschorf
Ringförmiger Herpes	Ekzem hinter den Ohren, um die Augen, um den Mund
Blaue Skleren, lange Wimpern	Verhärtung oder Knötchen in den Lidern
Trockene Lippen, Riss in der Mitte der Oberlippe	Aphthen
Zähneknirschen im Schlaf	Schwierige Zahnung, bröckelige Zähne
Räuspern vor jedem Sprechen	Ständiges Schlucken beim Sprechen
Periodisches Erbrechen bei Kleinkindern	Aufgetriebenes Abdomen, Flatulenz
Leistenhernie	Bauchschmerzen bei Säuglingen
Beschwerden durch Würmer	Stuhl und Flatus riechen wie faule Eier
Enuresis nocturna	Häufiger Harndrang
Schlaflosigkeit nach geistiger Anstrengung	Schlaflosigkeit in beleuchtetem Zimmer
Übermäßiger Haarwuchs	Psoriasis
Juckreiz ohne Hautausschlag	Urtikaria nach Kratzen
Kcloid	Wildes Fleisch
Reichlicher Schweiß im Schlaf	Schweiß bei geringster Anstrengung
P: Bronchitis, Fieber, Impfungen, Kinderkrankheiten heftig oder spät im Leben, Pneumonie, Mononukleose, Nasenbluten, Sinusitis, Tonsillitis	P: Tumor am Lidknorpel, Zystitis
Heftige Reaktion auf homöopathische Mittel	Empfindlichkeit gegen Schmerz
Ständiger Wechsel von oder Vielzahl an Symptomen	Heftige Beschwerden
Verlangen: Eier, Fett, fetter Schinken, Käse	Verlangen: Reis, Fleisch
Abneigung: Obst, Salz	Abneigung: Käse, feste Speisen

| < Aufenthalt in feuchten Räumen, Sonne, Baden im Meer | < Berührung, Bewegung, Druck, kalt Baden |
| > Am Meer, kalte Luft, Gewitter, körperliche Anstrengung | > Flatusabgang, Liegen, Zimmerluft, warme Anwendungen |

C Carcinosinum   Tuberculinum

Carcinosinum	Tuberculinum
Angst um andere; Angst, wenn eine Zeit festgesetzt ist	Pavor nocturnus; Furcht, etwas werde geschehen
Furcht vor engen Räumen, vor dem Autofahren, vor Spinnen, Höhenangst	Furcht vor Katzen, Vögeln, Ärzten
Empfindlich gegen Sinneseindrücke, leicht zu beeindrucken	Empfindlich gegen Geräusche
Empfindlich gegen Grobheiten, Beschwerden durch Tadel	Wechselhafte Stimmung, Verlangen nach Veränderung
Reizbarkeit < Trost	Reizbarkeit < morgens beim Erwachen
Liebt Gewitter	Verlangen, sich im Wind aufzuhalten
Gewissenhaft, pflichtbewusst	Abneigung gegen geistige Anstrengung, Faulheit
Liebevoll, will anderen eine Freude bereiten	Flucht, schimpft, schreit, droht, schlägt
Nachgiebig, schüchtern	Eigensinnig, schamlos
Verlangen zu tanzen	Impuls zu laufen
Blaue Skleren, Sommersprossen	Lange feine Wimpern
Aphthen	Rote Lippen, langsame, schwierige Zahnung
Übelkeit beim Autofahren	Heißhunger nachts
Analfissur	Hautausschlag oder Wundheit um den Anus
Leistenhernie	Schmerzhafte Erektionen
Asthma, Heuschnupfen mit Asthma	Lungenentzündung
Haarwuchs an ungewöhnlichen Stellen	Haarwuchs entlang der Wirbelsäule
Schlaflosigkeit, muss gewiegt werden	Schlaflosigkeit nach 3.00 Uhr
Café-au-Lait-Flecken, Molen, Sommersprossen	Intertrigo, Tinea, Impetigo

F: Anämie, Diabetes, Geisteskrankheit, Ulcus, Krebserkrankung, Malaria, Suizid, Syphilis, zahlreiche schwere Krankheiten	F: Ekzem, Kropf
P: Impfungen, Mononukleose, Nasenbluten, Sinusitis	P: Abszess, Diarrhoe, Otitis, Zystitis

Verlangen: Gebäck, Hühnerfleisch, Joghurt, Knoblauch	Verlangen: Salami, Schweinefleisch, kalte Milch
Abneigung: Fett, Obst, Salz, Kartoffeln	Abneigung: Ananas, Käse
< Baden im Meer, Sonne	< Kalt Baden, nasskaltes Wetter, nach Schlaf
> Kurzer Schlaf	> Schnell Gehen, im warmen Bett

C

Causticum	Calcium phosphoricum
Angst abends im Bett, morgens beim Erwachen	Angst beim Herausheben aus der Wiege bei Säuglingen
Furcht vor der Dunkelheit, Gespenstern, Schatten	Höhenangst, Furcht vor Hühnern
Froh, wenn es donnert und blitzt	Furcht vor Gewitter
Hast beim Essen	Unbeständig, Verlangen herumzuwandern
Stottern	Nägelbeißen
Empfindlich, leicht beleidigt	Abneigung gegen Berührung
Weint über geringste Sorge	Reizbar, unzufrieden, seufzt
Netzförmige Venen im Gesicht	Gesicht mager, blass, kaltschweißig
Ekzem am Hinterkopf	Großer Kopf, weit offene Fontanelle
Abmagerung einzelner Körperteile	Entwicklungsstillstand, Minderwuchs, Rachitis
Saurer Schweiß im Schlaf	Kopfschweiß im Schlaf
Hautausschlag an der Nasenspitze	Kalte Ohren und Nasenspitze
Zahnfleischbluten, Zähneknirschen	Langsame Zahnung, vorzeitige Karies
Chronische Heiserkeit < Schnupfen, Sprechen	Geschwollene, harte Tonsillen
Verdorbener Magen < Fleisch, fette Speisen, Brot	Erbrechen < Milch, Eiscreme
Abdomen empfindlich gegen Kleiderdruck	Reiseübelkeit
Exkoriation des Anus	Entzündung oder Blutung des Nabels
Obstipation, zäher, fettiger Stuhl	Diarrhoe < Obst, Zahnung, grüner Stuhl
Unwillkürliches Urinieren nachts, beim Lachen, Husten	Neigung zur Masturbation, Nymphomanie
Nägel dick, verkrüppelt, eingewachsen	Brüchige Nägel
Erwacht durch das geringste Geräusch	Schreien im Schlaf
Schlaflage: auf der Seite	Schlaflage: Knie-Brust-Lage
Warzen	Anämie
Ungeschicklichkeit, Muskelschwäche	Körperliche Erschlaffung
Neurologische Beschwerden, Lähmungen	Krümmung von Knochen

Verlangen: Fleisch, Hühnchen, Joghurt	Verlangen: Fett, Schinken, Unverdauliches
Abneigung: Obst	Abneigung: Muttermilch
< Gehen im Freien, trockenes Wetter	< Nasskaltes Wetter
> Warme Luft, nasses und regnerisches Wetter	> Trockenes, warmes Wetter

C

Causticum   Ignatia

Causticum	Ignatia
Furcht abends im Dunkeln, möchte nicht allein ins Bett	Abneigung gegen Gesellschaft, möchte allein sein
Furcht vor Hunden, Gespenstern	Furcht vor Räubern, Ärzten
Heikel, pingelig	Gewissenhaft
Voller Sorgen um andere, um Verwandte	Streitsüchtig mit der Familie
Hast beim Essen	Hast bei geistiger Anstrengung, beim Schreiben
Weint leicht, bei der geringsten Sorge, aus Mitgefühl	Stiller Kummer, kann nicht weinen, seufzt
Ungehorsam, rebellisch	Reizbar oder zornig durch Widerspruch
Verlangen nach Mitleid	< Trost, Mitgefühl, Gespräche
Empfindlich gegen Berührung	Überempfindlicher Geruchssinn
Hautausschlag oder andere Beschwerden auf der Nasenspitze	Gesicht wechselt die Farbe, eine Wange rot
Kopfschweiß	Schweiß im Gesicht
Schnupfen mit Laryngitis, Räuspern	Halsschmerzen > Schlucken von Speisen
Fehlender Appetit beim Anblick von Speisen	Launischer Appetit
Obstipation, unbemerkter Stuhlabgang	Analprolaps bei Stuhlgang
Unwillkürliches Urinieren im ersten Schlaf	Häufiges Urinieren nervösen Ursprungs
Schleim in den Luftwegen, schwierig auszuwerfen	Hustenreiz nimmt mit dem Husten zu
Muskelschwäche, spätes Gehenlernen, Neigung zu stürzen	Spasmen im Rücken, Opisthotonus
Bei Fieber: Harndrang	Bei Fieber: Zittern, Zucken

Beschwerden durch Erkrankung, von der es sich nie erholt hat	Wandernde oder wechselnde Beschwerden

Causticum · Natrium muriaticum

Causticum	Natrium muriaticum
Ruhelosigkeit, Hast beim Essen	Angst mit Eile, Angst durch Erwartungsspannung
Empfindlich beim Hören von Grausamkeiten	Empfindlich gegen Kritik, sogar gegen freundliche Ermahnung
Furcht vor dem Alleinsein	Verlangen nach Einsamkeit, aber traurig, wenn es allein ist
Voller Sorgen um andere	Fühlt sich verlassen und ungeliebt
Argwöhnisch	Nachtragend, verweilt bei unangenehmen Erinnerungen
Nervöse Tics	Nägelbeißen
Ungehorsam, herausfordernd, rebellisch	Beschimpft die Eltern, Hass, Eifersucht
Weinen bei jeder Gelegenheit, Weinen durch Mitleid	Stiller Kummer, kann nicht weinen < Trost
Froh, wenn es donnert und blitzt	Furcht vor Gewitter
Angst in einer Menschenmenge, Furcht vor der Dunkelheit, Schatten, Unfällen	Furcht vor Räubern, Spinnen, Schlangen, Höhenangst
Warzen im Gesicht	Alt aussehendes Gesicht
Ekzem am Hinterkopf	Weiße Schuppen am Kopf
Ptosis	Strabismus divergens
Verstopfte Nase nachts	Heuschnupfen, Adenoide
Hautausschlag an der Nasenspitze	Herpes labialis, Aphthen
Ständiges Schlucken oder Räuspern	Riss in der Mitte der Unterlippe
Aufgetriebenes Abdomen	Beschwerden durch Würmer
Unwillkürliches Urinieren in der ersten Nachthälfte, gegen Morgen	Kann in Anwesenheit anderer nicht urinieren
Exkoriation in den Gelenkbeugen	Ekzem in der Ellbogenbeuge, ringförmiger Hautausschlag
Dicke, verkrüppelte Nägel	Aufgesprungene Haut um die Fingernägel
Auffahren aus dem Schlaf	Schlafwandeln
Muskelschwäche, Lähmungen	Abmagerung mit Heißhunger

| Verlangen: Geräuchertes, Fleisch | Abneigung: Brot, Hühnchen, Muttermilch |
| < Trockenes kaltes Wetter | < Sonne, heiß Baden |

Causticum

Causticum	Phosphorus
Furcht durch Geräusche, in engen Räumen	Furcht vor eingebildeten Dingen, Räubern, Höhenangst
Hast beim Essen	Langsame Bewegungen
Weinen wegen Kleinigkeiten	Lachen über Ernstes
Voller Sorge um andere; Furcht, dass andere sich verletzen könnten	Angst um die Gesundheit von Verwandten
Erträgt keine Ungerechtigkeit	Empfindlich gegen alle äußeren Eindrücke
Ernst, schweigsam	Schamlos, ekstatisch, küsst und umarmt jeden
Neigung zu widersprechen, herausfordernd	Liebevoll, Verlangen nach Mitgefühl, nach Zärtlichkeit
Lachen im Schlaf	Schlafwandeln
Stottert bei Erregung	Leicht zu beruhigen
Aussehen: dunkel mit straffer Faser	Aussehen: hell, blond, rote Haare
Hautausschlag an der Nasenspitze	Rote glänzende Nasenspitze
Schmerzhafte Bläschen auf der Zunge	Rissige Zunge
Schwierige Zahnung	Langsame Zahnung, vorzeitige Karies
Morgens: Schmerz im Kehlkopf, Stimme verloren	Abends: Schmerz im Kehlkopf, Stimme verloren
Heiserkeit < Singen, nasses Wetter, > kalte Getränke, Sprechen	Heiserkeit < nach Husten, langes Sprechen, Überhitzung, im Freien, > Hochräuspern von Schleim
Husten > kalte Getränke	Husten < kalte Getränke
Anstrengungsasthma	Pneumonie
Harntröpfeln bei Kälte, Lachen, Schnäuzen	Stauungsniere
Verkrüppelte Nägel	Spröde Nägel
Steifheit, Knacken im Knie	Gebeugte Haltung
Hüftluxation	Zu schnelles Wachstum
Ungeschickte Beine	Ungeschickte Hände
Ruhelose Beine im Bett	Schlaflage: linke Seite unmöglich

141

C

Causticum	Phosphorus
Allmähliche Lähmung	Blutungsneigung
Intertrigo bei Kleinkindern, hornige Warzen	Naevi, Sommersprossen, Hämangiom
Verlangen: Geräuchertes, Joghurt	Verlangen: Eiscreme, Gewürze, kalte Speisen, kalte Milch
Abneigung: Leckerbissen, Brokkoli	Abneigung: warme Speisen, Butter, Kartoffeln, Tomaten
< Wetterwechsel von warm nach kalt	< Leichte Berührung, warme Luft, feuchte Anwendungen
> Nasses Wetter, im warmen Zimmer	> Nach Schlaf, Magnetisiertwerden, Bauchlage

Causticum   Staphisagria

Causticum	Staphisagria
Empfindlich beim Hören von Grausamkeiten	Empfindlich gegen Vorwürfe, Grobheiten
Zu viel Pflichtgefühl	Gewissenhaft
Schreibschwäche	Frühreif
Furcht vor der Dunkelheit, vor dem Alleinsein, vor Menschen, Hunden	Furcht beim Erwachen aus einem Traum, Höhenangst
Furcht, etwas werde geschehen	Furcht vor Verletzung, vor Ärzten
Traurig Tag und Nacht, weint wegen Kleinigkeiten	Launenhaft; weist Dinge zurück, die es zuvor haben wollte
Hast beim Essen	Ruhelosigkeit nachts, Schreien beim Erwachen
Herausfordernd, rebellisch	Zorn, wirft mit Gegenständen, schimpft
Zufrieden mit sich selbst	Zornig auf sich selbst
Leidender Gesichtsausdruck	Alt aussehendes Gesicht, ängstlicher Gesichtsausdruck
Fettige Haare	Milchschorf
Ptosis	Verhärtung im Lid durch Gerstenkörner
Beißt sich in die Wange	Aphthen
Zähneknirschen	Vorzeitige Karies, bröckelige Zähne
Ständiges Schlucken, ausgelöst durch dicken Schleim	Ständiges Schlucken beim Sprechen
Harnverhaltung	Rezidivierende Zystitis, Masturbation
Ungeschicklichkeit der Beine, häufiges Stürzen	Oft in Unfälle verwickelt

Muskelschwäche, spätes Gehenlernen	Schwäche durch geringste Anstrengung
Schlaflage: Abdomen, auf der Seite	Schlaflage: Kopf nach vorn gebeugt
Schlaflosigkeit durch Ruhelosigkeit des Körpers	Schlaflosigkeit in beleuchtetem Zimmer
Erwachen durch das geringste Geräusch	Häufiges Erwachen
Intertrigo	Ekzem, Psoriasis
Verlangen: Geräuchertes, Käse	Verlangen: Brot, Kartoffeln, Reis
Abneigung: Obst, Süßigkeiten	Abneigung: Milch, Käse
> Regnerisches Wetter	> Trockenes Wetter

C

Chamomilla

Aconitum

Chamomilla	Aconitum
Furcht vor Menschen, vor Wind	Furcht in engen Räumen, vor der Dunkelheit, vor dem Tod
Launenhaft; weist Dinge zurück, die es zuvor haben wollte	Wechselhafte Stimmung
Stöhnen im Schlaf	Ängstliches Stöhnen
Heftig, mürrisch bei Fieber oder Schmerzen	Qualvolle Angst mit Ruhelosigkeit
Schreien während Zahnung	Ruhelosigkeit während Zahnung
Abneigung dagegen, angesehen, angesprochen oder liebkost zu werden	Empfindlich gegen Berührung, Licht
Nur durch Tragen zu beruhigen	Abneigung gegen Bewegung
Stirnrunzeln	Nägelbeißen
Aussehen: blond mit schlaffer Faser	Aussehen: dunkel
Bei Schnupfen: einseitig rotes Gesicht	Bei Fieber: umschrieben rotes Gesicht
Langsame Zahnung	Zähneknirschen im Schlaf
Steifes Ausstrecken des Körpers	Bauchschmerzen > Beugen nach vorn
Räuspern, schwierig auszuwerfender Schleim im Kehlkopf	Krupp durch trockene kalte Luft
Schlaflage: linke Seite, steif, Beine gespreizt oder angezogen	Schlaflage: rechte Seite oder sitzend, Kopf nach vorn gebeugt
Unerträgliche Schmerzen bei Fieber, krampfartige Schmerzen	Plötzlich auftretende Symptome, blitzartige Schmerzen
< 9.00 Uhr, 21.00 Uhr, im Freien, nasse Anwendungen	< 0.00 Uhr, geringste Berührung, Zimmerluft, Lagewechsel
> Zimmerluft, warm Einhüllen, Lagewechsel	> Im Freien

Chamomilla

Antimonium crudum

Chamomilla	Antimonium crudum
Reizbarkeit, heftiger Zorn, außer sich vor Schmerzen	Mürrisch, weint bei Berührung, erträgt keine Annäherung
Launenhaft; weist Dinge zurück, die es zuvor haben wollte	Abneigung gegen Waschen
Wunde Nasenlöcher bei Schnupfen; Otitis media	Rissige Nasenlöcher; verstopfte Nase im warmen Zimmer

Einseitig gerötetes Gesicht	Impetigo, rissige Mundwinkel
Schlaflosigkeit während Zahnung	Zähneknirschen im Schlaf
Verdauungsstörung durch Ärger, Zorn	Verdauungsstörung durch Überessen, durch saure oder ungeeignete Speisen
Hitze der Füße, entblößt sie	Schwielen an den Fußsohlen

C

Chamomilla
Calcium phosphoricum

Eigensinnig, widerspenstig, launenhaft	Eifersüchtig
Heftiger Zorn mit rotem Gesicht	Ungehorsam
Kann nur beruhigt werden, wenn es getragen wird	Verlangen, ständig gestillt und gehalten zu werden
Unzufrieden mit dem, wonach es verlangt hat	Unzufrieden dort, wo es sich gerade befindet
Furcht vor Menschen	Furcht vor Gewitter
Empfindlich gegen Schmerzen, außer sich vor Schmerzen	Empfindlich gegen Kritik, in Bezug auf die Meinung anderer
Abneigung dagegen, angesprochen zu werden, zu spielen	Mitgefühl, erträgt keine Unge-rechtigkeit
Aussehen: dunkle Augen, rote Haare, eine Wange rot, die andere blass	Aussehen: blond mit schlaffer Faser; blasses, anämisches Gesicht
Leidender Gesichtsausdruck	Kränklicher Gesichtsausdruck
Bohrt den Kopf ins Kissen	Großer Kopf, weit offene Fontanelle
Verklebte Augen	Feine lange Wimpern, Strabismus
Otitis media	Tubenkatarrh
Ohren empfindlich gegen Wind	Kalte Nasenspitze
Zahnung mit Schlaflosigkeit und Fieber	Langsame Zahnung, vorzeitige Karies
Erbrechen durch Zorn	Reiseübelkeit
Jammern und Stöhnen im Schlaf	Schreien im Schlaf
Schlaflage: Rücken, Beine gespreizt	Schlaflage: Abdomen, Knie-Brust-Lage
Abneigung gegen Spielen	Spätes Gehenlernen, Minderwuchs
Hitzewallungen	Mangel an Lebenswärme
Verlangen: kaltes Wasser	Verlangen: Fett, Fleisch, Geräuchertes, Salz
Abneigung: warme Getränke	Abneigung: Muttermilch

145

< Berührung, nasse Anwendungen, im warmen Bett	< Nasskaltes Wetter
> Nasses Wetter	> Im warmen Bett

Chamomilla   Cina

Chamomilla	Cina
Beschimpft die Eltern	Neigung zu widersprechen
Steckt die Finger in den Mund	Beißt an den Nägeln, zupft an den Fingern
Furcht vor Menschen	Furcht vor dem Näherkommen anderer
Abneigung gegen Anwesenheit von engen Freunden	Abneigung gegen Anwesenheit von Fremden
Reizbar durch Berührung	Muss alles anfassen
Heftiger Zorn wegen Kleinigkeiten	Schlagen aus Zorn
Zerstreut, unachtsam	Frühreif, altklug
Empfindlich gegen Schmerzen, außer sich vor Schmerzen	Angst nachts beim Erwachen, klammert sich an
Schreien nachts	Schreien abends
Aussehen: hell, blond, mit schlaffer Faser	Aussehen: rote Haare
Finsterer, leidender Gesichtsausdruck	Ängstlicher, kränklicher Gesichtsausdruck
Stirnrunzeln	Hageres Gesicht, eingefallene Augen
Ohrenschmerzen, Otitis media	Bohrt mit dem Finger im Ohr
Verstopfte Nase	Nasenbohren, reibt sich ständig die Nase
Heißer Schweiß auf der Kopfhaut, < im Schlaf	Kalter Schweiß im Gesicht
Zorn mit rotem Gesicht	Blässe oder Zyanose um den Mund
Speichelfluss im Schlaf	Zähneknirschen im Schlaf
Beißen während Zahnung, beißt sich auf die Zunge	Nägelbeißen
Erbricht leicht, nach Zorn	Vermehrter Appetit bei Krankheit, Heißhunger nach dem Essen
Analfissur	Beschwerden durch Würmer
Grasgrüner Stuhl, riecht nach faulen Eiern	Schleimiger Stuhl, weiße Körner wie Popcorn

Atemlos bei Zorn	Atemlos beim Husten
Asthma	Bronchitis
Schlaflage: steif, Beine gespreizt; entblößt die Füße	Schlaflage: Kopf nach hinten gebeugt
Abneigung gegen Baden	Kind verweigert die Muttermilch
> Getragenwerden	Nicht > Getragenwerden

Chamomilla — Cuprum

Beschimpft die Eltern	Albernes Benehmen
Steckt die Finger in den Mund	Beißen oder Nägelbeißen
Zornig	Destruktiv
Lässt sich nur beruhigen, wenn es getragen wird	Furcht zu fallen, klammert sich an
Furcht durch Geräusche	Furcht vor Fremden
Erträgt keinen Widerspruch	Nachgiebig, mild
Launenhaft	Gewissenhaftigkeit, Pflichtgefühl
Finsterer Gesichtsausdruck	Gesichtsausdruck ängstlich, kränklich, bedrückt
Gelbe Skleren, gelbe Haut bei Neugeborenen	Blaue Skleren, Zyanose
Flatulenz	Gurgeln im Magen
Analfissur	Beschwerden durch Würmer
Husten oder Atemstillstand durch Zorn	Heftiger Husten, macht sich steif beim Husten, hält den Atem an
Husten < Abkühlung, > im warmen Bett	Husten > kalte Getränke
Neugeborenes bohrt den Kopf ins Kissen	Konvulsionen bei Neugeborenen
Abneigung: Fleisch	Verlangen: Fleisch

Chamomilla — Hepar sulfuris

Boshaft, beschimpft die Eltern	Möchte Dinge anzünden
Launenhaft; weist Dinge zurück, die es zuvor haben wollte	Hast beim Sprechen und Essen
Außer sich, lässt sich nur beruhigen, wenn es getragen wird	Immer unzufrieden

Chamomilla	Hepar sulfuris
Abneigung dagegen, angesprochen oder angeblickt zu werden	Ungehorsam
Einseitig rotes Gesicht, Stirnrunzeln	Ekzem, Krusten, Herpes im Gesicht
Fettleibigkeit	Abmagerung bei Kleinkindern
Heißer Kopfschweiß	Kalter Kopfschweiß
Verstopfte Nase	Eitriger Schnupfen
Langsame Zahnung, Gemüts- beschwerden während Zahnung	Zahnfleischbluten, Zahnwurzelabszess
Krampfartige Bauchschmerzen bei Säuglingen	Obstipation, schwieriger, aber weicher Stuhlgang
Grasgrüner Stuhl	Stuhl riecht wie verdorbener Käse
Husten oder Asthma durch Gemütsbewegung	Wiederkehrender Krupp
Wundliegen	
Schlaflage: steif, Beine gespreizt	Panaritium, Furunkel
Schlaflosigkeit während Zahnung	Schlaflage: Kopf ins Kissen gebohrt
	Schlaflosigkeit durch Zucken, Auffahren, Husten
Reichlicher Schweiß an bedeckten Teilen	Reichlicher Schweiß Tag und Nacht, stinkend, klebrig
Schmerzloser Hautausschlag, Exanthem	Berührungsempfindlicher Haut- ausschlag
Nervöse Ohnmacht, nach Verletzung, durch Zorn	Bewusstlosigkeit durch Schmerzen
Verlangen: Brot, kalte Speisen	Verlangen: Essig
Hitze der Füße, entblößt sie	< Abkühlung oder Entblößen einer Extremität
< Im warmen Bett	> Im warmen Bett, warmer Ofen

Chamomilla	Kreosotum
Stöhnen, Beißen während Zahnung	Ruhelosigkeit während Zahnung
Schreien nachts	Schreien vor dem Stuhlgang
Abneigung gegen Liebkosung	Schlaflosigkeit, muss liebkost werden
Einseitig gerötetes Gesicht	Alt aussehendes Gesicht, kränkliche Gesichtsfarbe
Verstopfte Nase	Stinkender Schnupfen
Steckt die Finger in den Mund	Zahnfleisch blutet leicht

Langsame Zahnung	Vorzeitige Karies
Rissige Zunge	Übler Geruch aus den Zähnen
Krampfartige Bauchschmerzen	Erbrechen beim Autofahren
Aufgetriebenes Abdomen, Flatulenz	Erbricht Unverdautes Stunden nach dem Essen
Schlaflosigkeit	Unwillkürliches Urinieren im ersten Schlaf, lässt sich nur schwer wecken
Flüchtiges Exanthem	Ekzem, Herpes
Fieber während Zahnung	Abmagerung während Zahnung
Ohnmacht durch Schmerz	Schmerzlosigkeit gewöhnlich schmerzhafter Beschwerden
Abneigung: Fleisch, warme Getränke	Verlangen: Fleisch, Geräuchertes

Chamomilla

Magnesium carbonicum

Außer sich, kann nicht beruhigt werden	Unfähigkeit zu antworten nach emotionaler Verletzung
Zorn mit rotem Gesicht	Traurigkeit
Ungeduldig, eigensinnig	Erträgt keine Ungerechtigkeit
Furcht vor Berührung	Angst abends im Bett
Schlagen	Abneigung gegen Gewalttätigkeit
Abneigung gegen Liebkosung	Wahnidee, es sei verlassen worden, sei ungeliebt
Macht sich steif, Opisthotonus	Schlägt den Kopf gegen die Wand oder Gegenstände
Stirnrunzeln	Nägelbeißen
Aussehen: hell, blond, mit schlaffer Faser	Abmagerung mit Heißhunger
Einseitig rotes Gesicht	Fettiges, glänzendes Gesicht
Gemütssymptome während Zahnung	Schwieriger Durchbruch der Weisheitszähne
Zahnschmerzen beim Reisen	Reiseübelkeit
Verdauungsstörung durch Erregung	Aufstoßen und Diarrhoe nach Milchtrinken
Aufgetriebenes Abdomen, Flatulenz	Rumoren im Bauch vor Stuhlgang
Wund machender Stuhl, wie gehackt	Wässriger, grüner Stuhl mit Schaum
Schreien, Sprechen, Stöhnen, Auffahren im Schlaf	Unerquicklicher Schlaf, morgens müder als abends

149

Verlangen: kalte Speisen, Sauerkraut	Verlangen: Fleisch
Abneigung: Suppe, warme Getränke	Abneigung: Muttermilch, Gemüse, Salat
< Liegen auf der schmerzhaften Seite	> Liegen auf der schmerzhaften Seite
> Abkühlung, Lagewechsel, zusammengekrümmt Sitzen	> Im Freien, schnell Gehen, Aufstehen vom Sitzen

Chamomilla

Nux vomica

Chamomilla	Nux vomica
Erträgt es nicht, angesehen oder berührt zu werden	Auffahren durch Geräusche
Steckt die Finger in den Mund	Possenreißen
Will getragen oder geschaukelt werden	Will gehalten werden
Streitsüchtig	Eigensinnig, erträgt keinen Widerspruch
Unzufrieden; alles, was die anderen tun, ist falsch	Tadelt sich selbst
Zorn mit Werfen von Gegenständen, Treten, Zwicken	Beschimpft die Eltern
Launisch; weist Dinge zurück, die es zuvor haben wollte	Zu viel Pflichtgefühl
Furcht vor Schmerzen, Leiden	Kann kein Blut sehen
Aussehen: hell, blond, mit schlaffer Faser	Aussehen: dunkel mit straffer Faser
Bohrt den Kopf ins Kissen	Erregung mit Zittern
Ohrenschmerzen mit Halsentzündung < Kälte	Ohrenschmerzen < Kauen, Schlucken, Wärme
Beißt sich auf die Zunge	Aphthen
Stöhnen	Stottern
Diarrhoe während Zahnung, Stuhl riecht nach faulen Eiern	Obstipation
Neigung, sich zu entblößen, stößt die Decke weg	Abneigung gegen Entblößen
Schlaflage: steif, Arme gespreizt	Schlaflage: Kopf nach hinten gebeugt, Arme über dem Kopf
Schlaflosigkeit bei Neugeborenen	Konvulsionen bei Neugeborenen
Konvulsionen während Zahnung	Konvulsionen während Hitze

Verlangen: Brot	Abneigung: Brot
> Beugen nach vorn	< Beugen nach vorn

Chamomilla   Rheum

Außer sich, schreit vor Schmerzen	Jammern oder Schreien vor dem Stuhlgang
Lässt sich nur beruhigen, wenn es getragen wird	Schreit und wirft sich die ganze Nacht hin und her
Heißer Schweiß am Kopf, im Gesicht	Kalter Schweiß auf der Stirn
Einseitig rote Wange	Runzelige Augenbrauen
Steckt die Finger in den Mund	Zucken um den Mund
Bauchschmerzen > Wärme	Bauchschmerzen > Zusammen-krümmen, nach Stuhlgang
Leistenhernie	Hautausschlag um den Anus
Stuhl riecht nach Schwefel oder faulen Eiern	Saurer Stuhlgeruch
Schlaflosigkeit mit Schläfrigkeit tagsüber	Geringes Schlafbedürfnis
Verlangen nach Bewegung	< Körperliche Anstrengung
Verlangen: Brot, kalte Speisen und Getränke	Verlangen: Süßigkeiten
Abneigung: warme Speisen, Suppe	Abneigung: Muttermilch

Chamomilla   Sanicula aqua

Beißt beim Füttern ins Glas	Nägelbeißen
Launenhaft	Wechselt ständig die Beschäftigung
Empfindlich gegen Schmerz	Empfindlich gegen Berührung
Weinen im Schlaf	Schreien beim Erwachen
Schreien beim Stuhlgang	Weinen vor dem Urinieren
Eine Wange heiß und rot	Fahles, erdfarbenes Gesicht
Leidender, finsterer Gesichtsausdruck	Alt aussehendes Gesicht
Fettleibigkeit	Abmagerung, erstreckt sich nach unten, Mangelernährung
Heißer, saurer Kopfschweiß	Schweiß am Hinterkopf und im Nacken < Schlaf

Steckt die Finger in den Mund	Reibt sich Augen oder Nase beim Erwachen
Schwierige Zahnung	Aphthen an den Lippen
Erbrechen durch Ärger oder Zorn	Erbrechen kurz nach dem Trinken von Muttermilch
Diarrhoe < Zahnung	Obstipation, schwieriger Stuhlgang, Stuhl schlüpft zurück
Grüner Stuhl, riecht nach faulen Eiern	Weißer Stuhl, riecht wie verdorbener Käse
Hitze der Füße nachts, entblößt sie	Kalter, übel riechender Fußschweiß
Verlangen nach Bewegung	Spätes Gehenlernen, Rachitis
Scharfe, zähe Schleimhaut-absonderungen	Übel riechende Schleimhautabsonderungen
Empfindlich gegen Schmerzen, heftige Beschwerden	Ständiger Wechsel der Symptome
Verlangen: Brot, saure Speisen	Verlangen: Salz, fetter Schinken, Speck
< Im warmen Bett, im Freien, Wind	< Im warmen Zimmer
> Zimmerluft, warme Luft, warm Einhüllen	> Lösen der Kleidung, im Freien

C

China	Carbo vegetabilis
Erregung nach Hören von Schrecklichem	Pavor nocturnus
Furcht vor Tieren, Hunden	Furcht vor Fremden, vor der Dunkelheit
Abneigung dagegen, angesprochen oder berührt zu werden	Schüchtern in der Öffentlichkeit
Viele Ideen und Pläne abends, nachts	Abneigung gegen Veränderung
Veränderliche Laune, reizbar, grob, ungehorsam	Liebevoll, herzlich, schmeichlerisch
Erträgt keinen Widerspruch oder Ungerechtigkeit, tadelt andere	Nachgiebig
Übermaß an Energie	Stumpfheit und Schwäche
Erweiterte Schläfenvenen, bläuliche Augenringe	Kaltes und bleiches oder bläuliches Gesicht, leidender Ausdruck
Photophobie, weite Pupillen	Verklebte Augen, Strabismus convergens
Nasenbluten morgens	Nasenbluten nachts
Verstopfte Nase mit Absonderung	Verstopfte Nase ohne Absonderung
Kalter Schweiß um Mund und Nase	Eiskalte Haut
Aufgetriebenes unteres Abdomen	Aufgetriebenes oberes Abdomen
Diarrhoe < Milchtrinken	Diarrhoe nach Eiscreme, kalten Speisen
Bauchschmerzen nicht > durch Flatusabgang	Bauchschmerzen > Aufstoßen und Flatus
Asphyxie bei Neugeborenen	Schlafapnoe
Asthma < Herbst, nasses Wetter	Asthma < Winter, warmes Zimmer, Pollen
Rasselnde Atmung und Schnarchen	Chronische, schmerzlose Heiserkeit
Abmagerung mit Heißhunger	Krümmung der Wirbelsäule
Schweiß am Rücken, im Nacken, an bedeckten Stellen	Übermäßiger Haarwuchs bei Kindern
P: Hepatitis, Säfteverlust	P: Antibiotika
Verlangen: kalte Getränke, gewürzte Speisen, Leckerbissen	Verlangen: Salziges
Abneigung: Brot, heiße Speisen	Abneigung: fettes Fleisch

Unverträglichkeit: Milch und Obst	Unverträglichkeit: Eiswürfel, fette und gehaltvolle Speisen
< Leichte Berührung, Licht, nebliges Wetter	< Nasses warmes Wetter
> Druck	> Licht

China   Lycopodium

Empfindlich gegen Berührung	Verlangen nach Gesellschaft, klammert sich an
Erträgt keine Ungerechtigkeit, keinen Widerspruch	Zornig, schlägt und beschimpft die Eltern
Furcht vor Tieren, Hunden	Furcht vor Menschen
Schüchtern	Muss alles anfassen
Blasses, hippokratisches Gesicht	Alt aussehendes Gesicht, törichter, verwirrter Gesichtsausdruck
Kalter Schweiß um Nase oder Mund	Kopfschweiß im Schlaf
Aufgetriebenes Abdomen nicht > Flatusabgang	Aufgetriebenes Abdomen > Aufstoßen, Flatusabgang
Chronische Diarrhoe	Obstipation
Asthma bronchiale	Pneumonie
Rasselnde Atmung, Schnarchen	Schniefen bei Neugeborenen
Icterus neonatorum	Naevi, Leberflecken, Sommersprossen
Asphyxie bei Neugeborenen, Zyanose	Harnverhaltung bei Neugeborenen, Ziegelmehlsediment im Urin
Schwäche durch Säfteverlust oder Blutungen	Abmagerung bei schwächlichen, kränklichen Jungen
F: Malaria	F: Asthma, Ekzem, Gicht
P: Hepatitis, Nasenbluten, Säfteverlust	P: Furunkel, Krupp, Mononukleose, Zystitis
Verlangen: Erfrischendes, Salz; kaltes Wasser bei Fieber	Verlangen: Oliven; warme Getränke bei Fieber
Abneigung: Butter, Melone, heiße Speisen	Abneigung: Hülsenfrüchte, Muttermilch
< Nach 5.00 Uhr, geringste Berührung	< 16.00 – 20.00 Uhr, im warmen Zimmer
> Druck, warme Anwendungen	> Gehen im Freien, Bettwärme

China   Natrium muriaticum

China	Natrium muriaticum
Eigensinn	Nachgiebigkeit, Pflichtgefühl
Empfindlich gegen Berührung	Empfindlich gegen Kritik
Intelligent, aber naiv	Frühreif, altklug, affektiert
Sorgfältig	Heikel, pingelig
Furcht vor Haustieren	Furcht vor Räubern
Verlangen nach Musik	Weinen oder Reizbarkeit durch Musikhören
Reizbarkeit, veränderliche Stimmung	Stiller Kummer, Traurigkeit
Erträgt keinen Widerspruch	Abneigung gegen Unterbrechung
Übermaß an Energie	Langsames Sprechenlernen, spätes Gehenlernen
Hippokratisches Gesicht	Alt aussehendes Gesicht
Ängstlicher Gesichtsausdruck	Ernster, leidender Gesichtsausdruck
Gelbe Skleren	Striktur des Tränenkanals
Kalter Schweiß um Mund und Nase	Aphthen, Fieberbläschen
Krampfartige Bauchschmerzen bei Säuglingen	Vergrößertes Abdomen mit Marasmus
Flatulenz	Hautausschlag um den Anus
Chronische Diarrhoe	Obstipation
Asthma	Unwillkürliches Urinieren
Schnarchen im Schlaf	Schlafwandeln
Icterus neonatorum	Übermäßiger Haarwuchs
Abmagerung der Arme und Hände	Abmagerung: obere Körperteile, Hals, Gesäß
P: Hepatitis, Nasenbluten, Säfteverlust	P: Furunkel, Tonsillitis, Tuberkulose, Geburtstrauma
Verlangen: Erfrischendes, Leckerbissen	Verlangen: Brot, Fisch, Teigwaren, Milch
Abneigung: Melonen	Abneigung: Hühnchen, Gemüse, Öl, Muttermilch
Unverträglichkeit: Obst (Fruktoseintoleranz)	Unverträglichkeit: Mehlspeisen (Zöliakie)
< Geringste Berührung	< Am Meer, Sonne, heißes Wetter, warme Anwendungen
> Angefächeltwerden, harter Druck, warme Anwendungen	> Kalt Baden

China   Natrium sulfuricum

China	Natrium sulfuricum
Eigensinnig, reizbar	Erhöhte Selbstkontrolle
Erträgt keinen Widerspruch	Empfindlich gegen Vorwürfe
Abneigung dagegen, angesehen oder berührt zu werden	Abneigung dagegen, angesprochen zu werden
Furcht vor Tieren, Hunden	Furcht nachts durch Geräusche, Auffahren durch Geräusche
Erträgt keine Ungerechtigkeit	Zu viel Pflichtgefühl
Gehirnblutung	Folgen einer Kopfverletzung
Überempfindlicher Geruchssinn	Heuschnupfen mit Asthma
Verdauungsstörung nach Obst, fetten Speisen und Milch	Verdauungsstörung durch Mehlspeisen
Flatulenz nicht > Flatusabgang	Rumoren im Abdomen > Flatusabgang
Diarrhoe < nachmittags, nachts	Diarrhoe < morgens, vormittags
Asthma < Herbst, kalte Luft	Asthma < Pollen, nasskaltes Wetter, geringste Anstrengung
Muskelschwäche, Schwäche nach akuten Erkrankungen	Schwäche der Knöchel beim Gehenlernen
Asphyxie bei Neugeborenen	Kopfverletzung während Entbindung
Schweiß am Rücken, Kopfschweiß, kalter Schweiß um die Nase	Übel riechender Schweiß in den Achselhöhlen
Ödeme	Warzen
Abneigung gegen Aufenthalt im Freien	Verlangen nach Aufenthalt im Freien
F: Malaria	F: Asthma, Syphilis
P: Leberentzündung, Nasenbluten, Säfteverlust	P: Furunkel, gastrointestinale Beschwerden, Mononukleose
Verlangen: Gewürze, Leckerbissen	Verlangen: Eiswürfel, salziger Fisch, Fett
Abneigung: Fett, Obst	Abneigung: Joghurt
< Geringste Berührung, Säfteverlust, Gehen im Freien, Herbst	< Aufenthalt in feuchten Räumen, feuchte Wärme, warme Luft, Frühling
> Harter Druck	> Nach Stuhlgang, Lagewechsel, Gehen im Freien

China   Nux vomica

China	Nux vomica
Furcht vor Tieren, Hunden	Furcht, etwas werde geschehen, Furcht in engen Räumen
Abneigung dagegen, berührt oder angesehen zu werden	Auffahren durch Geräusche, geringsten Anlass
Veränderliche Stimmung, Reizbarkeit mit Schwäche	Reizbarkeit durch Kleinigkeiten, Erregung mit Zittern
Boshaftigkeit mit Zorn, möchte andere schikanieren	Außer sich vor Zorn, beschimpft die Eltern
Ohnmacht durch Blutung	Kann kein Blut sehen
Voller Sorgen um Kleinigkeiten	Starkes Pflichtgefühl, erhöhter Ehrgeiz
Gesicht blass, gräulich, hippokratisch	Bläuliches Gesicht bei Husten, Frost, Konvulsionen
Schweiß um Nase oder Mund	Stirnrunzeln
Schnupfen mit Diarrhoe	Schnupfen mit Husten, verstopfte Nase
Macht Fehler beim Sprechen, verdreht Worte	Stottern
Heißhunger nachts	Magenbeschwerden
Verdauungsstörung nach Obst oder fetten Speisen	Verdauungsstörung nach Arzneimittelmissbrauch
Aufgetriebenes Abdomen, nicht > durch Aufstoßen oder Flatusabgang	Obstipation, schwieriger Stuhlgang
Flatulenz	Leistenhernie, Nabelbruch
Bei Fieber: Schwellung der Blutgefäße	Bei Fieber: Gliederschmerzen, Ruhelosigkeit
Ödeme	Konvulsionen
F: Malaria	F: Apoplexie
P: Hepatitis, Nasenbluten, Säfteverlust	P: Schnupfen, Zystitis, Allopathika
Schwäche nach akuten Krankheiten, durch Säfteverlust, Blutungen	Überempfindlich gegen allopathische Medikamente
Verlangen: Leckerbissen	Verlangen: Fett, Fleisch, Milch, Unverdauliches
Abneigung: Butter, Obst, heiße Speisen	Abneigung: Zitronen
< 5.00 Uhr	< 4.00 Uhr, Winter, kalter trockener Wind
> Harter Druck	> Warm Einhüllen, im warmen Bett

C

157

China   **Sulfur**

Abneigung gegen Berührung	Muss alles anfassen
Eigensinnig	Eifersüchtig
Erregung nach Hören von Schrecklichem	Verwegen
Weinen durch Ermahnungen, durch Liebkosung	Schreien im Schlaf, beim Erwachen
Erträgt keine Ungerechtigkeit	Abneigung gegen Waschen, Baden
Erträgt keinen Widerspruch	Gleichgültig gegen Äußerlichkeiten
Theoretisiert und schmiedet Pläne abends im Bett	Faul oder in Gedanken versunken abends
Spitzes, hippokratisches Gesicht	Alt aussehendes, runzeliges Gesicht
Kalter Schweiß um Nase oder Mund	Rote Wangen, rote Nasenspitze, rote Lippen
Verdauungsstörung nach Obst	Verdauungsstörung nach Mehlspeisen
Aufgetriebenes Abdomen nicht > Flatusabgang	Aufgetriebenes Abdomen > Flatusabgang
Flatulenz	Hautausschlag um den Anus
Asthma < nasses Wetter, Herbst, nach 3.00 Uhr	Asthma < abends, nachts, im Schlaf
Reichlicher Schweiß an bedeckten Teilen	Reichlicher Schweiß morgens beim Erwachen
Icterus neonatorum, gelbe Skleren	Leistenhernie
Asphyxie bei Neugeborenen	Konvulsionen
Neurologische Beschwerden	Gebeugte Haltung, Minderwuchs
Schwäche durch Diarrhoe, zittrige Schwäche	Muskelschwäche, Schwäche durch Hunger
Wassersucht	Übermäßiger Haarwuchs
F: Malaria	F: Hautkrankheiten, Tuberkulose
P: Hepatitis, Nasenbluten, Säfteverlust	P: Gerstenkörner, Schnupfen, Tonsillitis, Allopathika
Verlangen: Leckerbissen; kaltes Wasser bei Fieber	Verlangen: Fett, Fleisch, rohe Speisen, Mixed Pickles
Abneigung: Butter, heiße Speisen	Abneigung: Eier, Oliven, scharf gewürzte Speisen, Muttermilch
< Geringste Berührung	< Nasse Anwendungen, Baden, Impfung, im warmen Zimmer
> Harter Druck, Angefächeltwerden	> Gehen im Freien

Cicuta virosa   Agaricus

Cicuta virosa	Agaricus
Abneigung gegen Fremde, Furcht vor Männern bei Mädchen, vor Frauen bei Jungen	Weigert sich zu antworten, mag nicht berührt werden
Schreckliche Geschichten greifen es stark an	Angst um die eigene Gesundheit
Naiv, verspielt, macht lächerliche Späße	Entwicklungsstillstand
Schreien vor Konvulsionen	Tiefer Schlaf zwischen Konvulsionen
Überstreckter Kopf	Zucken der Kopfmuskulatur, bewegt den Kopf vor und zurück
Periodischer Strabismus convergens	Strabismus divergens, Zucken der Augen
Ausschlag hinter den Ohren, im Gesicht	Rote Ohren, juckend und brennend
Gelbe Krusten in der Nase	Hustenanfälle mit Niesen
Eitriger, nässender Hautausschlag, gelbliche Krusten	Frostbeulen, Erfrierungen
Fäusteln	Ungeschickte Beine, Stolpern
Konvulsionen < nachts, im Schlaf, bei Fieber	Zuckungen, Chorea > im Schlaf
Verlangen: Unverdauliches	Verlangen: Butterbrot, Salz, kalte Getränke

Cicuta virosa   Bufo

Cicuta virosa	Bufo
Albernes, kindisches Benehmen	Imbezillität
Abneigung gegen Gesellschaft, gegen den Anblick von Menschen	Sucht die Einsamkeit um zu masturbieren
Leicht zu beeindrucken, traurig durch traurige Geschichten	Schamlos, lasziv
Rote Gesichtsfarbe, ängstlicher Gesichtsausdruck	Graue Gesichtsfarbe; Gesichtsausdruck albern, verwirrt, berauscht
Strabismus convergens	Rote Lidränder
Verschlossener Mund	Offener Mund, herausgestreckte Zunge

159

Zähneknirschen, beißt sich auf die Zunge im Schlaf	Nägelbeißen
Konvulsionen nach Kopfverletzung	Konvulsionen durch Zorn oder sexuelle Erregung
Konvulsionen mit Schreien, schrecklich verzerrtem Gesicht, überstrecktem Kopf, Opisthotonus	Konvulsionen mit Schweiß, Einnässen, Zungenbiss;
Schwäche und Übelkeit nach Konvulsionen	Bewusstlosigkeit nach Konvulsionen

Cicuta virosa · Cuprum metallicum

Cicuta virosa	Cuprum metallicum
Leicht zu beeindrucken	Erträgt es nicht, angeblickt oder berührt zu werden
Kindisches Verhalten	Unwillkürliches Weinen bei geringsten Gemütsbewegungen
Abneigung gegen die Anwesenheit von Fremden	Klammert sich an, Furcht vor Fremden, vor Menschen
Furcht vor drohender Gefahr	Pavor nocturnus
Schlafwandeln, groteskes Tanzen	Nägelbeißen, zieht sich oder andere an den Haaren
Egoismus	Pflichtgefühl
Traurigkeit durch traurige Geschichten	Reizbarkeit, Schreien, Schlagen, Treten
Ekzem am Kopf, Milchschorf	Psoriasis
Strabismus convergens	Offene oder verdrehte Augen im Schlaf, blaue Skleren
Heftiger Schluckauf	Gluckern im Magen beim Trinken
Übelkeit	Krampfartige Bauchschmerzen, aufgetriebenes Abdomen
Bei Fieber: Heißhunger, Hitze des Abdomens, Zittern	Bei Fieber: Obstipation; Muskelzucken
Konvulsionen durch Gehirnerschütterung, Schock	Hirnblutung, Hydrozephalus, Konvulsionen bei Neugeborenen
Angst, Erregung, Klammern vor Konvulsionen	Brüllen vor Konvulsionen; Lachen vor, während oder nach Konvulsionen
Fällt nach hinten während Konvulsionen	Wirft sich nach vorn während Konvulsionen
Verzerrtes Gesicht, bizarr verdrehte Haltung, Opisthotonus bei Konvulsionen	Bläuliche Lippen, Einnässen, Einkoten während Konvulsionen

| Verlangen: Kohl, Unverdauliches | Verlangen: Fleisch, kalte Getränke |

Cicuta virosa   Helleborus

Cicuta virosa	Helleborus
Antwortet auf Ansprache, erkennt jedoch niemanden	Antwortet langsam, denkt lange nach
Abneigung gegen Gesellschaft, Furcht vor Menschen	Furcht vor dem Alleinsein
Leicht zu beeindrucken, Schreckliches greift es stark an	Gleichgültig gegen geliebte Personen
Entwicklungsstillstand	Gedächtnisschwäche
Albernes Benehmen, Ekstase	Nervöse Erregung
Nachgiebig	Verlust der Willenskraft
Beißt sich auf die Zunge oder in die Wange	Steckt die Finger in den Mund
Strabismus convergens, Nystagmus	Stumpfsinniges Stieren, halb geöffnete Augen im Schlaf
Übelkeit	Durstlosigkeit
Zittern oder Rucken von Gliedern	Unwillkürliche Bewegungen, Automatismen
Überstreckter Kopf im Schlaf, Opisthotonus	Rollen des Kopfes im Schlaf
Ekzem	Gänsehaut, ödematöse Schwellungen
Fieberkrampf	Konvulsionen bei Hydrozephalus
Konvulsionen < im Schlaf	Konvulsionen > im Schlaf
Konvulsionen ohne Bewusstsein	Konvulsionen mit Bewusstsein
Schlaflosigkeit nach Konvulsionen	Tiefer Schlaf nach Konvulsionen
Verlangen: Kohl, Holzkohle	Abneigung: Äpfel, Gemüse

Cicuta virosa   Hyoscyamus

Cicuta virosa	Hyoscyamus
Mitfühlend	Eifersüchtig, neidisch
Nachgiebig	Eigensinnig
Hass	Destruktivität, Beißen, Schlagen
Spontaneität, groteskes Tanzen	Schamlosigkeit, entblößt sich
Plötzliches Schreien, Heulen	Beschimpft die Eltern
Abneigung gegen Gesellschaft, den Anblick von Menschen	Furcht vor der Dunkelheit, vor dem Alleinsein

C

Entwicklungsstillstand	Frühreif, geziert, redselig
Leicht zu beeindrucken	Neugierig, muss alles anfassen
Plötzliches Schreien	Schreien im Schlaf
Krustiges Ekzem im Gesicht, bläuliche Augenringe	Blasses Gesicht, Fieberbläschen
Überstreckter Kopf	Fäustelt
Strabismus convergens	Strabismus divergens
Heißhunger bald nach dem Essen	Übelkeit beim Autofahren
Juckreiz am Anus, Beschwerden durch Würmer	Unwillkürlicher Stuhl
Leistenhoden	Erektionen, Masturbation, fasst sich an die Genitalien
Kopfschweiß im Schlaf	Zucken im Schlaf
Konvulsionen mit bizarr verdrehter Haltung, verzerrtem und rotem Gesicht, Opisthotonus, Zungenbiss	Konvulsionen mit Zähneknirschen, Einnässen
Konvulsionen nach Verletzung, Impfung	Psychomotorischer Anfall
Bewusstlosigkeit nach Konvulsionen	Tiefer Schlaf nach Konvulsionen

Cicuta virosa   Opium

Naiv, macht alberne Späße	Unaufrichtig, schamlos
Leicht zu beeindrucken	Stumpfheit, Abneigung gegen Denken
Nachgiebig	Launenhaft; weist Dinge zurück, die es zuvor haben wollte
Traurig durch traurige Geschichten	Empfindlich gegen das geringste Geräusch
Furcht vor Männern bei Mädchen, vor Frauen bei Jungen; Abneigung gegen die Anwesenheit von Fremden	Furcht durch vorangegangenen Schreck
Furcht vor drohender Gefahr	Fehlendes Gefühl für Gefahr
Verlangen zu spielen	Hochgefühl, Übermaß an Energie
Spontan, impulsiv, plötzliches Schreien	Zorn mit Schlagen, Schreien, Beißen
Ekzem, Herpes, Impetigo, Akne im Gesicht	Gesicht runzelig, alt aussehend, dunkelrot
Gehirnerschütterung	Hirnblutung
Kopfschweiß nachts	Kalter Schweiß auf der Stirn

Verschlossener Mund	Herabhängender Unterkiefer
Verschluckt Wörter beim Sprechen	Stottern
Übelkeit morgens	Übelkeit beim Autofahren
Beschwerden durch Würmer	Obstipation
Harndrang nach Stuhlgang	Harnverhaltung
Atemstillstand während Konvulsionen	Asthma, Dyspnoe, Zyanose, Asphyxie
Schlaflage: Kopf nach hinten oder vorn gebeugt	Schlaflage: Beine angezogen
Weinen beim Erwachen	Auffahren beim Erwachen
Konvulsionen nach Schlaflosigkeit, während Zahnung, nach Impfung, nach Kopfverletzung	Konvulsionen nach tiefem Schlaf, durch Schreck, Zorn
Schreien vor Konvulsionen	Konvulsionen mit Zungenbiss
> Wärme	< Wärme

Cicuta virosa   Stramonium

Furcht vor drohender Gefahr	Angst im Dunkeln, im Tunnel
Furcht vor Menschen, vor Männern bei Mädchen	Furcht vor Hunden, engen Räumen
Abneigung gegen Gesellschaft, gegen den Anblick von Menschen	Verlangen nach Gesellschaft
Ekstase, fröhlich und albern, springt aus dem Bett	Heftige Raserei, Kind greift andere an, beißt, zerstört Dinge
Traurig durch traurige Geschichten	Erwacht mit Entsetzen, brüllt, klammert sich an
Bewegungslosigkeit	Unwillkürliche Bewegungen, Ruhelosigkeit
Strabismus convergens	Krampfhaft geöffnete Augen, offene Augen im Schlaf
Photophobie im Sonnenlicht	Photomanie
Kopfschweiß im Schlaf	Stirnrunzeln
Verschluckt Wörter beim Sprechen	Unklare Sprache
Ekzem	Asthma
Knacken im Schultergelenk	Hüftgelenkentzündung
Konvulsionen nach Schlaflosigkeit, Gehirnerschütterung; überstreckter Kopf	Konvulsionen durch Licht, mit Bewusstsein

163

| Konvulsionen mit Weinen, Erbrechen, Zyanose, Schaum vor dem Mund, bizarr verdrehter Haltung | Konvulsionen mit Lachen, kaltem Schweiß, Zungenbiss |
| Verlangen: Gewürze, Kohl, Unverdauliches | Verlangen: Buttermilch, Gewürze, Saures, Süßes |

C

Cicuta virosa / Zincum metallicum

Cicuta virosa	Zincum metallicum
Albernes Benehmen, Possenreißen	Reizbarkeit, Abneigung gegen Berührung
Argwohn, Furcht vor Menschen, Abneigung gegen Gesellschaft	Verlangen nach Gesellschaft
Antwortet auf Ansprache, erkennt jedoch niemanden	Schreien im Schlaf, beim Erwachen
Auffahren durch Geräusche	Auffahren beim Einschlafen
Mitgefühl	Zu viel Pflichtgefühl
Verlangen zu spielen, Naivität, kindisches Benehmen	Automatismen, nervöse Tics
Ekzem im Gesicht	Runzeliges Gesicht
Zahnbeschwerden	Langsame Zahnung
Eingeschlagene Daumen	Ruhelose Beine
Einwärtsdrehung der Beine (Coxa antetorta)	Reichlicher, übel riechender Fußschweiß
Schlaflage: Kopf nach hinten oder vorn gebeugt	Schlaflage: Kopf ins Kissen gebohrt
Hautausschlag mit zusammenfließenden Pusteln	Rissige Haut
Konvulsionen mit rotem oder bläulichem Gesicht, Schaum vor dem Mund, bizarr verzerrter Haltung	Konvulsionen mit Augenrollen, verdrehten Augen, unwillkürlichem Urinieren
Beschwerden nach Verletzung, nach Gehirnerschütterung	Beschwerden nach Impfung
Verlangen: Kohl, Unverdauliches	Abneigung: Süßes, Zucker

Cina	Chamomilla
Neigung zu widersprechen	Beschimpft die Eltern
Beißt an den Nägeln, zupft an den Fingern	Steckt die Finger in den Mund
Furcht vor dem Näherkommen anderer	Furcht vor Menschen
Abneigung gegen Anwesenheit von Fremden	Abneigung gegen Anwesenheit von engen Freunden
Muss alles anfassen	Reizbar durch Berührung
Schlagen aus Zorn	Heftiger Zorn wegen Kleinigkeiten
Frühreif, altklug	Zerstreut, unachtsam
Angst nachts beim Erwachen, klammert sich an	Empfindlich gegen Schmerzen, außer sich vor Schmerzen
Schreien abends	Schreien nachts
Aussehen: rote Haare	Aussehen: hell, blond, mit schlaffer Faser
Ängstlicher, kränklicher Gesichtsausdruck	Finsterer, leidender Gesichtsausdruck
Hageres Gesicht, eingefallene Augen	Stirnrunzeln
Bohrt mit dem Finger im Ohr	Ohrenschmerzen, Otitis media
Nasenbohren, reibt sich ständig die Nase	Verstopfte Nase
Kalter Schweiß im Gesicht	Heißer Schweiß auf der Kopfhaut, < im Schlaf
Blässe oder Zyanose um den Mund	Zorn mit rotem Gesicht
Zähneknirschen im Schlaf	Speichelfluss im Schlaf
Nägelbeißen	Beißen während Zahnung, beißt sich auf die Zunge
Vermehrter Appetit bei Krankheit, Heißhunger nach dem Essen	Erbricht leicht, nach Zorn
Beschwerden durch Würmer	Analfissur
Schleimiger Stuhl, weiße Körner wie Popcorn	Grasgrüner Stuhl, riecht nach faulen Eiern
Atemlos beim Husten	Atemlos bei Zorn
Bronchitis	Asthma

C

Schlaflage: Kopf nach hinten gebeugt	Schlaflage: steif, Beine gespreizt; entblößt die Füße
Kind verweigert die Muttermilch	Abneigung gegen Baden
Nicht > Getragenwerden	> Getragenwerden

C

Cina   Hyoscyamus

Abneigung dagegen, angesehen oder berührt zu werden	Eifersüchtig
Pavor nocturnus, klammert sich an	Furcht vor der Dunkelheit
Launenhaft; weist Dinge zurück, die es zuvor haben wollte	Albernes Benehmen, zudringlich, schmeichlerisch
Leicht beleidigt	Schamlos, möchte nackt sein
Reizbar, schlägt und tritt aus Zorn	Destruktivität, Beißen
Neigung zu widersprechen	Beschimpft die Eltern
Aussehen: dunkle oder rote Haare	Aussehen: hell, blond
Fettleibig, groß gewachsen	Übermaß an Energie
Hageres Gesicht, kränklich um die Augen	Blasses Gesicht, verwirrter einfältiger Gesichtsausdruck
Kopf empfindlich gegen Kämmen	Kopfverletzung, Commotio cerebri
Bohrt mit dem Finger im Ohr	Steckt die Finger in den Mund
Reibt sich ständig die Nase, zupft an der Nase	Macht lächerliche oder alberne Gesten
Schweiß im Gesicht	Schweiß am Rücken, im Nacken
Vermehrter Appetit bei Krankheit	Übelkeit beim Autofahren
Krampfartige Bauchschmerzen bei Säuglingen	Schluckauf nach dem Essen, nachts
Beschwerden durch Würmer	Hämorrhoiden
Leistenhernie	Harnverhaltung bei Neugeborenen
Fluor vaginalis	Fasst sich an die Genitalien, Masturbation
Schlaflosigkeit, muss gewiegt werden	Schlaflosigkeit < Aufregung, geistige Anstrengung
Konvulsionen durch Bestrafung, Zorn	Konvulsionen nach Schreck
Konvulsionen mit Opisthotonus, weiten Pupillen, blassem Gesicht	Konvulsionen mit Einnässen, Zähneknirschen, blau-rotem Gesicht
Verlangen: kalte Getränke, vielerlei	Verlangen: Erde, Lehm, Käse
Abneigung: Muttermilch	Abneigung: Getränke (Wasser)

Cina   Stramonium

Cina	Stramonium
Furcht beim Erwachen aus einem Traum, Schreien beim Erwachen	Furcht vor der Dunkelheit, im Tunnel, in engen Räumen, vor Gewitter, Hunden
Reizbar, wenn es angesprochen, angeblickt oder berührt wird	Verlangen nach Gesellschaft
Schwäche	Energiegeladen, wild, verwegen
Launenhaft; weist Dinge zurück, die es zuvor haben wollte	Destruktivität
Neigung zu widersprechen	Verhaltensstörung mit Ängsten, Albträumen
Hageres, langes Gesicht	Gesichtsausdruck albern, verstört, erschrocken
Bohrt mit dem Finger im Ohr	Stottern
Krampfartige Bauchschmerzen, Beschwerden durch Würmer	Heftiger Schluckauf
Leistenhernie, Fluor vaginalis	Erektionen, Masturbation
Hustenanfälle mit Schnappen nach Luft	Asthma
Schlaflosigkeit, muss gewiegt werden	Schlaflosigkeit in dunklem Zimmer
Schlaflage: Kopf nach hinten überstreckt	Schlaflage: Beine angezogen
Erwachen durch Träume	Albträume
Empfindlichkeit des ganzen Körpers	Analgesie
Konvulsionen durch Zorn, nach Bestrafung	Konvulsionen durch Licht, unterdrückte Hautausschläge
Konvulsionen mit weiten Pupillen, Schaum vor dem Mund	Konvulsionen mit Fallen nach hinten, Zungenbiss
Verlangen: Brot	Verlangen: saure Speisen und Getränke
Abneigung: Milch	Abneigung: Wasser

Cina   Tuberculinum

Cina	Tuberculinum
Abneigung gegen Spielen, Spaßen	Beschimpft die Eltern
Reizbar, wenn es angeblickt wird	Boshaft, destruktiv
Launisch; weist Dinge zurück, die es zuvor haben wollte	Wechselhafte Stimmung, Reizbarkeit morgens
Angst nachts beim Erwachen	Furcht vor Tieren, Hunden, Katzen

Verlangen, getragen zu werden	Ruhelosigkeit, Impuls zu laufen, Verlangen zu reisen
Bei Fieber: Delirium	Bei Fieber: redselig
Neigung zu widersprechen	Erträgt keinen Widerspruch
Hageres Gesicht, kränkliches Aussehen um die Augen	Aussehen: hell, blond, feine Wimpern
Fettleibig, groß gewachsen	Gebeugte Haltung, Zwergwuchs
Bohrt mit dem Finger in der Nase	Bohrt den Kopf ins Kissen
Kalter Schweiß auf Stirn, Gesicht, Nase	Nachtschweiß auf der Kopfhaut, Achselschweiß, Fußschweiß
Mydriasis < Fieber	Astigmatismus, Myopie
Blässe um den Mund	Rote Lippen
Zahnbeschwerden	Langsame Zahnung
Würmer oder Diarrhoe während Zahnung	Schmerzhafte Obstipation
Fluor vaginalis	Erektionen
Krampfhusten, Würgen und Atemnot beim Husten	Asthma nachts
Opisthotonus, steifes Ausstrecken des Körpers	Haarwuchs entlang der Wirbelsäule
Ruheloser Schlaf, Auffahren aus dem Schlaf	Schlaflosigkeit nach 3.00 Uhr
Schwäche	Übermaß an Energie
Wandernde Beschwerden	Ständig wechselnde Symptome
Verlangen: Brot	Verlangen: Schinken, Speck, Salz, kalte Milch
Abneigung: Muttermilch	Abneigung: Ananas, Eier, Gemüse, Käse
< Berührung, Druck, Gehen im Freien	< Kälte, kalt Baden, nasskaltes Wetter, Wetterwechsel
> Fortgesetzte Bewegung, Kälte, Zimmerluft, Bauchlage	> Fahren im kalten Wind, schnell Gehen

Coffea cruda · Aconitum

Coffea cruda	Aconitum
Leichtes Auffassungsvermögen	Frühreif, altklug
Furcht vor Ärzten	Furcht in engen Räumen, in einer Menschenmenge
Schnell im Handeln, Hast beim Essen und Trinken	Langsam beim Essen
Bei Fieber: nervöse Erregung, Redseligkeit	Bei Fieber: Furcht, Schreckhaftigkeit, Gereiztheit
Hochgefühl	Zorn, Empfindlichkeit
Groß gewachsen und mager	Fettleibigkeit bei Säuglingen
Vorzeitige Karies	Ruhelosigkeit während Zahnung
Auffahren beim Einschlafen	Empfindlich gegen Berührung, Licht
Schlaflosigkeit, lacht und spielt	Schlaflosigkeit nach Schreck
Abneigung gegen Entblößen, Aufenthalt im Freien	Verlangen nach Entblößen, Aufenthalt im Freien
< 20.00 Uhr, Kleiderdruck, Reiben, Allopathika	< Mitternacht, Impfungen
> Zimmerluft	> Magnetisieren, Reiben

Coffea cruda · Hepar sulfuris

Coffea cruda	Hepar sulfuris
Aktiv, leichtes Auffassungsvermögen	Schweigsam, sitzt unbeweglich da, Abneigung gegen Spielen
Lustig, fröhlich, auch bei Fieber	Immer unzufrieden
Wechselhafte Stimmung	Launenhaft; weist Dinge zurück, die es zuvor haben wollte
Empfindlich gegen das geringste Geräusch	Empfindlich gegen die Anwesenheit anderer Menschen
Heimweh	Verlangen nach Gesellschaft < wenn allein
Abneigung dagegen, getragen zu werden	Neigung zu widersprechen
Ruhelos, läuft herum	Verhaltensstörungen, boshaft, zornig, grausam

169

Vorzeitige Karies	Aphthen
Zähneknirschen im Schlaf	Schreit im Schlaf um Hilfe
Reizhusten, muss sich zusammenkrümmen	Wiederkehrender Krupp
Ruheloser Schlaf, hört jedes Geräusch	Schlaflage: Kopf nach hinten gebeugt
Übermaß an Energie	Abmagerung
Flüchtiges Exanthem	Abszess, Eiterung
Überempfindlich gegen allopathische Medikamente	Abneigung gegen Homöopathie
< Warm Einhüllen, Sommer	< Abkühlung, Wind, Druck
> Abkühlung, Entblößen	> Wärme, warm Einhüllen

Coffea cruda   Nux vomica

Zorn oder Reizbarkeit abwechselnd mit Fröhlichkeit	Zorn und Reizbarkeit, beschimpft die Eltern
Beschwerden durch plötzliche, übermäßige Freude	Beschwerden durch geistige Anstrengung, Kummer
Nervöse Erregung während Zahnung	Reizbarkeit während Zahnung
Abneigung dagegen, getragen zu werden	Verlangen, gehalten zu werden
Liebe zur Familie, Heimweh	Eifersucht
Übermaß an Energie	Ehrgeiz
Leichtes Auffassungsvermögen, Lernen fällt ihm leicht	Schwierige Konzentration, Rechenschwäche
Macht Verse, theoretisiert	Stottert
Lustig, geistreich, lacht leicht	Eigensinnig, ungehorsam
Rotes Gesicht bei Erregung, Zahnschmerzen	Rotes Gesicht bei Zorn
Groß gewachsen	Abmagerung bei Kleinkindern
Vorzeitige Karies	Verstopfte Nase bei Neugeborenen, Aphthen
Diarrhoe durch Gemütsbewegung	Obstipation
Problemloser Stuhlgang	Schwieriger, schmerzhafter Stuhlgang
Schlaflosigkeit abends	Schlaflosigkeit nach 4.00 Uhr
Ruheloser Schlaf, spielt und lacht nachts im Bett	Verlängerter, unerquicklicher Schlaf

< Reiben, Abwärtsbewegung	< Tageslicht, Sonnenlicht, Druck
> Licht	> Nasse oder warme Anwendungen, Reiben

Coffea cruda   Phosphorus

Coffea cruda	Phosphorus
Abneigung gegen Mitleid	Verlangen nach Mitleid, gefallsüchtig, schmeichlerisch
Empfindlich gegen Schmerz, Schmerz ist unerträglich	Empfindlich beim Hören von Grausamkeiten
Furcht vor Ärzten	Furcht vor dem Alleinsein, vor Gewitter
Lampenfieber	Schüchternheit, Nägelbeißen
Große Beweglichkeit, Behändigkeit; hastige Bewegungen	Langsamkeit
Weinen während Krankheit, Schreien bei Schmerzen	Schreien im Schlaf, beim Erwachen
Abgemagertes Gesicht	Zu schnelles Längenwachstum, Wachstumsschmerzen
Nervöse Erregung, Fieber oder Konvulsionen während Zahnung	Langsame Zahnung
Zahnschmerzen	Vorzeitige Karies
Ruheloser Schlaf nach Mitternacht	Häufiges Erwachen
Schlaflosigkeit durch Freude, Gedankenandrang, geistige Anstrengung	Schlaflosigkeit durch körperliche Beschwerden, Diarrhoe, Husten, Hunger, kalte Füße
Überempfindlichkeit gegen homöopathische und allopathische Medikamente	Neigung zu Allergien, Beschwerden durch Impfungen
Schmerzen erscheinen und verschwinden plötzlich	Schmerzen erscheinen und verschwinden allmählich
< Warmwerden	> Warmwerden

Coffea cruda   Zincum metallicum

Coffea cruda	Zincum metallicum
Furcht vor Unheil, Gefahr, Schmerzen	Angst nachts
Leichtes Auffassungsvermögen	Geistige Erschöpfung, Stumpfheit
Schnell im Handeln	Langsam, antwortet langsam
Weinen beim Erwachen, bei Schmerzen	Schreien im Schlaf, beim Erwachen

Abgemagertes, glänzendes Gesicht	Gerunzeltes Gesicht
Gebeugte Haltung	Schlurfender Gang
Schlaflosigkeit und Fieber während Zahnung, vorzeitige Karies	Langsame Zahnung
Reiseübelkeit	Schwieriger Stuhl, vergeblicher Stuhldrang
Schlaflosigkeit bei Neugeborenen	Obstipation bei Neugeborenen
Leichter Schlaf, hört jedes Geräusch	Tiefer, komatöser Schlaf
Schlaflosigkeit, spielt und lacht	Albträume
Überempfindlichkeit und Reizbarkeit des ganzen Körpers	Schwäche, Lähmung, Ataxie
Unerträgliche Schmerzen	Mangel an körperlicher Reizbarkeit
Überempfindlich gegen homöopathische und allopathische Medikamente, Narkotika	Beschwerden nach Impfungen

Cuprum metallicum	Chamomilla
Albernes Benehmen	Beschimpft die Eltern
Beißen oder Nägelbeißen	Steckt die Finger in den Mund
Destruktiv	Zornig
Furcht zu fallen, klammert sich an	Lässt sich nur beruhigen, wenn es getragen wird
Furcht vor Fremden	Furcht durch Geräusche
Nachgiebig, mild	Erträgt keinen Widerspruch
Gewissenhaftigkeit, Pflichtgefühl	Launenhaft
Gesichtsausdruck ängstlich, kränklich, bedrückt	Finsterer Gesichtsausdruck
Blaue Skleren, Zyanose	Gelbe Skleren, gelbe Haut bei Neugeborenen
Gurgeln im Magen	Flatulenz
Beschwerden durch Würmer	Analfissur
Heftiger Husten, macht sich steif beim Husten, hält den Atem an	Husten oder Atemstillstand durch Zorn
Husten > kalte Getränke	Husten < Abkühlung, > im warmen Bett
Konvulsionen bei Neugeborenen	Neugeborenes bohrt den Kopf ins Kissen
Verlangen: Fleisch	Abneigung: Fleisch

Cuprum metallicum	Cicuta virosa
Erträgt es nicht, angeblickt oder berührt zu werden	Leicht zu beeindrucken
Unwillkürliches Weinen bei geringsten Gemütsbewegungen	Kindisches Verhalten
Klammert sich an, Furcht vor Fremden, vor Menschen	Abneigung gegen die Anwesenheit von Fremden
Pavor nocturnus	Furcht vor drohender Gefahr
Nägelbeißen, zieht sich oder andere an den Haaren	Schlafwandeln, groteskes Tanzen
Pflichtgefühl	Egoismus
Reizbarkeit, Schreien, Schlagen, Treten	Traurigkeit durch traurige Geschichten

C

Psoriasis	Ekzem am Kopf, Milchschorf
Offene oder verdrehte Augen im Schlaf, blaue Skleren	Strabismus convergens
Gluckern im Magen beim Trinken	Heftiger Schluckauf
Krampfartige Bauchschmerzen, aufgetriebenes Abdomen	Übelkeit
Bei Fieber: Obstipation; Muskelzucken	Bei Fieber: Heißhunger, Hitze des Abdomens, Zittern
Hirnblutung, Hydrozephalus, Konvulsionen bei Neugeborenen	Konvulsionen durch Gehirnerschütterung, Schock
Brüllen vor Konvulsionen; Lachen vor, während oder nach Konvulsionen	Angst, Erregung, Klammern vor Konvulsionen
Wirft sich nach vorn während Konvulsionen	Fällt nach hinten während Konvulsionen
Bläuliche Lippen, Einnässen, Einkoten während Konvulsionen	Verzerrtes Gesicht, bizarr verdrehte Haltung, Opisthotonus bei Konvulsionen
Verlangen: Fleisch, kalte Getränke	Verlangen: Kohl, Unverdauliches

Cuprum metallicum   Hyoscyamus

Schüchtern, nachgiebig	Greift andere an, beschimpft die Eltern
Gewissenhaft, zu viel Pflichtgefühl	Eifersüchtig
Abneigung gegen das Näherkommen anderer, Furcht vor Fremden	Furcht vor dem Alleinsein, Verlangen nach Gesellschaft
Pavor nocturnus	Schreien im Schlaf
Erträgt es nicht, angesehen oder liebkost zu werden	Lasziv, entblößt sich
Unwillkürliches Weinen	Geschwätzigkeit, albernes Lachen
Bedeckt den Mund mit den Händen, fäustelt	Zupft an der Bettwäsche, steckt die Finger in den Mund
Bläuliche Lippen	Fieberbläschen, trockene Lippen
Gurgeln oder Gluckern beim Trinken	Abneigung gegen Wasser, Würgen beim Schlucken
Vergrößertes, aufgetriebenes Abdomen, krampfartige Bauchschmerzen	Magenbeschwerden, Schluckauf nachts
Anfallsweiser Husten mit langen Hustenstößen	Trockener Husten im Liegen, Husten weckt nachts auf

Cuprum metallicum	Opium
Konvulsionen bei Neugeborenen	Asphyxie bei Neugeborenen
Konvulsionen mit Zungenbiss	Konvulsionen mit Zähneknirschen

Cuprum metallicum   Opium

Cuprum metallicum	Opium
Abneigung gegen Annäherung, Berührung, Angesprochenwerden	Empfindlich gegen das geringste Geräusch
Furcht vor Fremden	Furcht durch vorangegangenen Schreck
Weinen bei der geringsten Gemütsbewegung	Gleichgültig gegen Leiden, klagt nicht
Nachgiebig	Empfindlich gegen Vorwürfe
Gewissenhaftigkeit, Pflichtgefühl	Lügt, sagt nie die Wahrheit
Furcht davor zu stürzen, hält sich an der Mutter fest	Wahnidee; glaubt, grässliche Gesichter zu sehen
Hageres Gesicht, um den Mund herum blass oder bläulich	Alt aussehendes Gesicht
Schleckt mit der Zunge hin und her	Mund im Schlaf offen stehend
Lautes Schlucken, Gurgeln im Magen	Reiseübelkeit
Krampfartige Bauchschmerzen bei Säuglingen	Obstipation, fehlender Stuhldrang
Häufiger Harndrang	Harnverhaltung bei Säuglingen
Rasselnde Atmung, erstickender Husten	Langsame Atmung, Schlafapnoe, Asphyxie bei Neugeborenen
Tiefer Schlaf	Schlaflosigkeit
Speichelfluss im Schlaf, überstreckt im Schlaf den Kopf	Schlafwandeln
Eingeschlagene Daumen	Unterschenkel an Oberschenkel gebeugt
Konvulsionen bei Neugeborenen, während Zahnung	Konvulsionen durch Emotionen, Licht
Konvulsionen mit Fallen nach vorn, Einnässen, Zyanose	Konvulsionen mit Fallen nach hinten, Opisthotonus
Schwäche oder Lähmung nach Konvulsionen	Tiefer Schlaf nach Konvulsionen
Symptome treten plötzlich auf, rasche Reaktion auf Allopathika	Schwäche mit Reaktionsmangel
< Kälte	< Aufstehen, Bettwärme, nach dem Essen
> Magnetisiertwerden, Aufstehen, nach dem Essen	> Kälte

C

Cuprum metallicum

Pavor nocturnus	Auffahren beim Einschlafen
Furcht vor Fremden, vor Annäherung	Empfindlich gegen Geräusche, Stimmen
Erträgt es nicht, angesehen oder liebkost zu werden	Leicht zu beeindrucken
Destruktivität, Schlagen, Schreien	Reizbarkeit abends
Nägelbeißen	Steckt die Finger in den Mund
Redselig, streitsüchtig im Schlaf	Schreien im Schlaf, beim Erwachen, Schlafwandeln
Blaue Skleren	Gerunzeltes Gesicht
Fettleibigkeit	Abmagerung
Zahnbeschwerden	Langsame Zahnung, Zähneknirschen im Schlaf
Krampfartige Bauchschmerzen	Obstipation bei Neugeborenen
Erstickender, anfallsweiser Husten	Greift sich beim Husten an die Genitalien
Fäusteln	Ruhelose Beine
Konvulsionen bei Neugeborenen	Kopfrollen im Schlaf, Zucken
Verlangen nach Bewegung	Übermaß an Energie
< Nachts vor und nach 0.00 Uhr, heißes Wetter	< Nachmittags, Entblößen, nach dem Essen

Zincum metallicum

Gelsemium	Ambra grisea
Bei Fieber: Redseligkeit	Bei Fieber: Angst
Angst durch Erwartungsspannung, Lampenfieber	Nervöse Erregung
Furcht davor zu fallen, klammert sich an	Furcht vor Annäherung, vor der Meinung anderer
Angst in einer Menschenmenge	Abneigung gegen die Anwesenheit von Fremden, < Stuhlgang
Will seine Ruhe haben	Gefallsüchtig, verführerisches Verhalten
Antwortet langsam	Sprechen im Schlaf
Gesichtsausdruck wie betrunken	Alt aussehendes Gesicht
Schnupfen mit Niesen, Tränenfluss, Schläfrigkeit	Verstopfte Nase, graues Nasensekret
Zittern der Zunge, schwierige Zahnung	Schwellung unter der Zunge, Ranula
Diarrhoe durch Gemütsbewegung	Obstipation, vergeblicher Stuhldrang
Unwillkürliches Urinieren nervösen Ursprungs	Jucken im Genitalbereich
Kalter Schweiß auf der Stirn	Schweiß an Abdomen und Oberschenkeln
Balanitis	Erektionen, Masturbation
Heuschnupfen, Krupphusten	Asthma
Schläfrigkeit mit Müdigkeit	Schlaflosigkeit abends nach dem Zubettgehen
Schwäche der Muskeln, Lähmung bei Kleinkindern	Mager
Zittern durch Anstrengung, Erwartungsspannung	Zittern durch Musikhören
< Sommer, warm Baden	< Abends nach dem Hinlegen, morgens beim Erwachen

G

Gelsemium   Apis

Gelsemium	Apis
Bei Fieber: redselig oder schweigsam	Bei Fieber: nervöse Erregung, Angst, Delir, Apathie
Furcht zu fallen, klammert sich an, will getragen werden	Schreien im Schlaf, Cri encéphalique
Empfindlich, leicht zu beeindrucken	Grundloses Weinen
Reizbar, wenn es angesprochen oder berührt wird	Streckt sich steif aus bei Berührung
Gesichtsausdruck wie betrunken	Bohrt den Kopf ins Kissen
Bei Fieber: Pupillen zusammengezogen, Diplopie	Bei Fieber: erweiterte Pupillen, Strabismus
Bei Fieber: unwillkürlicher Stuhl	Bei Fieber: Obstipation
Bei Fieber: unwillkürliches Urinieren	Bei Fieber: spärlicher Urin
Unwillkürliches Urinieren nervösen Ursprungs Tag und Nacht	Vergeblicher oder schmerzhafter Harndrang
Fieber mit Blutandrang	Bei Fieber: rote Haut oder Urtikaria
Remittierendes Fieber bei Kleinkindern	Intensive Hitze mit Delirium
Fiebercontinua < nachmittags	Fiebercontinua < nachts
Fieber während Zahnung, Fieber nach Aufenthalt in den Tropen	Scharlach
Bei Fieber: Abneigung gegen Entblößen	Bei Fieber: Verlangen, sich zu entblößen
Bei Fieber: Muskelschwäche	Bei Fieber: Zittern

Gelsemium   Argentum nitricum

Gelsemium	Argentum nitricum
Angst bei Abwärtsbewegung, Furcht zu fallen, klammert sich an	Furcht in engen Räumen, im Tunnel
Erwartungsspannung mit Schlaflosigkeit, Zittern	Wahnidee, alles werde fehlschlagen
Kann nicht lange denken, antwortet langsam	Impulsiv und eilig, nervöse Erregung bei Kindern
Abneigung dagegen, angesprochen zu werden, will seine Ruhe haben	Eigensinnig, widerspenstig
Leicht zu beeindrucken	Erschrickt leicht
Zittern oder Schaudern vor Furcht	Schlaflosigkeit aus Angst
Nervosität mit Husten, Frösteln, Schlaflosigkeit, Zähneklappern, Einnässen	Nervosität mit Erregung, Einschlafstörung, Atemstörung, Konvulsionen

Gelsemium	Belladonna
Dunkelrotes Gesicht, Zittern der Lippen oder des Unterkiefers	Bleiches, alt aussehendes Gesicht
Schläfriger Gesichtsausdruck, wie betrunken	Ängstlicher, erschrockener Gesichtsausdruck
Kann den Kopf nicht hochhalten	Periodische Schwäche
Verlangen nach Licht, Photomanie	Photophobie im warmen Zimmer
Lähmung des Oberlids	Konjunktivitis bei Kleinkindern, Augen morgens verklebt
Heuschnupfen	Chemosis
Undeutliche Sprache, schwere Zunge	Heiserkeit durch Sprechen
Körperliche Unempfindlichkeit	Unverträglichkeit von Kleidung
Erschlaffung von Muskeln	Abmagerung
< Frühling, Sommerhitze, Abwärtsbewegung	< Aufenthalt im Zimmer
> Liegen im Bett, Urinieren, Schweiß, Licht	> Aufstoßen, Gehen im Freien

Gelsemium — Belladonna

Gelsemium	Belladonna
Leicht zu beeindrucken, Erwartungsspannung	Schreckhaft, empfindlich gegen Licht
Stupor, antwortet langsam	Heftige Erregung mit Schlagen, Beißen, Zähneknirschen
Bei Fieber: sprachlos oder geschwätzig	Erkennt Verwandte nicht
Will gehalten werden, klammert sich an	Versteckt sich
Furcht davor zu fallen, während es getragen wird	Furcht vor Tieren, Hunden, eingebildeten Dingen
Kann den Kopf nicht hochhalten	Bohrt den Kopf ins Kissen
Dumpfe Kopfschmerzen im Hinterkopf > Urinieren	Berstender Stirnkopfschmerz < Erschütterung
Kann die Augen nur schwer offenhalten	Krampfhaft geöffnete Augen, Stieren
Schwere Zunge, Sprechstörung	Unverständliche Sprache, spricht laut im Schlaf
Dick weiß oder braun belegte Zunge	Geschwollene, trockene Zunge, hervortretende Papillen
Schnupfen mit Schwäche und Benommenheit	Schnupfen mit Schmerzen in der Nase

G

Gelsemium	Belladonna
Heuschnupfen	Hellrotes Nasenbluten
Schwäche < körperliche Anstrengung	Verlangen nach körperlicher Anstrengung
Zittern durch Anstrengung	Zucken beim Einschlafen
< Sonnenhitze (erzeugt Schwäche)	< Kalter Wind

Gelsemium / Phosphoricum acidum

Gelsemium	Phosphoricum acidum
Beschwerden durch Erwartungsspannung, Lampenfieber, Prüfungsangst	Stiller Kummer aus enttäuschter Liebe, Heimweh
Leicht zu beeindrucken, wird schnell zornig	Seelenruhe, Gelassenheit, Nachgiebigkeit
Furcht davor zu fallen; klammert sich an	Verlangen nach Ruhe
Bei Fieber: stilles Wesen	Bei Fieber: Gleichgültigkeit
Neurologische Beschwerden	Abmagerung
Kopfschmerz < Sonne, > Schlaf, Sitzen	Kopfschmerz < Husten, kaltes Wetter, > Reiben, im Freien
Kalter Schweiß auf der Stirn	Schweiß am Hinterkopf
Heuschnupfen	Nasenbluten beim Schnäuzen
Undeutliche Sprache durch Schwere der Zunge	Unverständliche, langsame Sprache; spätes Sprechenlernen
Zunge in der Mitte weiß, mit roten Seiten	Rissige Zunge, Zahnfleischbluten
Diarrhoe durch Gemütsbewegung	Aufgetriebenes Abdomen
Balanitis	Häufige Erektionen, Masturbation
Harnverhaltung, unwillkürliches Urinieren durch Nervosität	Plötzlicher Harndrang
Gebückte Haltung beim Gehen	Krümmung der Wirbelsäule, Skoliose
Neuralgische Schmerzen	Wachstumsschmerzen, zu rasches Längenwachstum
Bei Fieber: Tränenfluss, Inkontinenz, kalte Hände	Bei Fieber: Nasenbluten, erweiterte Blutgefäße, Harndrang, Gelenkschmerzen
Plötzliche zittrige Schwäche mit Schwindel	Schwäche durch Kummer oder Säfteverlust
< Warmwerden	< Abkühlung

G

Graphites | Antimonium crudum

Graphites	Antimonium crudum
Furcht vor Fremden, vor Gewitter	Furcht durch Geräusche
Kleinigkeiten erscheinen wichtig	Eigensinnig, verträgt keinen Widerspruch
Schüchtern, zaghaft	Reizbar, wenn es angeblickt, angesprochen oder berührt wird
Abneigung gegen Veränderung	Abneigung gegen Waschen
Milchschorf, feuchtes Ekzem im Gesicht, Herpes	Eitriger Hautausschlag im Gesicht
Krusten um den Mund	Krusten auf den Wangen
Geschwollene Tonsillen	Dick weiß belegte Zunge
Schwieriges Aufstoßen, Schluckauf nach dem Essen	Säugling verweigert die Muttermilch
Aufgetriebenes Abdomen	Erbricht geronnene Milch
Nässender, klebriger Hautausschlag	Eitrige Pickel, hornige Wucherungen
Rissige Haut im Winter	Rissige Haut nach dem Waschen
Verlangen: heiße Milch	Verlangen: saure Speisen, Obst, rohes Gemüse
Abneigung: Fisch, Fleisch, gekochte Speisen, Süßes	Abneigung: Brot, Eier, Gurken, Obst
> Im warmen Bett	< Nasse Anwendungen, Warmwerden, kalt Baden

Graphites | Barium carbonicum

Graphites	Barium carbonicum
Muss alles anfassen	Albernes Benehmen
Abneigung gegen Berührung	Furcht vor Fremden, versteckt sich, klammert sich an
Intelligent, aber faul	Entwicklungsstillstand, spätes Gehenlernen
Rechenschwäche	Leseschwäche
Reizbar, mürrisch	Fruchtlose Geschäftigkeit
Weinen durch Musikhören	Traurig wegen Kleinigkeiten
Aussehen: hell, blond, mit schlaffer Faser; Stirnrunzeln	Alt aussehendes, runzeliges Gesicht, törichter Gesichtsausdruck

G

Fettleibigkeit; dünne Beine, fetter Körper	Aufgetriebenes Abdomen, übriger Körper mager, Zwergwuchs
Rote Lidränder, Risse in den Kanthi	Augenentzündung
Photophobie	Katarakt, Exophthalmus
Feuchtes Ekzem hinter den Ohren, Ekzem im Gesicht	Lymphknotenschwellung hinter den Ohren
Rissige Mundwinkel, schwierige Zahnung	Offener Mund, Tonsillitis mit Speichelfluss
Magenschmerzen > nach Essen	Vergrößertes Abdomen
Hautausschlag um den Anus bei Kleinkindern, Analfissur	Juckreiz in der Rima ani
Obstipation	Diarrhoe
Hydrozele	Hodenretention
Vermehrtes sexuelles Verlangen	Fluor vaginalis
Hautausschlag in den Gelenkbeugen, aufgesprungene Hände	Schweiß zwischen den Oberschenkeln
Nägel dick, deformiert, brüchig, eingewachsen	Nägelbeißen
Hautausschlag mit klebriger Absonderung	Gänsehaut
Hautwucherung, Keloid	Kleine Warzen, Drüsenabszesse
P: Gerstenkörner, Erysipel, Schnupfen	P: Mononukleose, Tonsillitis
Abneigung: Fisch, Fleisch, Salz, warme Speisen	Abneigung: Obst
< Druck	> Druck

Graphites   Calcium carbonicum

Muss alles anfassen	Steckt die Finger in den Mund
Abneigung dagegen, angesprochen oder berührt zu werden	Erträgt es nicht, angesehen zu werden
Schüchtern	Eigensinnig
Angst morgens	Furcht nachts
Raue Haut im Gesicht, Stirnrunzeln	Gesicht alt aussehend, kränklich, ängstlich
Entzündung oder Ekzem der Lidränder, rissige Kanthi	Augenentzündung bei Kleinkindern, Strabismus
Bläschen auf der Zungenspitze	Aphthen

Graphites	Petroleum
Magenschmerzen > Essen	Magenschmerzen > Liegen auf dem Rücken
Hautausschlag um den Anus bei Kleinkindern	Wildes Fleisch am Nabel
Stuhl ist mit Schleim bedeckt	Diarrhoe, lehmartiger Stuhl
Ekzem an den Brustwarzen	Hautausschlag auf dem Rücken
Risse zwischen den Fingern und Zehen, an den Fingerspitzen	Warzen an Händen und Fußsohlen
Hautausschlag in den Gelenkbeugen	Hautausschlag an den Handgelenken
Zehennägel deformiert, verkrüppelt, verdickt	Niednägel
Übel riechender Schweiß	Kalter Schweiß nach geringster Anstrengung
Nässender Hautausschlag, der zu goldenen Kristallen trocknet	Juckender Hautausschlag während Zahnung durch Milchtrinken
Dünne, wund fressende Absonderungen	Milchige, schleimige Absonderungen, verursachen Juckreiz
F: Impfungen, Allopathika	F: Gicht
P: Gerstenkörner, Erysipel	P: Augenentzündung, Abszess, Krupp
Abneigung: Fisch, Fleisch, Salz, Süßigkeiten	Verlangen: Eier, Eiscreme, Fleisch, Salz

Graphites   Petroleum

Graphites	Petroleum
Angst morgens beim Erwachen	Angst in einer Menschenmenge
Ruhelosigkeit im Sitzen	Ungeschickt; vergisst bekannte Straßen
Fettleibigkeit	Abmagerung
Juckender, klebrig-feuchter Hautausschlag am Kopf	Ekzem am Hinterkopf
Magenbeschwerden mit vermehrtem Appetit	Diarrhoe mit Heißhunger
Übelkeit durch Süßigkeiten	Reiseübelkeit
Aufgetriebenes Abdomen	Geschwür in der Nabelgegend
Kalter Fußschweiß	Übel riechender Achselschweiß
Ekzem in den Gelenkbeugen	Tiefe Risse in den Händen
Hautausschlag im Frühling	Hautausschlag im Winter
Hautausschlag nässend dick, gelb, klebrig, wie Honig	Hautausschlag blutet nach Kratzen

Abneigung: Fisch, Salz	Abneigung: Fett
< Sommer, Wärme, warmes Zimmer	< Am Meer, trockene Kälte, Auto-fahren
> Druck, im Freien, Autofahren	> Sommer

Graphites   Psorinum

Graphites	Psorinum
Ängstlich, schüchtern	Furcht vor Versagen
Abneigung gegen Veränderung	Furcht vor Ungewohntem
Furcht vor Annäherung, Fremden, Menschenmengen	Furcht in engen Räumen, im Auto, vor dem Überqueren einer Straße
Affektiert, unverschämt, spöttisch	Eigensinnig
Weinen durch Musikhören	Tagsüber brav, nachts reizbar
Abwesender Gesichtausdruck	Kränklicher, schläfriger Gesichts-ausdruck
Fettleibigkeit	Abmagerung
Juckender, klebrig-feuchter Hautausschlag am Kopf	Feuchtes, gelbes Kopfekzem
Hautausschlag nässend, klebrig, übel riechend	Hautausschlag blutet nach Kratzen < Winter
Juckreiz > Kälte, kalt Baden	Juckreiz < Warmwerden, im Bett, Entkleiden
Entzündung und Risse der äußeren Kanthi	Bohrt mit dem Finger im Ohr
Risse hinter den Ohren	Pusteln oder Bläschen hinter den Ohren
Hautausschlag um den Mund, rissige Lippen	Aphthen
Ekzem in den Mundwinkeln, an den Nasenflügeln	Exkoriation der Mundwinkel
Geschwollene Tonsillen	Perlschnurartig geschwollene Hals-drüsen
Übelkeit durch Süßigkeiten	Verdorbener Magen durch saures Obst
Hautausschlag um den Anus, schmerzhafte Analfissur	Flatusabgang riecht wie faule Eier
Juckender, feuchter Ausschlag am Skrotum, Hydrozele	Leistenhernie
Redseligkeit im Schlaf	Schreien, Weinen im Schlaf

Nägel dick, verkrüppelt, deformiert	Nägel rau, gefurcht, gerillt
F: Allopathika, Impfungen, Sykose	F: Alkoholismus, Asthma, Ekzem
P: Erysipel, Magenschmerzen, Rachenentzündung, Schnupfen	P: unterdrückte Hautausschläge und Absonderungen, Abszess, Otitis, Tonsillitis, Verletzung
Abwechselnde, wandernde Beschwerden	Erkrankung, von der es sich nicht erholt hat
Abneigung: Fisch, Salz, Süßes	Abneigung: Schweinefleisch, Tomaten

G

Graphites   Sulfur

Abneigung gegen Veränderung	Verwegen
Abneigung gegen Berührung	Erträgt es nicht, angeblickt zu werden
Weinen durch Musikhören	Schreien beim Erwachen, im Schlaf
Traurig oder verzweifelt wegen Kleinigkeiten	Wachsam, aufmerksam, albernes Benehmen
Feuchter Hautausschlag im Gesicht, hinter den Ohren	Hautausschlag am Haaransatz
Bläschen an der Zungenspitze	Rote Zungenspitze
Magenschmerzen, wenn nüchtern	Heißhunger vormittags
Ekzem an den Fingern, auf dem Handrücken	Ekzem in den Handflächen, am Oberarm
Risse zwischen den Zehen	Rissig Hände durch Nasswerden
Dicke Fingernägel, verkrüppelte, brüchige Zehennägel	Gefurchte Nägel, Niednägel
Rote Haut nach Kratzen	Geschwollene Haut nach Kratzen
F: Sykose, Impfungen, Allopathika	F: Ekzem, Alkoholismus, Syphilis, Tuberkulose
Abneigung: Salz, Suppe, warme Speisen	Verlangen: Rohkost, Gewürze
< Gehen im Wind, Herbst	< Schnell Gehen, nasse Anwendungen, Frühling
> Schweiß	> Warm Einhüllen

Helleborus	Apis
Steckt die Finger in den Mund	Albernes Benehmen, Possenreißen
Langsam; denkt lange nach, bevor es antwortet	Fruchtlose Aktivität
Traurigkeit mit Verzweiflung	Grundloses Weinen
Ausdrucksloses Gesicht	Glänzendes, wächsernes Gesicht
Hirnerkrankung mit Kaubewegungen, Stirnrunzeln	Hirnerkrankung mit Hervorstrecken der Zunge
Glasige Augen	Augenentzündung, Chemosis
Starren, Rollen der Augen nach oben	Ödematöse Lidschwellung, Schwellung um die Augen
Dick weiß belegte Zunge, Zunge bewegt sich hin und her	Feuerrote Zunge
Gluckern im Ösophagus beim Trinken	Roter Rachen wie glasiert, Schwellung der Uvula
Häufiger, aber spärlicher Harndrang	Harnverhaltung
Chronische Nephritis, Nierenversagen mit Ödemen	Glomerulonephritis; Nierenversagen mit Koma
Hirnödem	Ödeme bei Neugeborenen, Glottisödem, Lungenödem
Fieberschübe in kurzen Anfällen, Fieber mit Schweiß	Ausschlagfieber, Scharlach, Masern
Bei Fieber: Abneigung gegen Entblößen	Bei Fieber: Verlangen, sich zu entblößen
Blaschenausschlag, Gänsehaut	Urtikaria, Erysipel
Mangel an körperlicher Reizbarkeit	Abmagerung
Konvulsionen bei Kleinkindern	Streckt sich steif aus bei Berührung; schmerzempfindlich
Abneigung: Äpfel, Gemüse	Abneigung: Muttermilch
< Kälte	< Warm Baden, warm Einhüllen
> Warme Luft, Ruhe	> Kalte Anwendungen

Helleborus	Cicuta virosa
Langsam; denkt lange nach, bevor es antwortet	Antwortet auf Ansprache, erkennt jedoch niemanden

H

Furcht vor dem Alleinsein	Abneigung gegen Gesellschaft, Furcht vor Menschen
Gleichgültig gegen geliebte Personen	Leicht zu beeindrucken, Schreckliches greift es stark an
Gedächtnisschwäche	Entwicklungsstillstand
Nervöse Erregung	Albernes Benehmen, Ekstase
Verlust der Willenskraft	Nachgiebig
Steckt die Finger in den Mund	Beißt sich auf die Zunge oder in die Wange
Stumpfsinniges Stieren, halb geöffnete Augen im Schlaf	Strabismus convergens, Nystagmus
Durstlosigkeit	Übelkeit
Unwillkürliche Bewegungen, Automatismen	Zittern oder Rucken von Gliedern
Rollen des Kopfes im Schlaf	Überstreckter Kopf im Schlaf, Opisthotonus
Gänsehaut, ödematöse Schwellungen	Ekzem
Konvulsionen bei Hydrozephalus	Fieberkrampf
Konvulsionen > im Schlaf	Konvulsionen < im Schlaf
Konvulsionen mit Bewusstsein	Konvulsionen ohne Bewusstsein
Tiefer Schlaf nach Konvulsionen	Schlaflosigkeit nach Konvulsionen
Abneigung: Äpfel, Gemüse	Verlangen: Kohl, Holzkohle

Helleborus   Opium

Vergisst, was er gehört oder gesagt hat, verwirrt beim Denken	Geistige Beweglichkeit, leichtes Auffassungsvermögen
Stille Traurigkeit	Albernes Benehmen, Hochgefühl, Redseligkeit
Langsamt; denkt lange nach, bevor es antwortet	Unaufrichtig, antwortet falsch
Furcht vor dem Alleinsein < nachts	Furcht durch vorangegangenen Schreck
Furcht vor eingebildeten Dingen	Wahnideen; glaubt, grässliche Gesichter zu sehen
Zornig, wenn es unterbrochen oder angesprochen wird	Zorn durch Widerspruch, durch Schmerzen

Bewusstlosigkeit bei Meningitis, Hydrozephalus	Bewusstlosigkeit bei Apoplexie, Hirnblutung
Automatische Bewegungen, steckt die Finger in den Mund	Sonderbare Gesten und Haltungen
Stirnrunzeln, gerunzelte Augenbrauen	Runzeliges, alt aussehendes Gesicht
Wahrnehmungsstörung, abgestumpfte Sinne bei intakten Sinnesorganen	Überempfindliches Gehör; Schlaflosigkeit durch entfernte oder geringste Geräusche
Nervöse Erregung während Zahnung	Reizbarkeit, Konvulsionen während Zahnung
Hautausschlag um den Mund, rissige Mundwinkel	Offener Mund im Schlaf
Übelkeit beim Anblick von Speisen	Übelkeit beim Autofahren
Diarrhoe, schleimiger, zäher Stuhl	Obstipation, Stuhl wie Schafskot
Häufiger Harndrang	Harnverhaltung
Zähneknirschen im Schlaf	Langsame Atmung im Schlaf; Schlafapnoe
Schlaflage: Kopf ins Kissen gebohrt	Opisthotonus
Bei Fieber: Schmerzen der Gelenke oder Knochen	Bei Fieber: Zittern der Extremitäten
Anämie	Zyanose
Abneigung: Äpfel, Obst, Gemüse	Verlangen: Süßes, Zucker
< Kalte Luft	< Warmwerden, Liegen auf dem Rücken
> Wärme, Liegen auf dem Rücken	> Kalte Luft

Helleborus   Phosphoricum acidum

Furcht vor eingebildeten Dingen, vor dem Alleinsein	Furcht vor drohender Krankheit, vor Prüfungen
In Gedanken versunken	Abneigung gegen Denken
Gedächtnisschwäche für das, was es gesagt oder gehört hat	Gedächtnisschwäche für die Ereignisse des Tages
Gleichgültig gegen geliebte Personen, gegen Verwandte	Gleichgültig gegen das Leben, Lebensüberdruss
Schreien, Cri encéphalique	Verlangen nach Ruhe und Stille
Traurigkeit in der Pubertät	Lang anhaltender stiller Kummer, verweilt bei Enttäuschungen

Unentschlossen	Mangel an Selbstvertrauen, schüchtern
Zornig, wenn es getröstet oder unterbrochen wird	**Zornig, wenn es antworten muss**
Dümmlicher Gesichtsausdruck	Kränklicher Gesichtsausdruck
Bohrt den Kopf ins Kissen	Bewegt den Kopf vor und zurück
Kalter Schweiß auf der Stirn	Schweiß am Hinterkopf
Strabismus, Augen nach oben verdreht	Gerstenkörner, rote Lidränder
Stirnrunzeln, gerunzelte Augenbrauen	Runzelige Hände
Steckt die Finger in den Mund	Beißt sich auf die Zunge
Bläschen um den Mund, rissige Mundwinkel	Riss in der Mitte der Unterlippe
Kaubewegungen, schwierige Zahnung	Zahnfleischbluten
Hydrozele	Erektionen, Masturbation
Schreien und Zähneknirschen im Schlaf	Murmeln und Weinen im Schlaf
Konvulsionen bei Kleinkindern	Schwäche nach geringster Anstrengung
Ödeme	Wachstumsschmerzen, zu schnelles Wachstum
Abneigung: Äpfel, Gemüse	Abneigung: Muttermilch

Helleborus   Zincum metallicum

Gleichgültig gegen äußere Eindrücke, abgestumpfte Sinne	**Leicht zu beeindrucken, empfindlich gegen das Geräusch von Stimmen**
Abneigung gegen Gesellschaft	**Verlangen nach Gesellschaft**
Verlust der Willenskraft	**Zu viel Pflichtgefühl**
Stöhnen im Schlaf	**Schreien beim Erwachen**
Zurückhaltend, argwöhnisch	**Schüchtern, wechselhafte Stimmung**
Steckt die Finger in den Mund	**Nervöse Tics**
Gerunzelte Augenbrauen	Runzeliges Gesicht
Akuter Hydrozephalus	Chronischer Hydrozephalus
Glasige Augen, stiert auf einen Punkt	Nystagmus
Bläschen um Mund oder Nase	Akne im Gesicht
Speichelfluss oder Strabismus während Zahnung	Langsame Zahnung, Reizbarkeit während Zahnung

Diarrhoe	Obstipation
Proteinurie, Glomerulonephritis, Nephrose	Nierensteine, Wanderniere
Hydrozele	Vermehrtes sexuelles Verlangen, Masturbation
Bläschen zwischen den Fingern	Ekzem oder rissige Haut an den Händen
Automatismen der Hände und Arme	Automatismen und Unruhe der Beine
Schlaflage: Beine angezogen	Schlaflage: Kopf ins Kissen gebohrt
Bei Fieber: Delirium	Bei Fieber: Zittern
Abneigung: Äpfel, Gemüse	Abneigung: Fisch, Süßigkeiten

H

Hepar sulfuris	Arsenicum album
Immer unzufrieden, launenhaft	Will nicht angesehen werden
Furcht davor, berührt oder verletzt zu werden; Furcht vor Feuer, Bienen	Angst nachts, Furcht vor Räubern
Zornig, droht anderen; möchte Dinge anzünden	Argwöhnisch
Abneigung zu spielen	Pingelig, zwanghaft, zu viel Pflichtgefühl
Leicht beleidigt	Eifersüchtig, neidisch
Glühend rote Wangen	Gesicht kränklich, runzelig, blass, hippokratisch
Überempfindlich gegen starke Gerüche	Überempfindlich gegen den Geruch von Speisen
Chronischer Schnupfen, Schniefen bei Neugeborenen	Heuschnupfen mit Asthma
Risse in der Lippenmitte	Bläschen im Mund, auf der Zunge
Reiseübelkeit	Erbrechen unmittelbar nach dem Trinken
Saurer Stuhlgeruch	Ziegelmehlsediment im Urin
Phimose	Hydrozele
Anfallsweiser Krupp frühmorgens	Chronischer Krupp
Asthma bei kaltem Wetter	Asthma nachts
Schlaflage: Kopf nach hinten gebeugt	Zähneknirschen im Schlaf
Juckreiz durch Kälte, durch Wolle	Juckreiz ohne Hautausschlag
Verlangen: merkwürdige Dinge, Kreide, Erde, Lehm, Sauerkraut	Verlangen: warme Speisen
< Morgens 6.00 Uhr, trockene Kälte	< 0.00 Uhr – 1.00 Uhr, Aufenthalt in feuchten Räumen

Hepar sulfuris	Calcium carbonicum
Heftig, reizbar durch Schmerzen, schreit vor Schmerzen	Angst und Verzweiflung durch Schmerzen
Angst um die Gesundheit von Verwandten	Angst um die eigene Gesundheit, verzweifelt an der Genesung
Hast beim Essen und Sprechen	Langsame Bewegungen, spätes Gehenlernen

Hepar sulfuris	Calcium sulfuricum
Unzufrieden mit allem, Abneigung gegen Spielen	Leicht beleidigt, empfindlich gegen Vorwürfe
Neigung zu widersprechen, ungehorsam	Eigensinnig
Ohrenschmerzen > Einhüllen	Ohrenschmerzen < Schlucken
Fieberbläschen	Späte Zahnung, vorzeitige Karies
Schwierige Stuhlentleerung, aber weicher Stuhl	Stuhl erst hart, dann flüssig
Diarrhoe nach kalten Speisen oder Getränken	Diarrhoe nach Milchtrinken
Hautausschlag am Skrotum	Hydrozele, Hernie
Heiserkeit bei Krupp	Schmerzlose Heiserkeit, Atemlosigkeit nach Treppensteigen
Schwellung der Brustdrüsen	Aufgetriebenes Abdomen
Schlaflage: Kopf nach hinten überstreckt	Schlaflage: Arme über dem Kopf
Schreit im Schlaf um Hilfe	Kaubewegungen im Schlaf
Schweiß nachts, sauer oder übel riechend	Kopfschweiß im Schlaf
P: Mononukleose, Tonsillitis	P: Augenentzündung, Laryngitis, Otitis, Schnupfen, Tuberkulose
Verlangen: Essig, scharf gewürzte Speisen, warme Getränke	Verlangen: Eier, Eiscreme, kaltes Wasser, Unverdauliches
< Entblößen, Eintritt in ein kaltes Zimmer, trockenes Wetter	< Kalt Baden, nasse Anwendungen, warm Einhüllen
> Feuchtwarme Anwendungen, warm Einhüllen, nasses Wetter	> Rückenlage, Entblößen

Hepar sulfuris — Calcium sulfuricum

Hepar sulfuris	Calcium sulfuricum
Leicht beleidigt	Eifersucht, Streitsucht aus Eifersucht
Abneigung gegen Spielen; immer unzufrieden	Lustiges, fröhliches Kind
Furcht davor, berührt oder verletzt zu werden, vor dem Zahnarzt	Furcht nachts, vor der Dunkelheit
Hastige Sprache	Ruhelosigkeit
Zorn, möchte Dinge anzünden	Mangel an Selbstvertrauen, fühlt sich nicht anerkannt

Abmagerung	Fettleibigkeit
Schmerzhafter, juckender Hautausschlag auf dem Kopf	Gelber Schorf auf dem Kopf
Grüne Absonderung aus dem Ohr, wie alter Käse stinkend	Gelbe, schmerzhafte, chronische Absonderung aus dem Ohr
Schnupfen < Abkühlung	Schnupfen > im Freien
Zahnfleischbluten leicht	Blutiger Schnupfen
Aphthen	Rissige Zunge
Bei Fieber: rote Wangen	Rote Wangen ohne Fieber
Obstipation, schwieriger, aber weicher Stuhl	Blutiger Stuhl
Phimose	Hydrozele
Krupphusten nachts oder frühmorgens	Krupphusten nach dem Erwachen
Übel riechender Achselschweiß	Übel riechender Fußschweiß
Schlaflage: Kopf nach hinten gebeugt	Schlaflage: auf der Seite
Akne	Trockenes Ekzem
Empfindlichkeit gegen Schmerz	Abneigung gegen Bewegung
Verlangen: Essig	Verlangen: Äpfel, Salz, saures Obst
Abneigung: Fett	Abneigung: Milch, Fisch, Ei
< Abkühlung, kalte Luft, Berührung	< Warme Luft, im warmen Bett
> Warme Luft, im warmen Bett, nasses Wetter	> Kalt Baden

Hepar sulfuris   Chamomilla

Möchte Dinge anzünden	Boshaft, beschimpft die Eltern
Hast beim Sprechen und Essen	Launenhaft; weist Dinge zurück, die es zuvor haben wollte
Immer unzufrieden	Außer sich, lässt sich nur beruhigen, wenn es getragen wird
Ungehorsam	Abneigung dagegen, angesprochen oder angeblickt zu werden
Ekzem, Krusten, Herpes im Gesicht	Einseitig rotes Gesicht, Stirnrunzeln
Abmagerung bei Kleinkindern	Fettleibigkeit
Kalter Kopfschweiß	Heißer Kopfschweiß
Eitriger Schnupfen	Verstopfte Nase

H

Hepar sulfuris	Coffea cruda
Zahnfleischbluten, Zahnwurzelabszess	Langsame Zahnung, Gemüts-beschwerden während Zahnung
Obstipation, schwieriger, aber weicher Stuhlgang	Krampfartige Bauchschmerzen bei Säuglingen
Stuhl riecht wie verdorbener Käse	Grasgrüner Stuhl
Wiederkehrender Krupp	Husten oder Asthma durch Gemütsbewegung
Panaritium, Furunkel	Wundliegen
Schlaflage: Kopf ins Kissen gebohrt	Schlaflage: steif, Beine gespreizt
Schlaflosigkeit durch Zucken, Auffahren, Husten	Schlaflosigkeit während Zahnung
Reichlicher Schweiß Tag und Nacht, stinkend, klebrig	Reichlicher Schweiß an bedeckten Teilen
Berührungsempfindlicher Hautausschlag	Schmerzloser Hautausschlag, Exanthem
Bewusstlosigkeit durch Schmerzen	Nervöse Ohnmacht, nach Verletzung, durch Zorn
< Abkühlung oder Entblößen einer Extremität	Hitze der Füße, entblößt sie
Verlangen: Essig	Verlangen: Brot, kalte Speisen
> Im warmen Bett, warmer Ofen	< Im warmen Bett

Hepar sulfuris   Coffea cruda

Hepar sulfuris	Coffea cruda
Schweigsam, sitzt unbeweglich da, Abneigung gegen Spielen	Aktiv, leichtes Auffassungsvermögen
Immer unzufrieden	Lustig, fröhlich, auch bei Fieber
Launenhaft; weist Dinge zurück, die es zuvor haben wollte	Wechselhafte Stimmung
Empfindlich gegen die Anwesenheit anderer Menschen	Empfindlich gegen das geringste Geräusch
Verlangen nach Gesellschaft < wenn allein	Heimweh
Neigung zu widersprechen	Abneigung dagegen, getragen zu werden
Verhaltensstörungen, boshaft, zornig, grausam	Ruhelos, läuft herum
Aphthen	Vorzeitige Karies
Schreit im Schlaf um Hilfe	Zähneknirschen im Schlaf

195

Wiederkehrender Krupp	Reizhusten, muss sich zusammen-krümmen
Schlaflage: Kopf nach hinten gebeugt	Ruheloser Schlaf, hört jedes Geräusch
Abmagerung	Übermaß an Energie
Abszess, Eiterung	Flüchtiges Exanthem
Abneigung gegen Homöopathie	Überempfindlich gegen allopathische Medikamente
< Abkühlung, Wind, Druck	< Warm Einhüllen, Sommer
> Wärme, warm Einhüllen	> Abkühlung, Entblößen

H

Hepar sulfuris   Mercurius solubilis

Empfindlich gegen Schmerzen	Empfindlich gegen alles
Hast beim Essen	Ruhelosigkeit
Lacht niemals	Albernes Benehmen, Lachen, Lachen abwechselnd mit Weinen
Heftiger Zorn über Kleinigkeiten, heftige Gesten	Mutwillig, boshaft
Möchte Dinge anzuzünden	Argwöhnisch; Wahnidee, er sei von Feinden umgeben
Aufgesprungene Lippen, Riss in der Lippenmitte, Fieberbläschen	Eingefallenes Gesicht, Gesichtsaus-druck alt aussehend, ernst, kränklich
Ohrenschmerzen > Wärme	Ohrenschmerzen < Wärme
Halsschmerzen < kalte Speisen, Zugluft, Gähnen, > warme Getränke	Halsschmerzen < nachts, Bettwärme, > nach Schlucken
Sprechen ist schwierig durch Halsschmerzen	Stottern
Aphthen oder Fisteln am Zahnfleisch	Zunge mit Zahneindrücken, Speichelfluss nachts
Hautausschlag am Skrotum	Erektionen und Masturbation
Schlaflage: Kopf ins Kissen gebohrt, sitzend	Schlaflage: linke Seite; schläft nackt
Übel riechender Achselschweiß	Übel riechender Nachtschweiß
Berührungsempfindlicher, eitriger Hautausschlag	Juckender, nässender Hautausschlag
Absonderungen oder Eiter *eher* grün	Absonderungen oder Eiter gelb
P: Abszess, Krupp, Mononukleose, Urtikaria, Zystitis	P: Otitis

Verlangen: saure Speisen, Essig	Verlangen: Brot, Butterbrot
Abneigung: scharf gewürzte Speisen, Paprika, Spinat	Abneigung: Muttermilch
< Abkühlung oder Entblößen eines Körperteils, kalte Anwendungen, trockenes kaltes Wetter, kalter Wind, nach Schlaf	< Geringste Berührung, kalt Baden, Hitze *und* Kälte, Wärme, Bettwärme, nasse Anwendungen
> Bett- und Ofenwärme, nasses Wetter, feuchtwarme Anwendungen	> Abkühlung, kalte Anwendungen, nach Schlaf

Hepar sulfuris   Nitricum acidum   H

Angst um die Gesundheit von Verwandten	Angst um die eigene Gesundheit
Mürrisch, zornig, leicht beleidigt	Reizbarkeit morgens beim Erwachen
Möchte Dinge anzuzünden	Fluchen
Furcht vor Feuer, Bienen, Schlangen	Furcht vor Gewitter
Hast beim Sprechen und Essen	Zu viel Pflichtgefühl
Launisch; weist Dinge zurück, die es zuvor haben wollte	Erträgt keine Ungerechtigkeit
Ohren empfindlich gegen Wind	Überempfindlich gegen Geräusche
Schniefen bei Neugeborenen	Nasenbluten nachts
Käsiger Mundgeruch	Fauliger Mundgeruch
Aphthen	Rissige Zunge
Reiseübelkeit	Übelkeit durch Milchtrinken
Exkoriation am Perineum	Analfissur, schmerzhafter Stuhlgang
Hydrozele	Leistenhernie
Stuhl riecht wie verdorbener Käse	Urin riecht kräftig, wie Pferdeharn
Eiterung der Nagelwurzel	Weiße Flecken auf den Fingernägeln
Schlaflage: Kopf nach hinten gebeugt	Schlaflage: Hände über dem Kopf
Akne, Furunkel, Sudamina	Leberflecken, Keloid, tiefe Fissur, Warzen an den Händen
Verlangen: Essig, saure Speisen	Verlangen: Hering, Unverdauliches

Hepar sulfuris   Psorinum

Hepar sulfuris	Psorinum
Zornig, widerspenstig, Neigung zu widersprechen	Eigensinnig
Leicht beleidigt	Tagsüber brav, nachts reizbar
Hast beim Sprechen und Essen	Ruhelosigkeit mit Hautausschlägen
Furcht davor, berührt oder verletzt zu werden	Furcht davor, vernachlässigt zu werden, zu versagen
Furcht vor Bienen, Schlangen, vor dem Zahnarzt	Furcht vor dem Überqueren einer Straße
Kalter, saurer Kopfschweiß	Milchschorf
Niesen durch Entblößen	Bohrt mit dem Finger im Ohr
Risse hinter den Ohren, in der Lippenmitte	Feuchter, wund fressender Ausschlag hinter den Ohren
Reiseübelkeit	Vermehrter Appetit nachts
Saurer Stuhl	Obstipation, schwieriger, aber normaler Stuhl
Phimose, Balanitis	Leistenhernie
Hüftgelenkentzündung	Einwärtsdrehung der Beine (Coxa antetorta)
Auffahren beim Einschlafen	Schlaflosigkeit durch Juckreiz
Abszess, Furunkel, Akne	Hautausschlag an den Gelenken, zwischen den Fingern
Juckreiz < kalte Luft	Juckreiz < Warmwerden im Bett
Verlangen: Essig, Mixed Pickles, scharf Gewürztes	Verlangen: Unverdauliches
Abneigung: Fett	Abneigung: Tomaten, Schweinefleisch
> Im warmen Bett, Ofenwärme	< Bettwärme, Wetterwechsel von kalt nach warm

Hepar sulfuris   Rheum

Hepar sulfuris	Rheum
Möchte Dinge anzünden	Muss alles anfassen
Empfindlich gegen Schmerzen, schreit vor Schmerzen	Reizbarkeit und Schreien nachts, während Zahnung
Schreien beim Husten	Schreien beim Stuhlgang
Abneigung gegen Berührung	Verlangen, getragen zu werden
Immer unzufrieden, heftiger Zorn über Kleinigkeiten	Verdrießlich, ungezogen

Gemütssymptome begleitet von körperlichen Symptomen	Gemütssymptome abwechselnd mit körperlichen Symptomen
Abmagerung	Fettleibigkeit
Ekzem am Kopf, Milchschorf	Stirnrunzeln, gerunzelte Brauen
Kalter Schweiß am Kopf, an der Stirn	Kalter Schweiß um die Nase
Fauliges, saures Aufstoßen, Reiseübelkeit	Krampfartige Bauchschmerzen
Schmerzlose Diarrhoe	Schmerzhafte Diarrhoe
Obstipation mit weichem Stuhl	Schmerzhafte Obstipation
Stuhl riecht wie verdorbener Käse	Saurer Stuhlgeruch
Schlaflage: Kopf ins Kissen gebohrt	Schlaflage: Arme über dem Kopf
Auffahren beim Einschlafen	Schlaflosigkeit, wirft sich herum, läuft im Bett herum
Schlaflosigkeit nach Mitternacht	Geringes Schlafbedürfnis
Aufgesprungene, schlecht heilende Haut	Welke, schrumpelige Haut
Verlangen: saure Speisen, Essig	Verlangen: vielerlei
Abneigung: Butter, Fleisch, Käse, Spinat	Abneigung: Milch, Muttermilch, Süßigkeiten
< Abkühlung, kalter Wind, Berührung, Druck, Winter	< Sommer, Bohren mit dem Finger in Ohr oder Nase
> Einhüllen, warme Luft	> Kurzer Schlaf

Hepar sulfuris   Silicea

Empfindlich gegen Schmerz	Empfindlich gegen Geräusche
Furcht vor Feuer, Bienen, Schlangen	Furcht vor Nadeln, engen Räumen, Räubern, Wind
Hastig, ungestüm	Schüchtern, Mangel an Selbstvertrauen
Unzufrieden mit allem, Abneigung gegen Spielen	Heimweh
Möchte Dinge anzünden	Steckt die Finger in den Mund oder ins Ohr
Neigung zu widersprechen	Nachgiebig

H

Kopfschweiß morgens, kalter Schweiß im Gesicht	Kopfschweiß beim Einschlafen
Grünlicher, wund fressender Ohrfluss	Gelblicher, dünner Ohrfluss
Risse in der Lippenmitte	Rissige Mundwinkel
Aphthen am Zahnfleisch	Langsame Zahnung, vorzeitige Karies
Übelkeit beim Autofahren	Aufgetriebenes Abdomen
Obstipation abwechselnd mit Diarrhoe	Obstipation, Stuhl schlüpft zurück
Phimose, Eiterung unter der Vorhaut	Leistenhernie, Hydrozele
Krupp	Infektasthma
Entzündung der Nagelwurzel	Nägel deformiert, dick, gefleckt, gespalten
Kalter, übel riechender Schweiß an den Händen	Übel riechender Fußschweiß
Absonderungen, Stuhl und Schweiß riechen wie alter Käse	Übler Mundgeruch morgens
Schlaflage: Kopf überstreckt, ins Kissen gebohrt	Lachen, Sprechen, Schreien im Schlaf
Eitrig absondernder Hautausschlag	Narbenkeloid
P: Furunkel, Krupp, Mononukleose, Urtikaria, Zystitis	P: Gerstenkörner, Halsentzündung, Otitis, Sinusitis
Verlangen: Essig, Saures, Gewürze, warme Getränke	Verlangen: Unverdauliches
Abneigung: Fett	Abneigung: Fleisch, Muttermilch, warme Getränke
< Kleiderdruck, nach Schlaf	< Kalt Baden
> Nach Frühstück	> Druck, nasse oder kalte Füße

Hyoscyamus	Belladonna
Stupor kehrt schnell nach dem Antworten wieder	Delirium mit Beißen und Zähneknirschen, < Berührung
Aggressiv, rast, tobt, beschimpft die Eltern	Reizbar, zieht Umstehende an den Haaren
Wahnidee, es habe Unrecht erlitten, werde beobachtet, vergiftet	Furcht vor eingebildeten Dingen, Tieren, will fliehen
Eifersüchtig, neidisch	Empfindlich gegen Geräusche
Spricht wie berauscht, schwatzt, murmelt	Schreckliche Visionen (Gesichter, Tiere) beim Schließen der Augen
Schreien aus Angst	Schreien bei Schmerzen
Verführerisch, schamlos, entblößt sich	Abneigung gegen Entblößen
Zunge bewegt sich hin und her, rote Zungenspitze	Zunge hängt heraus, Erdbeerzunge
Übelkeit, Würgereiz beim Trinken	Entzündung und Schwellung von Tonsillen und Lymphknoten
Unbemerkter Abgang von Stuhl	Krampfartige Bauchschmerzen bei Säuglingen
Diarrhoe	Obstipation bei Kleinkindern
Häufige Erektionen, exzessive Masturbation	Enuresis nocturna, kann nur schwer geweckt werden
Anhaltender, trockener Husten < im Liegen	Husten bellend, heiser, schmerzhaft
Schreien im Schlaf	Schlaflosigkeit bei Neugeborenen
Fäustelt	Zucken beim Einschlafen, spricht laut im Schlaf
Konvulsionen mit Schreien, Zähneknirschen, Einnässen	Konvulsionen mit rotem Gesicht, weiten Pupillen
Fiebercontinua bei Pneumonie oder Meningitis	Fieber kontinuierlich oder remittierend, trocken, glühend
Verlangen: Käse, Unverdauliches	Verlangen: Brot, Limonade, Zitronen
Abneigung: Süßigkeiten, Tomaten	Abneigung: Kaffee, saure und warme Speisen

H

Hyoscyamus   Bufo

Hyoscyamus	Bufo
Greift andere an, beißt, zwickt	Zornig, wenn es sich missverstänen fühlt
Furcht vor Wasser	Furcht vor Fremden
Verführerisches Verhalten, lächerliche oder alberne Gesten, Possenreißen	Kindisches Verhalten
Frühreif, neugierig, muss alles anfassen	Stumpfheit, Entwicklungsstillstand
Steckt die Finger in den Mund	Stottern
Eifersüchtig	Heikel, pingelig, Monomanie
Masturbiert in der Öffentlichkeit	Sucht die Einsamkeit um zu masturbieren
Blasses Gesicht	Fettiges Gesicht
Ängstlicher, erschrockener Gesichtsausdruck, Stirnrunzeln	Alberner, törichter Gesichtsausdruck
Trockene, verbrannt aussehende Lippen	Dicke, sinnliche Lippen
Zähneknirschen	Bewegungen mit der Zunge, Lecken, Schlecken
Reiseübelkeit	Verdauungsstörung morgens
Diarrhoe	Schwellung, Entzündung der Leistendrüsen
Konvulsionen mit Schreien	Konvulsionen mit Zungenbiss, Schweiß, Einkoten
Fieberkrampf	Konvulsionen nach Zorn

Hyoscyamus   Cina

Hyoscyamus	Cina
Eifersüchtig	Abneigung dagegen, angesehen oder berührt zu werden
Furcht vor der Dunkelheit	Pavor nocturnus, klammert sich an
Albernes Benehmen, zudringlich, schmeichlerisch	Launenhaft; weist Dinge zurück, die es zuvor haben wollte
Schamlos, möchte nackt sein	Leicht beleidigt
Destruktivität, Beißen	Reizbar, schlägt und tritt aus Zorn
Beschimpft die Eltern	Neigung zu widersprechen
Aussehen: hell, blond	Aussehen: dunkle oder rote Haare
Übermaß an Energie	Fettleibig, groß gewachsen

Hyoscyamus	Cuprum metallicum
Blasses Gesicht, verwirrter einfältiger Gesichtsausdruck	Hageres Gesicht, kränklich um die Augen
Kopfverletzung, Commotio cerebri	Kopf empfindlich gegen Kämmen
Steckt die Finger in den Mund	Bohrt mit dem Finger im Ohr
Macht lächerliche oder alberne Gesten	Reibt sich ständig die Nase, zupft an der Nase
Schweiß am Rücken, im Nacken	Schweiß im Gesicht
Übelkeit beim Autofahren	Vermehrter Appetit bei Krankheit
Schluckauf nach dem Essen, nachts	Krampfartige Bauchschmerzen bei Säuglingen
Hämorrhoiden	Beschwerden durch Würmer
Harnverhaltung bei Neugeborenen	Leistenhernie
Fasst sich an die Genitalien, Masturbation	Fluor vaginalis
Schlaflosigkeit < Aufregung, geistige Anstrengung	Schlaflosigkeit, muss gewiegt werden
Konvulsionen nach Schreck	Konvulsionen durch Bestrafung, Zorn
Konvulsionen mit Einnässen, Zähneknirschen, blau-rotem Gesicht	Konvulsionen mit Opisthotonus, weiten Pupillen, blassem Gesicht
Verlangen: Erde, Lehm, Käse	Verlangen: kalte Getränke, vielerlei
Abneigung: Getränke (Wasser)	Abneigung: Muttermilch

Hyoscyamus — Cuprum metallicum

Hyoscyamus	Cuprum metallicum
Greift andere an, beschimpft die Eltern	Schüchtern, nachgiebig
Eifersüchtig	Gewissenhaft, zu viel Pflichtgefühl
Furcht vor dem Alleinsein, Verlangen nach Gesellschaft	Abneigung gegen das Näherkommen anderer, Furcht vor Fremden
Schreien im Schlaf	Pavor nocturnus
Lasziv, entblößt sich	Erträgt es nicht, angesehen oder liebkost zu werden
Geschwätzigkeit, albernes Lachen	Unwillkürliches Weinen
Zupft an der Bettwäsche, steckt die Finger in den Mund	Bedeckt den Mund mit den Händen, fäustelt
Fieberbläschen, trockene Lippen	Bläuliche Lippen
Abneigung gegen Wasser, Würgen beim Schlucken	Gurgeln oder Gluckern beim Trinken

Magenbeschwerden, Schluckauf nachts	Vergrößertes, aufgetriebenes Abdomen, krampfartige Bauchschmerzen
Trockener Husten im Liegen, Husten weckt nachts auf	Anfallsweiser Husten mit langen Hustenstößen
Asphyxie bei Neugeborenen	Konvulsionen bei Neugeborenen
Konvulsionen mit Zähneknirschen	Konvulsionen mit Zungenbiss

Hyoscyamus   ## Kalium bromatum

Furcht vor der Dunkelheit, vor Wasser, vor Tieren	Angst während Zahnung, Furcht vor dem Alleinsein in der Dunkelheit, panische Furcht
Albernes Benehmen, zudringlich, muss alles anfassen	Grundloses Weinen, plötzlich, untröstlich
Eifersucht, Streitsucht, beschimpft die Eltern	Reizbarkeit, nervöse Erregung während Zahnung
Schamlos, entblößt sich, masturbiert	Furcht vor etwas Unrechtem, religiöse Melancholie oder Verzweiflung
Frühreif, altklug	Entwicklungsstillstand, Autismus
Verwirrter Gesichtsausdruck, wie betrunken, Stirnrunzeln	Kränklicher, alberner Gesichtsausdruck
Beschwerden der Zähne, rissige Zunge	Aphthen
Übelkeit, Reiseübelkeit	Bauchschmerzen bei Säuglingen
Asphyxie bei Neugeborenen	Pneumonie oder Asthma
Ruheloser Schlaf, Schreien im Schlaf mit Schluchzen	Stöhnen im Schlaf mit Zähneknirschen
Schlaflage: plötzliches Aufsetzen im Schlaf, dann wieder Rückenlage	Schlafwandeln, Pavor nocturnus, Schreien beim Erwachen
Furunkel, Leberflecken, Sommersprossen	Akne, Urtikaria
Blutungen	Anämie
Konvulsionen nachts	Konvulsionen tagsüber
Abneigung: Getränke	Verlangen: kaltes Wasser
< Abkühlung, Winter	< Nach 2.00 Uhr, Sommer
> Kälte und Wärme	> Am Meer

Hyoscyamus   Lachesis

Hyoscyamus	Lachesis
Schamlos, möchte nackt sein, küsst jeden	Gefallsüchtig
Furcht vor dem Alleinsein, vor Gespenstern	Furcht vor Räubern, Schlangen
Außer sich vor Schmerzen	Jammert und klagt über seine Krankheit
Abneigung dagegen, angesprochen zu werden	Abneigung gegen Berührung
Muss alles berühren	Erhöhter Ehrgeiz, fühlt sich energiegeladen
Habsucht	Ichbezogenheit
Angriffslust, Raserei, Schlagen	Hasserfüllt, niederträchtig, perfide
Blasses Gesicht, bräunliche Lippen	Erweiterte Gesichtsvenen, bläuliche Augenringe, rote Lippen
Verminderter Geruchssinn	Überempfindlich gegen Geräusche
Glänzende Augen, Strabismus	Rote Nasenspitze
Nasenbluten nachts, *eher* hellrotes Blut	Nasenbluten durch Schnäuzen, dunkelrotes Blut
Zähneknirschen	Zahnfleischbluten
Schluckauf nach dem Essen, nachts	Linksseitige Halsentzündung
Würgen beim Trinken	Würgen beim Essen, Globusgefühl beim Schlucken
Reiseübelkeit	Erträgt nichts Enges um Hals oder Taille
Enkopresis	Bläuliche Hämorrhoiden
Unwillkürliches Urinieren Tag und Nacht	Schreien vor dem Urinieren
Harnverhaltung bei Neugeborenen	Wassersucht bei Neugeborenen
Anhaltender Husten im Liegen	Unterbrochene Atmung im Schlaf
Bei Fieber: Stupor oder Konvulsionen	Bei Fieber: redselig
Asphyxie bei Neugeborenen	Zyanose bei Neugeborenen
Verlangen: Käse	Verlangen: Austern, Brot, Saures
Abneigung: Wasser	Abneigung: Muttermilch
< Kälte, Einatmen kalter Luft	< Warme Luft, heiß Baden, Liegen auf der linken Seite

H

Hyoscyamus   Lyssinum

Hyoscyamus	Lyssinum
Eifersucht	Mitgefühl
Albernes Benehmen	Verwegen
Beschimpft die Eltern	Zorn, wirft mit Gegenständen
Gewissensangst	Zorn mit schneller Reue
Beißt Menschen, Nägelbeißen	Beißt sich selbst
Argwöhnisch	Angst durch Erwartungsspannung
Tobsucht beim Anblick von Wasser	Empfindlich gegen das Geräusch von Wasser
Schamlos	Antwortet bissig, beleidigend
Furcht vor Menschen, Tieren, Gespenstern, Gewitter	Furcht in engen Räumen, vor Feuer, vor dem Fliegen
Pupillen unempfindlich gegen Licht	Augen empfindlich gegen glänzende Gegenstände
Trockene Lippen, trockene Zunge	Speichelfluss mit häufigem Auswurf
Erschwertes Schlucken	Ständige Neigung zu schlucken
Schluckauf nach dem Essen	Brechreiz durch Husten
Unwillkürliches Urinieren	Harndrang beim Hören oder Sehen von fließendem Wasser
Masturbation seit der Kindheit	Hydrozele
Verlangen: Unverdauliches	Verlangen: merkwürdige Dinge, Salz

Hyoscyamus   Stramonium

Hyoscyamus	Stramonium
Muss alles anfassen, neugierig, redselig	Abneigung gegen Annäherung, weicht den Blicken anderer aus
Boshaft, beschimpft die Eltern	Ungehorsam, streitsüchtig
Furcht vor Ratten, vor Männern bei Mädchen	Angst im Dunkeln, in engen Räumen, im Tunnel
Furcht vor Medikamenten	Furcht vor Ärzten
Zwanghaftigkeit	Pavor nocturnus, klammert sich an
Wahnidee, es habe Unrecht erlitten	Furcht durch Wahnideen, flieht vor Gegenständen
Neid, Geiz, Habsucht	Feigheit
Zeigt seine Genitalien, isst den eigenen Kot	Verhaltensstörung mit Albträumen
Tanzen	Impuls zu laufen

Hyoscyamus	Tarantula hispanica
Beißt jeden, der es stört	Beißt sich selbst
Steckt die Finger in den Mund	Zeigt seine Wünsche durch Gesten
Bei Fieber: stilles Delir	Bei Fieber: Delir mit Redseligkeit
Bei Fieber: blasses Gesicht	Bei Fieber: rot umschriebenes Gesicht, blass um den Mund
Reiseübelkeit	Infekterbrechen
Trockener Husten < Liegen, Kitzeln und Schleim in den Luftwegen	Bellender, kruppartiger Husten, Heiserkeit
Akute Bronchitis	Asthma
Ungeschickte Beine, stolpert beim Gehen	Hüftgelenkentzündung
Schlaflage: Kopf nach hinten gebeugt	Schlaflage: Abdomen oder Knie-Brust-Lage
Schlaflosigkeit nach geistiger Anstrengung	Schlaflosigkeit im dunklen Zimmer
Träumt von wilden Tieren	Träumt davon zu fallen, zu kämpfen
Konvulsionen mit Einnässen, Zähneknirschen	Konvulsionen durch helles Licht, fällt nach hinten
Verlangen: Unverdauliches	Verlangen: saure Speisen und Getränke, Süßigkeiten
Abneigung: Süßigkeiten, Obst, Tomaten	Abneigung: Muttermilch
< Abkühlung, Nasswerden, Sonne	< Aufenthalt in feuchten Räumen, Herbst, Dunkelheit
> Aufstehen	> Sonne, Licht, Baden, Gesellschaft

Hyoscyamus   Tarantula hispanica

Hyoscyamus	Tarantula hispanica
Muss alles anfassen	Abneigung gegen Berührung
Furcht vor der Dunkelheit, Gewitter, Hunden	Furcht vor Wind, Spinnen
Versucht zu fliehen	Versteckt sich
Argwöhnisch	Eile beim Gehen, ängstliche Ruhelosigkeit
Eifersüchtig	Verwegen
Greift nach etwas, fasst sich an die Genitalien, fäustelt	Ringt die Hände, zupft an den Lippen
Redselig	Verlangen nach Musik

H

Uriniert und defäkiert überall	Kann in Anwesenheit anderer nicht urinieren
Schlägt die Umstehenden	Schlägt sich mit den Händen an den Kopf
Schreien im Schlaf, Cri encéphalique	Schreien abwechselnd mit Lachen
Blasses Gesicht, helle Haare	Gerunzeltes, abgemagertes Gesicht, blass um den Mund
Gesichtsausdruck ängstlich, verwirrt, einfältig	Idiotischer Gesichtsausdruck, verzerrter Mund
Fettleibigkeit	Abmagerung
Zähneknirschen	Langsame Zahnung
Reiseübelkeit	Erbrechen nach dem Zubettgehen, Heißhunger nachts
Diarrhoe	Obstipation
Anhaltender Husten < Liegen	Husten durch Berührung des Gehörgangs
Schlaflosigkeit	Ruhelose Beine nachts im Bett
Scharlachrotes Exanthem	Trockenes Ekzem
Schweiß im Schlaf	Schweiß durch Erregung
Konvulsionen während Meningitis	Fieberkrampf
Konvulsionen mit Zungenbiss	Konvulsionen mit Einnässen, Schaum vor dem Mund
Abneigung: Wasser	Verlangen: Sand
< Nach Essen, an der Sonne	< Nasskaltes Wetter
> Kälte, warme Luft, warmer Ofen	> Reiben, Tanzen, nach Essen, Sonne

Hyoscyamus / Veratrum album

Hyoscyamus	Veratrum album
Raserei mit erhöhter Körperkraft, muss gefesselt werden	Raserei mit Beißen und Fluchen
Aggressiv, schlägt die Umstehenden, beschimpft die Eltern	Zerschneidet Kleidung
Lasziv, entblößt die Genitalien	Abneigung gegen Berührung, will nicht getröstet werden
Froh und albern, albernes Lachen	Ernst, lächelt niemals
Eifersüchtig, geizig, neidisch, greift gierig nach allem Angebotenen	Ehrgeizig, egoistisch, gefallsüchtig, eitel
Neugierig, aufdringlich	Unaufrichtig; simuliert, krank zu sein

Furcht vor Hunden, Tieren, Gespenstern, Gewitter, vor der Dunkelheit	Furcht vor Spinnen, Ärzten, Räubern
Grimassen, lebhafte Gebärden	Fruchtlose Aktivität, Hast beim Gehen
Wahnidee, es habe Unrecht erlitten	Furcht vor Prestigeverlust
Gesichtsausdruck ängstlich, verwirrt, einfältig	Abgemagertes, hippokratisches Gesicht, idiotischer Gesichtsausdruck
Fettleibigkeit	Abmagerung
Nackenschweiß im Schlaf	Kalter Schweiß auf der Stirn
Bei Fieber: rote und heiße Wangen	Bei Fieber: kalter Schweiß am Kopf, im Gesicht
Hitze der Ohrläppchen	Kalte, spitze Nase
Zähneknirschen	Langsame Zahnung
Durst, aber Abneigung gegen Getränke	Durst auf große Mengen
Reiseübelkeit	Gewaltsames Erbrechen, gewaltsame Stuhlentleerung
Magenbeschwerden	Krampfartige Bauchschmerzen bei Säuglingen
Erektionen, Masturbation	Leistenhernie
Zittern und Zucken der Hände	Eiskalte Hände und Füße
Verlangen: Alkohol	Verlangen: Salz, Schokolade, Unverdauliches, Zitronen
Abneigung: Obst, Tomaten, Süßigkeiten, Wasser	Abneigung: Brot, Fett, Fleisch
< Sonne	> Sonne

209

Ignatia	Causticum
Abneigung gegen Gesellschaft, möchte allein sein	Furcht abends im Dunkeln, möchte nicht allein ins Bett
Furcht vor Räubern, Ärzten	Furcht vor Hunden, Gespenstern
Gewissenhaft	Heikel, pingelig
Streitsüchtig mit der Familie	Voller Sorgen um andere, um Verwandte
Hast bei geistiger Anstrengung, beim Schreiben	Hast beim Essen
Stiller Kummer, kann nicht weinen, seufzt	Weint leicht, bei der geringsten Sorge, aus Mitgefühl
Reizbar oder zornig durch Widerspruch	Ungehorsam, rebellisch
< Trost, Mitgefühl, Gespräche	Verlangen nach Mitleid
Überempfindlicher Geruchssinn	Empfindlich gegen Berührung
Gesicht wechselt die Farbe, eine Wange rot	Hautausschlag oder andere Beschwerden auf der Nasenspitze
Schweiß im Gesicht	Kopfschweiß
Halsschmerzen > Schlucken von Speisen	Schnupfen mit Laryngitis, Räuspern
Launischer Appetit	Fehlender Appetit beim Anblick von Speisen
Analprolaps bei Stuhlgang	Obstipation, unbemerkter Stuhlabgang
Häufiges Urinieren nervösen Ursprungs	Unwillkürliches Urinieren im ersten Schlaf
Hustenreiz nimmt mit dem Husten zu	Schleim in den Luftwegen, schwierig auszuwerfen
Spasmen im Rücken, Opisthotonus	Muskelschwäche, spätes Gehenlernen, Neigung zu stürzen
Bei Fieber: Zittern, Zucken	Bei Fieber: Harndrang
Wandernde oder wechselnde Beschwerden	Beschwerden durch Erkrankung, von der es sich nie erholt hat

Ignatia	Natrium muriaticum
Eher psychofunktionelle Reaktion	*Eher* psychoorganische Reaktion
Beschwerden durch kürzliche Enttäuschung, Eifersucht, moralische Erregung	Beschwerden durch länger zurückliegende Enttäuschung, durch Grobheit
Gemütssymptome abwechselnd mit körperlichen Symptomen	Gemütssymptome gefolgt von körperlichen Symptomen
Furcht vor Fremden	Abneigung gegen die Anwesenheit Fremder
Reizbarkeit und Zorn durch geringsten Widerspruch	Zorn mit blassem Gesicht
Unwillkürliches Seufzen noch lange nach dem Weinen	Quälende Gedanken, unangenehme Erinnerungen
Spontan, impulsiv	Gleichgültig gegen Vergnügen, Freudlosigkeit
Wahnidee, es habe ein Unrecht begangen	Wahnidee, es sehe elend aus
Ängstlicher, trauriger Gesichtsausdruck	Alt aussehendes Gesicht, kränklicher Gesichtsausdruck
Überempfindlicher Geruchssinn < Geruch von Tabak	Auffahren durch Geräusche
Beißt sich auf die Zunge, in die Wange	Nägelbeißen, Niednägel
Verlangen, tief zu atmen, psychogene Atemstörung	Herpes labialis, Aphthen
Hustenreiz nimmt mit dem Husten zu	Schnupfen mit vermindertem Geruchssinn
Schlaflage: rechte Seite, Kopf nach hinten gebeugt	Schlaflage: linke Seite, Beine angezogen
Schreien im Schlaf	Weinen, Schluchzen im Schlaf
Erwachen durch das geringste Geräusch	Liegt stundenlang wach, denkt an Unangenehmes
Konvulsionen	Langsames Sprechen- und Laufenlernen
Einwärtsdrehung der Knie	Abmagerung am Gesäß
Wandernde, wechselhafte Beschwerden	Beschwerden nehmen mit dem Sonnenstand zu und ab
Verlangen: Butter, warme Milch, saures Obst, Tomaten	Verlangen: Salziges, Fisch
Abneigung: gekochte Speisen	Abneigung: Fett, Hühnerfleisch, schleimige Speisen

| < Kalt Baden | < Warm Baden |
| > Warme Anwendungen | > Kalt Baden |

Ignatia   Nux vomica

Ignatia	Nux vomica
Zornig, wenn andere getadelt werden	Zorn durch Kleinigkeiten, durch Unterbrechung, wegen der eigenen Fehler
Nachtragend, verweilt bei vergangenen unangenehmen Ereignissen	Außer sich vor Zorn, schlägt, beschimpft die Eltern
Heimweh	Unabhängigkeit, Verlangen zu wandern
Unwillkürliches Lachen, Weinen oder Seufzen	Schreien nachts
Furcht vor Räubern, Fremden, Zurückweisung	Furcht vor Dunkelheit, offenen Plätzen, Angst in einer Menschenmenge
Wechselhafte Laune, nervöse Erregung	Reizbarkeit < morgens beim Erwachen
Verwegen, muss alles anfassen	Mutwillig, boshaft, ungestüm
Macht Fehler beim Schreiben durch Hast	Schwierige Konzentration
Trauriger Gesichtsausdruck	Gesichtsausdruck finster, bedrückt, berauscht, Stirnrunzeln
Zarte, empfindliche Konstitution	Abmagerung
Schwerhörig durch Tubenkatarrh	Verstopfte Nase, Schniefen
Beißt sich auf die Zunge, in die Wange	Reibt sich das Gesicht
Undeutliche Sprache	Stottern
Launischer Appetit	Magenbeschwerden
Erbrechen während Zahnung	Obstipation < während Zahnung
Beschwerden durch Würmer	Nabelhernie, Leistenhernie
Psychogene Atemstörung	Heuschnupfen mit Asthma, Asthma < im Winter
Hustenreiz nimmt mit dem Husten zu	Quälender, schmerzhafter Husten
Schreit, stampft mit den Füßen im Schlaf	Spricht erregt im Schlaf
Zittern beim Erwachen, bei Fieber, Erregung	Zittern bei Übelkeit, Zorn

Wechselhafte, widersprüchliche, wandernde Beschwerden	Heftige Beschwerden
Abneigung: Obst	Verlangen: Fleisch, Milch, Wasser
> Lagewechsel, körperliche Anstrengung, Reisen	< Bettwärme, warme Getränke, feuchtes Wetter

Ignatia   Phosphoricum acidum

Nervöse Erregung, leicht zu beeindrucken	Mangel an Empfindlichkeit
Pflichtgefühl	Schwierige Konzentration; Furcht davor, in einer Prüfung zu versagen
Albernes Benehmen, Possenreißen	Resignation, Verlangen nach Ruhe
Wechselhafte Laune, lacht oder weint unwillkürlich	Antwortet langsam, einsilbig
Kann nicht weinen, wenn es traurig ist, seufzt	Empfindlich gegen Grobheiten
Empfindlich gegen Vorwürfe, moralische Eindrücke	Brütet über seinen Zustand
Erträgt keine Ungerechtigkeit, keinen Widerspruch	Resignation
Schweiß im Gesicht	Schweiß am Hinterkopf
Ständige Neigung zu schlucken, Schluckauf	Erbrechen nach Milchtrinken, nach Muttermilch
Analprolaps, Beschwerden durch Würmer	Diarrhoe bei Kleinkindern
Krampfartige Bauchschmerzen	Wachstumsschmerzen
Hustenreiz nimmt mit dem Husten zu	Husten durch Kitzeln in Trachea oder Bronchien
Asthma	Krümmung der Wirbelsäule
Wund machender Urin	Häufige Erektionen, Masturbation
Bei Fieber: Urtikaria	Bei Fieber: rot umschriebenes Gesicht
Konvulsionen bei Kleinkindern	Abmagerung
Widersprüchliche und abwechselnde Zustände	Zu schnelles Wachstum, spätes Laufenlernen
Verlangen: Brot, Butter, warme Milch, Tomaten	Verlangen: Erfrischendes, Saftiges
Abneigung: Obst	Abneigung: Muttermilch

| < Kalt Baden | < Wetterwechsel |
| > Warme Anwendungen | > Absonderungen |

Ignatia   Phosphorus

Ignatia	Phosphorus
Hastige Sprache	Langsame Sprache; denkt lange nach, bevor es antwortet
Abneigung gegen Gesellschaft, Verlangen nach Einsamkeit	Verlangen nach Gesellschaft, < wenn allein
Empfindlich gegen Vorwürfe	Empfindlich gegen alle äußeren Eindrücke
Nimmt seine Verantwortung zu ernst	Chaotisch
Furcht in engen Räumen, vor Fremden, Schlangen	Angst vor dem Alleinsein, Furcht vor Gespenstern, vor Gewitter
Reizbar oder zornig durch geringsten Widerspruch	Liebevoll, herzlich
Abneigung dagegen, angesprochen zu werden; unterdrückte Gefühle, schweigsam nach Kränkung, brütet	Mitteilsam, gesprächig
Abneigung gegen Trost	Leicht zu beruhigen, Verlangen nach Mitleid
Traurigkeit mit Seufzen, kann nicht weinen	Traurigkeit mit unwillkürlichem Weinen
Verwegen, furchtlos	Gefallsüchtig, schmeichlerisch, schamlos
Trauriger Gesichtsausdruck	Gesichtsausdruck albern, töricht, kränklich, leidend
Beißt sich auf die Zunge, in die Wange	Nasenbluten, Zahnfleischbluten
Erbrechen während Zahnung	Langsame Zahnung, Schlaflosigkeit während Zahnung, vorzeitige Karies
Anfallsweiser, lauter Schluckauf	Heißhunger bald nach dem Essen, während Krankheit
Krampfartige Bauchschmerzen, nervöses Erbrechen	Erbrechen nach dem Trinken kleinster Mengen
Obstipation auf Reisen	Diarrhoe
Scharfer Urin	Ziegelmehlsediment im Urin
Psychogenes Asthma, psychogene Atemstörung	Pneumonie
Hustenreiz nimmt mit dem Husten zu	Husten < Temperaturwechsel, Weinen

I

Schlaflage: Kopf nach hinten gebeugt	Schlaflage: Kopf nach vorn gebeugt, Knie-Brust-Lage
Schreien im Schlaf	Jammern, Murmeln im Schlaf
Intertrigo	Sommersprossen
Widersprüchliche und abwechselnde Zustände	Mager, hoch gewachsen
P: Tonsillitis	P: Nasenbluten, Krupp, Bronchitis, Pneumonie, Tuberkulose
Verlangen: Brot, Unverdauliches, warme Milch, Tomaten	Verlangen: Eiscreme, Salz, kalte Milch
Abneigung: saure Speisen	Abneigung: warme Getränke, Tomaten
< Trost, Warmwerden	< Wetterwechsel, Wind, Lagewechsel
> Lagewechsel, körperliche Anstrengung, warmer Ofen	> Trost, Berührung, Aufenthalt in der Sonne

Ignatia   Pulsatilla

Albernes Benehmen, Possenreißen	Schmeichlerisch, verführerisch, will liebkost werden
Reizbar oder zornig durch Widerspruch	Abhängig, unterwürfig
Furcht vor Ärzten, Annäherung, nachts vor Räubern	Furcht abends, vor dem Alleinsein, vor der Dunkelheit, Gespenstern
Idealistisch, erträgt keine Ungerechtigkeit	Geiz, Kleptomanie
Nervöse Tics	Ruhelosigkeit im Bett
Pflichtgefühl	Abscheu gegen Arbeit
Verlangen zu reisen	Vorsichtig, ängstlich
Kann nicht weinen, versucht es zu vermeiden	Weint über Kleinigkeiten, weint grundlos
Ängstlicher, trauriger Gesichtsausdruck	Leidender, kränklicher Gesichtsausdruck
Schweiß im Gesicht beim Essen	Erweiterte Gesichtsvenen
Krampfartige Bauchschmerzen bei Säuglingen	Magenbeschwerden bei Kleinkindern
Verdauungsstörung oder Atemstörung durch Kummer	Verdauungsstörung oder Atemstörung nach geistiger Anstrengung
Häufiges Urinieren nervösen Ursprungs	Unwillkürliches Urinieren

Ignatia	Sepia
Hustenreiz nimmt mit dem Husten zu	Husten stört den Schlaf, muss sich aufsetzen
Schlaflage: Kopf nach hinten gebeugt	Schlaflage: Arme über dem Kopf
Schweiß in den Handflächen	Hitze der Füße, entblößt sie
Konvulsionen	Entzündung von Blase und Nierenbecken
P: Tonsillitis	P: Gerstenkörner, Nasenbluten, Schnupfen, Zystitis
Wandernde Beschwerden	Wiederkehrende Beschwerden
Abneigung: Gemüse	Abneigung: Butter, Fett, warme Getränke
< Trost, geringste Berührung	< Feuchte Räume, Durchnässung, Warmwerden, warmer Ofen
> Warmwerden, warmer Ofen, schnelle Bewegung	> Trost, Baden, langsame Bewegung, kalte Zugluft

Ignatia   Sepia

Ignatia	Sepia
Abneigung gegen Vergnügen	Abneigung gegen Pflichten, gegen Familienangehörige
Spontan, impulsiv	Gefühllos, distanziert
Weint nur, wenn es allein ist	Grundloses Weinen
Stiller Kummer, untröstlich, seufzt noch lange nach dem Weinen	Stilles Weinen, Weinen mit Gereiztheit
Unmäßiges Lachen, Lachen über Ernstes	Froh, wenn es donnert und blitzt
Furcht vor Räubern, Fremden, Vögeln	Furcht vor Dunkelheit, Mäusen, beim Autofahren
Beleidigt durch frühere Beleidigungen	Verweilt lange bei unangenehmen Erinnerungen
Reizbar durch Widerspruch	Reizbar, wenn es angesprochen wird
Albernes Benehmen, muss alles anfassen	Verwegen, Übermaß an Energie
Ängstlicher, trauriger Gesichtsausdruck	Alt aussehendes Gesicht, kränklicher Gesichtsausdruck
Rote Wangen	Brauner Sattel über der Nase
Überempfindlich gegen den Geruch von Tabak	Überempfindlich gegen den Geruch von Speisen
Beißt sich auf die Zunge, in die Wange	Herpes labialis, rissige Unterlippe

Erbrechen, Fieber oder Konvulsionen während Zahnung	Reiseübelkeit
Krampfartige Bauchschmerzen	Diarrhoe nach Milchtrinken
Häufiges Urinieren nervösen Ursprungs	Unwillkürliches Urinieren im ersten Schlaf, träumt vom Urinieren
Wund machender Urin	Ziegelmehlsediment im Urin, rezidivierende Zystitis
Hustenreiz nimmt mit dem Husten zu	Husten nachts, muss sich aufsetzen
Schweiß auf der Nase	Achselschweiß, kalter Schweiß an Händen und Füßen
Schlaflage: Rücken, rechte Seite	Schlaflage: Knie-Brust-Lage, linke Seite
Schreien im Schlaf oder beim Erwachen	Schlaflosigkeit nach 3.00 Uhr
Hautausschlag um die Augen, Ekzem um den Anus	Leberflecken, Sommersprossen, Vitiligo
Ständig wechselnde Symptome	Anfallsweise oder wiederkehrende Symptome
Beschwerden abwechselnd mit Gemütssymptomen	Beschwerden begleitet von Gemütssymptomen
Verlangen: Brot, kalte Speisen	Verlangen: Essig
Abneigung: Obst, Gemüse	Abneigung: Fett, Salz
< Geringste Berührung, Herbst	< Am Meer, Nasswerden, feucht-warmes Wetter, Frühling
> Warmer Ofen, Reisen	> Heftige Bewegung, warmes Bett

Kalium bromatum	Aconitum
Angst nachts während Zahnung	Bei Fieber: Angst
Angst, wenn allein	Angst in einer Menschenmenge
Langsame Sprache, macht Fehler beim Sprechen	Kindische, lispelnde Sprache
Schreien im Schlaf, beim Erwachen	Empfindlich gegen Schmerzen, Geräusche
Wahnidee von Verfolgung, Teufel, schrecklichen Bildern	Wahnidee, es werde gleich sterben
Aussehen: hell, blonde Haare	Aussehen: dunkel mit straffer Faser, Fettleibigkeit
Nichtssagender Gesichtsausdruck, ausdruckslos	Gesicht abwechselnd rot und blass, einseitig rot
Akne im Gesicht	Geschwollenes Gesicht
Aphthen	Zahnbeschwerden
Erbrechen während Zahnung	Fieber und Ruhelosigkeit während Zahnung
Krampfartige Bauchschmerzen bei Säuglingen	Schmerzhaft aufgetriebenes Abdomen
Asthma	Krupphusten
Ruhelosigkeit der Hände	Ruhelosigkeit beim Einschlafen
Konvulsionen von Geburt an	Asphyxie bei Neugeborenen
Zystischer Tumor, Angiom, Lipom	Icterus neonatorum
Abneigung: Milch, Obst, Zwiebeln	Verlangen: saure Speisen und Getränke
< Nach 2.00 Uhr, am Meer, warmes Bett	< 0.00 Uhr, geringste Berührung, Geräusche, trockene Kälte
> Beschäftigung, Anstrengung	> Wärme

Kalium bromatum	Hyoscyamus
Angst während Zahnung, Furcht vor dem Alleinsein in der Dunkelheit, panische Furcht	Furcht vor der Dunkelheit, vor Wasser, vor Tieren
Grundloses Weinen, plötzlich, untröstlich	Albernes Benehmen, zudringlich, muss alles anfassen

Reizbarkeit, nervöse Erregung während Zahnung	Eifersucht, Streitsucht, beschimpft die Eltern
Furcht vor etwas Unrechtem, religiöse Melancholie oder Verzweiflung	Schamlos, entblößt sich, masturbiert
Entwicklungsstillstand, Autismus	Frühreif, altklug
Kränklicher, alberner Gesichtsausdruck	Verwirrter Gesichtsausdruck, wie betrunken, Stirnrunzeln
Aphthen	Beschwerden der Zähne, rissige Zunge
Bauchschmerzen bei Säuglingen	Übelkeit, Reiseübelkeit
Pneumonie oder Asthma	Asphyxie bei Neugeborenen
Stöhnen im Schlaf mit Zähneknirschen	Ruheloser Schlaf, Schreien im Schlaf mit Schluchzen
Schlafwandeln, Pavor nocturnus, Schreien beim Erwachen	Schlaflage: plötzliches Aufsetzen im Schlaf, dann wieder Rückenlage
Akne, Urtikaria	Furunkel, Leberflecken, Sommersprossen
Anämie	Blutungen
Konvulsionen tagsüber	Konvulsionen nachts
Verlangen: kaltes Wasser	Abneigung: Getränke
< Nach 2.00 Uhr, Sommer	< Abkühlung, Winter
> Am Meer	> Kälte und Wärme

Kalium bromatum   Stramonium

Angst während Zahnung; Furcht, etwas werde geschehen	Furcht im Tunnel, in engen Räumen, vor Hunden
Furcht beim Erwachen aus einem Traum, Schreien beim Erwachen	Erwacht in Panik, klammert sich an
Erwartungsspannung, Lampenfieber	Redseligkeit
Plötzliches, grundloses Weinen; ängstliche Traurigkeit	Boshaftigkeit, Destruktivität, Beißen
Entwicklungsstillstand	Verhaltensstörung mit Ängsten oder Albträumen
Akne im Gesicht	Hitze des Gesichts mit kalten Händen
Macht Fehler beim Sprechen, falsche oder fehlende Wörter	Stottern
Erbrechen oder Diarrhoe während Zahnung	Fieber, Strabismus während Zahnung

Kalium bromatum	Tarantula hispanica
Krampfartige Bauchschmerzen	Heftiger Schluckauf
Pneumonie bei Kleinkindern	Krupphusten, krächzende Stimme
Zittern der Hände bei Bewegung	Zittern und Zucken der Extremitäten
Akne, Lipom, Zyste	Unterdrückter Hautausschlag
Konvulsionen bei oder nach Schlaflosigkeit	Konvulsionen im Schlaf
Schlafwandeln	Lachen, Singen, Sprechen im Schlaf
Gefühllosigkeit, Taubheit des ganzen Körpers	Schmerzlosigkeit gewöhnlich schmerzhafter Beschwerden
Abneigung: Milch	Abneigung: Muttermilch

Kalium bromatum   Tarantula hispanica

Kalium bromatum	Tarantula hispanica
Pavor nocturnus, Angst während Zahnung	Furcht vor Schlangen, Wind, Unbekanntem, Annäherung
Ängstliche Traurigkeit, voller Sorgen	Boshaft, beißt, schlägt, beschimpft die Eltern
Schreien im Schlaf, beim Erwachen, Cri encéphalique	Sprechen im Schlaf
Erwartungsspannung	Verlangen nach Musik; Tanzen
Langsamkeit, langsame Sprache	Hast, Eile
Albträume	Schlaf durch Träume gestört
Kränklicher, müder Gesichtsausdruck	Gerunzeltes Gesicht
Fettleibigkeit	Abmagerung
Strabismus	Photophobie
Zähneknirschen im Schlaf	Langsame Zahnung
Erbrechen oder Diarrhoe während Zahnung	Obstipation
Asthma, Pneumonie	Herzgeräusch, Atembeschwerden bei Herzerkrankung
Akne, Urtikaria	Trockenes Ekzem
Konvulsionen während Zahnung	Ruhelose Beine nachts im Bett
Abneigung: Milch, Obst	Verlangen: Sand

K

Kalium bromatum   Tuberculinum

Kalium bromatum	Tuberculinum
Furcht und Schreien beim Erwachen aus einem Traum	Beschimpft die Eltern, eigensinnig
Furcht vor Gespenstern	Furcht vor Hunden
Schlafwandeln	Impuls zu laufen, Verlangen zu reisen
Alberner, törichter Gesichtsausdruck	Alt aussehendes Gesicht, blaue Skleren
Aphthen, Speichelfluss	Vorzeitige Karies, langsame Zahnung
Stottern	Adenoide
Erbrechen während Zahnung	Strabismus während Zahnung
Krampfartige Bauchschmerzen bei Säuglingen	Chronische Diarrhoe
Asthma	Bronchitis, Pneumonie
Opisthotonus	Gebeugte Haltung
Ruhelosigkeit der Hände	Übermaß an Energie
Akne, zystischer Tumor	Haarwuchs entlang der Wirbelsäule
Konvulsionen	Beschwerden während der Genesung, erholt sich nicht
Mangel an körperlicher Reizbarkeit	Übermäßige körperliche Reizbarkeit
< Sommer, warmes Bett	< Frühjahr, körperliche Anstrengung
> Körperliche Anstrengung	> Warmes Bett

Kalium carbonicum	Arsenicum album
Furcht vor Annäherung anderer	Leicht zu beeindrucken, leicht beleidigt, argwöhnisch
Abneigung gegen Berührung	Verlangen, schnell herumgetragen zu werden
Abneigung gegen Veränderung	Muss alles anfassen
Nachgiebig, konformistisch	Eifersüchtig
Dogmatisch, erhöhte Selbstkontrolle	Zwanghaftigkeit
Hält ständig die Hand der Mutter, klammert sich an	Qualvolle Angst mit Ruhelosigkeit
Blasses Gesicht, Sommersprossen	Gesicht runzelig, alt aussehend, hippokratisch
Fettleibigkeit	Abmagerung
Schwellung über den Augen	Augenentzündung bei Kleinkindern
Schweiß der Kopfhaut	Kalter Schweiß im Gesicht
Häufiges Räuspern	Aphthen, fauliger Mundgeruch
Verweigert die Muttermilch	Erbrechen
Aufgetriebenes, hartes Abdomen	Verdauungsstörung nach Eiscreme, Obst
Wildes Fleisch am Nabel, Absonderung aus dem Nabel	Hydrozele
Bronchitis, Pneumonie	Heuschnupfen, Pollenasthma
Asthma zwischen 2.00 Uhr und 3.00 Uhr	Asthma zwischen 0.00 Uhr und 2.00 Uhr
Ruheloser Schlaf, Sprechen im Schlaf	Schlaflosigkeit, Wimmern im Schlaf
F: Tuberkulose	F: Apoplexie
P: unterdrückte Hautausschläge	P: Abszess, Augenentzündung
Verlangen: Zucker	Verlangen: Brot, Milch, Speck, warme Speisen
Abneigung: Brot	Abneigung: Gebäck, Zucker
< 2.00 – 4.00 Uhr, Warmwerden, kaltes Bad, nasse Anwendungen	< 0.00 – 2.00 Uhr
> Liegen auf dem Rücken	> Heftige Bewegung, heiß Baden, nasse Anwendungen

K

Kalium carbonicum   Aurum metallicum

Kalium carbonicum	Aurum metallicum
Schüchtern	Schweigsam, ernst, traurig, lächelt niemals
Furcht davor, alleingelassen zu werden, klammert sich an	Furcht vor Versagen
Erhöhte Selbstkontrolle	Wahnidee, es habe seine Pflichten vernachlässigt, Gewissensangst
Schreien wegen Kleinigkeiten	Reizbar, zornig durch Widerspruch
Empfindlich gegen Berührung, kitzelig	Heftig, verzweifelt durch Schmerzen
Verträgt keine Annäherung	Erträgt keine Ungerechtigkeit
Beschwerden < durch Musik	Verlangen nach Musik, > Musik
Kränklicher, leidender Gesichtsausdruck	Ängstlicher Gesichtsausdruck
Fettleibigkeit	Abmagerung bei schwächlichen, kränklichen Jungen
Geschwollen Oberlider	Verstopfte Nase bei Säuglingen
Aufgetriebenes, hartes Abdomen	Flatulenz mit Bauchschmerzen
Asthma, Bronchitis, Pneumonie	Leistenhernie, Nabelbruch, Hydrozele
Ruhelose Beine, empfindliche Fußsohlen	Wachstumsschmerzen
Lautes Sprechen im Schlaf	Stöhnen im Schlaf
Schlaflage: verändert häufig die Lage; auf der rechten Seite unmöglich	Schlaflage: Rücken, Arme über dem Kopf; auf der linken Seite unmöglich
F: Tuberkulose	F: Erkrankungen der Aorta, Apoplexie
Verlangen: saure Speisen, Zucker	Verlangen: Brot, Fleisch, Milch, Unverdauliches
Abneigung: Süßigkeiten, Kind verweigert Muttermilch	Abneigung: Fisch
< 2.00 – 4.00 Uhr, Erhitzung, Druck, kalt Baden, Nasswerden	< 4.00 – 8.00 Uhr
> Sitzen in nach vorn gebeugter Haltung	> Langsames Gehen, abends, warm Einhüllen, kalt Baden

Kalium carbonicum   Calcium carbonicum

Kalium carbonicum	Calcium carbonicum
Auffahren bei Berührung, wie durch Schreck	Leicht zu beeindrucken

Kalium carbonicum	Natrium sulfuricum
Plötzliches Schreien wegen Kleinigkeiten	Schreien im Schlaf, beim Erwachen
Furcht vor Annäherung, Berührung	Furcht vor Ansteckung
Kitzelig	Verlangen, magnetisiert zu werden
Leidender Gesichtsausdruck	Alt aussehendes, abgemagertes Gesicht, ängstlicher Gesichtsausdruck
Schwellung der Oberlider	Schwellung der Oberlippe morgens
Milchschorf	Weit offene Fontanelle, großer Kopf
Wund fressender Ausschlag hinter den Ohren	Tubenkatarrh mit Hörschwäche
Schlaflosigkeit während Zahnung	Späte und schwierige Zahnung, Diarrhoe während Zahnung
Stuhl wie Schafskot	Saurer Stuhl
Husten < Milchtrinken	Übelkeit nach Milchtrinken, erbricht geronnene Milch
Asthma oder Husten < nach 3.00 Uhr	Krupp
Pneumonie rechter Unterlappen	Pneumonie rechter Oberlappen
Empfindliche Fußsohlen, ruhelose Beine vor dem Einschlafen	Abmagerung der Beine, nachts kalte Füße
P: Nasenbluten, unterdrückte Hautausschläge	P: Abszess, Augenentzündung, Krupp, Otitis, Schnupfen
Verlangen: Leber	Verlangen: Eier, Fleisch, Mehlspeisen, Salz, Unverdauliches
Abneigung: Brot, Kohl, Suppe	Abneigung: schleimige Speisen
< 2.00 – 4.00 Uhr	< Dunkelheit, Sonnenlicht, Neumond
> Im warmen Bett, gebeugt Sitzen	> Lösen der Kleidung, Streicheln

K

Kalium carbonicum / Natrium sulfuricum

Kalium carbonicum	Natrium sulfuricum
Abneigung gegen Berührung, Auffahren bei Berührung, Kitzeligkeit	Abneigung dagegen, angesprochen zu werden, Abneigung zu antworten
Abneigung gegen Veränderung, dogmatisch	Zurückhaltend, erhöhte Selbstkontrolle
Furcht davor, alleingelassen zu werden, klammert sich an, will getragen werden	Erwartungsspannung, Lampenfieber
Eigensinnig, launenhaft	Fröhlich nach Stuhlgang
Stampft mit den Füßen	Steckt die Finger in den Mund

Weinen durch Ermahnung	Empfindlich gegen Vorwürfe
Schreien wegen Kleinigkeiten, grundloses Weinen < Trost	Traurig durch Musikhören
Schwellung über den Augen	Blasses Gesicht morgens
Hartes, aufgetriebenes Abdomen	Krampfartige Bauchschmerzen bei Säuglingen
Obstipation, schwieriger Stuhlgang	Diarrhoe morgens, Flatus beim Stuhlgang
Bronchitis, Pneumonie	Heuschnupfen mit Asthma
Erbrechen beim Husten	Rasselnde Atmung
Asthma < 2.00 – 4.00 Uhr, > Aufsitzen	Asthma < 4.00 – 5.00 Uhr, Anstrengung, nasskaltes Wetter
Empfindliche Fußsohlen	Schwäche der Knöchel beim Gehenlernen
Eingewachsener Zehennagel	Entzündung um die Fingernägel
Übel riechender Fußschweiß	Hitze der Füße nachts
Schlaflage: linke Seite unmöglich	Schlaflage: linke Seite
Sprechen im Schlaf, Auffahren aus dem Schlaf	Zucken von Händen oder Füßen im Schlaf, Erwachen durch Durst
Abmagerung oder Fettleibigkeit	Diabetes
Schluckstörung bei Neugeborenen	Icterus neonatorum
F: Tuberkulose	F: Asthma, Syphilis
P: unterdrückte Hautausschläge, Nasenbluten	P: Furunkel, gastrointestinale Beschwerden, Mononukleose
Beschwerden während der Genesung, nach Pneumonie	Beschwerden nach Kopfverletzung
Abneigung: Fett, Muttermilch	Verlangen: Fett
< 2.00 – 4.00 Uhr, Abkühlung, Erhitzung, im Freien, Luftzug	< 19.00 Uhr, warme Luft, feucht-warmes Wetter, Nebel, Frühling
> Aufstoßen, Wärme	> Nach Mitternacht, Lagewechsel, nach Stuhlgang

Kalium carbonicum   Nux vomica

Hält ständig die Hand der Mutter, klammert sich an	Verlangen, gehalten zu werden
Erhöhte Selbstkontrolle, wohl-erzogen	Eifersüchtig

K

Abneigung gegen Berührung	Reizbar, wenn es angeblickt, angesprochen oder berührt wird
Streitsüchtig mit der Familie	Erträgt keinen Widerspruch, beschimpft die Eltern
Abneigung gegen Veränderung, dogmatisch	Erträgt keine Ungerechtigkeit
Schreien beim Erwachen	Schreien nachts
Leidender Gesichtsausdruck	Gesichtsausdruck finster, ängstlich, gequält
Fettleibigkeit	Abmagerung mit Heißhunger bei Kleinkindern
Gedunsenes Gesicht zwischen Lidern und Augenbrauen	Verstopfte Nase
Schlaflosigkeit während Zahnung	Zahnschmerzen
Absonderung aus dem Nabel	Leistenhernie, Nabelhernie
Hartes, aufgetriebenes Abdomen	Krampfartige Bauchschmerzen bei Säuglingen
Schwieriger, aber weicher Stuhl	Schwieriger, schmerzhafter Stuhlgang
Bronchitis	Laryngitis
Milbenasthma	Pollenasthma
Asthma < nasses Wetter, 2.00–4.00 Uhr	Asthma < im Winter, 4.00 Uhr
Kalte Finger	Eiskalte, bläuliche Hände
Übel riechender Fußschweiß, empfindliche Fußsohlen	Einwärtsgehen, Coxa antetorta
Schlaflage: sitzend; oder rechte Seite, linke Seite unmöglich	Schlaflage: Rücken, Kopf überstreckt, Arme über dem Kopf
Schlaflosigkeit nach 2.00 Uhr	Schlaflosigkeit nach 4.00 Uhr
F: Tuberkulose	F: Apoplexie
P: Nasenbluten, unterdrückte Hautausschläge	P: Schnupfen, Zystitis, Allopathika
Verlangen: saure Speisen	Verlangen: Fett, Fleisch Gewürze, kalte Speisen, Milch
Abneigung: Muttermilch, Brot, Fett, Fleisch, Milch	Abneigung: kalte Getränke, saure Speisen, Salz
< 2.00–4.00 Uhr, Aufenthalt im feuchten Räumen	< 4.00–8.00 Uhr, kalter Wind, Kleiderdruck, nasse Füße
> Beugen nach vorn, feuchtwarmes Wetter	> Warm Einhüllen, nasses Wetter

K

Kalium carbonicum   **Silicea**

Kalium carbonicum	Silicea
Furcht abends im Bett, vor Gespenstern	Furcht vor Nadeln, Wind, Ansteckung, Räubern, Gewitter
Hält ständig die Hand der Mutter, will getragen oder geschaukelt werden	Verlangen, gehalten oder magnetisiert zu werden
Empfindlich gegen Schmerz, Furcht vor Berührung	Empfindlich gegen Geräusche, Angst durch Geräusche
Leicht reizbar, schreit wegen Kleinigkeiten	Reizbar, wenn es angeblickt, angesehen oder berührt wird
Zu viel Pflichtgefühl, dogmatisch	Altklug, intelligent
Weinen durch Ermahnungen	Schüchtern in der Öffentlichkeit
Eifersüchtig	Geizig
Stampft mit den Füßen	Beißt an den Nägeln
Aussehen: dunkel, fettleibig	Aussehen: hell, blond, abgemagert
Stirnrunzeln, chlorotisches Gesicht, blasse Lippen	Alt aussehendes Gesicht, offene Fontanelle
Schwellung über den Augen	Striktur des Tränenkanals
Aufgesprungene Lippen	Rissige Mundwinkel
Zähneknirschen im Schlaf	Langsame, schwierige Zahnung, vorzeitige Karies
Speisen bleiben im Hals stecken, bei Säuglingen	Erbrechen nach dem Trinken von Muttermilch
Wildes Fleisch am Nabel	Vergrößertes Abdomen
Exkoriation am Anus nach Stuhlgang	Obstipation; schwieriger Stuhl, schlüpft zurück
Asthma nachts, durch Staub, Milbenasthma	Pollenasthma, Asthma durch geringste Anstrengung, Erkältung
Empfindliche Fußsohlen	Fußschweiß
Exkoriation zwischen den Oberschenkeln	Rissige Haut zwischen den Zehen
Ruhelose Beine vor dem Einschlafen	Nägel deformiert, dick, eingewachsen
Unsicherer Gang, Einknicken der Beine	Muskelschwäche, spätes Gehenlernen
Schlaflage: rechte Seite, sitzend	Schlaflage: deckt den Kopf zu
F: Tuberkulose	F: Sykose, Allopathika, Impfungen
P: Nasenbluten, unterdrückte Hautausschläge	P: Abszess, Tonsillitis, Schnupfen, Sinusitis

K

Verlangen: Käse, saure Speisen, Zucker, warme Getränke	Verlangen: Eiscreme, Fett, Unverdauliches, kalte Speisen
Abneigung: Brot	Abneigung: Käse, Muttermilch, warme Speisen
< 2.00 – 4.00 Uhr, Zimmerluft, Keller, nach Schlaf, Sommer	< Impfung, Reiben
> Getragenwerden, Reiben	> Heiß Baden, Sommer, feucht-warme Anwendungen

K

Lac caninum	Argentum nitricum
Angst durch Zweifel am Erfolg	Angst durch Erwartungsspannung
Nachgiebig	Eigensinnig
Furcht vor Dunkelheit, vor Gewitter	Furcht in engen Räumen, im Tunnel
Zu viel Pflichtgefühl	Hast, um pünktlich anzukommen
Wäscht sich ständig die Hände	Zwanghaftigkeit
Boshaft, grob, gehässig	Spontan, impulsiv
Rotes Gesicht, abwechselnd mit Blässe	Gesicht bleich, schmutzig, alt aussehend
Weiße oder braun belegte Zunge	Rote Zungenspitze
Bauchschmerzen > Beugen nach hinten	Krampfartige Bauchschmerzen bei Kleinkindern
Obstipation, schwieriger Stuhlgang	Diarrhoe nach Aufregung, Gemütsbewegung
Rheumatische Schmerzen	Schwäche, Zittern, Lähmung der Beine
Schreien oder Weinen im Schlaf	Zucken im Schlaf, Auffahren aus dem Schlaf
Rachitis	Abmagerung, gebeugte Haltung
Seite: Schmerz wechselt die Seiten	Seite: einseitig
Wechselnde Symptome	Chronische Beschwerden, neurologische Beschwerden
Verlangen: Milch, Pfeffer, Senf, warme Getränke	Verlangen: Zucker
< Geringste Berührung	< Linke Seite, warmes Zimmer
> Kalte Luft, kalte Anwendungen	> Aufstoßen

Lac caninum	Lachesis
Furcht im Dunkeln	Furcht vor Fremden
Nachgiebig	Widerspenstig
Schreien < nachts, im Schlaf	Beschimpft die Eltern
Sieht Gesichter in der Dunkelheit	Sieht Gespenster beim Schließen der Augen

231

Erschrockener Gesichtsausdruck	Gesichtsausdruck kränklich, leidend, verwirrt
Schnupfen mit grünlicher Absonderung	Nasenbluten
Halsentzündung rechts, abwechselnde Seiten	Halsentzündung links, erstreckt sich nach rechts
Perlfarbener Belag im Schlund	Linke Tonsille dunkelrot, eitrig
Halsschmerzen > warme Getränke	Halsschmerzen < warme Getränke
Unwillkürliches Urinieren nachts	Häufige Erektionen
Schlaflage: Rücken, Hände über dem Kopf	Schlaflage: rechte Seite, Kopf ins Kissen gebohrt
Seite: abwechselnd	Seite: links, einseitig
Abwechselnde Zustände	Heftige Beschwerden
Verlangen: Pfeffer, Salz, Senf, warme Getränke	Verlangen: Mixed Pickles, saure Speisen
Abneigung: Fett	Abneigung: Milch, Muttermilch, warme Getränke

L

Lac caninum   Lycopodium

Furcht vor Schlangen	Furcht vor Menschen, Gespenstern
Nachgiebig	Beschimpft die Eltern
Zu viel Pflichtgefühl	Frühreif
Kummer beim Erwachen	Reizbar beim Erwachen, während Krankheit
Schreien nachts	Tagsüber reizbar, nachts brav
Wäscht sich ständig die Hände	Gewissenhaft
Erschrockener Gesichtsausdruck	Alt aussehendes Gesicht, kränklicher Gesichtsausdruck
Nase auf abwechselnden Seiten verstopft	Verstopfte Nase mit Eiter, bei Säuglingen
Halsschmerzen < Schlucken von Speisen	Halsschmerzen < Schlucken von Flüssigkeiten
Schlaflage: Rücken, Arme über dem Kopf	Schlaflage: sitzend oder rechte Seite
Widersprüchliche und abwechselnde Symptome	Anfallsweise oder wiederkehrende Beschwerden

Lac caninum	Phosphorus
Verlangen: Milch, Salz, scharf gewürzte Speisen	Verlangen: Oliven, Zucker, heiße Speisen
Abneigung: Getränke, abwechselnd mit Durst	Abneigung: Milch
< Abwechselnde Seiten, erst links dann rechts	< Eine Seite, rechte Seite, Druck, Baden
> Baden	> Im warmen Bett

Lac caninum   Phosphorus

Lac caninum	Phosphorus
Furcht vor der Dunkelheit, vor Schlangen	Furcht vor Trennung, Kind klammert sich an, Furcht vor Gespenstern
Zu viel Pflichtgefühl	Wachsam, aufmerksam, frühreif
Unternimmt vieles, aber hält nichts durch	Lebhaft, leicht zu beeindrucken
Wäscht sich ständig die Hände	Nägelbeißen
Reizbarkeit, ständiges Weinen und Schreien	Albernes Benehmen, Possenreißen
Erschrockener Gesichtsausdruck	Gesichtsausdruck albern, verwirrt, leidend
Mangelernährung	Abmagerung, zu schnelles Wachstum
Weißer Belag in Mund oder Rachen	Nasenbluten, Zahnfleischbluten
Nasale Stimme	Stottern, raue, heisere Stimme
Enuresis	Häufige Erektionen
Neigung, die Füße zu entblößen	Eiskalte Füße
Warzen an den Fingern	Naevi, Hämangiom
Schlaflage: Beine angezogen, Arme über dem Kopf	Schlaflage: rechte Seite, sitzend
Fehlende Ausdauer	Übermaß an Energie
Ständiger Wechsel der Symptome	Plötzlich auftretende Symptome, anfallsweise Beschwerden
Verlangen: Pfeffer, Senf	Verlangen: Eiscreme, kalte Speisen
Abneigung: Getränke	Abneigung: Obst, warme Speisen und Getränke
> Kalt Baden	< Baden

L

233

Lac caninum   Syphilinum

Lac caninum	Syphilinum
Furcht davor, zu versagen, Pflichten zu vernachlässigen	Muss alles zweimal überprüfen
Legasthenie	Rechenschwäche
Furcht vor dem Alleinsein, Gefühl von Verlassenheit	Abneigung gegen Gesellschaft, gleichgültig gegen die Familie
Furcht vor der Dunkelheit, Gewitter, Spinnen	Furcht vor Ansteckung, Katzen
Weinen und Schreien nachts	Ständiges Weinen und Schreien von Geburt an
Nachgiebig	Verhaltensstörung, Kleptomanie
Raserei mit Fluchen	Schlagen, schlägt den Kopf gegen die Wand
Ängstlicher, erschrockener Gesichtsausdruck	Alt aussehendes, gerunzeltes Gesicht
Röte des Gesichts abwechselnd mit Blässe	Brauner Sattel über der Nase
Kalte Nase	Verstopfte Nase, Schniefen
Fieberbläschen	Zähne deformiert, gezackt, eingedellt
Weißer Belag auf den Tonsillen	Rissige, eingedellte Zunge, Landkartenzunge
Warzen an den Fingern	Krümmung der Wirbelsäule
Schlaflosigkeit vor Mitternacht	Schlaflosigkeit nach Mitternacht
Seite: abwechselnd	Seite: rechts; erst rechts, dann links
Ständig wechselnde oder widersprüchliche Symptome	Vielzahl an Symptomen
Verlangen: Milch, gewürzte Speisen, Pfeffer, Salz	Abneigung: Fleisch
< Wärme, warmes Bett, Kleidung	< Nachts, Hitze und Kälte, Seeluft, feuchte Anwendungen
> Kälte, Baden	> Wärme, im Gebirge, langsame Bewegung, kalt Baden

Lac caninum   Thuja

Lac caninum	Thuja
Furcht vor Schlangen, vor dem Tod	Furcht vor Fremden, vor Annäherung
Furcht vor dem Alleinsein, Verlangen nach Gesellschaft	Abneigung gegen Gesellschaft

Furcht davor, zu versagen, Pflichten zu vernachlässigen	Gewissensangst
Wäscht sich ständig die Hände	Gewissenhaft, peinlich genau
Boshaft, schimpft, flucht	Eigensinnig
Unternimmt vieles, aber hält nichts durch	Hast
Stottert beim schnellen Sprechen	Vergisst Wörter beim Sprechen, beendet den Satz nicht
Schreien nachts	Weinen bei Neugeborenen
Röte des Gesicht abwechselnd mit Blässe	Weiße Schuppen am Kopf
Photophobie	Augenentzündung bei Säuglingen
Weiße Absonderung aus der Nase	Grünliche Absonderung aus der Nase
Fieberbläschen	Karies an den Zahnwurzeln
Weißer Belag auf den Tonsillen	Adenoide
Obstipation mit weichem Stuhl	Analfissur
Unwillkürliches Urinieren nachts, träumt vom Urinieren	Gegabelter Harnstrahl
Schlafapnoe	Asthma
Kalte Beine nachts	Kalte Füße
Schweiß am Rücken, nach dem Erwachen	Schweiß überall am Körper außer am Kopf, übel riechender Schweiß im ersten Schlaf
Sudamina	Hämangiom
Schlaflage: Abdomen oder ein Bein angezogen	Schlaflage: linke Seite, Beine übereinander gelegt
Seite: Seitenwechsel, abwechselnd	Seite: einseitig
Verlangen: Gewürze, Senf, Milch, warme Getränke	Verlangen: kalte Speisen, Obst, Saures, rohe Zwiebeln
Abneigung: Süßigkeiten	Abneigung: Fleisch
< Morgens 9.00 Uhr, Regen, Zugluft, leichter Druck	< Nachmittags gegen 17.00 Uhr, Kälte, Aufenthalt in feuchten Räumen, Impfung
> Harter Druck	> Berührung, heiß Baden, Gehen im Freien

L

Lachesis	Apis
Beschimpft die Eltern	Possenreißen
Geschwätzigkeit	Schreien im Schlaf; Cri encéphalique
Furcht vor Fremden, Gewitter	Furcht vor dem Alleinsein, vor Nadeln, vor Vögeln
Ruhelos im warmen Bett	Ruhelos, muss sich dauernd bewegen
Manipulativ	Lacht über Ernstes
Jammert und klagt über seine Krankheit	Grundloses Weinen
Beißt	Zerbricht Dinge
Gesichtsausdruck leidend, argwöhnisch, wie betrunken	Gesichtsausdruck erschrocken, einfältig, glücklich
Erweiterte Venen im Gesicht	Glänzendes Gesicht
Verdrehte Augen, wilder Blick	Strabismus
Unwillkürliche Bewegung der Augen, Nystagmus	Ödematöse Lidschwellung, Chemosis
Nasenbluten	Nasenbohren
Zunge bewegt sich hin und her	Feuerrote Zunge
Landkartenzunge	Zähneknirschen
Stottern	Schwierige Zahnung
Krampfadern auf den Tonsillen	Rachen wie glasiert
Erträgt nichts Enges um Hals oder Taille	Gefühl, als ob die Kleidungsstücke zu eng seien
Klebriger, zäher Stuhl	Cholera infantum, Anus durch Stuhl exkoriiert
Schreien vor dem Urinieren	Harnverhaltung bei Neugeborenen
Zucker im Urin	Glomerulonephritis
Häufige Erektionen, Masturbation	Hydrozele
Zyanose	Blasse, wächserne Haut
Hämangiom	Zystischer Tumor
P: Allopathika, Schnupfen, Pharyngitis, Tonsillitis	P: Gerstenkörner, Erysipel
Seite: erst links, dann rechts	Seite: erst rechts, dann links

Verlangen: Mixed Pickles, Unverdauliches	Verlangen: kalte Milch
Abneigung: Brot	Abneigung: Muttermilch (Säugling verweigert nachts die Muttermilch)
> Zimmerluft, Wärme, Ruhe, Absonderungen	> Kalte Anwendungen, kalt Baden, körperliche Anstrengung

Lachesis   ## Crotalus horridus

Lachesis	Crotalus horridus
Furcht vor engen Räumen, vor dem Autofahren	Furcht vor offenen Plätzen, dem Überqueren einer Straße
Gefallsüchtig, manipulativ	Nachgiebig
Sieht Gespenster beim Schließen der Augen	Wahnidee, er sei von Feinden oder schrecklichen Tieren umgeben
Rote Nase	Bläuliche Nasenspitze
Zyanose bei Kleinkindern von Geburt an	Asphyxie bei Neugeborenen
Pollenasthma	Zyanose bei Asthma
Aphthen	Fieberbläschen
Stottern	Zähneknirschen
Schlaflage: Kopf ins Kissen gebohrt	Schlaflage: Kopf nach vorn gebeugt
Wässrige, hellrote Blutung	Dicke klumpige Blutung
P: Allopathika, Schnupfen, Tonsillitis, Zystitis	P: Abszess, Erysipel
Verlangen: Fleisch	Abneigung: Fleisch
< Nach Essen, Allopathika	< Hunger, Impfung

Lachesis   ## Hyoscyamus

Lachesis	Hyoscyamus
Gefallsüchtig	Schamlos, möchte nackt sein, küsst jeden
Furcht vor Räubern, Schlangen	Furcht vor dem Alleinsein, vor Gespenstern
Jammert und klagt über seine Krankheit	Außer sich vor Schmerzen
Abneigung gegen Berührung	Abneigung dagegen, angesprochen zu werden
Erhöhter Ehrgeiz, fühlt sich energiegeladen	Muss alles berühren

237

Ichbezogenheit	Habsucht
Hasserfüllt, niederträchtig, perfide	Angriffslust, Raserei, Schlagen
Erweiterte Gesichtsvenen, bläuliche Augenringe, rote Lippen	Blasses Gesicht, bräunliche Lippen
Überempfindlich gegen Geräusche	Verminderter Geruchssinn
Rote Nasenspitze	Glänzende Augen, Strabismus
Nasenbluten durch Schnäuzen, dunkelrotes Blut	Nasenbluten nachts, *eher* hellrotes Blut
Zahnfleischbluten	Zähneknirschen
Linksseitige Halsentzündung	Schluckauf nach dem Essen, nachts
Würgen beim Essen, Globusgefühl beim Schlucken	Würgen beim Trinken
Erträgt nichts Enges um Hals oder Taille	Reiseübelkeit
Bläuliche Hämorrhoiden	Enkopresis
Schreien vor dem Urinieren	Unwillkürliches Urinieren Tag und Nacht
Wassersucht bei Neugeborenen	Harnverhaltung bei Neugeborenen
Unterbrochene Atmung im Schlaf	Anhaltender Husten im Liegen
Bei Fieber: redselig	Bei Fieber: Stupor oder Konvulsionen
Zyanose bei Neugeborenen	Asphyxie bei Neugeborenen
Verlangen: Austern, Brot, Saures	Verlangen: Käse
Abneigung: Muttermilch	Abneigung: Wasser
< Warme Luft, heiß Baden, Liegen auf der linken Seite	< Kälte, Einatmen kalter Luft

Lachesis   Lac caninum

Furcht vor Fremden	Furcht im Dunkeln
Widerspenstig	Nachgiebig
Beschimpft die Eltern	Schreien < nachts, im Schlaf
Sieht Gespenster beim Schließen der Augen	Sieht Gesichter in der Dunkelheit
Gesichtsausdruck kränklich, leidend, verwirrt	Erschrockener Gesichtsausdruck
Nasenbluten	Schnupfen mit grünlicher Absonderung

Lachesis	Medorrhinum
Halsentzündung links, erstreckt sich nach rechts	Halsentzündung rechts, abwechselnde Seiten
Linke Tonsille dunkelrot, eitrig	Perlfarbener Belag im Schlund
Halsschmerzen < warme Getränke	Halsschmerzen > warme Getränke
Häufige Erektionen	Unwillkürliches Urinieren nachts
Schlaflage: rechte Seite, Kopf ins Kissen gebohrt	Schlaflage: Rücken, Hände über dem Kopf
Seite: links, einseitig	Seite: abwechselnd
Heftige Beschwerden	Abwechselnde Zustände
Verlangen: Mixed Pickles, saure Speisen	Verlangen: Pfeffer, Salz, Senf, warme Getränke
Abneigung: Milch, Muttermilch, warme Getränke	Abneigung: Fett

Lachesis   Medorrhinum

L

Lachesis	Medorrhinum
Empfindlich gegen Berührung	Abneigung gegen Berührung
Gefallsüchtig, lasziv	Empfindlich gegen Vorwürfe
Redseligkeit	Langsames Sprechenlernen
Furcht vor Räubern, Schlangen	Furcht vor der Dunkelheit
Lustig, fröhlich, lebhaft	Verwegen
Verächtlich, spöttisch, hinterhältig	Zornig, reizbar
Eingefallenes, rotes Gesicht	Blässe von Gesicht und Lippen
Verstärkte Venenzeichnung im Gesicht	Schweiß im Gesicht
Fettleibigkeit bei Jugendlichen	Zwergwuchs, gebeugte Haltung
Zupft an der Nase; bohrt in der Nase, bis sie blutet	Reibt sich ständig die Nase
Zunge bewegt sich hin und her, zittrige Zunge	Nägelbeißen, steckt die Finger in den Mund
Akute Tonsillitis mit Eiterung	Aphthen, Fieberbläschen
Erträgt nichts Enges um Hals oder Taille	Neigung, die Füße zu entblößen
Leistenhernie, Nabelhernie	Hautausschlag um den Anus
Wassersucht bei Neugeborenen	Obstipation bei Neugeborenen
Häufiger Harndrang, Schreien vor Urinabgang	Wund machender Urin
Balanitis, Paraphimose	Fluor vaginalis

Asthma < nach 0.00 Uhr, Pollen-asthma, Krupp, Schlafapnoe	Asthma < nach 2.00 Uhr, nass-kaltes Wetter
Schlaflage: Kopf ins Kissen gebohrt, rechte Seite	Schlaflage: Knie-Brust-Lage
Schlaflosigkeit mit Redseligkeit	Schlaflosigkeit, spielt und lacht
Zyanose	Anämie
F: Apoplexie	F: Allopathika, Asthma, Gonorrhoe, Herzerkrankung, Impfungen
P: Allopathika, Schnupfen, Tonsillitis, Tonsillarabszess	P: Abszess, Gerstenkörner, Gonor-rhoe, Krebserkrankung, Zystitis
Heftige Beschwerden	Chronische Beschwerden
Verlangen: kalte Speisen	Verlangen: Saures, unreifes Obst
Unverträglichkeit: Obst	Abneigung: kalte Speisen
> Trockenes Wetter	< Trockenes Wetter

Lachesis / Naja tripudians

Lachesis	Naja tripudians
Zerstörungswut	Wechselhafte Laune
Furcht vor Gewitter	Furcht vor Regen
Intelligent, frühreif	Furcht vor Versagen, zu viel Pflicht-gefühl
Egoistisch	Schüchtern, Mangel an Selbstvertrauen
Eifersüchtig	Wahnidee, es habe ein Unrecht erlitten
Erträgt nichts Enges um Hals oder Taille	Reiseübelkeit
Endokarditis, kardiale Ödeme	Herzklappenfehler
Asthma im Wechsel mit Ekzem	Asthma begleitet von Haut-beschwerden
Asthma < im Schlaf, nach Schlaf, warmes Zimmer, feuchtwarmes Wetter, Herbst	Asthma < Liegen auf der linken Seite, Niesen
< Feuchtwarmes Wetter	< Nebliges Wetter

Lachesis / Phosphorus

Lachesis	Phosphorus
Furcht vor Schlangen	Angst, wenn allein, Furcht vor Gespenstern

Manipuliert, simuliert	Angst um andere
Jammert und klagt über seine Beschwerden	Verlangen nach Mitgefühl
Neigung zu widersprechen, tadelt andere	Nachgiebig
Beißen	Nägelbeißen
Argwöhnischer Gesichtsausdruck, wie betrunken	Alberner, schläfriger Gesichtsausdruck
Fettleibigkeit bei Jugendlichen	Mager, gebeugte Haltung, zu rasches Längenwachstum
Empfindlich gegen Berührung am Kopf	Kopfschweiß
Marmoriertes Gesicht, erweiterte Venen	Sommersprossen auf der Nase
Zunge bewegt sich hin und her	Steckt die Finger in den Mund
Heißhunger abwechselnd mit Appetitverlust	Vermehrter Appetit nachts, bei Fieber
Durst, aber Widerwille gegen Getränke	Durst auf große Mengen
Schlaflage: Finger gespreizt	Schlaflage: sitzend
Konvulsionen während Zahnung	Schlaflosigkeit während Zahnung, schwierige Zahnung
Dunkelrote Blutung	Hellrote Blutung
F: Alkoholismus	F: Tuberkulose
P: Tonsillarabszess, Tonsillitis, Allopathika, Zystitis	P: Nasenbluten, Krupp, Bronchitis, Pneumonie
Verlangen: Unverdauliches, saures Obst	Verlangen: Eiscreme, Gewürze, kalte Getränke, Salz
Abneigung: Muttermilch	Abneigung: Obst, Tomaten
< Feuchtwarme Anwendungen, Sonne	< Schweiß
> Schweiß	> Feuchtwarme Anwendungen, Sonne

Lachesis   Sulfur

Spöttisch, albern	Zeigt Glück und Stolz
Weigert sich, die Medizin einzunehmen	Abneigung gegen Baden, gleichgültig gegen sein Äußeres
Zupft an den Fingern	Steckt alles in den Mund

Argwöhnischer, verwirrter Gesichtsausdruck, wie betrunken	Alt aussehendes Gesicht, elender Gesichtsausdruck
Fettleibigkeit bei Jugendlichen	Abmagerung, Zwergwuchs
Nasenbluten	Überempfindlich gegen unangenehme Gerüche
Spitze Zunge, geschwollene Papillen	Schwierige Zahnung
Äußerer Hals empfindlich gegen die geringste Berührung	Harte Lymphknoten
Erträgt nichts Enges an Hals oder Taille	Aufgetriebenes Abdomen
Entblößt den Bauch	Entblößt die Füße
Ruheloser Schlaf	Häufiges Erwachen nach Mitternacht
Schlafapnoe	Weinen oder Lachen im Schlaf
Schlaflage: linke Seite unmöglich; bohrt den Kopf ins Kissen	Schlaflage: Rücken unmöglich
Wassersucht bei Neugeborenen, Zyanose von Geburt an	Schlaflosigkeit, Schniefen, Obstipation bei Neugeborenen
Gänsehaut, Hämangiom	Intertrigo
F: Apoplexie	F: Ekzem, Hauterkrankung, Syphilis, Tuberkulose
P: Tonsillitis, Zystitis	P: Abszess, Wurzelgranulom, Gerstenkörner
Verlangen: Fisch, Nudeln, saures Obst	Verlangen: Gewürze, Rohkost
Abneigung: warme Speisen	Abneigung: Fleisch, Oliven, saure Speisen

Lachesis   Zincum metallicum

Empfindlich gegen Berührung	Empfindlich gegen das Geräusch von Stimmen
Eifersucht, Koketterie	Nachgiebigkeit, zu viel Pflichtgefühl
Frühreif, rasches Auffassungsvermögen	Nervöse Tics
Weinen, Singen, Stöhnen im Schlaf	Schreien im Schlaf, beim Erwachen
Zerstörungswut	Wechselhafte Laune
Leidender, argwöhnischer Gesichtsausdruck, wie betrunken	Gesicht alt aussehend, runzelig, Gesichtsausdruck elend, besorgt
Stottern	Strabismus

Nasenbluten	Bohrt mit dem Finger in der Nase, steckt die Finger in den Mund
Fieber während Zahnung	Langsame, schwierige Zahnung; Zähneknirschen
Schlaflage: Rücken, Hinterkopf ins Kissen gepresst	Schlaflage: Rücken, Knie gebeugt, rechte Seite
Ödeme, Zyanose bei Neugeborenen	Obstipation bei Neugeborenen
Krupphusten	Fasst sich beim Husten an die Genitalien
Abszess, Eiterung	Ekzem an den Händen
F: Alkoholismus, Apoplexie	F: Hauterkrankung
P: Tonsillitis, Allopathika, Schnupfen, Zystitis	P: Unterdrückte Absonderungen oder Hautausschläge
Verlangen: Fisch, Milch, saure und scharf gewürzte Speise, Unverdauliches	Verlangen: Salz
Abneigung: Muttermilch	Abneigung: Fisch, Fleisch, Süßigkeiten
< Nach Schlaf, warme Luft, heiß Baden, leichte Berührung	< Nach dem Frühstück, Ofenwärme, Baden im Meer

L

Lycopodium	Argentum nitricum
Vorsichtig, ängstlich, klammert sich an	Angst, wenn eine Zeit festgesetzt ist
Muss alles anfassen, steckt die Finger in den Mund	Zwanghaftigkeit
Ruhelos im Sitzen, im Zimmer, > im Freien	Hast beim Gehen
Furcht vor Gespenstern	Furcht, Gebäude würden auf es stürzen
Diktatorisch, beschimpft die Eltern, schlägt, tritt	Spontan, impulsiv
Argwöhnisch	Fühlt sich verlassen, isoliert, verachtet
Gerunzelte Stirn	Gerunzeltes Gesicht
Verwirrter Gesichtsausdruck	Einfältiger, erschrockener Gesichtsausdruck
Aufgetriebenes Abdomen > Flatusabgang und Aufstoßen	Heftiges, lautes Aufstoßen
Obstipation	Nervöser Durchfall
Schmerzhafte Flatulenz	Lauter Flatusabgang < Zucker
Stuhl erst hart, dann flüssig	Grasgrüner Stuhl
Harnverhaltung, rezidivierende Zystitis	Unwillkürliches Urinieren Tag und Nacht
Asthma, Pneumonie	Schreiknötchen
Abmagerung erstreckt sich von oben nach unten	Abmagerung der Beine, erstreckt sich nach oben
Schlaflage: linke Seite unmöglich	Schlaflage: rechte Seite unmöglich
Verlangen: Oliven, heiße Speisen	Verlangen: Salz
Abneigung: Salz; Säugling verweigert die Muttermilch	Abneigung: Schinken, Schweinefleisch
< 16.00 – 20.00 Uhr, rechte Seite, Zugluft, Hitze und Kälte	< Mittags, warm Baden, warmer Ofen
> Entblößen, warmes Bett	> Druck, Bandagieren, kalt Baden

L

Lycopodium	Arsenicum album
Angst im Tunnel	Angst nachts
Furcht vor Menschen, klammert sich an	Furcht vor Räubern
Furcht vor dem Auftreten in der Öffentlichkeit	Schüchtern
Geziert, altklug	Zwanghaftigkeit
Ruhelosigkeit im Sitzen	Ängstliche Ruhelosigkeit, treibt es umher
Lachen oder Schreien im Schlaf	Auffahren beim Einschlafen
Wechselhafte Laune, Schreien, Schlagen, beschimpft die Eltern	Lacht niemals
Zorn beim Erwachen	Zorn während Zahnung
Aussehen: hell mit schlaffer Faser, gerunzelte Stirn	Aussehen: dunkel mit straffer Faser
Gesichtsausdruck albern, durcheinander	Gesichtsausdruck leidend, gerunzelt, hager
Ekzem hinter den Ohren	Rote Lidränder, Schwellung am Unterlid
Verstopfte Nase mit Eiter, Schniefen bei Säuglingen	Verstopfte Nase mit wässrigem Schnupfen
Vermehrter Appetit nach dem Essen	Hunger mit Abneigung gegen Essen
Aufgetriebenes Abdomen, empfindlich gegen Kleidung	Erbrechen sofort nach dem Trinken
Obstipation	Diarrhoe
Leistenhernie	Hydrozcle
Schlaflage: Knie-Brust-Lage	Schlaflage: Hände über oder unter dem Kopf
Sommersprossen	Weißer, schuppiger Hautausschlag
F: Asthma Ekzem, Gicht	F: Apoplexie
P: Krupp, Mononukleose, Tonsillitis, Zystitis	P: Nasenbluten, Abszess
Verlangen: Oliven, Zucker	Verlangen: Milch, (saures) Obst, Olivenöl, Speck
Abneigung: Muttermilch, Bohnen, Brot, gekochte Speisen	Abneigung: Melone
Unverträglichkeit: Brot, Zwiebeln	Unverträglichkeit: Eiscreme

L

< 16.00 – 20.00 Uhr, im warmen Zimmer	< Nach 1.00 Uhr, Eintritt in kaltes Zimmer
> Kalte Luft	> Heiß Baden

Lycopodium / Barium carbonicum

Lycopodium	Barium carbonicum
Schüchtern, zaghaft in der Öffentlichkeit	Schüchtern, zaghaft in Anwesenheit von Fremden
Furcht vor dem Alleinsein, vor Gespenstern	Furcht vor Fremden, versteckt sich
Macht Fehler beim Schreiben	Gedächtnisschwäche
Leicht beleidigt, eifersüchtig	Wahnidee, man lache und spotte über es
Diktatorisch, reizbar < morgens; Zorn durch Widerspruch	Unentschlossen
Ruhelos im Sitzen	Geistesabwesend, spielt nicht, sitzt in der Ecke
Lachen oder Schreien im Schlaf	Murmeln im Schlaf
Runzelige Stirn	Gerunzeltes Gesicht
Gesichtsausdruck leidend, ängstlich, verwirrt	Einfältiger Gesichtsausdruck
Abmagerung bei schwächlichen, kränklichen Jungen	Fettleibigkeit
Eitriger Schnupfen, Nase nachts verstopft, Schniefen	Tonsillenschwellung, Adenoide
Obstipation, Flatulenz	Diarrhoe
Leistenhernie	Fluor vaginalis, verzögerte Pubertät
Schlaflage: Abdomen, Knie-Brust-Lage, rechte Seite	Schlaflage: linke Seite
Sommersprossen	Ringförmiger Hautausschlag, Juckreiz im Schlaf
Vermehrter Appetit nach dem Essen	Abneigung gegen Essen begleitet von Hunger
Aufgetriebenes Abdomen > Aufstoßen und Flatusabgang	Aufgetriebenes Abdomen, übriger Körper mager
F: Asthma, Ekzem, Gicht	F: Apoplexie, Impfungen, Allopathika, Sykose
P: Konjunktivitis, Furunkel, Krupp, Zystitis	P: Tonsillitis

L

Verlangen: Grapefruit, Zucker, warme Getränke bei Fieber	Verlangen: Eier
Abneigung: Bohnen, Brot, Erbsen, Fleisch, Muttermilch	Abneigung: Obst
< Warme Anwendungen	> Warme Anwendungen

Lycopodium   ## Calcium carbonicum

Lycopodium	Calcium carbonicum
Diktatorisch, schimpft, tritt	Dick und eigensinnig
Furcht davor, irgendetwas zu unternehmen	Furcht vor Ansteckung, in engen Räumen
Furcht nachts, vor Gespenstern	Furcht vor Mäusen
Untröstlich	Verlangen, magnetisiert zu werden
Neigung zu widersprechen, Zorn durch Widerspruch	Empfindlich gegen Grobheiten, Grausamkeiten
Zorn beim Erwachen	Zorn vor Stuhlgang
Aussehen: hell, blond	Aussehen: blaue Augen, dunkle Haare
Gesichtsausdruck albern, durcheinander, leidend, gerunzelte Stirn	Bleicher, runzeliger Gesichtsausdruck, wie betrunken
Schniefen	Chronisch verstopfte Nase
Intertrigo während Zahnung	Langsame, schwierige Zahnung, vorzeitige Karies
Krampfartige Bauchschmerzen mit Flatulenz	Vergrößertes Abdomen
Heißhunger nachts, Abneigung gegen Frühstück	Heißhunger morgens
Ziegelmehlsediment im Urin	Nabelhernie, Hydrozele
Ekzem unter den Achseln, Wundheit zwischen Skrotum und Oberschenkeln	Rissige Haut im Winter
Lachen im Schlaf	Kaubewegungen im Schlaf
Schlaflage: genupektoral oder rechte Seite	Schlaflage: Rücken
K: Mononukleose, Tonsillitis, Zystitis	K: Abszess, Otitis, Schnupfen, Tuberkulose
Verlangen: warme Speisen und Getränke	Verlangen: Eier, Eiscreme, Fleisch, Salz, Unverdauliches
Abneigung: Schwarzbrot, Gebäck, Hülsenfrüchte, Salz	Abneigung: Milch, Muttermilch, schleimige Speisen

L

| Unverträglichkeit: Zwiebeln | Unverträglichkeit: Milch |
| < 16.00 – 20.00 Uhr | < Abends in der Dämmerung, Herbst, Wetterwechsel |

Lycopodium   Carbo vegetabilis

Lycopodium	Carbo vegetabilis
Furcht vor dem Alleinsein, in engen Räumen	Pavor nocturnus
Klammert sich an	Schüchtern, ängstlich
Diktatorisch, reizbar, beschimpft die Eltern	Ruhelos in Gesellschaft von Fremden
Hochmütig, erträgt keinen Widerspruch	Gleichgültig gegen Pflichten, Freude, Familie
Alt aussehendes Gesicht, Stirnrunzeln	Gesicht blass, bleich, hippokratisch, zyanotisch
Alberner Gesichtsausdruck	Abgehärmter Gesichtsausdruck
Sommersprossen	Akne an der Stirn
Schniefen bei Neugeborenen	Schnupfen ohne Absonderung
Ekzem hinter den Ohren	Herpes labialis, Spider Naevi
Rissige Kanthi, Gerstenkörner	Aufgesprungene Lippen
Überempfindlich gegen Gerüche und Geräusche	Empfindlichkeit von Kopfhaut und Haaren
Verstopfte Nase, Schniefen	Kalte Nase, Nasenbluten nachts
Aufgetriebener Magen nicht > Aufstoßen	Aufgetriebener Magen > durch Aufstoßen
Obstipation	Diarrhoe
Übel riechender Fußschweiß	Kalter Kopfschweiß, Achselschweiß
Lachen oder Schreien im Schlaf	Laute Atmung im Schlaf
Harnverhaltung bei Neugeborenen	Wassersucht bei Neugeborenen
P: Augenentzündung, Furunkel, Krupp, Mononukleose, Tonsillitis, Zystitis	P: Antibiotika, Nasenbluten

Verlangen: heiße Speisen, Oliven, Zucker	Verlangen: Obst, Salz
Abneigung: Brot, Erbsen, Bohnen, Muttermilch	Abneigung: Fett, Milch, Salziges
Unverträglichkeit: Zwiebeln	Unverträglichkeit: Eiscreme

< 16.00 – 20.00 Uhr, Entblößen, Seitenlage, Zugluft	< Heiß Baden, Berühren der Haare, warme Speisen und Getränke
> Im warmen Bett, warme Speisen und Getränke	> Angefäcscheltwerden, feuchtes Wetter

Lycopodium China

Lycopodium	China
Verlangen nach Gesellschaft, klammert sich an	Empfindlich gegen Berührung
Zornig, schlägt und beschimpft die Eltern	Erträgt keine Ungerechtigkeit, keinen Widerspruch
Furcht vor Menschen	Furcht vor Tieren, Hunden
Muss alles anfassen	Schüchtern
Alt aussehendes Gesicht, törichter, verwirrter Gesichtsausdruck	Blasses, hippokratisches Gesicht
Kopfschweiß im Schlaf	Kalter Schweiß um Nase oder Mund
Aufgetriebenes Abdomen > Aufstoßen, Flatusabgang	Aufgetriebenes Abdomen nicht > Flatusabgang
Obstipation	Chronische Diarrhoe
Pneumonie	Asthma bronchiale
Schniefen bei Neugeborenen	Rasselnde Atmung, Schnarchen
Naevi, Leberflecken, Sommersprossen	Icterus neonatorum
Harnverhaltung bei Neugeborenen, Ziegelmehlsediment im Urin	Asphyxie bei Neugeborenen, Zyanose
Abmagerung bei schwächlichen, kränklichen Jungen	Schwäche durch Säfteverlust oder Blutungen
F: Asthma, Ekzem, Gicht	F: Malaria
P: Furunkel, Krupp, Mononukleose, Zystitis	P: Hepatitis, Nasenbluten, Säfteverlust
Verlangen: Oliven; warme Getränke bei Fieber	Verlangen: Erfrischendes, Salz; kaltes Wasser bei Fieber
Abneigung: Hülsenfrüchte, Muttermilch	Abneigung: Butter, Melone, heiße Speisen
< 16.00 – 20.00 Uhr, im warmen Zimmer	< Nach 5.00 Uhr, geringste Berührung
> Gehen im Freien, Bettwärme	> Druck, warme Anwendungen

L

Lycopodium / Lac caninum

Lycopodium	Lac caninum
Furcht vor Menschen, Gespenstern	Furcht vor Schlangen
Beschimpft die Eltern	Nachgiebig
Frühreif	Zu viel Pflichtgefühl
Reizbar beim Erwachen, während Krankheit	Kummer beim Erwachen
Tagsüber reizbar, nachts brav	Schreien nachts
Gewissenhaft	Wäscht sich ständig die Hände
Alt aussehendes Gesicht, kränklicher Gesichtsausdruck	Erschrockener Gesichtsausdruck
Verstopfte Nase mit Eiter, bei Säuglingen	Nase auf abwechselnden Seiten verstopft
Halsschmerzen < Schlucken von Flüssigkeiten	Halsschmerzen < Schlucken von Speisen
Schlaflage: sitzend oder rechte Seite	Schlaflage: Rücken, Arme über dem Kopf
Anfallsweise oder wiederkehrende Beschwerden	Widersprüchliche und abwechselnde Symptome
Verlangen: Oliven, Zucker, heiße Speisen	Verlangen: Milch, Salz, scharf gewürzte Speisen
Abneigung: Milch	Abneigung: Getränke, abwechselnd mit Durst
< Eine Seite, rechte Seite, Druck, Baden	< Abwechselnde Seiten, erst links dann rechts
> Im warmen Bett	> Baden

Lycopodium / Magnesium carbonicum

Lycopodium	Magnesium carbonicum
Empfindlich gegen äußere Eindrücke	Abneigung gegen Berührung, Schreien bei Berührung
Furcht davor, etwas zu unternehmen; Feigheit	Furcht vor Ablehnung, Zurückweisung
Furcht vor dem Alleinsein, Verlangen nach Gesellschaft	Heimweh
Schlagen, Treten	Abneigung gegen Gewalttätigkeit
Lachen im Schlaf	Sprechen im Schlaf
Reizbarkeit beim Erwachen	Reizbarkeit nachmittags
Eifersüchtig, argwöhnisch	Streitsüchtig

Diktatorisch, erträgt keinen Widerspruch	Erträgt keine Ungerechtigkeit
Alberner, ängstlicher Gesichts-ausdruck, Stirnrunzeln	Gesichtsausdruck finster, mürrisch, besorgt
Steckt alles in den Mund	Stottern
Verdauungsstörung nach Brot, blähenden Speisen	Verdauungsstörung nach Milch-trinken
Obstipation	Diarrhoe während Zahnung
Stuhl erst geformt, dann dünn	Wässrig-grüner, schaumiger Stuhl
Empfindliche, heiße Fußsohlen	Neigung, die Füße zu entblößen
Sommersprossen	Furunkel
Übel riechender Fußschweiß	Saurer Körpergeruch
Schlaflage: Knie-Brust-Lage, rechte Seite	Schlaflage: Beine gespreizt
F: Asthma, Ekzem, Gicht	F: Tuberkulose
Verlangen: Süßigkeiten, Olivenöl, warme Speisen	Verlangen: saure Getränke, Fleisch
Abneigung: Hülsenfrüchte	Abneigung: Gemüse, grünes Obst, Salat
< Nachmittags, Kleiderdruck, warm Einhüllen	< Wetterwechsel, Sonne, kalter Wind
> Abkühlung	> Schnell Gehen, nasse oder warme Anwendungen

L

Lycopodium   Medorrhinum

Muss alles anfassen	Abneigung gegen Berührung
Leicht beleidigt	Empfindlich gegen Vorwürfe
Furcht vor Menschen, Fremden	Furcht vor der Dunkelheit
Abneigung zu spielen	Energiegeladen, Verlangen zu spielen nachts
Furcht davor, etwas zu unternehmen; Feigheit	Verwegenheit
Verlangen nach Gesellschaft, klammert sich an	Furcht vor Ansteckung, wäscht sich ständig die Hände
Alt aussehendes Gesicht	Wächsernes Gesicht, Schweiß im Gesicht
Bläschen an der Zungenspitze	Aphthen

Lycopodium	Medorrhinum
Zähneknirschen im Schlaf	Gezackte Zähne
Eitriger Schnupfen mit verstopfter Nase	Anhaltendes Räuspern
Schniefen bei Neugeborenen	Obstipation bei Neugeborenen
Aufgetriebenes Abdomen, Flatulenz	Hautausschlag um den Anus
Leistenhernie	Masturbation
Harnverhaltung	Fluor vaginalis mit fischigem Geruch
Ein Fuß kalt, der andere warm	Hitze der Füße, entblößt sie
Auffahren beim Einschlafen, Schreien beim Erwachen	Kann nicht schlafen, wenn es zugedeckt ist
F: Ekzem, Gicht	F: Alkoholismus, Impfungen, Gonorrhoe, Herzerkrankung
P: Augenentzündung, Furunkel, Krupp, Tonsillitis	P: Abszess, Gerstenkörner
Verlangen: Oliven, heiße Speisen	Verlangen: Eiscreme, Fett, Salz, unreifes Obst
Abneigung: Muttermilch	Abneigung: Auberginen
< 16.00 – 20.00 Uhr, rechts, Kleiderdruck, nach Schlaf	< 4.00 – 16.00 Uhr, Gewitter, trockenes Wetter
> Abkühlung, Flatusabgang, im warmen Bett, trockenes Wetter	> Baden im Meer, feuchtes Wetter, Druck, nach Schlaf

L

Lycopodium   Nitricum acidum

Lycopodium	Nitricum acidum
Boshaftigkeit mit Zorn, diktatorisch, beschimpft die Eltern	Hass und Rachsucht
Reizbar während Krankheit	Reizbar, wenn es angesprochen wird
Fröhlich, wenn es donnert und blitzt	Furcht vor Gewitter
Angst im Haus, Furcht vor Gespenstern	Heimweh
Ichbezogenheit, Abneigung gegen Pflichten	Mitgefühl, erträgt keine Ungerechtigkeit
Vorsichtig; Furcht davor, etwas zu unternehmen	Ungestüm
Hochmütig, affektiert	Niemals froh, klagt ständig
Erwartungsspannung	Furcht, etwas Schreckliches werde geschehen

Milchschorf	Ödem der Kopfhaut bei Säuglingen
Abdomen empfindlich gegen Kleiderdruck	Kopfhaut empfindlich gegen Kämmen
Ekzem hinter den Ohren	Drüsenschwellung hinter dem Ohr
Verstopfte Nase bei Säuglingen	Schnupfen mit Kehlkopfentzündung/ Krupp
Aufgetriebenes Abdomen und Flatulenz	Hautausschlag um den Anus, Analfissur
Warzen nahe den Fingernägeln	Weiße Flecken auf den Fingernägeln
Rote Molen	Keloid
F: Asthma, Ekzem, Gicht	F: Syphilis
Verlangen: Oliven, warme Speisen, weiche Eier	Verlangen: Fett, Hering, Unverdauliches
Abneigung: Bohnen, Erbsen, kalte Getränke, Muttermilch	Abneigung: Eier, Zucker
Verdauungsstörung durch Mehlspeisen, Süßigkeiten	Unverträglichkeit: Milch
> Berührung	< Berührung

L

Lycopodium

Furcht vor Gespenstern	Kann kein Blut sehen
Furcht davor, etwas zu unternehmen	Furcht vor der Dunkelheit
Ruhelosigkeit im Sitzen	Nervöse Erregung mit Schweiß, Zittern
Mangel an Empfindlichkeit	Scharfe Sinne, empfindlich gegen Licht und Geräusche
Verlangen nach Gesellschaft, klammert sich an	Abneigung gegen Störungen, gegen alle Menschen
Reizbar während Krankheit	Reizbar, wenn es angeblickt wird
Zorn beim Erwachen	Zornig, wenn es antworten muss; Erbrechen durch Zorn
Schüchtern in der Öffentlichkeit	Erträgt keine Ungerechtigkeit
Nägelbeißen	Zerreißt Gegenstände
Leidender, verwirrter Gesichtsausdruck	Finsterer, gequälter Gesichtsausdruck
Nase mit Eiter verstopft	Heuschnupfen mit Asthma
Ekzem hinter den Ohren	Aphthen

Sommersprossen	Akne an der Stirn
Tics im Gesicht, Kopfschütteln	Stottern
Heißhunger bald nach dem Essen	Erbrechen mit Würgen
Aufgetriebenes Abdomen > Flatusabgang und Aufstoßen	Bauchschmerzen mit Stuhldrang > Stuhlgang
Absonderung aus dem Nabel	Nabelhernie
Leistenhernie rechts	Leistenhernie links
Stuhl erst flüssig, dann hart	Obstipation von Geburt an, mit anhaltendem Stuhldrang
Ziegelmehlsediment im Urin	Unwillkürliches Urinieren beim Lachen oder Niesen
Krümmung der Wirbelsäule, mit Rückenschmerzen	Spannung der Muskeln, Hyperreflexie, Opisthotonus
Schlaflage: sitzend; Schreien im Schlaf	Schlaflage: Arme über dem Kopf
Kalter, übel riechender Fußschweiß	Marmorierte Haut
Trinkschwäche bei Neugeborenen, Marasmus	Konvulsionen bei Säuglingen
Bei Fieber: Verlangen nach warmen Getränken	Bei Fieber: Verlangen nach kalten Getränken
F: Asthma, Ekzem, Gicht	F: Apoplexie
P: Augenentzündung, Furunkel, Krupp, Mononukleose, Tonsillitis, Zystitis	P: Allopathika, gastrointestinale Beschwerden, Schnupfen
Verlangen: Oliven, warme Speisen und Getränke	Verlangen: Fett, Milch, Unverdauliches
Abneigung: Muttermilch	Abneigung: Zitronen
< 16.00 – 20.00 Uhr; erst rechts, dann links; warme Anwendungen	< Entblößen des Kopfes, geringste Berührung, kalter Wind
> Bewegung, Entblößen des Kopfes	> Warm Einhüllen, warmer Ofen, nasses Wetter

Lycopodium   Sanicula aqua

Reizbar während Krankheit	Reizbar, wenn es angeblickt, angesprochen oder berührt wird
Furcht vor Menschen	Furcht vor der Dunkelheit
Hält ständig die Hand der Mutter	Furcht zu fallen, hält sich an der Mutter fest
Furcht vor neuen Unternehmungen	Wechselt ständig die Beschäftigung

Lycopodium	Silicea
Tagsüber reizbar, nachts brav	Schreien nachts
Eifersüchtig	Leicht beleidigt
Abmagerung des oberen Körperteils	Abmagerung der Beine
Schreckt aus dem Schlaf und reibt sich die Nase	Reibt sich Augen oder Nase beim Erwachen
Steckt alles in den Mund	Zupft an der Oberlippe
Verstopfte Nase	Bläschen am Kinn
Verweigert die Muttermilch	Erbrechen kurz nach dem Trinken von Muttermilch
Krampfartige Bauchschmerzen bei Säuglingen	Übelkeit beim Autofahren
Leistenhernie	Analfissur
Obstipation, unvollständiger Stuhl	Obstipation, Stuhl schlüpft zurück
Reichlicher Flatusabgang	Stuhl oder Flatus riechen wie verdorbener Käse
Kälte der Hände	Hitze der Füße, entblößt sie
Verlangen: Oliven, Schokolade, Zucker	Verlangen: Salz, Schinken, Speck

L

Lycopodium   Silicea

Lycopodium	Silicea
Reizbar und zornig beim Erwachen	Empfindlich in Bezug auf die Meinung anderer, abhängig von anderen
Furcht vor Gespenstern, Schatten, Insekten	Furcht vor Nadeln, Tieren, Abwartsbewegung
Furcht davor, irgendetwas zu unternehmen	Heimweh
Muss alles anfassen	Zählt ständig, Monomanie
Verlangen, getragen zu werden	Verlangen, magnetisiert zu werden
Beschimpft die Eltern, schlägt, tritt	Reizbar, wenn es angeblickt, angesprochen oder berührt wird
Angst durch Erwartungsspannung, kommt aber damit zurecht, wenn es soweit ist	Erwartungsspannung vor Prüfungen; meint, alles werde fehlschlagen
Benutzt falsche Worte beim Sprechen	Spätes Sprechenlernen
Angeber	Erhöhte Selbstkontrolle

Stirnrunzeln	Offene Fontanelle
Abmagerung der Zervikalregion, der Arme	Großer Kopf mit Abmagerung des Körpers
Strabismus convergens	Striktur des Tränenkanals, Schmierauge
Steckt alles in den Mund	Bohrt mit dem Finger im Ohr
Verstopfte Nase, Schniefen	Nasenbluten
Zähneknirschen im Schlaf	Langsame Zahnung, vorzeitige Karies
Bauchschmerzen, Flatulenz	Erbrechen von geronnener Muttermilch
Intertrigo während Zahnung	Diarrhoe während Zahnung
Ziegelmehlsediment im Urin	Obstipation, Stuhl schlüpft zurück
Leistenhernie rechts	Hydrozele
Warzen an den Fingernägeln	Nägel deformiert, verdickt, gewellt
Schlaflage: sitzend, Knie-Brust-Lage	Schlaflage: deckt den Kopf zu
Absonderung aus dem Nabel	Keloid, wildes Fleisch
F: Asthma, Ekzem, Gicht	F: Impfungen, Allopathika, Sykose
P: Augenentzündung, Furunkel, Krupp, Mononukleose, Zystitis	P: Abszess, Gerstenkörner, Otitis, Sinusitis, Schnupfen, Tuberkulose
Verlangen: Oliven, heiße Speisen	Verlangen: Unverdauliches, Milch
Abneigung: kalte Getränke	Abneigung: Brokkoli, tierische Nahrungsmittel
< 16.00 – 20.00 Uhr, Kleiderdruck, warm Einhüllen	< Entblößen einzelner Teile, Impfung, Wetterwechsel
> Entblößen, Gehen im Freien, kalte Luft	> Druck, warm Einhüllen, warmer Ofen

Lycopodium   Sulfur

Boshaft, beschimpft die Eltern, schlägt	Lustig, fröhlich, kokett
Tagsüber reizbar, nachts brav	Wachsam, achtet auf jede Geste
Zu viel Pflichtgefühl	Faul, unordentlich
Leseschwäche	Abneigung zu lesen
Furcht vor Fremden, Prüfungen	Furcht vor Tieren, Ansteckung, schmerzhaftem Stuhlgang
Furcht davor, etwas zu unternehmen	Schmiedet viele Pläne
Furcht vor dem Alleinsein, hält ständig die Hand der Mutter	Selbstständig, mutig

Lycopodium	Thuja
Abneigung gegen Zubettgehen	Abneigung gegen Baden, gleichgültig gegen sein Äußeres
Neigung zu widersprechen	Mitteilsam, gesprächig
Törichter, verwirrter Gesichtsausdruck	Runzeliges Gesicht, rote Wangen
Abmagerung erstreckt sich nach unten	Fettleibigkeit
Netzförmig erweiterte Gesichtsvenen, wie marmoriert	Haarwuchs im Gesicht
Nasenflügeln	Rote Nasenspitze oder rote Lippen
Schniefen, verstopfte Nase	Überempfindlich gegen unangenehme Gerüche
Verdauungsstörung durch Zwiebeln	Verdauungsstörung nach Milchtrinken
Harnverhaltung bei Neugeborenen	Obstipation bei Neugeborenen
Absonderung aus dem Nabel	Roter Anus, Beschwerden durch Würmer
Ziegelmehlsediment im Urin	Hydrozele
Ein Fuß heiß, der andere kalt	Heiße Füße nachts im Bett
Schlaflage: Knie-Brust-Lage, linke Seite unmöglich	Schlaflage: linke Seite, Rücken unmöglich; schläft nackt
F: Asthma, Gicht	F: Alkoholismus, Hauterkrankungen, Syphilis, Tuberkulose
P: Krupp, Mononukleose, Zystitis	P: Abszess, Gerstenkörner, Allopathika, Pharyngitis, Schnupfen
Verlangen: Fisch	Verlangen: Gebäck, Milch, Salz, Tomaten
Abneigung: Gebäck, Salz, Tomaten	Abneigung: Fisch, Muttermilch
< Morgens und abends	< 11.00 Uhr vormittags

L

Lycopodium   Thuja

Lycopodium	Thuja
Furcht vor dem Alleinsein, Gespenstern	Furcht vor Ärzten, Angst um Kleinigkeiten
Mangel an Charakter, tadelt andere	Gewissensangst
Verlangen nach Gesellschaft, klammert sich an	Abneigung dagegen, angesehen oder berührt zu werden
Ruhelosigkeit im Sitzen	Hast beim Gehen, bei Beschäftigung
Reizbar, schlägt, tritt, beschimpft die Eltern	Reizbar gegen geliebte Personen, verächtlich gegen sich selbst

Furcht vor dem Auftreten in der Öffentlichkeit	Verwirrt beim Sprechen, lässt die letzten Wörter eines Satzes aus
Stirnrunzeln	Aufgetriebene Kopfvenen
Abmagerung	Gebeugte Haltung
Trockenes Ekzem am Kopf	Weiße Schuppen am Kopf
Verstopfte Nase bei Säuglingen, Schniefen	Augenentzündung bei Neugeborenen
Zahnschmerzen nachts	Wurzelgranulom
Aufgetriebenes Abdomen durch Essen	Bewegungen im Darm wie von einem Fetus
Leistenhernie rechts	Leistenhernie links, Nabelhernie
Obstipation	Analfissur
Pneumonie	Rasselnde Atmung, Asthma < nachts
Exkoriation zwischen den Zehen	Deformierte Nägel
Kalter Schweiß auf der Stirn, Schweiß am Rücken	Schweiß an oder zwischen den Oberschenkeln
Schweiß am ganzen Körper außer an den Oberschenkeln	Schweiß am ganzen Körper außer am Kopf
Schreckliche Träume wecken aus dem Schlaf	Träumt vom Fallen
Schlaflage: sitzend	Schlaflage: linke Seite
Exkoriation, Wundheit	Wildes Fleisch
Saurer Geruch von Absonderungen	Käsiger Geruch von Absonderungen
F: Asthma, Gicht	F: Diabetes, Impfungen, Allopathika, Sykose, Syphilis
P: Augenentzündung, Furunkel, Krupp, Mononukleose, Zystitis	P: Impfungen
Seite: erst rechts, dann links	Seite: diagonal links oben und rechts unten
Verlangen: Oliven, warme Speisen und Getränke	Verlangen: Knoblauch, Zwiebeln, Salz
< 16.00 – 20.00 Uhr, Kleiderdruck, Zugluft, kalt Baden	< Nachmittags bis 15.00 Uhr, Warmwerden, Nebel
> Trockenes Wetter	> Heiß Baden, Reiben, Kratzen

Magnesium carbonicum	Calcium carbonicum
Abneigung gegen Berührung	Leicht zu beeindrucken; Verlangen, magnetisiert zu werden
Beschimpft die Eltern	Mürrisch
Angst tagsüber, > abends im Bett	Angst nachts
Furcht vor Räubern, Verletzung	Furcht vor Mäusen
Nägelbeißen	Steckt die Finger in den Mund
Veränderliche Laune, streitsüchtig	Eigensinnig
Erträgt keine Ungerechtigkeit	Abneigung gegen Veränderung
Furcht vor Zurückweisung	Furcht davor, alleingelassen zu werden
Gesichtsausdruck finster, müde, leidend	Alt aussehendes, runzeliges Gesicht, ängstlicher Gesichtsausdruck
Milchschorf	Weit offene Fontanelle, großer Kopf
Gelb belegte Zunge	Aphthen, rote Zunge
Stottern	Schmerzlose Heiserkeit
Unverdauter Stuhl bei Säuglingen	Obstipation
Grüner, schaumiger Stuhl	Stuhl hellgelb oder weiß wie Kreide
Unerquicklicher Schlaf, morgens müder als abends	Schlaf gestört durch Phantasiebilder
Schlaflage: Beine gespreizt	Schlaflage: Abdomen; Rücken, Arme über dem Kopf
Übel riechender Schweiß, färbt die Wäsche gelb	Kalter Schweiß, färbt die Wäsche rötlich
F: Tuberkulose	F: Gicht
Verlangen: Gemüse	Verlangen: Eier, Eiscreme, Süßes, Unverdauliches
Abneigung: Obst, Salat	Abneigung: schleimige Speisen
< Entblößen	< Dunkelheit, nasse Anwendungen, schnelles Gehen
> Schnell Gehen, nasse oder warme Anwendungen	> Berührung, Entblößen

M

Magnesium carbonicum   Calcium phosphoricum

Magnesium carbonicum	Calcium phosphoricum
Muss alles anfassen, erträgt keine Berührung	Unzufrieden, mürrisch
Streitsüchtig	Eifersüchtig
Furcht vor Räubern, Unfällen	Furcht vor Gewitter
Wahnidee, es sei verlassen worden	Furcht vor dem Alleinsein
Veränderliche Stimmung	Ruhelos
Stottern	Benutzt falsche Worte beim Sprechen oder Schreiben
Gesichtsausdruck müde, leidend, mürrisch, besorgt	Mageres, blasses Gesicht; dünn und groß
Milchschorf	Großer Kopf, weit offene Fontanelle
Schlaflosigkeit während Zahnung	Vorzeitige Karies
Saures Erbrechen	Feuchtigkeit oder Blutung aus dem Nabel
Schaumige Diarrhoe < Milch	Diarrhoe bei Säuglingen, bei Schulmädchen < Erregung
Hitze der Hände	Kälte der Hände
Schlaflage: Beine gespreizt	Schlaflage: Knie-Brust-Lage
Stöhnen und Seufzen im Schlaf	Tiefer Schlaf, morgens komatös
Saurer Schweiß, saurer Körpergeruch	Kopfschweiß im Schlaf, kalter Fußschweiß
Furunkel	Ekzem, Impetigo, Leberflecken
Langsame Wundheilung	Krümmung von Knochen
Verlangen nach Aufenthalt im Freien	Abneigung gegen Aufenthalt im Freien
Verlangen: Erfrischendes, Fett, Schinken, Schweinefleisch	Abneigung: „grüne" Speisen, saures Obst
< Zimmerluft, im warmen Bett, Entblößen	< Nasswerden
> Nasse Anwendungen	> Im warmen Bett

Magnesium carbonicum   Chamomilla

Magnesium carbonicum	Chamomilla
Unfähigkeit zu antworten nach emotionaler Verletzung	Außer sich, kann nicht beruhigt werden
Traurigkeit	Zorn mit rotem Gesicht
Erträgt keine Ungerechtigkeit	Ungeduldig, eigensinnig

M

Magnesium carbonicum	Lycopodium
Angst abends im Bett	Furcht vor Berührung
Abneigung gegen Gewalttätigkeit	Schlagen
Wahnidee, es sei verlassen worden, sei ungeliebt	Abneigung gegen Liebkosung
Schlägt den Kopf gegen die Wand oder Gegenstände	Macht sich steif, Opisthotonus
Nägelbeißen	Stirnrunzeln
Abmagerung mit Heißhunger	Aussehen: hell, blond, mit schlaffer Faser
Fettiges, glänzendes Gesicht	Einseitig rotes Gesicht
Schwieriger Durchbruch der Weisheitszähne	Gemütssymptome während Zahnung
Reiseübelkeit	Zahnschmerzen beim Reisen
Aufstoßen und Diarrhoe nach Milchtrinken	Verdauungsstörung durch Erregung
Rumoren im Bauch vor Stuhlgang	Aufgetriebenes Abdomen, Flatulenz
Wässriger, grüner Stuhl mit Schaum	Wund machender Stuhl, wie gehackt
Unerquicklicher Schlaf, morgens müder als abends	Schreien, Sprechen, Stöhnen, Auffahren im Schlaf
Verlangen: Fleisch	Verlangen: kalte Speisen, Sauerkraut
Abneigung: Muttermilch, Gemüse, Salat	Abneigung: Suppe, warme Getränke
> Liegen auf der schmerzhaften Seite	< Liegen auf der schmerzhaften Seite
> Im Freien, schnell Gehen, Aufstehen vom Sitzen	> Abkühlung, Lagewechsel, zusammengekrümmt Sitzen

M

Magnesium carbonicum   Lycopodium

Magnesium carbonicum	Lycopodium
Abneigung gegen Berührung, Schreien bei Berührung	Empfindlich gegen äußere Eindrücke
Furcht vor Ablehnung, Zurückweisung	Furcht davor, etwas zu unternehmen; Feigheit
Heimweh	Furcht vor dem Alleinsein, Verlangen nach Gesellschaft
Abneigung gegen Gewalttätigkeit	Schlagen, Treten
Sprechen im Schlaf	Lachen im Schlaf
Reizbarkeit nachmittags	Reizbarkeit beim Erwachen
Streitsüchtig	Eifersüchtig, argwöhnisch

Erträgt keine Ungerechtigkeit	Diktatorisch, erträgt keinen Widerspruch
Gesichtsausdruck finster, mürrisch, besorgt	Alberner, ängstlicher Gesichtsausdruck, Stirnrunzeln
Stottern	Steckt alles in den Mund
Verdauungsstörung nach Milchtrinken	Verdauungsstörung nach Brot, blähenden Speisen
Diarrhoe während Zahnung	Obstipation
Wässrig-grüner, schaumiger Stuhl	Stuhl erst geformt, dann dünn
Neigung, die Füße zu entblößen	Empfindliche, heiße Fußsohlen
Furunkel	Sommersprossen
Saurer Körpergeruch	Übel riechender Fußschweiß
Schlaflage: Beine gespreizt	Schlaflage: Knie-Brust-Lage, rechte Seite
F: Tuberkulose	F: Asthma, Ekzem, Gicht
Verlangen: saure Getränke, Fleisch	Verlangen: Süßigkeiten, Olivenöl, warme Speisen
Abneigung: Gemüse, grünes Obst, Salat	Abneigung: Hülsenfrüchte
< Wetterwechsel, Sonne, kalter Wind	< Nachmittags, Kleiderdruck, warm Einhüllen
> Schnell Gehen, nasse oder warme Anwendungen	> Abkühlung

Magnesium carbonicum   Rheum

Will nicht angesehen oder berührt werden	Geistesabwesend, brütet, bittet um nichts
Veränderliche Stimmung	Launenhaft; weist Dinge zurück, die es zuvor haben wollte
Streitsüchtig, widerspricht, beschimpft die Eltern	Reizbar während Zahnung, während Fieber
Stiehlt Näschereien	Ruhelosigkeit nachts, läuft im Bett herum
Gefühl von Verlassenheit, Heimweh	Verlangen, getragen zu werden
Erträgt keine Ungerechtigkeit	Abneigung gegen Spielen
Sprechen im Schlaf	Weinen und Schreien nachts oder bei Stuhlgang

M

Milchschorf	Stirnrunzeln
Saurer Nachtschweiß	Saurer Kopfschweiß; kalter Schweiß auf der Stirn, um Mund und Nase
Stottern, Nägelbeißen	Zahnschmerzen, Speichelfluss im Schlaf
Langsame Zahnung, Schlaflosigkeit während Zahnung	Fieber oder Konvulsionen während Zahnung
Heißhunger mit Abmagerung	Übelkeit, Appetitlosigkeit, über-säuerter Magen
Wässrig-grüner, unverdauter Stuhl < nach Milchtrinken	Diarrhoe bei abgemagerten Kindern, saurer Stuhl
Schlaflage: Beine gespreizt	Schlaflage: Arme über dem Kopf, Kopf nach hinten gebeugt
Möchte im Bett nackt sein	Schlafwandeln
Schlaflosigkeit, morgens müder als abends	Geringes Schlafbedürfnis
Verlangen: Fleisch	Verlangen: Süßigkeiten
< Winter, langer Schlaf	< Zahnung, schnelles Gehen, Sommer
> Gehen, feuchte oder warme Anwendungen	> Zusammengekrümmt Sitzen oder Liegen, kurzer Schlaf

M

Medorrhinum	Carcinosinum
Beschimpft die Eltern	Leicht beleidigt
Furcht vor eingebildeten Dingen	Furcht vor Tieren, Spinnen
Exzentrisch	Affektiert
Hastig; unternimmt vieles, aber hält nichts durch	Zu viel Pflichtgefühl
Abneigung gegen Verantwortung, Egoismus	Verlangen, nützlich zu sein; Selbstlosigkeit
Eifersüchtig	Nachgiebig
Verlangen zu spielen nachts	Abneigung gegen Spielen
Verwegen	Verlangen zu reisen
Bleiches, kränkliches Gesicht, Schweiß im Gesicht	Dunkle Gesichtsfarbe, alt aussehendes Gesicht
Blasse Lippen	Trockene Lippen, Riss in der Mitte der Oberlippe
Rollt mit dem Kopf, bohrt ihn ins Kissen	Nervöse Tics
Fettiges Haar, das sich leicht verheddert	Übermäßiger Haarwuchs
Geschwollene Oberlider, verklebte Augen morgens	Blaue Skleren, lange Wimpern
Roter Anus, Hautausschlag um den Anus	Beschwerden durch Würmer
Scharfer Urin, riecht nach Ammoniak	Azetonurie
Fluor vaginalis	Neigung zur Masturbation bei Jungen
Ruhelose Füße	Schwäche
Gestielte Warzen	Sommersprossen, Café-au-Lait-Flecken
Empfindlich gegen Schmerzen	Wechselnde Symptome
P: Zystitis	P: Tonsillitis, Sinusitis, Bronchitis
Verlangen: Eiswürfel, saures Obst	Verlangen: Eier, Milch, fetter Schinken
Abneigung: Auberginen, kalte Speisen	Abneigung: Obst, Salz
< Abkühlung, Gewitter, nasskaltes Wetter, Luftzug	< Aufenthalt in feuchten Räumen
> Baden im Meer, Bauchlage, nasses Wetter	> Abkühlung, Gewitter, trockene Kälte

M

Medorrhinum   Lachesis

Medorrhinum	Lachesis
Abneigung gegen Berührung	Empfindlich gegen Berührung
Empfindlich gegen Vorwürfe	Gefallsüchtig, lasziv
Langsames Sprechenlernen	Redseligkeit
Furcht vor der Dunkelheit	Furcht vor Räubern, Schlangen
Verwegen	Lustig, fröhlich, lebhaft
Zornig, reizbar	Verächtlich, spöttisch, hinterhältig
Blässe von Gesicht und Lippen	Eingefallenes, rotes Gesicht
Schweiß im Gesicht	Verstärkte Venenzeichnung im Gesicht
Zwergwuchs, gebeugte Haltung	Fettleibigkeit bei Jugendlichen
Reibt sich ständig die Nase	Zupft an der Nase; bohrt in der Nase, bis sie blutet
Nägelbeißen, steckt die Finger in den Mund	Zunge bewegt sich hin und her, zittrige Zunge
Aphthen, Fieberbläschen	Akute Tonsillitis mit Eiterung
Neigung, die Füße zu entblößen	Erträgt nichts Enges um Hals oder Taille
Hautausschlag um den Anus	Leistenhernie, Nabelhernie
Obstipation bei Neugeborenen	Wassersucht bei Neugeborenen
Wund machender Urin	Häufiger Harndrang, Schreien vor Urinabgang
Fluor vaginalis	Balanitis, Paraphimose
Asthma < nach 2.00 Uhr, nasskaltes Wetter	Asthma < nach 0.00 Uhr, Pollenasthma, Krupp, Schlafapnoe
Schlaflage: Knie-Brust-Lage	Schlaflage: Kopf ins Kissen gebohrt, rechte Seite
Schlaflosigkeit, spielt und lacht	Schlaflosigkeit mit Redseligkeit
Anämie	Zyanose
F: Allopathika, Asthma, Gonorrhoe, Herzerkrankung, Impfungen	F: Apoplexie
P: Abszess, Gerstenkörner, Gonorrhoe, Krebserkrankung, Zystitis	P: Allopathika, Schnupfen, Tonsillitis, Tonsillarabszess
Chronische Beschwerden	Heftige Beschwerden
Verlangen: Saures, unreifes Obst	Verlangen: kalte Speisen
Abneigung: kalte Speisen	Unverträglichkeit: Obst
< Trockenes Wetter	> Trockenes Wetter

M

265

Medorrhinum   Lycopodium

Medorrhinum	Lycopodium
Abneigung gegen Berührung	Muss alles anfassen
Empfindlich gegen Vorwürfe	Leicht beleidigt
Furcht vor der Dunkelheit	Furcht vor Menschen, Fremden
Energiegeladen, Verlangen zu spielen nachts	Abneigung zu spielen
Verwegenheit	Furcht davor, etwas zu unternehmen; Feigheit
Furcht vor Ansteckung, wäscht sich ständig die Hände	Verlangen nach Gesellschaft, klammert sich an
Wächsernes Gesicht, Schweiß im Gesicht	Alt aussehendes Gesicht
Aphthen	Bläschen an der Zungenspitze
Gezackte Zähne	Zähneknirschen im Schlaf
Anhaltendes Räuspern	Eitriger Schnupfen mit verstopfter Nase
Obstipation bei Neugeborenen	Schniefen bei Neugeborenen
Hautausschlag um den Anus	Aufgetriebenes Abdomen, Flatulenz
Masturbation	Leistenhernie
Fluor vaginalis mit fischigem Geruch	Harnverhaltung
Hitze der Füße, entblößt sie	Ein Fuß kalt, der andere warm
Kann nicht schlafen, wenn es zugedeckt ist	Auffahren beim Einschlafen, Schreien beim Erwachen
F: Alkoholismus, Impfungen, Gonorrhoe, Herzerkrankung	F: Ekzem, Gicht
P: Abszess, Gerstenkörner	P: Augenentzündung, Furunkel, Krupp, Tonsillitis
Verlangen: Eiscreme, Fett, Salz, unreifes Obst	Verlangen: Oliven, heiße Speisen
Abneigung: Auberginen	Abneigung: Muttermilch
< 4.00 – 16.00 Uhr, Gewitter, trockenes Wetter	< 16.00 – 20.00 Uhr, rechts, Kleiderdruck, nach Schlaf
> Baden im Meer, feuchtes Wetter, Druck, nach Schlaf	> Abkühlung, Flatusabgang, im warmen Bett, trockenes Wetter

Medorrhinum   Natrium sulfuricum

Medorrhinum	Natrium sulfuricum
Abneigung gegen Berührung	Empfindlich gegen Berührung
Frühreif, exzentrisch	Abneigung gegen Gesellschaft, Gespräche; ernst

Furcht vor der Dunkelheit, ein-gebildeten Dingen, Gespenstern	Angst in einer Menschenmenge, in engen Räumen
Nägelbeißen	Beten
Auffahren aus dem Schlaf	Auffahren wie durch Schreck
Liebt Natur und Tiere	Empfindlich gegen Musik
Energiegeladen, eilig, hat schnelle Gedanken	Fröhlich nach Stuhlgang
Verwegen, hat viele Unfälle	Beschwerden nach Kopfverletzung
Ungehorsam, Eigensinnig	Zu viel Pflichtgefühl, erhöhte Selbstkontrolle
Wächsernes, schweißiges Gesicht	Eingefallenes Gesicht
Eingedellte Zunge, Landkartenzunge	Grüne, schmutzige Zunge
Asthma im Herbst < oder > am Meer	Asthma durch Pollen, Anstrengung, Feuchtigkeit
Asthma < 2.00 – 4.00 Uhr	Asthma < nach 4.00 Uhr
Asthma begleitet von oder abwechselnd mit Hautausschlag	Asthma mit Schnupfen, Diarrhoe
Pfeifende Atmung	Rasselnde Atmung
Exanthem um den Anus	Flatulenz, Kollern im Abdomen
Vergrößertes Abdomen	Krampfartige Bauchschmerzen bei Säuglingen
Fasst sich an die Genitalien, mas-turbiert	Ziegelmehlsediment im Urin
Entblößt die Füße	Juckreiz der Füße beim Entkleiden
Schlaflage: Knie-Brust-Lage	Schlaflage: auf der Seite
Zwergwuchs	Schwäche der Knöchel beim Gehenlernen
Hautausschlag mit Juckreiz < Wärme	Hautausschlag im Frühling, Juckreiz < kalte Luft
Verlangen: unreifes Obst, fettes Fleisch	Verlangen: Brot, Joghurt, Milch
Abneigung: Auberginen	Abneigung: Fleisch, Kartoffeln, Pilze
< Hochgelegene Orte, trockenes Wetter	< Aufenthalt in feuchten Räumen, feuchte Kälte, feuchtwarmes Wetter
> Nasses Wetter	> Trockenes warmes Wetter

M

Medorrhinum   Nux vomica

Medorrhinum	Nux vomica
Nägelbeißen, steckt die Finger in den Mund	Stottern
Abneigung gegen Berührung	Reizbar, wenn es angesprochen oder berührt wird
Verwegen, hat viele Unfälle	Vorsichtig
Furcht vor eingebildeten Dingen, Gespenstern	Furcht vor schrecklichen Träumen
Empfindlich gegen Vorwürfe	Empfindlich gegen alle äußeren Eindrücke, gegen Licht
Tagsüber reizbar, nachts brav	Erträgt keinen Widerspruch, keine Ungerechtigkeit
Abneigung gegen Verantwortung	Zu viel Pflichtgefühl
Chronischer Katarrh, Sinusitis	Schniefen bei Säuglingen
Schweiß im Gesicht, beim Schlafen	Kalter Schweiß im Gesicht
Zwergwuchs	Abmagerung mit Heißhunger
Geschwollene, harte Drüsen; Drüsenabszess	Torticollis
Räuspert sich dauernd	Würgen beim Räuspern
Absonderung aus dem Nabel	Nabelhernie
Hautausschlag um den Anus	Obstipation
Scharfer, wund fressender Urin	Harnverhaltung bei Neugeborenen
Fluor vaginalis, Masturbation	Hydrozele, Leistenhernie, Nabelhernie
Hitze der Füße, entblößt sie	Abneigung gegen Entblößen
Schlaflage: Knie-Ellenbogen-Lage, Abdomen	Schlaflage: Kopf nach hinten gebeugt
Schlaflosigkeit, will nachts spielen	Erwacht um 3.00 Uhr oder 4.00 Uhr
Tumor, Autoimmunerkrankung	Neurologische Beschwerden, Krampfanfälle
F: Alkoholismus, Herzerkrankung, Gonorrhoe, Impfungen	F: Apoplexie
P: Abszess, Gerstenkörner, Zystitis	P: gastrointestinale Beschwerden, Allopathika, Schnupfen
Verlangen: unreifes Obst, Eiswürfel, Salz, Zitronen	Verlangen: kalte Speisen
Abneigung: kalte Speisen	Abneigung: Fleisch, Salz, Zitronen

M

Medorrhinum   Pulsatilla

Medorrhinum	Pulsatilla
Abneigung gegen Berührung	Liebevoll, Verlangen nach Liebkosung und Trost
Angst durch Erwartungsspannung	Furcht davor, alleingelassen zu werden; klammert sich an
Eifersucht	Neid und Habgier
Empfindlich gegen Vorwürfe	Leicht zu beeindrucken, leicht beleidigt
Übermaß an Energie, will nachts spielen	Sitzt unbeweglich, still
Unternimmt vieles, aber hält nichts durch, verschiebt alles	Vorsichtig, ängstlich
Steckt die Finger in den Mund	Lacht und weint bei jeder Gelegenheit
Eigensinnig	Nachgiebig, mild
Wächsernes Gesicht	Rotes Gesicht, erweiterte Gesichtsvenen
Zwergwuchs	Fettleibigkeit
Bohrt den Kopf ins Kissen	Unfähig, den Kopf zu halten
Schweiß im Gesicht	Kopfschweiß
Verstopfte Nase	Nasenbluten
Hautausschlag um den Anus	Veränderlicher Stuhl
Scharfer Urin, riecht nach Ammoniak	Unwillkürliches Urinieren beim Husten
Häufige Erektionen, Masturbation	Hydrozele
Schlaflage: Knie-Ellenbogen-Lage	Schlaflage: Rücken, Hände auf dem Abdomen
Schwellung und Entzündung von Drüsen	Übermäßiger Haarwuchs
P: Abszess, Zystitis	P: Nasenbluten, Schnupfen
Verlangen: Fisch, fettes Fleisch, unreifes Obst, Salz	Verlangen: kalte Speisen, Sahne
Abneigung: Auberginen, kalte Speisen	Abneigung: Butter, Fleisch, Obst, warme Speisen
< Steigen auf große Höhe, trockenes Wetter	< Erhitzung, nasse Füße, warme Luft
> Baden im Meer, Bauchlage, feuchtes Wetter	> Abkühlung, Baden, langsame Bewegung, Rückenlage

M

Medorrhinum   Sulfur

Angst durch Erwartungsspannung	Höhenschwindel
Furcht vor eingebildeten Dingen, Monstern, Schatten	Furcht vor Räubern, Gewitter, Insekten
Furcht vor Schwimmen in tiefem Wasser	Abneigung gegen Waschen und Baden
Grausamkeit gegenüber Tieren, Furcht vor Katzen	Liebt Katzen
Abneigung gegen Verantwortung	Faul
Empfindlich gegen Vorwürfe	Empfindlich gegen Kritik
Alles erscheint merkwürdig, spürt jemanden hinter sich	Übertriebene Phantasien nachts
Schweiß im Gesicht	Alt aussehendes Gesicht, rote Wangen
Nässender Hautausschlag am Kopf	Milchschorf
Zieht Umstehende an den Haaren	Steckt alles in den Mund
Häufige Erektionen, Masturbation	Hydrozele
Fluor vaginalis	Leistenhernie
Schlaflosigkeit, spielt und lacht	Häufiges Erwachen nach Mitternacht
Schlaflage: genupektoral	Schlaflage: auf der Seite, sitzend; schläft nackt
Gestielte Warzen, Spider Naevi	Juckender Hautausschlag, Sommersprossen
Haare an ungewöhnlichen Stellen	Übermäßiger Haarwuchs
F: Asthma, Gonorrhoe, Herzerkrankung, Allopathika, Impfungen, Sykose	F: Ekzem, Hauterkrankungen, Syphilis, Tuberkulose
P: Zystitis	P: Augenentzündung, Erysipel, Furunkel, Allopathika, Pharyngitis, Schnupfen, Tonsillitis
Verlangen: Eiswürfel, Fisch, Käse, unreifes saures Obst	Verlangen: rohe Speisen
Abneigung: Auberginen	Abneigung: Fisch, Fleisch, Käse, saure Speisen, Muttermilch
< Im Gebirge, am Meer	< Baden, nach Schlaf
> Baden im Meer, nach Schlaf, Bauchlage	> Zusammengekrümmt Liegen, Liegen auf der rechten Seite

M

Medorrhinum   Tarantula hispanica

Medorrhinum	Tarantula hispanica
Eifersüchtig	Schamlos, lasziv
Empfindlich gegen Vorwürfe	Empfindlich gegen Farben, Musik
Frühreif	Verlangen nach geistiger Anstrengung
Furcht vor der Dunkelheit	Furcht vor Wind
Schmeichlerisch, verführerisch	Mutwillig, destruktiv, aggressiv, droht
Ungeschickt	Verlangen nach Musik, Tanzen
Blasses Gesicht, blasse Lippen	Gerunzeltes Gesicht
Heißhunger bald nach dem Essen	Weigert sich zu essen, rapide Abmagerung
Vergrößertes Abdomen	Flatulenz, Rumoren im Abdomen
Diarrhoe	Obstipation, vergebliches Pressen
Enuresis nocturna, Fluor vaginalis	Harnverhaltung, Ziegelmehlsediment im Urin
Asthma bronchiale	Herzgeräusche
Empfindliche Fußsohlen	Ruhelose Beine nachts im Bett
Hitze der Füße, entblößt sie	Unregelmäßige Bewegungen, Chorea
Hautausschlag um den Anus	Haut heilt schlecht
Juckender Hautausschlag < Wärme	Unverträglichkeit von Kleidung
Verlangen: saure Speisen, saures Obst, Fisch, Fett	Verlangen: Sand
Abneigung: Auberginen, schleimige Speisen, Zwiebeln	Abneigung: Fleisch
< Nachts, in der Sonne, im warmen Bett	< Druck
> Am Meer, Bauchlage, Druck	> Im warmen Bett, in der Sonne, nachts

Medorrhinum   Thuja

Medorrhinum	Thuja
Nägelbeißen	Muss alles anfassen
Diktatorisch, schlägt die Umstehenden	Eigensinnig
Empfindlich gegen Geräusche	Weinen durch Musikhören
Empfindlich gegen Vorwürfe	Leicht beleidigt
Schüchtern in der Öffentlichkeit, Lampenfieber	Abneigung gegen Gesellschaft

M

Furcht vor der Dunkelheit, vor Gespenstern; Furcht nachts allein	Furcht vor Fremden, Annäherung, Wahnideen beim Schließen der Augen
Wäscht sich dauernd die Hände	Widerwillen gegen alles
Zerstreut, verschiebt alles, bleibt nicht bei der Sache	Macht Fehler beim Sprechen
Rollt mit dem Kopf, bohrt ihn ins Kissen	Weiße Schuppen am Kopf
Rote Lidränder	Augenentzündung, Gerstenkörner
Abmagerung, Zwergwuchs	Rachitis
Schniefen	Grünliche, eitrige Absonderung aus der Nase
Herpes labialis	Karies an den Zahnwurzeln
Exanthem um den Anus bei Säuglingen	Angeborene Leistenhernie
Masturbation	Exkoriation im Genitalbereich
Fluor vaginalis	Gegabelter Harnstrahl
Asthma < nasskaltes Wetter	Asthma < nachts
Hitze der Füße, entblößt sie	Schweiß an Händen und Oberschenkeln
Schlaflage: Knie-Ellenbogen-Lage	Schlaflage: linke Seite, Beine überkreuzt
Sprechen im Schlaf, beantwortet Fragen	Stöhnen im Schlaf
Rote Naevi, Spider Naevi	Hämangiom, Lipom
Verlangen: Eiswürfel, Fett, Fisch, Fleisch, unreifes Obst, Süßes	Verlangen: kalte Speisen und Getränke
Abneigung: Auberginen, schleimige Speisen, kalte Speisen	Abneigung: Fleisch, Zwiebeln
< 4.00 – 16.00 Uhr, Zugluft, trockenes Wetter	< 15.00 – 17.00 Uhr, Impfung, nasses Wetter
> Am Meer, Bauchlage, nasses Wetter	> Heiß Baden, Berührung, Gehen im Freien, Rückenlage

Medorrhinum   Tuberculinum

Argwöhnisch	Leicht beleidigt, übelnehmerisch
Nägelbeißen	Beißt die Umstehenden
Diktatorisch	Streitsüchtig, erträgt keinen Widerspruch

Eifersüchtig	Destruktiv, wirft mit Gegenständen
Empfindlich gegen Vorwürfe, Verzweiflung durch Kritik	Abneigung dagegen, angesehen zu werden
Furcht vor dem Alleinsein, im Dunkeln, vor Gespenstern	Furcht vor Tieren, Hunden, Gewitter
Furcht vor Ansteckung, Unglück	Furcht vor Ärzten
Hastig; unternimmt vieles, aber hält nichts durch	Ruhelos, Impuls zu laufen
Verschiebt alles auf den nächsten Tag	Faul
Schüchtern, Mangel an Selbstvertrauen	Schamlos
Waschzwang	Unzufriedenheit, Verlangen nach Veränderung
Fettige Haare	Kopfschweiß < nachts
Verklebte Augen morgens	Astigmatismus, Kurzsichtigkeit
Blasse Lippen	Rote Lippen, langsame und schwierige Zahnung
Exanthem um Anus und in Rima ani	Ringförmiger Hautausschlag
Masturbation, Fluor vaginalis	Erektionen
Hitze der Füße, entblößt sie	Kalte Füße abends im Bett
Schlaflos vor Mitternacht, will nachts spielen	Schlaflos nach Mitternacht, Schreien im Schlaf
Warzen, Kondylome, zystische Tumoren, Naevi	Leberflecken, Keloid, Fisteln
F: Gonorrhoe, Herzerkrankung, Impfungen, Allopathika, Sykose	F: Ekzem, Kropf, Tuberkulose
P: Krebserkrankung	P: Bronchitis, Pneumonie, Furunkel, Diarrhoe, Otitis, Tonsillitis, Verstauchung
Verlangen: Eiswürfel, Fisch, grünes Obst, Saures	Verlangen: Geräuchertes, kalte Milch, Schinken, Speck
Abneigung: Auberginen, kalte Speisen	Abneigung: Fleisch
< Berührung, trockenes Wetter, Bettwärme, im Gebirge	< Kalt Baden, Stehen, nasses Wetter, nach Schlaf
> Baden im Meer, Bauchlage, nach Schlaf, nasses Wetter	> Rasches Gehen, im warmen Bett, Fahren im Wind, im Gebirge

M

Mercurius solubilis	Aurum metallicum
Albernes Benehmen, Possenreißen	Ernst, schweigsam, lächelt niemals
Unzufrieden, beschimpft die Eltern	Reizbar, eigensinnig
Kein Pflichtgefühl, chaotisch	Wahnidee, es habe seine Pflichten vernachlässigt
Verlangen zu töten	Lebensüberdruss, wünscht sich den Tod
Ruhelos, muss alles anfassen	Verwegen
Zornig oder ruhelos durch Schmerzen	Verzweifelt bei Schmerzen
Aussehen: blond mit schlaffer Faser	Aussehen: dunkle Augen
Hageres Gesicht; kränkliches, alt aussehendes Gesicht	Gedunsenes, bläulich rotes Gesicht, erweiterte Gesichtsvenen
Kopfschweiß	Kein Kopfschweiß
Milchschorf	Senkrechte Falten auf der Stirn
Wunde Nasenlöcher bei Schnupfen, Schniefen	Verstopfte Nase bei Säuglingen, verklebte Nasenlöcher
Speichelfluss nachts	Speichelfluss morgens
Stottern	Unwillkürliches Lachen beim Sprechen
Diarrhoe	Schmerzhafte Flatulenz, eingeklemmter Flatus
Phimose, Balanitis, Erektionen	Hydrozele, Hodenretention
Fluor vaginalis	Leistenhernie, Nabelbruch
Schlaflage: auf der Seite	Schlaflage: Rücken, Arme über dem Kopf
Rachitis, spätes Gehenlernen	Gebeugte Haltung
Verlangen: Butterbrot, Zitronen	Verlangen: Gebäck, Gewürze, Heißhunger bei Fieber
Abneigung: Butter, Käse, Süßigkeiten, Muttermilch	Abneigung: Fisch
< Geringste Berührung, Sonne, Wetterwechsel, kalt Baden, Schweiß, warme Anwendungen	< Gewitter, Wind, feuchtes warmes Wetter
> Morgens, tagsüber, im warmen Zimmer	> Abends, langsames Gehen, kalt Baden, Sonne, warmes Bett, warme Anwendungen, nach Schweiß

M

Mercurius solubilis   Hepar sulfuris

Mercurius solubilis	Hepar sulfuris
Empfindlich gegen alles	Empfindlich gegen Schmerzen
Ruhelosigkeit	Hast beim Essen
Albernes Benehmen, Lachen, Lachen abwechselnd mit Weinen	Lacht niemals
Mutwillig, boshaft	Heftiger Zorn über Kleinigkeiten, heftige Gesten
Argwöhnisch; Wahnidee, es sei von Feinden umgeben	Möchte Dinge anzünden
Eingefallenes Gesicht, Gesichtsausdruck alt aussehend, ernst, kränklich	Aufgesprungene Lippen, Riss in der Lippenmitte, Fieberbläschen
Ohrenschmerzen < Wärme	Ohrenschmerzen > Wärme
Halsschmerzen < nachts, Bettwärme, > nach Schlucken	Halsschmerzen < kalte Speisen, Zugluft, Gähnen, > warme Getränke
Stottern	Sprechen ist schwierig durch Halsschmerzen
Zunge mit Zahneindrücken, Speichelfluss nachts	Aphthen oder Fisteln am Zahnfleisch
Erektionen und Masturbation	Hautausschlag am Skrotum
Schlaflage: linke Seite; schläft nackt	Schlaflage: Kopf ins Kissen gebohrt, sitzend
Übel riechender Nachtschweiß	Übel riechender Achselschweiß
Juckender, nässender Hautausschlag	Berührungsempfindlicher, eitriger Hautausschlag
Absonderungen oder Eiter gelb	Absonderungen oder Eiter *eher* grün
P: Otitis	P: Abszess, Krupp, Mononukleose, Urtikaria, Zystitis
Verlangen: Brot, Butterbrot	Verlangen: saure Speisen, Essig
Abneigung: Muttermilch	Abneigung: scharf gewürzte Speisen, Paprika, Spinat
< Geringste Berührung, kalt Baden, Hitze *und* Kälte, Wärme, Bettwärme, nasse Anwendungen	< Abkühlung oder Entblößen eines Körperteils, kalte Anwendungen, trockenes kaltes Wetter, kalter Wind, nach Schlaf
> Abkühlung, kalte Anwendungen, nach Schlaf	> Bett- und Ofenwärme, nasses Wetter, feuchtwarme Anwendungen

M

275

Mercurius solubilis	Nitricum acidum
Abneigung gegen alle Menschen, hält jeden für seinen Feind	Hass auf Menschen
Fehlendes Pflichtgefühl	Zu viel Pflichtgefühl
Ruhelosigkeit, hastige Sprache	Reizbarkeit morgens beim Erwachen
Albern	Heftiger Zorn
Aussehen: hell, blond, mit schlaffer Faser	Aussehen: dunkel mit straffer Faser
Alt aussehendes, ernstes Gesicht	Leidender Gesichtsausdruck
Icterus neonatorum	Ödem der Kopfhaut bei Säuglingen
Empfindlich gegen Hitze und Kälte	Überempfindlichkeit gegen Geräusche
Aphthen	Wunde Lippen durch scharfen Speichel
Speichelfluss nachts	Beißt sich in die Wangen
Zahneindrücke auf der Zunge	Zunge rissig in alle Richtungen
Stottern	Struma
Bauchbeschwerden > Milchtrinken	Verdauungsstörung/Übelkeit nach Milchtrinken
Diarrhoe	Obstipation
Erektionen, Masturbation	Leistenhernie
Fluor vaginalis	Urin riecht wie Pferdeharn
Schlaflage: linke Seite; schläft nackt	Schlaflage: Rücken, Arme über dem Kopf
Klebriger, süßlicher Schweiß ohne Erleichterung	Stinkender Achsel- oder Fußschweiß
Vitiligo	Weiße Flecken auf den Fingernägeln
Niednägel	Warzen an den Händen
Intertrigo	Risse an Körperöffnungen
P: Otitis	P: Tonsillitis
Verlangen: Butterbrot, kaltes Wasser; Zitronen	Verlangen: Unverdauliches
Abneigung: Muttermilch	Abneigung: Brot

Mercurius solubilis	Pulsatilla
Abneigung gegen Menschen, Familienangehörige	Furcht davor, vernachlässigt zu werden

Gleichgültig gegen Vorwürfe, fehlendes Pflichtgefühl	Empfänglich für alle Eindrücke
Ruhelos, muss alles anfassen, hastige Sprache	Sitzt unbeweglich, still
Albernes Benehmen, Possenreißen	Lachen und Weinen bei jeder Gelegenheit
Weinen im Schlaf	Schreien im Schlaf
Unzufrieden, gelangweilt, tadelsüchtig	Liebevoll, herzlich, nachgiebig
Aussehen: hell, blond, mit schlaffer Faser	Aussehen: rote Haare
Alt aussehendes Gesicht; ernster, ängstlicher Gesichtsausdruck	Leidender Gesichtsausdruck
Anisokorie	Striktur des Tränenkanals, Augenentzündung bei Neugeborenen
Wässriger, scharfer Schnupfen	Milder Schnupfen
Stottern	Beißt ins Glas, wenn es gefüttert wird
Vorzeitige Karies	Augenbeschwerden während Zahnung
Speichelfluss mit Durst	Trockener Mund, aber durstlos
Häufige Erektionen, Phimose, Balanitis, Masturbation	Hydrozele
Eitrige Tonsillitis, Folgen von Scharlach	Asthma
Eiskalte Füße	Hitze der Füße, entblößt sie
Schlaflage: linke oder rechte Seite	Schlaflage: Rücken, Arme über dem Kopf, Beine angezogen
Schweiß am ganzen Körper außer am Kopf	Schweiß nur am Kopf
Schweiß die ganze Nacht hindurch ohne Linderung	Schweiß morgens im Schlaf
Saurer Nachtschweiß, verfärbt die Wäsche	Süßsaurer Schweißgeruch
Vitiligo	Übermäßiger Haarwuchs
P: Otitis, Tonsillitis	P: Gerstenkörner, Nasenbluten, Schnupfen, Zystitis
Reaktionsmangel mit chronischer Eiterung, Abszess	Wechselnde und widersprüchliche Symptome
Verlangen: Milch	Verlangen: Sahne
Abneigung: Muttermilch	Abneigung: Obst, warme Getränke

M

Unverträglichkeit: Diarrhoe nach Zucker und Süßigkeiten	Unverträglichkeit: fette Speisen, Schweinefleisch, Eiscreme
< Geringste Berührung, Herbst, Erwärmung, trockenes Wetter, Trost	< Dämmerung, Sommer, Aufenthalt in feuchten Räumen, Wind
> Ruhe, Schlaf	> Baden, langsame Bewegung, im Freien, kalte Zugluft, Trost

Mercurius solubilis   Silicea

Unzufrieden mit allem, tadelt andere	Angst durch Erwartungsspannung, Prüfungsangst
Furcht vor Feuer, Gespenstern	Angst durch Geräusche, Furcht vor Wind
Gleichgültig gegen Vorwürfe	Empfindlich in Bezug auf die Meinung anderer, nachgiebig, schüchtern
Abneigung gegen alle Menschen, misstrauisch	Verlangen, magnetisiert zu werden
Ruhelos, will reisen	Unternimmt vieles, aber hält nichts durch
Augenentzündung	Striktur des Tränenkanals, Schmierauge
Otitis mit drohender Trommelfellperforation	Gehörgangsabszess
Isst den eigenen Kot, fasst sich an die Genitalien	Bohrt mit dem Finger im Ohr
Speichelfluss im Schlaf	Fisteln am Zahnfleisch
Stottern	Langsames Sprechenlernen
Schmerzhaft aufgetriebener Bauch	Erbrechen nach dem Trinken von Muttermilch
Wunder After durch Stuhl	Obstipation, Stuhl schwierig, schlüpft zurück
Häufige Erektionen, Fluor vaginalis	Hydrozele
Wundheit zwischen den Oberschenkeln	Wundheit zwischen den Zehen
Beschwerden der Achillessehne	Ganglion
Klebriger Schweiß die ganze Nacht hindurch ohne Linderung	Übel riechender Achselschweiß, übel riechender, wund machender Fußschweiß

M

Niednägel	Nägel gespalten, gewellt, verdickt, verkrüppelt; eingewachsene Zehennägel
Verändert häufig die Schlaflage, schläft nackt	Schlaflage: deckt den Kopf zu; Schlafwandeln
F: Apoplexie, Syphilis	F: Allopathika, Impfungen, Sykose
Verlangen: Butterbrot, Zitronen	Verlangen: Eiscreme, Unverdauliches
< Leichte Berührung, warme Anwendungen, warme Luft	< Wind
> Reiben, Schlaf	> Warmer Ofen, im warmen Bett

Mercurius solubilis Sulfur

Abneigung gegen Familienangehörige	Angst um andere
Betrachtet jeden als seinen Feind	Gefallsüchtig, froh und albern
Gleichgültig gegen Vorwürfe	Zornig über seine Fehler
Verlangen zu reisen, Heimweh	Schlafwandeln
Hastige Sprache	Hastige Bewegungen
Neigung zu widersprechen	Abneigung gegen Baden, gleichgültig gegen sein Äußeres
Abgehärmter, ernster Gesichtsausdruck	Leidender, elender Gesichtsausdruck
Schuppiges Ekzem um die Augen	Rote Lidränder, rezidivierende Gerstenkörner
Speichelfluss begleitet alle Beschwerden	Aufgesprungene Lippen
Zahneindrücke auf der Zunge	Rote Zungenspitze
Süßlicher Mundgeruch	Saurer Mundgeruch
Fluor vaginalis	Juckender Hautausschlag im Genitalbereich
Zittern bei Erregung	Zittern bei Hunger
Abneigung gegen Entblößen	Hitze der Füße, entblößt sie
Schlaflos bis 3.00 Uhr	Schlaflos nach 3.00 Uhr
Offener Mund im Schlaf	Lachen oder Schreien im Schlaf
Schweiß an Brust und Beinen	Schweiß an Hinterkopf und Nacken
Klebriger Schweiß < nachts im Schlaf	Reichlicher Schweiß beim Erwachen
Hautausschlag mit Juckreiz < nachts	Hautausschlag mit Juckreiz < Waschen

M

Knochenschmerz nachts	Schmerzen an kleinen Stellen
Müdigkeit im Sitzen	Schwäche im Stehen, gebeugte Haltung
F: Erkrankungen der Aorta, Apoplexie	F: Alkoholismus, Hauterkrankungen, Tuberkulose
P: Otitis	P: Abszess, Augenentzündung, Gerstenkörner, Allopathika, Schnupfen, Tonsillitis

Verlangen: Butterbrot, Zitronen	Verlangen: Fett, stark gewürzte oder rohe Speisen
Abneigung: Butter, Muttermilch, Salz	Abneigung: Brot, Eier, Käse, saure Speisen
< Leichte Berührung, Wetterwechsel von warm nach kalt, Ofenwärme	< Nach Schlaf, Hunger, Wetterwechsel von kalt nach warm
> Nach Schlaf	> Absonderungen, trockenes warmes Wetter

Mercurius solubilis   Syphilinum

Misstrauisch, Abneigung gegen alle Menschen, hält jeden für seinen Feind	Furcht vor Ansteckung
Ruhelos, muss alles anfassen	Nägelbeißen, nervöse Tics
Schenkt Regeln keine Beachtung	Waschzwang, Kontrollzwang
Unzufrieden mit allem, tadelt andere, diktatorisch	Eigensinnig
Hastige Sprache, stottert, macht Fehler beim Sprechen	Rechenschwäche
Albernes Benehmen, Possenreißen	Schlägt den Kopf gegen die Wand
Lachen abwechselnd mit Weinen, Weinen im Schlaf	Weint ständig und grundlos, von Geburt an
Kränklicher, ängstlicher Gesichtsausdruck	Alt aussehendes, runzeliges Gesicht
Großer Kopf, Kopfschweiß	Mikrozephalie
Konjunktivitis, Otitis	Strabismus
Wund machender Schnupfen	Verstopfte Nase nachts
Aphthen, Speichelfluss nachts	Tiefe Risse in der Zunge
Zahnschmerzen, Zähneknirschen im Schlaf	Deformierte, verkümmerte Zähne
Akute, eitrige Tonsillitis	Chronische Tonsillitis

M

Phimose, häufige Erektionen, Masturbation	Hodenretention, gelblicher Fluor vaginalis
Schlaflosigkeit vor 0.00 Uhr	Chronische Schlaflosigkeit
Reichlicher, saurer Schweiß	Marmorierte Haut
Feuchtes juckendes Ekzem	Haarausfall
Rachitis	Wachstumsschmerzen
F: Apoplexie	F: Alkoholismus, Geisteskrankheit, Suizid
P: Otitis	P: Abszess, Schnupfen
Gemütssymptome begleitet von körperlichen Symptomen	Ständiger Wechsel der Symptome
Verlangen: Butterbrot, kaltes Wasser	Verlangen: Hering
< Baden, im Freien, warme Anwendungen, Wetterwechsel von warm nach kalt	< Sommer, heißes Wetter, am Meer, nach Schlaf
> Abkühlung, Aufstehen, nach Schlaf	> Langsame Bewegung, kalt Baden, warme Anwendungen

M

Natrium muriaticum	Ambra grisea
Angst durch Erwartungsspannung, Furcht vor Räubern	Angst in Gesellschaft, in einer Menschenmenge
Heimweh	Schüchtern in der Öffentlichkeit
Leicht beleidigt, stiller Kummer	Abneigung gegen Gespräche
Auffahren durch Geräusche	Erröten
Mürrisch	Gefallsüchtig, schmeichlerisch
Wahnidee, er sehe elend aus	Wahnideen, sieht hässliche, teuflische Gesichter
Kann trotz Traurigkeit nicht weinen, < Trost	Verlangen zu weinen, die ganze Zeit über
Gesichtsausdruck kränklich, leidend, ernst	Verlegener Gesichtsausdruck
Adenoide	Verstopfte Nase
Schleimhautabsonderungen weiß, schaumig, eiweißartig	Graue Schleimhautabsonderungen
Tränenfluss beim Husten	Aufstoßen nach Husten
Hydrozele	Masturbation
Heuschnupfen	Asthma, Pollenasthma
Hautausschlag in den Gelenkbeugen, Niednägel	Wadenkrämpfe nachts, Schweiß an den Oberschenkeln
Schlaflage: Abdomen, linke Seite	Schlaflage: Rücken, Hände unter dem Hinterkopf
Schlaflosigkeit nach 5.00 Uhr	Schlaflosigkeit abends nach dem Zubettgehen
Schlafwandeln	Sprechen im Schlaf
Langsames Sprechen- und/oder Gehenlernen	Vorzeitiges Altern
Abneigung: Brot, Hühnchen	Verlangen: Meeresfrüchte
< Warm Baden, Baden im Meer, Aufstehen vom Bett	< Nach Gehen, wenn nüchtern
> Kalt Baden	> Aufstehen vom Bett, Baden im Meer

N

Natrium muriaticum   Aurum metallicum

Natrium muriaticum	Aurum metallicum
Unmäßiges Lachen, Lachen über Ernstes	Lächelt niemals
Beschwerden durch Grobheiten, zurückliegende Enttäuschung, Erwartungsspannung	Beschwerden durch Zorn, Widerspruch
Kann trotz Traurigkeit nicht weinen	Weinen nach geringen Gemütsbewegungen
Wahnidee, es werde vernachlässigt, es seien Diebe im Haus	Wahnidee, es habe seine Pflichten vernachlässigt, es sei verlassen
Spätes Sprechenlernen, Sprechen verschlechtert, erschöpft	Führt Selbstgespräche, antwortet mit Fragen
Hass und Rachsucht, nachtragend	Zorn durch Widerspruch
Ängstlicher Gesichtsausdruck, Herpes labialis	Kränkliches, alt aussehendes Gesicht
Quer verlaufende Linie auf dem Oberlid	Gedunsen unter den Augen
Chronische Obstipation, vergebliches Pressen zum Stuhl	Eingeklemmte Flatus
Absonderung aus dem Nabel	Nabelhernie, Leistenhernie
Schlaflage: Abdomen, rechte Seite, Beine angezogen; Schlafwandeln	Schlaflage: auf der Seite unmöglich; wechselt häufig die Lage
Weiße Absonderungen	Übel riechende Absonderungen
Rissige Haut, aufgesprungene Lippen, Beugeekzem	Geschwüre, Kondylome
Anämie	Knochenschmerzen, Exostosen, Tumoren
F: Malaria	F: Apoplexie
Abneigung: Brot, schleimige Speisen	Verlangen: trockenes Brot, Grapefruit
< Sonnenaufgang bis Sonnenuntergang , warme Anwendungen	< Sonnenuntergang bis Sonnenaufgang
> Am Meer, feuchtwarmes Wetter	> Warme Anwendungen

Natrium muriaticum   Carcinosinum

Natrium muriaticum	Carcinosinum
Beschwerden durch lange zurückliegende Enttäuschung	Beschwerden durch Misshandlung, Schreck
Abneigung gegen die Anwesenheit von Fremden	Empfindlich beim Hören von Grausamkeiten

Natrium muriaticum	Causticum
Hass, nachtragend	Grundloser Zorn
Furcht vor Räubern	Furcht nachts, vor Fremden, Katzen, Mäusen
Gleichgültig gegen Vergnügen	Verlangen nach Musik, zu reisen
Wahnidee, es sehe elend aus	Wahnidee, es werde nicht anerkannt, mache alles falsch
Weinen < Trost	Weinen aus Mitgefühl
Langsames Sprechenlernen	Intellektuell, frühreif
Strabismus divergens	Blaue Skleren
Geschmacksverlust bei Schnupfen	Heuschnupfen mit Asthma
Riss in der Mitte der Unterlippe	Vorzeitige Karies
Schlafwandeln	Zähneknirschen im Schlaf
Verdauungsstörung durch Mehl-speisen, Brot	Übelkeit durch Autofahren
Schlaflage: sitzend, Beine angezogen	Schlaflage: Knie-Brust-Lage
Schlaflos nach 5.00 Uhr	Schlaflosigkeit, muss gewiegt werden
Träume von Räubern	Albträume
Bläschenausschlag, Urtikaria, Hämangiom	Naevi, Molen
P: Erysipel, Furunkel, Malaria, Tuberkulose	P: Gerstenkörner, Bronchitis, Impfun-gen, Mononukleose, Nasenbluten, Sinusitis, Krebserkrankung
Verlangen: bittere Speisen und Getränke, Pfeffer	Verlangen: Butter, Eier, kalte Milch, Schinken, Tomaten
Abneigung: Hühnerfleisch, Öl, schleimige Speisen	Abneigung: Eiscreme

N

Natrium muriaticum · Causticum

Natrium muriaticum	Causticum
Angst mit Eile, Angst durch Erwartungsspannung	Ruhelosigkeit, Hast beim Essen
Empfindlich gegen Kritik, sogar gegen freundliche Ermahnung	Empfindlich beim Hören von Grausamkeiten
Verlangen nach Einsamkeit, aber traurig, wenn es allein ist	Furcht vor dem Alleinsein
Fühlt sich verlassen und ungeliebt	Voller Sorgen um andere
Nachtragend, verweilt bei unangenehmen Erinnerungen	Argwöhnisch

Nägelbeißen	Nervöse Tics
Beschimpft die Eltern, Hass, Eifersucht	Ungehorsam, herausfordernd, rebellisch
Stiller Kummer, kann nicht weinen < Trost	Weinen bei jeder Gelegenheit, Weinen durch Mitleid
Furcht vor Gewitter	Froh, wenn es donnert und blitzt
Furcht vor Räubern, Spinnen, Schlangen, Höhenangst	Angst in einer Menschenmenge, Furcht vor der Dunkelheit, Schatten, Unfällen
Alt aussehendes Gesicht	Warzen im Gesicht
Weiße Schuppen am Kopf	Ekzem am Hinterkopf
Strabismus divergens	Ptosis
Heuschnupfen, Adenoide	Verstopfte Nase nachts
Herpes labialis, Aphthen	Hautausschlag an der Nasenspitze
Riss in der Mitte der Unterlippe	Ständiges Schlucken oder Räuspern
Beschwerden durch Würmer	Aufgetriebenes Abdomen
Kann in Anwesenheit anderer nicht urinieren	Unwillkürliches Urinieren in der ersten Nachthälfte, gegen Morgen
Ekzem in der Ellbogenbeuge, ringförmiger Hautausschlag	Exkoriation in den Gelenkbeugen
Aufgesprungene Haut um die Fingernägel	Dicke, verkrüppelte Nägel
Schlafwandeln	Auffahren aus dem Schlaf
Abmagerung mit Heißhunger	Muskelschwäche, Lähmungen
Abneigung: Brot, Hühnchen, Muttermilch	Verlangen: Geräuchertes, Fleisch
< Sonne, heiß Baden	< Trockenes kaltes Wetter

Natrium muriaticum   China

Nachgiebigkeit, Pflichtgefühl	Eigensinn
Empfindlich gegen Kritik	Empfindlich gegen Berührung
Frühreif, altklug, affektiert	Intelligent, aber naiv
Heikel, pingelig	Sorgfältig
Furcht vor Räubern	Furcht vor Haustieren
Weinen oder Reizbarkeit durch Musikhören	Verlangen nach Musik

Natrium muriaticum	Ignatia
Stiller Kummer, Traurigkeit	Reizbarkeit, veränderliche Stimmung
Abneigung gegen Unterbrechung	Erträgt keinen Widerspruch
Langsames Sprechenlernen, spätes Gehenlernen	Übermaß an Energie
Alt aussehendes Gesicht	Hippokratisches Gesicht
Ernster, leidender Gesichtsausdruck	Ängstlicher Gesichtsausdruck
Striktur des Tränenkanals	Gelbe Skleren
Aphthen, Fieberbläschen	Kalter Schweiß um Mund und Nase
Vergrößertes Abdomen mit Marasmus	Krampfartige Bauchschmerzen bei Säuglingen
Hausausschlag um den Anus	Flatulenz
Obstipation	Chronische Diarrhoe
Unwillkürliches Urinieren	Asthma
Schlafwandeln	Schnarchen im Schlaf
Übermäßiger Haarwuchs	Icterus neonatorum
Abmagerung: obere Körperteile, Hals, Gesäß	Abmagerung der Arme und Hände
P: Furunkel, Tonsillitis, Tuberkulose, Geburtstrauma	P: Hepatitis, Nasenbluten, Säfteverlust
Verlangen: Brot, Fisch, Teigwaren, Milch	Verlangen: Erfrischendes, Leckerbissen
Abneigung: Hühnchen, Gemüse, Öl, Muttermilch	Abneigung: Melonen
Unverträglichkeit: Mehlspeisen (Zöliakie)	Unverträglichkeit: Obst (Fruktoseintoleranz)
< Am Meer, Sonne, heißes Wetter, warme Anwendungen	< Geringste Berührung
> Kalt Baden	> Angefächeltwerden, harter Druck, warme Anwendungen

N

Natrium muriaticum   Ignatia

Eher psychoorganische Reaktion	*Eher* psychofunktionelle Reaktion
Beschwerden durch länger zurückliegende Enttäuschung, durch Grobheit	Beschwerden durch kürzliche Enttäuschung, Eifersucht, moralische Erregung
Gemütssymptome gefolgt von körperlichen Symptomen	Gemütssymptome abwechselnd mit körperlichen Symptomen

Abneigung gegen die Anwesenheit Fremder	Furcht vor Fremden
Zorn mit blassem Gesicht	Reizbarkeit und Zorn durch geringsten Widerspruch
Quälende Gedanken, unangenehme Erinnerungen	Unwillkürliches Seufzen noch lange nach dem Weinen
Gleichgültig gegen Vergnügen, Freudlosigkeit	Spontan, impulsiv
Wahnidee, es sehe elend aus	Wahnidee, es habe ein Unrecht begangen
Alt aussehendes Gesicht, kränklicher Gesichtsausdruck	Ängstlicher, trauriger Gesichtsausdruck
Auffahren durch Geräusche	Überempfindlicher Geruchssinn < Geruch von Tabak
Nägelbeißen, Niednägel	Beißt sich auf die Zunge, in die Wange
Herpes labialis, Aphthen	Verlangen, tief zu atmen, psychogene Atemstörung
Schnupfen mit vermindertem Geruchssinn	Hustenreiz nimmt mit dem Husten zu
Schlaflage: linke Seite, Beine angezogen	Schlaflage: rechte Seite, Kopf nach hinten gebeugt
Weinen, Schluchzen im Schlaf	Schreien im Schlaf
Liegt stundenlang wach, denkt an Unangenehmes	Erwachen durch das geringste Geräusch
Langsames Sprechen- und Laufenlernen	Konvulsionen
Abmagerung am Gesäß	Einwärtsdrehung der Knie
Beschwerden nehmen mit dem Sonnenstand zu und ab	Wandernde, wechselhafte Beschwerden
Verlangen: Salziges, Fisch	Verlangen: Butter, warme Milch, saures Obst, Tomaten
Abneigung: Fett, Hühnerfleisch, schleimige Speisen	Abneigung: gekochte Speisen
< Warm Baden	< Kalt Baden
> Kalt Baden	> Warme Anwendungen

N

Natrium muriaticum   Natrium carbonicum

Natrium muriaticum	Natrium carbonicum
Abneigung gegen Anwesenheit Fremder beim Urinieren	Abneigung gegen Gesellschaft, aber Furcht vor dem Alleinsein
Angst durch Erwartungsspannung	Mangel an Selbstvertrauen
Sprechen ermüdet	Geistige Anstrengung ermüdet
Stiller Kummer, enttäuschte Liebe	Empfindlich gegen bestimmte Personen
< Trost, kann nicht Weinen	< Musik
Nachtragend	Misstrauisch
Aussehen: dunkel	Aussehen: hell, blond
Herpes labialis	Braune Flecken im Gesicht, Sommersprossen
Erbricht geronnene Milch	Erbrechen nach Muttermilch
Abmagerung mit Heißhunger	Verdauungsstörungen nach Milchtrinken, Diarrhoe nach dem Trinken von Muttermilch
Oxyuriasis	Saurer Stuhlgeruch
Schlafwandeln	Offener Mund im Schlaf
Spätes Gehenlernen	Schwäche der Knöchel beim Gehenlernen, Einknicken
P: Furunkel, Malaria, Tonsillitis, Tuberkulose	P: Schnupfen
Verlangen: Salz	Verlangen: kohlensäurehaltige Getränke
Abneigung: Brot, Hühnerfleisch	Abneigung: Fleisch beim Mittagessen
< Heiß Baden, vormittags	< Geräusche, trockenes Wetter
> Kalte Luft, kalt Baden	> Kratzen, Reiben

Natrium muriaticum   Natrium sulfuricum

Natrium muriaticum	Natrium sulfuricum
Beschwerden durch enttäuschte Liebe, stillen Kummer	Beschwerden nach Kopfverletzung
Auffahren durch geringsten Anlass	Überempfindlich gegen Geräusche
Furcht vor Räubern	Furcht durch Geräusche < nachts
Abneigung gegen Anwesenheit Fremder beim Stuhlgang	Fröhlich nach Stuhlgang

N

Natrium muriaticum	Natrium sulfuricum
Alt aussehendes Gesicht, ernster Gesichtsausdruck	Eingefallenes Gesicht
Kopfschmerzen mit Flimmern vor den Augen	Kopfschmerz mit Photophobie
Schnupfen mit eiweißartiger Absonderung	Schnupfen mit gelblich grüner Absonderung
Schnupfen mit Geruchsverlust	Heuschnupfen mit Asthma
Landkartenzunge, Aphthen, Fieberbläschen	Zungenbelag gelb, grünlich, schmutzig
Übelkeit nach Milchtrinken	Flatulenz nach Milchtrinken
Chronische Obstipation, vergebliches Pressen zum Stuhl	Krampfartige Bauchschmerzen bei Säuglingen
Schlaflage: Abdomen	Schlaflage: rechte Seite
Ringförmiger Hautausschlag < Sonne, Hitze	Hautausschlag im Frühling
Gedeihstörung, Marasmus	Icterus neonatorum
F: Malaria	F: Asthma, Syphilis
P: Mononukleose, gastrointestinale Beschwerden	P: Malaria, Tonsillitis, Überanstrengung, Verletzung
Verlangen: Milch, Salz	Verlangen: Eiswürfel
Abneigung: Brot, Fett, Hühnerfleisch, Muttermilch	Abneigung: Joghurt
< Vormittags, heiß Baden, Sonne	< Feuchte Kälte, Aufenthalt in feuchten Räumen
> Liegen, Luft am Meer	> Trockenes warmes Wetter

N

Natrium muriaticum — Phosphoricum acidum

Natrium muriaticum	Phosphoricum acidum
Beschwerden durch lange zurückliegende Enttäuschung	Beschwerden durch Heimweh
Schreckliches und Trauriges greift es stark an	Schläfrig durch Kummer
Traurigkeit nachts im Bett	Traurigkeit morgens
Geistesabwesend, verträumt	Antwortet langsam; denkt lange nach, bevor es antwortet
Gleichgültig gegen Vergnügen	Gleichgültig gegenüber dem Leben, gegen Äußerlichkeiten
Abneigung gegen Trost	Verlangt nach nichts
Furcht vor Räubern	Prüfungsangst

Natrium muriaticum	Pulsatilla
Heißhunger mit Abmagerung	Weigert sich zu essen
Unwillkürliches Urinieren beim Lachen	Unwillkürliches Urinieren nachts, träumt vom Urinieren
Ringförmiger Hautausschlag, Fieberbläschen	Neigung zu blauen Flecken
Schweiß auf der Nase	Schweiß am Rücken
Verrenkung, Verstauchung	Wachstumsschmerzen
Weiße, wässrige Schleimhautabsonderungen	Fadenziehende, zähe Schleimhautabsonderungen
Schwäche abends	Schwäche morgens nach dem Aufstehen
P: Furunkel, Tonsillitis, Verletzung	P: Säfteverlust
Verlangen: Brot, Pizza, Unverdauliches	Verlangen: Erfrischendes, Saftiges, warme Speisen
Abneigung: Fett, Hühnerfleisch, warme Speisen	Abneigung: kalte Milch
< In der Sonne	> Beginn der Bewegung, Geräusche
> Kalt Baden, kalte Luft	> Lagewechsel

Natrium muriaticum   Pulsatilla

N

Natrium muriaticum	Pulsatilla
Abneigung gegen Gesellschaft	Abhängig von anderen
Angst durch Erwartungsspannung	Furcht vor Männern bei Mädchen
Erträgt keine Ungerechtigkeit	Furcht davor, vernachlässigt oder alleingelassen zu werden
Unmäßiges Lachen, Lachen über Ernstes	Lachen oder Weinen bei jeder Gelegenheit
Beschwerden durch enttäuschte Liebe	Beschwerden durch Eifersucht
Erträgt es nicht, angeblickt zu werden	Gefallsucht, Küssen, Liebkosen
Nachtragend	Vorsichtig, ängstlich
Aussehen: blaue Augen, dunkle Haare	Aussehen: hell, blond, rote Haare
Alt aussehendes Gesicht, ernster Gesichtsausdruck	Schmerzverzerrter Gesichtsausdruck
Abmagerung bei Kleinkindern, nimmt nach unten zu	Fettleibigkeit
Milchschorf, weiße Schuppen am Kopf	Offene Fontanelle
Auffahren durch Geräusche	Schwerhörig durch Tubenkatarrh

Bohrt mit dem Finger im Ohr, steckt die Finger in den Mund	Ohrenschmerzen, Otitis
Eiweißartige Absonderungen	Gelblich grüne, milde Absonderungen
Herpes labialis	Erweiterte Gesichtsvenen
Durst auf große Mengen	Trockener Mund, aber durstlos
Obstipation	Magenbeschwerden
Absonderung aus dem Nabel	Harnverhaltung bei Neugeborenen
Phimose	Hydrozele, Fluor vaginalis
Schlafwandeln	Schreien im Schlaf
Schlaflage: linke Seite	Schlaflage: Hände über dem Kopf
Schlaflosigkeit durch Kummer	Schlaflos im dunklen Zimmer
P: Erysipel, Furunkel, Geburtstrauma, Tonsillitis	P: Gerstenkörner, Nasenbluten, Schnupfen, Zystitis
Verlangen: Bitteres, Fisch, Mehlspeisen, Milch	Verlangen: Eier, Buttermilch, Sahne, saure Getränke
Abneigung: Hühnerfleisch, schleimige Speisen, Muttermilch	Abneigung: Gebäck, Obst, warme Speisen und Getränke
Unverträglichkeit: Mehlspeisen	Unverträglichkeit: Eiscreme, Fett, Schweinefleisch
< Seeluft, Erwärmung, Trost	< Dämmerung, warm Einhüllen, Beginn der Bewegung
> Ruhe, warme Luft	> Langsame Bewegung, Entblößen, Trost

N

Natrium muriaticum   Sepia

Erträgt es nicht, angeblickt zu werden	Abneigung gegen alles
< Sprechen über die Beschwerden	Verlangen, über seine Beschwerden zu sprechen
Empfindlich gegen Vorwürfe, Streitigkeiten	Empfindlich gegen Gerüche, Speisegeruch
Furcht vor Räubern	Furcht vor Mäusen, Ratten
Furcht vor Gewitter	Froh, wenn es donnert und blitzt
Langsames Sprechen- oder Gehenlernen	Übermaß an Energie
Stiller Kummer	Gleichgültig gegen Verwandte
Unmäßiges Lachen, Lachen über Ernstes	Launisch

Natrium muriaticum	Staphisagria
Hass, Rachsucht, Zorn mit blassem Gesicht	Zorn durch Widerspruch
Gesichtsausdruck ernst, leidend, verwirrt	Gerunzeltes Gesicht, müder Gesichtsausdruck
Milchschorf	Ringförmiger Herpes am Kopf
Bohrt mit dem Finger im Ohr, steckt die Finger in den Mund	Stampft mit den Füßen, nervöse Tics
Schnupfen mit eiweißartiger Absonderung	Schnupfen mit grünlicher Absonderung
Aufgesprungene Lippen	Brauner Sattel über der Nase
Höhenschwindel	Übelkeit beim Autofahren
Kann in Anwesenheit anderer nicht urinieren	Unwillkürliches Urinieren im ersten Schlaf, träumt vom Urinieren
Feuchtes Ekzem am Skrotum	Fluor vaginalis
Risse um die Fingernägel, zwischen den Zehen	Rissige Hände im Winter
Trockenheit der Hände	Kalter Schweiß an den Händen
Schlaflage: Rücken, Beine angezogen	Schlaflage: Knie-Brust-Lage, Kopf nach hinten gebeugt
Hautausschlag an behaarten Teilen	Leberflecken, Vitiligo
Sonnenbrand	Abneigung gegen Baden
F: Malaria	F: Rheuma, Tuberkulose
P: Erysipel, Furunkel, Geburtstrauma, Verletzung	P: Zystitis
Verlangen: Pfeffer, Pizza, Sauerkraut	Verlangen: Mixed Pickles
Abneigung: Muttermilch	Abneigung: Schweinefleisch, Kartoffeln
Unverträglichkeit: Mehlspeisen, Teigwaren	Unverträglichkeit: Gemüse, Milchtrinken (Diarrhoe)
< Heiß Baden, Sonne, warme Anwendungen	< Nach Schweiß, morgens beim Erwachen
> Nach Schweiß	> Heftige Bewegung, warme Anwendungen

Natrium muriaticum

Staphisagria

Beschwerden durch lange zurückliegende Enttäuschung	Beschwerden durch Tadel
Stiller Kummer	Launisch, kapriziös

Unwillkürliches Weinen	Schreckliches und Trauriges greifen es stark an
Erträgt es nicht, angesehen zu werden	Erträgt keine Ungerechtigkeit
Furcht vor Räubern	Furcht vor Schatten
Kann in Anwesenheit anderer nicht urinieren	Abneigung gegen Gesellschaft, kann niemanden ertragen
Hass	Zorn, wirft mit Gegenständen, zittert
Alt aussehendes Gesicht, leidender, ernster Gesichtsausdruck	Ängstlicher Gesichtsausdruck
Rissige Lippen	Vorzeitige Karies
Spätes Sprechenlernen	Ständiges Schlucken beim Sprechen
Fieberbläschen	Tonsillen groß, hart, entzündet
Abmagerung mit Heißhunger	Aufgetriebenes Abdomen, krampfartige Bauchschmerzen bei Säuglingen
Unwillkürliches Urinieren	Häufige Erektionen, Masturbation
Niednägel, übermäßiger Haarwuchs	Kalter Fußschweiß
Schlaflage: Abdomen	Schlaflage: Kopf nach vorn gebeugt
Kann nach dem Erwachen nur schwer wieder einschlafen	Häufiges Erwachen, Schlaflosigkeit in beleuchtetem Zimmer
F: Malaria	F: Alkoholismus
P: Erysipel, Furunkel, Geburtstrauma, Tonsillitis, Verletzung	P: Gerstenkörner, Zystitis
Verlangen: Salz	Verlangen: trockener Reis, Zucker
Abneigung: Brot, Hühnerfleisch, Muttermilch	Abneigung: Käse
< Heiß Baden, Sonne	< Kalt Baden, feuchte Anwendungen, nach Schlaf

Natrium muriaticum   Sulfur

Zurückhaltend, Abneigung gegen Gesellschaft	Wachsam, neugierig, muss alles anfassen
Freudlos, kann trotz Traurigkeit nicht weinen	Lustig, albern, kokett, zeigt Glück und Stolz
Pessimist	Optimist
Heimweh	Gleichgültig gegen Äußerlichkeiten, unordentlich

Erträgt keine Ungerechtigkeit	Rebelliert gegen medizinische Anwendungen
Mitfühlend	Voller Sorgen um andere, um Verwandte
Nachgiebig	Bestimmt, diktatorisch
Empfindlich gegen plötzliche Geräusche, Schmerzen	Ekel vor unangenehmen Gerüchen, vor dem eigenen Körpergeruch
Furcht vor dem Fliegen, vor Spinnen, Vögeln, Würmern	Furcht vor schmerzhaftem Stuhlgang, vor dem Überqueren einer Brücke
Zu viel Pflichtgefühl	Abneigung gegen Pflichten, theoretisiert
Hass und Rachsucht	Zorn über sich selbst, über seine Fehler
Ernster, verwirrter Gesichtsausdruck	Runzeliges Gesicht, ängstlicher Gesichtsausdruck
Riss in der Mitte der Oberlippe, Fieberbläschen	Rote Lippen
Abmagerung erstreckt sich nach unten	Fettleibigkeit
Bohrt mit dem Finger im Ohr	Steckt alles in den Mund
Weiße Schuppen am Kopf	Schweiß an Hinterkopf und Nacken
Striktur des Tränenkanals	Augenentzündung bei Kleinkindern
Hautausschlag um die Augenbrauen	Hautausschlag um die Augen
Landkartenzunge	Schwierige Zahnung
Diarrhoe nach Mehlspeisen	Verdauungsstörung nach Milchtrinken
Ungeschickt, stolpert beim Gehen	Haltungsschwäche, Skoliose, gebeugte Haltung
Abneigung gegen Entblößen < Entblößen einzelner Teile	Hitze der Füße < nachts, will sie entblößen
Kann nach dem Erwachen nur schwer wieder einschlafen	Häufiges Erwachen nach 0.00 Uhr
Weinen im Schlaf	Lachen, Murmeln, Schreien im Schlaf
Schlaflage: Beine angezogen	Schläft nackt
Zucken bei Einschlafen	Schweiß beim Einschlafen
Hautausschlag an behaarten Teilen	Leberflecken, Sommersprossen
Hautausschlag nach Aufenthalt in der Sonne	Hautausschlag im Winter
Juckreiz < Anstrengung	Juckreiz < Wärme, Baden

N

Verlangen, kalt zu Baden	Abneigung gegen Baden
F: Malaria	F: Alkoholismus, Hautbeschwerden, Syphilis, Tuberkulose
P: Geburtstrauma, Verletzung	P: Abszess, Augenentzündung, Allopathika, Schnupfen
Widersprüchliche, abwechselnde Zustände	Wiederkehrende Beschwerden
Verlangen: Bitteres, Brot, Fisch	Verlangen: Rohes, gehaltvolle fette Speisen, Butter
Abneigung: Gemüse, gehaltvolle fette Speisen, Butter, Öl	Abneigung: Oliven, Sauerkraut
< Sommer, Luft am Meer, körperliche Arbeit, warmer Ofen	< Kalt Baden, warm Einhüllen, Impfung, nach Schlaf
> Schwitzen, warm Einhüllen	> Vermehrte Schleimhautabsonderung, warmer Ofen

N

Natrium sulfuricum   China

Natrium sulfuricum	China
Erhöhte Selbstkontrolle	Eigensinnig, reizbar
Empfindlich gegen Vorwürfe	Erträgt keinen Widerspruch
Abneigung dagegen, angesprochen zu werden	Abneigung dagegen, angesehen oder berührt zu werden
Furcht nachts durch Geräusche, Auffahren durch Geräusche	Furcht vor Tieren, Hunden
Zu viel Pflichtgefühl	Erträgt keine Ungerechtigkeit
Folgen einer Kopfverletzung	Gehirnblutung
Heuschnupfen mit Asthma	Überempfindlicher Geruchssinn
Verdauungsstörung durch Mehlspeisen	Verdauungsstörung nach Obst, fetten Speisen und Milch
Rumoren im Abdomen > Flatusabgang	Flatulenz nicht > Flatusabgang
Diarrhoe < morgens, vormittags	Diarrhoe < nachmittags, nachts
Asthma < Pollen, nasskaltes Wetter, geringste Anstrengung	Asthma < Herbst, kalte Luft
Schwäche der Knöchel beim Gehenlernen	Muskelschwäche, Schwäche nach akuten Erkrankungen
Kopfverletzung während Entbindung	Asphyxie bei Neugeborenen
Übel riechender Schweiß in den Achselhöhlen	Schweiß am Rücken, Kopfschweiß, kalter Schweiß um die Nase
Warzen	Ödeme
Verlangen nach Aufenthalt im Freien	Abneigung gegen Aufenthalt im Freien
F: Asthma, Syphilis	F: Malaria
P: Furunkel, gastrointestinale Beschwerden, Mononukleose	P: Leberentzündung, Nasenbluten, Säfteverlust
Verlangen: Eiswürfel, salziger Fisch, Fett	Verlangen: Gewürze, Leckerbissen
Abneigung: Joghurt	Abneigung: Fett, Obst
< Aufenthalt in feuchten Räumen, feuchte Wärme, warme Luft, Frühling	< Geringste Berührung, Säfteverlust, Gehen im Freien, Herbst
> Nach Stuhlgang, Lagewechsel, Gehen im Freien	> Harter Druck

N

Natrium sulfuricum | Kalium carbonicum

Natrium sulfuricum	Kalium carbonicum
Abneigung dagegen, angesprochen zu werden, Abneigung zu antworten	Abneigung gegen Berührung, Auffahren bei Berührung, Kitzeligkeit
Zurückhaltend, erhöhte Selbstkontrolle	Abneigung gegen Veränderung, dogmatisch
Erwartungsspannung, Lampenfieber	Furcht davor, alleingelassen zu werden, klammert sich an, will getragen werden
Fröhlich nach Stuhlgang	Eigensinnig, launenhaft
Steckt die Finger in den Mund	Stampft mit den Füßen
Empfindlich gegen Vorwürfe	Weinen durch Ermahnung
Traurig durch Musikhören	Schreien wegen Kleinigkeiten, grundloses Weinen < Trost
Blasses Gesicht morgens	Schwellung über den Augen
Krampfartige Bauchschmerzen bei Säuglingen	Hartes, aufgetriebenes Abdomen
Diarrhoe morgens, Flatus beim Stuhlgang	Obstipation, schwieriger Stuhlgang
Heuschnupfen mit Asthma	Bronchitis, Pneumonie
Rasselnde Atmung	Erbrechen beim Husten
Asthma < 4.00 – 5.00 Uhr, Anstrengung, nasskaltes Wetter	Asthma < 2.00 – 4.00 Uhr, > Aufsitzen
Schwäche der Knöchel beim Gehenlernen	Empfindliche Fußsohlen
Entzündung um die Fingernägel	Eingewachsener Zehennagel
Hitze der Füße nachts	Übel riechender Fußschweiß
Schlaflage: linke Seite	Schlaflage: linke Seite unmöglich
Zucken von Händen oder Füßen im Schlaf, Erwachen durch Durst	Sprechen im Schlaf, Auffahren aus dem Schlaf
Diabetes	Abmagerung oder Fettleibigkeit
Icterus neonatorum	Schluckstörung bei Neugeborenen
F: Asthma, Syphilis	F: Tuberkulose
P: Furunkel, gastrointestinale Beschwerden, Mononukleose	P: unterdrückte Hautausschläge, Nasenbluten
Beschwerden nach Kopfverletzung	Beschwerden während der Genesung, nach Pneumonie
Verlangen: Fett	Abneigung: Fett, Muttermilch

N

< 19.00 Uhr, warme Luft, feucht-warmes Wetter, Nebel, Frühling	< 2.00 – 4.00 Uhr, Abkühlung, Erhitzung, im Freien, Luftzug
> Nach Mitternacht, Lagewechsel, nach Stuhlgang	> Aufstoßen, Wärme

Natrium sulfuricum

Medorrhinum

Natrium sulfuricum	Medorrhinum
Empfindlich gegen Berührung	Abneigung gegen Berührung
Abneigung gegen Gesellschaft, Gespräche; ernst	Frühreif, exzentrisch
Angst in einer Menschenmenge, in engen Räumen	Furcht vor der Dunkelheit, eingebildeten Dingen, Gespenstern
Beten	Nägelbeißen
Auffahren wie durch Schreck	Auffahren aus dem Schlaf
Empfindlich gegen Musik	Liebt Natur und Tiere
Fröhlich nach Stuhlgang	Energiegeladen, eilig, hat schnelle Gedanken
Beschwerden nach Kopfverletzung	Verwegen, hat viele Unfälle
Zu viel Pflichtgefühl, erhöhte Selbstkontrolle	Ungehorsam, Eigensinn
Eingefallenes Gesicht	Wächsernes, schweißiges Gesicht
Grüne, schmutzige Zunge	Eingedellte Zunge, Landkartenzunge
Asthma durch Pollen, Anstrengung, Feuchtigkeit	Asthma im Herbst < oder > am Meer
Asthma < nach 4.00 Uhr	Asthma < 2.00 – 4.00 Uhr
Asthma mit Schnupfen, Diarrhoe	Asthma begleitet von oder abwechselnd mit Hautausschlag
Rasselnde Atmung	Pfeifende Atmung
Flatulenz, Kollern im Abdomen	Exanthem um den Anus
Krampfartige Bauchschmerzen bei Säuglingen	Vergrößertes Abdomen
Ziegelmehlsediment im Urin	Fasst sich an die Genitalien, masturbiert
Juckreiz der Füße beim Entkleiden	Entblößt die Füße
Schlaflage: auf der Seite	Schlaflage: Knie-Brust-Lage
Schwäche der Knöchel beim Gehenlernen	Zwergwuchs
Hautausschlag im Frühling, Juckreiz < kalte Luft	Hautausschlag mit Juckreiz < Wärme

N

Verlangen: Brot, Joghurt, Milch	Verlangen: unreifes Obst, fettes Fleisch
Abneigung: Fleisch, Kartoffeln, Pilze	Abneigung: Auberginen
< Aufenthalt in feuchten Räumen, feuchte Kälte, feuchtwarmes Wetter	< Hochgelegene Orte, trockenes Wetter
> Trockenes warmes Wetter	> Nasses Wetter

Natrium sulfuricum / Natrium muriaticum

Natrium sulfuricum	Natrium muriaticum
Beschwerden nach Kopfverletzung	Beschwerden durch enttäuschte Liebe, stillen Kummer
Überempfindlich gegen Geräusche	Auffahren durch geringsten Anlass
Furcht durch Geräusche < nachts	Furcht vor Räubern
Fröhlich nach Stuhlgang	Abneigung gegen Anwesenheit Fremder beim Stuhlgang
Eingefallenes Gesicht	Alt aussehendes Gesicht, ernster Gesichtsausdruck
Kopfschmerz mit Photophobie	Kopfschmerzen mit Flimmern vor den Augen
Schnupfen mit gelblich grüner Absonderung	Schnupfen mit eiweißartiger Absonderung
Heuschnupfen mit Asthma	Schnupfen mit Geruchsverlust
Zungenbelag gelb, grünlich, schmutzig	Landkartenzunge, Aphthen, Fieberbläschen
Flatulenz nach Milchtrinken	Übelkeit nach Milchtrinken
Krampfartige Bauchschmerzen bei Säuglingen	Chronische Obstipation, vergebliches Pressen zum Stuhl
Schlaflage: rechte Seite	Schlaflage: Abdomen
Hautausschlag im Frühling	Ringförmiger Hautausschlag < Sonne, Hitze
Icterus neonatorum	Gedeihstörung, Marasmus
F: Asthma, Syphilis	F: Malaria
P: Malaria, Tonsillitis, Überanstrengung, Verletzung	P: Mononukleose, gastrointestinale Beschwerden
Verlangen: Eiswürfel	Verlangen: Milch, Salz
Abneigung: Joghurt	Abneigung: Brot, Fett, Hühnerfleisch, Muttermilch

< Feuchte Kälte, Aufenthalt in feuchten Räumen	< Vormittags, heiß Baden, Sonne
> Trockenes warmes Wetter	> Liegen, Luft am Meer

Natrium sulfuricum

Thuja

Natrium sulfuricum	Thuja
Auffahren beim Einschlafen durch Geräusche	Auffahren aus dem Schlaf
Empfindlich gegen das Geräusch von Stimmen, gegen das Rascheln von Papier	Macht Fehler beim Sprechen, verschluckt Wörter
Abneigung dagegen, angesprochen zu werden, Abneigung zu antworten	Abneigung dagegen, angesehen zu werden
Empfindlich gegen Vorwürfe	Leicht zu beeindrucken, leicht beleidigt
Liebevoll, sinnlich	Eigensinnig, widerspenstig
Gemütssymptome nach Kopfverletzung	Beschwerden durch Bevormundung, Missbrauch
Nimmt seine Verantwortung zu ernst, erhöhte Selbstkontrolle	Zu viel Pflichtgefühl, pedantisch
Furcht in engen Räumen	Höhenangst
Angst in einer Menschenmenge	Furcht vor Fremden, Ärzten
Steckt die Finger in den Mund	Zupft an den Fingern
Heuschnupfen mit Asthma	Adenoide
Schmutzig gelbe oder grün belegte Zunge	Bröckelige Zähne, Karies an der Zahnwurzel
Schwellung oder Entzündung der Leber	Leistenhernie, Nabelhernie
Krampfartige Bauchschmerzen	Aufgetriebenes Abdomen
Verdauungsstörung durch Obst oder Mehlspeisen	Verdauungsstörung durch fette Speisen, Zwiebeln, Tee
Diarrhoe abwechselnd mit Obstipation	Obstipation mit vergeblichem Stuhldrang
Lauter, übel riechender Flatusabgang	Analfissur
Hüftgelenkentzündung	Gebeugte Haltung
Asthma < 4.00 Uhr, feuchtes Wetter, leichte Anstrengung, Pollen	Asthma < nachts, nach Impfung
Schlaflage: rechte Seite	Schlaflage: Beine gekreuzt; schläft nackt

N

Juckreiz der Beine beim Entkleiden	Übel riechender Fußschweiß
Icterus neonatorum	Molen, Naevi, Leberflecken
Abneigung: Brot, Joghurt, Milch	Abneigung: Knoblauch, Zwiebeln
< Feuchtwarme Witterung	< Abkühlung

N

Nux vomica	Arsenicum album
Empfindlich gegen das geringste Geräusch	Überempfindlich gegen den Geruch von Speisen
Angst mit Reizbarkeit	Angst nachts mit Unruhe
Erträgt keinen Widerspruch, keine Ungerechtigkeit	Verlangen nach Gesellschaft
Konzentrationsstörung	Kann nicht ruhen, wenn Dinge nicht an ihrem Platz sind
Zornig, reizbar, wenn es berührt oder angesprochen wird	Wahnidee, es werde beobachtet
Schlägt, schreit; beschimpft die Eltern	Traurig, weint, lächelt niemals
Eifersüchtig	Schüchtern
Finsterer, verdrießlicher Gesichtsausdruck, Stirnrunzeln	Gesichtsausdruck leidend, hager, runzelig
Schnupfen mit Krupp	Schnupfen mit Halsschmerzen
Absonderungen aus der Nase < im warmen Zimmer	Absonderungen aus der Nase < im Freien
Übelkeit beim Autofahren	Übelkeit beim Aufrichten im Bett
Erbrechen durch Zorn	Erbrechen sofort nach dem Trinken
Leistenhernie, Nabelbruch	Hydrozele
Schmerzhafter Stuhl, Obstipation bei Neugeborenen	Chronische Diarrhoe, Hautausschlag um den Anus
Schlaflage: Kopf überstreckt	Schlaflage: sitzend, rechte Seite
Tonische Fieberkrämpfe	Klonische Fieberkrämpfe
Verträgt keine Kleidung	Verträgt keine feuchten Räume
P: Schnupfen, Zystitis, Allopathika	P: Abszess, Konjunktivitis, Nasenbluten, Furunkel
Verlangen: Fleisch, Unverdauliches	Verlangen: Brot, saures Obst, warme Speisen und Getränke
Abneigung: Brot, warme Speisen	Abneigung: Gebäck, Wurst
Überempfindlich gegen allopathische Medikamente	Unverträglichkeit: Obst, Eiscreme, kalte Getränke
< Nach 4.00 Uhr	< Nach 1.00 Uhr, Alleinsein

N

Nux vomica	Aurum metallicum
Albernes Benehmen, Possenreißen	Ernsthaft, schweigsam, traurig
Reizbar, wenn es angesprochen oder angeblickt wird < morgens	Reizbar durch Widerspruch
Beschimpft die Eltern, schlägt	Wohlerzogen
Zu viel Pflichtgefühl	Furcht zu versagen
Angst um die eigene Gesundheit, kann kein Blut sehen	Angst in einer Menschenmenge
Eifersucht	Gefühl, verlassen zu sein, Heimweh
Ungeschickt	Verwegen, unbesonnen
Stottern	Führt Selbstgespräche
Aussehen: dunkle oder rote Haare, straffe Faser; Stirnrunzeln	Aussehen: dunkle Augen, blond
Abmagerung mit Heißhunger	Zart, schwächlich, kränklich
Schnupfen ohne Absonderung bei Säuglingen	Schnupfen mit eiweißartiger Absonderung
Aphthen	Fisteln am Zahnfleisch
Obstipation; schwieriger, schmerzhafter Stuhl	Diarrhoe nachts
Leistenhernie links	Leistenhernie rechts
Harnverhaltung bei Neugeborenen	Hydrozele
Asthma < im Winter, Pollenasthma	Asthma < nasses Wetter
Opisthotonus	Herzgeräusch
Zähneknirschen im Schlaf	Schreien im Schlaf
Schlaflos nach 3.00 Uhr	Schlaflos vor Mitternacht, bis morgens
Marmorierte Haut, Naevi	Rissige Haut, Vitiligo
Konvulsionen	Exostosen, zystischer Tumor
Abneigung: kalte Luft	Verlangen: kalte Luft
Abneigung: Brot, Gewürze	Verlangen: Brot, Leckerbissen
< Nach 4.00 Uhr, nach Bewegung, geringste Berührung, Kleiderdruck, Sommer, kalter Wind, kalt Baden, Musik	< Sonnenuntergang bis Sonnenaufgang, Ruhe, feuchtwarmes Wetter
> Nasses Wetter, Liegen, Zimmerluft	> Langsame Bewegung, Sommer, kalt Baden, Musik

N

Nux vomica   Belladonna

Nux vomica	Belladonna
Auffahren durch Geräusche	Auffahren bei Berührung, aus dem Schlaf
Furcht vor Ärzten; Furcht, etwas werde geschehen	Furcht vor Tieren, Hunden, eingebildeten Dingen
Kann kein Blut sehen	Verlangen nach Licht, möchte Dinge anzünden
Ehrgeiz, Pflichtgefühl, pingelig	Verlangen nach körperlicher Anstrengung
Erträgt keine Ungerechtigkeit	Wechselhafte Stimmung
Zorn durch Widerspruch, durch Unterbrechung	Raserei mit erhöhter Körperkraft
Beschimpft die Eltern, plant Racheakte	Wahnideen, Beißen, Spucken
Aussehen: dunkel mit straffer Faser	Aussehen: blond mit schlaffer Faser
Gesichtsausdruck finster, bedrückt, gequält	Gesichtsausdruck grimmig, erschrocken, erstaunt, einfältig
Abmagerung mit Heißhunger	Fettleibigkeit
Stirnrunzeln	Rollt mit dem Kopf, bohrt ihn ins Kissen
Hält sich den Kopf beim Husten	Kopf empfindlich gegen die geringste Erschütterung
Heuschnupfen mit Asthma	Akute Tonsillitis, entzündliche Drüsenschwellung
Verstopfte Nase < nachts	Hellrotes Nasenbluten
Unablässiges Erbrechen mit Würgen	Erbrechen plötzlich, mit Schweiß
Obstipation, ständiger Stuhldrang	Aufgetriebenes Abdomen
Bauchschmerzen > Liegen auf der rechten Seite	Bauchschmerzen < Liegen auf dem Abdomen
Schlaflage: Rücken, Arme über dem Kopf	Schlaflage: Arme auf dem Abdomen, Kopf ins Kissen gebohrt
Mangel an Lebenswärme	Intensive Hitze erkrankter Teile
Vorherrschend Frost, heftig mit Schüttelfrost	Vorherrschend Fieber, intensiv und trocken
Bei Fieber: Aufstoßen und Flatulenz	Bei Fieber: Hautausschlag und Delir
Schmerzen erscheinen morgens und nehmen bis abends ab	Beschwerden kommen und verschwinden plötzlich
Verlangen: Fett, Fleisch, Milch, Unverdauliches, Wasser	Verlangen: Brot, Limonade, Zitronen

N

Abneigung: Brot	Abneigung: Eier, Fisch, Gemüse, Obst
< Kleiderdruck, kalte Füße	< Abkühlung des Kopfes, heißes Wetter, heiß Baden
> Warm Einhüllen	> Handauflegen

Nux vomica   Bryonia

Beschimpft die Eltern	Verlangen, nach Hause zu gehen
Ehrgeizig, tadelt sich selbst	Launenhaft; weist Dinge zurück, die es zuvor haben wollte
Furcht vor der Dunkelheit	Furcht vor Gewitter
Erträgt keine Ungerechtigkeit, leicht beleidigt	Abneigung gegen Veränderung
Zorn morgens beim Erwachen	Zorn abends
Gesichtsausdruck ängstlich, finster, bedrückt	Gesichtsausdruck alt aussehend, durcheinander, leidend
Schnupfen mit verstopfter Nase und Schniefen	Schnupfen mit Laryngitis
Speichelfluss während Hitze	Trockener Mund mit Durst
Anhaltende Übelkeit, Erbrechen mit Würgen	Erbricht sofort nach dem Essen oder Trinken kleinster Mengen
Verdauungsstörung durch Überessen, Teigwaren, Milch	Diarrhoe nach Obst
Heuschnupfen mit Asthma	Bronchopneumonie
Marmorierte Haut	Eingedellte Haut bei Druck
Schlaflosigkeit nach 4.00 Uhr	Schlafwandeln
Abneigung gegen Entblößen	Will sich entblößen, stößt die Decke weg
Fieberkrampf	Bei Fieber: Zucken
P: Allopathika, gastrointestinale Beschwerden, Schnupfen, Zystitis	P: Augenentzündung

Verlangen: Fett, Gewürze	Verlangen: warme Speisen und Getränke, warme Milch
Abneigung: Brot	Abneigung: Muttermilch
< Geringste Berührung, Gehen im Wind, beim Erwachen	< Schnelle Bewegung, heißes Wetter
> Warm Einhüllen	> Berührung, kalt oder heiß Baden

Nux vomica   Chamomilla

Nux vomica	Chamomilla
Auffahren durch Geräusche	Erträgt es nicht, angesehen oder berührt zu werden
Possenreißen	Steckt die Finger in den Mund
Will gehalten werden	Will getragen oder geschaukelt werden
Eigensinnig, erträgt keinen Widerspruch	Streitsüchtig
Tadelt sich selbst	Unzufrieden; alles, was die anderen tun, ist falsch
Beschimpft die Eltern	Zorn mit Werfen von Gegenständen, Treten, Zwicken
Zu viel Pflichtgefühl	Launisch; weist Dinge zurück, die es zuvor haben wollte
Kann kein Blut sehen	Furcht vor Schmerzen, Leiden
Aussehen: dunkel mit straffer Faser	Aussehen: hell, blond, mit schlaffer Faser
Erregung mit Zittern	Bohrt den Kopf ins Kissen
Ohrenschmerzen < Kauen, Schlucken, Wärme	Ohrenschmerzen mit Halsentzündung < Kälte
Aphthen	Beißt sich auf die Zunge
Stottern	Stöhnen
Obstipation	Diarrhoe während Zahnung, Stuhl riecht nach faulen Eiern
Abneigung gegen Entblößen	Neigung, sich zu entblößen, stößt die Decke weg
Schlaflage: Kopf nach hinten gebeugt, Arme über dem Kopf	Schlaflage: steif, Arme gespreizt
Konvulsionen bei Neugeborenen	Schlaflosigkeit bei Neugeborenen
Konvulsionen während Hitze	Konvulsionen während Zahnung
Abneigung: Brot	Verlangen: Brot
< Beugen nach vorn	> Beugen nach vorn

Nux vomica   China

Nux vomica	China
Furcht, etwas werde geschehen, Furcht in engen Räumen	Furcht vor Tieren, Hunden
Auffahren durch Geräusche, geringsten Anlass	Abneigung dagegen, berührt oder angesehen zu werden

N

Reizbarkeit durch Kleinigkeiten, Erregung mit Zittern	Veränderliche Stimmung, Reizbarkeit mit Schwäche
Außer sich vor Zorn, beschimpft die Eltern	Boshaftigkeit mit Zorn, möchte andere schikanieren
Kann kein Blut sehen	Ohnmacht durch Blutung
Starkes Pflichtgefühl, erhöhter Ehrgeiz	Voller Sorgen um Kleinigkeiten
Bläuliches Gesicht bei Husten, Frost, Konvulsionen	Gesicht blass, gräulich, hippokratisch
Stirnrunzeln	Schweiß um Nase oder Mund
Schnupfen mit Husten, verstopfte Nase	Schnupfen mit Diarrhoe
Stottern	Macht Fehler beim Sprechen, verdreht Worte
Magenbeschwerden	Heißhunger nachts
Verdauungsstörung nach Arzneimittelmissbrauch	Verdauungsstörung nach Obst oder fetten Speisen
Obstipation, schwieriger Stuhlgang	Aufgetriebenes Abdomen, nicht > durch Aufstoßen oder Flatusabgang
Leistenhernie, Nabelbruch	Flatulenz
Bei Fieber: Gliederschmerzen, Ruhelosigkeit	Bei Fieber: Schwellung der Blutgefäße
Konvulsionen	Ödeme
F: Apoplexie	F: Malaria
P: Schnupfen, Zystitis, Allopathika	P: Hepatitis, Nasenbluten, Säfteverlust
Überempfindlich gegen allopathische Medikamente	Schwäche nach akuten Krankheiten, durch Säfteverlust, Blutungen
Verlangen: Fett, Fleisch, Milch, Unverdauliches	Verlangen: Leckerbissen
Abneigung: Zitronen	Abneigung: Butter, Obst, heiße Speisen
< 4.00 Uhr, Winter, kalter trockener Wind	< 5.00 Uhr
> Warm Einhüllen, im warmen Bett	> Harter Druck

Nux vomica   Coffea cruda

Zorn und Reizbarkeit, beschimpft die Eltern	Zorn oder Reizbarkeit abwechselnd mit Fröhlichkeit

Beschwerden durch geistige Anstrengung, Kummer	Beschwerden durch plötzliche, übermäßige Freude
Reizbarkeit während Zahnung	Nervöse Erregung während Zahnung
Verlangen, gehalten zu werden	Abneigung dagegen, getragen zu werden
Eifersucht	Liebe zur Familie, Heimweh
Ehrgeiz	Übermaß an Energie
Schwierige Konzentration, Rechenschwäche	Leichtes Auffassungsvermögen, Lernen fällt ihm leicht
Stottert	Macht Verse, theoretisiert
Eigensinnig, ungehorsam	Lustig, geistreich, lacht leicht
Rotes Gesicht bei Zorn	Rotes Gesicht bei Erregung, Zahnschmerzen
Abmagerung bei Kleinkindern	Groß gewachsen
Verstopfte Nase bei Neugeborenen, Aphthen	Vorzeitige Karies
Obstipation	Diarrhoe durch Gemütsbewegung
Schwieriger, schmerzhafter Stuhlgang	Problemloser Stuhlgang
Schlaflosigkeit nach 4.00 Uhr	Schlaflosigkeit abends
Verlängerter, unerquicklicher Schlaf	Ruheloser Schlaf, spielt und lacht nachts im Bett
< Tageslicht, Sonnenlicht, Druck	< Reiben, Abwärtsbewegung
> Nasse oder warme Anwendungen, Reiben	> Licht

N

Nux vomica   Ignatia

Zorn durch Kleinigkeiten, durch Unterbrechung, wegen der eigenen Fehler	Zornig, wenn andere getadelt werden
Außer sich vor Zorn, schlägt, beschimpft die Eltern	Nachtragend, verweilt bei vergangenen unangenehmen Ereignissen
Unabhängigkeit, Verlangen zu wandern	Heimweh
Schreien nachts	Unwillkürliches Lachen, Weinen oder Seufzen
Furcht vor Dunkelheit, offenen Plätzen, Angst in einer Menschenmenge	Furcht vor Räubern, Fremden, Zurückweisung

Nux vomica	Ignatia
Reizbarkeit < morgens beim Erwachen	Wechselhafte Laune, nervöse Erregung
Mutwillig, boshaft, ungestüm	Verwegen, muss alles anfassen
Schwierige Konzentration	Macht Fehler beim Schreiben durch Hast
Gesichtsausdruck finster, bedrückt, berauscht, Stirnrunzeln	Trauriger Gesichtsausdruck
Abmagerung	Zarte, empfindliche Konstitution
Verstopfte Nase, Schniefen	Schwerhörig durch Tubenkatarrh
Reibt sich das Gesicht	Beißt sich auf die Zunge, in die Wange
Stottern	Undeutliche Sprache
Magenbeschwerden	Launischer Appetit
Obstipation < während Zahnung	Erbrechen während Zahnung
Nabelhernie, Leistenhernie	Beschwerden durch Würmer
Heuschnupfen mit Asthma, Asthma < im Winter	Psychogene Atemstörung
Quälender, schmerzhafter Husten	Hustenreiz nimmt mit dem Husten zu
Spricht erregt im Schlaf	Schreit, stampft mit den Füßen im Schlaf
Zittern bei Übelkeit, Zorn	Zittern beim Erwachen, bei Fieber, Erregung
Heftige Beschwerden	Wechselhafte, widersprüchliche, wandernde Beschwerden
Verlangen: Fleisch, Milch, Wasser	Abneigung: Obst
< Bettwärme, warme Getränke, feuchtes Wetter	> Lagewechsel, körperliche Anstrengung, Reisen

Nux vomica / Kalium carbonicum

Nux vomica	Kalium carbonicum
Verlangen, gehalten zu werden	Hält ständig die Hand der Mutter, klammert sich an
Eifersüchtig	Erhöhte Selbstkontrolle, wohlerzogen
Reizbar, wenn es angeblickt, angesprochen oder berührt wird	Abneigung gegen Berührung
Erträgt keinen Widerspruch, beschimpft die Eltern	Streitsüchtig mit der Familie
Erträgt keine Ungerechtigkeit	Abneigung gegen Veränderung, dogmatisch
Schreien nachts	Schreien beim Erwachen

Nux vomica	Lycopodium
Gesichtsausdruck finster, ängstlich, gequält	Leidender Gesichtsausdruck
Abmagerung mit Heißhunger bei Kleinkindern	Fettleibigkeit
Verstopfte Nase	Gedunsenes Gesicht zwischen Lidern und Augenbrauen
Zahnschmerzen	Schlaflosigkeit während Zahnung
Leistenhernie, Nabelhernie	Absonderung aus dem Nabel
Krampfartige Bauchschmerzen bei Säuglingen	Hartes, aufgetriebenes Abdomen
Schwieriger, schmerzhafter Stuhlgang	Schwieriger, aber weicher Stuhl
Laryngitis	Bronchitis
Pollenasthma	Milbenasthma
Asthma < im Winter, 4.00 Uhr	Asthma < nasses Wetter, 2.00 – 4.00 Uhr
Eiskalte, bläuliche Hände	Kalte Finger
Einwärtsgehen, Coxa antetorta	Übel riechender Fußschweiß, empfindliche Fußsohlen
Schlaflage: Rücken, Kopf überstreckt, Arme über dem Kopf	Schlaflage: sitzend; oder rechte Seite, linke Seite unmöglich
Schlaflosigkeit nach 4.00 Uhr	Schlaflosigkeit nach 2.00 Uhr
F: Apoplexie	F: Tuberkulose
P: Schnupfen, Zystitis, Allopathika	P: Nasenbluten, unterdrückte Hautausschläge
Verlangen: Fett, Fleisch Gewürze, kalte Speisen, Milch	Verlangen: saure Speisen
Abneigung: kalte Getränke, saure Speisen, Salz	Abneigung: Muttermilch, Brot, Fett, Fleisch, Milch
< 4.00 – 8.00 Uhr, kalter Wind, Kleiderdruck, nasse Füße	< 2.00 – 4.00 Uhr, Aufenthalt im feuchten Räumen
> Warm Einhüllen, nasses Wetter	> Beugen nach vorn, feuchtwarmes Wetter

N

Nux vomica   Lycopodium

Nux vomica	Lycopodium
Kann kein Blut sehen	Furcht vor Gespenstern
Furcht vor der Dunkelheit	Furcht davor, etwas zu unternehmen
Nervöse Erregung mit Schweiß, Zittern	Ruhelosigkeit im Sitzen

Scharfe Sinne, empfindlich gegen Licht und Geräusche	Mangel an Empfindlichkeit
Abneigung gegen Störungen, gegen alle Menschen	Verlangen nach Gesellschaft, klammert sich an
Reizbar, wenn es angeblickt wird	Reizbar während Krankheit
Zornig, wenn es antworten muss; Erbrechen durch Zorn	Zorn beim Erwachen
Erträgt keine Ungerechtigkeit	Schüchtern in der Öffentlichkeit
Zerreißt Gegenstände	Nägelbeißen
Finsterer, gequälter Gesichtsausdruck	Leidender, verwirrter Gesichtsausdruck
Heuschnupfen mit Asthma	Nase mit Eiter verstopft
Aphthen	Ekzem hinter den Ohren
Akne an der Stirn	Sommersprossen
Stottern	Tics im Gesicht, Kopfschütteln
Erbrechen mit Würgen	Heißhunger bald nach dem Essen
Bauchschmerzen mit Stuhldrang > Stuhlgang	Aufgetriebenes Abdomen > Flatusabgang und Aufstoßen
Nabelhernie	Absonderung aus dem Nabel
Leistenhernie links	Leistenhernie rechts
Obstipation von Geburt an, mit anhaltendem Stuhldrang	Stuhl erst flüssig, dann hart
Unwillkürliches Urinieren beim Lachen oder Niesen	Ziegelmehlsediment im Urin
Spannung der Muskeln, Hyperreflexie, Opisthotonus	Krümmung der Wirbelsäule, mit Rückenschmerzen
Schlaflage: Arme über dem Kopf	Schlaflage: sitzend; Schreien im Schlaf
Marmorierte Haut	Kalter, übel riechender Fußschweiß
Konvulsionen bei Säuglingen	Trinkschwäche bei Neugeborenen, Marasmus
Bei Fieber: Verlangen nach kalten Getränken	Bei Fieber: Verlangen nach warmen Getränken
F: Apoplexie	F: Asthma, Ekzem, Gicht
P: Allopathika, gastrointestinale Beschwerden, Schnupfen	P: Augenentzündung, Furunkel, Krupp, Mononukleose, Tonsillitis, Zystitis

N

Verlangen: Fett, Milch, Unverdauliches	Verlangen: Oliven, warme Speisen und Getränke
Abneigung: Zitronen	Abneigung: Muttermilch
< Entblößen des Kopfes, geringste Berührung, kalter Wind	< 16.00 – 20.00 Uhr; erst rechts, dann links; warme Anwendungen
> Warm Einhüllen, warmer Ofen, nasses Wetter	> Bewegung, Entblößen des Kopfes

Nux vomica

Medorrhinum

Stottern	Nägelbeißen, steckt die Finger in den Mund
Reizbar, wenn es angesprochen oder berührt wird	Abneigung gegen Berührung
Vorsichtig	Verwegen, hat viele Unfälle
Furcht vor schrecklichen Träumen	Furcht vor eingebildeten Dingen, Gespenstern
Empfindlich gegen alle äußeren Eindrücke, gegen Licht	Empfindlich gegen Vorwürfe
Erträgt keinen Widerspruch, keine Ungerechtigkeit	Tagsüber reizbar, nachts brav
Zu viel Pflichtgefühl	Abneigung gegen Verantwortung
Schniefen bei Säuglingen	Chronischer Katarrh, Sinusitis
Kalter Schweiß im Gesicht	Schweiß im Gesicht, beim Schlafen
Abmagerung mit Heißhunger	Zwergwuchs
Torticollis	Geschwollene, harte Drüsen; Drüsenabszess
Würgen beim Räuspern	Räuspert sich dauernd
Nabelhernie	Absonderung aus dem Nabel
Obstipation	Hautausschlag um den Anus
Harnverhaltung bei Neugeborenen	Scharfer, wund fressender Urin
Hydrozele, Leistenhernie, Nabelhernie	Fluor vaginalis, Masturbation
Abneigung gegen Entblößen	Hitze der Füße, entblößt sie
Schlaflage: Kopf nach hinten gebeugt	Schlaflage: Knie-Ellenbogen-Lage, Abdomen
Erwacht um 3.00 Uhr oder 4.00 Uhr	Schlaflosigkeit, will nachts spielen
Neurologische Beschwerden, Krampfanfälle	Tumor, Autoimmunerkrankung

N

F: Apoplexie	F: Alkoholismus, Herzerkrankung, Gonorrhoe, Impfungen
P: gastrointestinale Beschwerden, Allopathika, Schnupfen	P: Abszess, Gerstenkörner, Zystitis
Verlangen: kalte Speisen	Verlangen: unreifes Obst, Eiswürfel, Salz, Zitronen
Abneigung: Fleisch, Salz, Zitronen	Abneigung: kalte Speisen

Nux vomica   Sepia

Nux vomica	Sepia
Verlangen nach Ruhe, Zorn durch Unterbrechung	Abneigung oder Gleichgültigkeit gegen geliebte Personen
Abneigung dagegen zu antworten	Antwortet bissig, schnippisch
Furcht zu fallen, Furcht vor offenen Plätzen	Furcht vor engen Räumen, Gewitter, Gespenstern, Spinnen
Verlangen, schnell zu fahren	Furcht beim Autofahren
Erhöhter Ehrgeiz	Erhöhte Selbstkontrolle, Gelassenheit
Weinen durch Ärger, Widerspruch	Grundloses, unwillkürliches Weinen
Kann kein Blut sehen	Ohnmacht beim Knien, beim Aufstehen
Reizbar morgens beim Erwachen	Traurig morgens beim Erwachen
Wutanfälle, außer sich vor Zorn	Reizbar nach Anstrengung, bei Müdigkeit
Gesichtsausdruck ängstlich, finster, bedrückt	Alt aussehendes Gesicht, müder Gesichtsausdruck
Tränenfluss bei Schnupfen	Gerstenkörner
Verstopfte Nase, Schniefen	Schnupfen mit gelber oder gelb-grüner Absonderung
Stirnrunzeln	Brauner Sattel über der Nase
Empfindlich gegen Licht, Schmerz, gegen den Geruch von Blumen oder Tabak	Empfindlich gegen den Geruch von Speisen
Aphthen	Herpes labialis
Schluckschmerz erstreckt sich zum Ohr	Ständige Neigung zu schlucken
Obstipation mit dauerndem Stuhldrang	Diarrhoe während Zahnung, nach Milchtrinken
Schmerzhafter Harndrang, Harnverhaltung	Unwillkürliches Urinieren nachts, kann nur schwer geweckt werden
Leistenhernie	Fluor vaginalis

N

Husten morgens im Bett	Husten nachts, verhindert den Schlaf
Schlaflage: Rücken	Schlaflage: Abdomen, Knie-Brust-Lage
Schweiß im Nacken	Schweiß in der Achselhöhle, an den Füßen
Marmorierte Haut, Zyanose	Rissige Haut < Waschen, im Winter
F: Apoplexie	F: Rheuma, Tuberkulose
P: gastrointestinale Beschwerden, Allopathika, Schnupfen	P: Tonsillitis, Zystitis
Verlangen: Brot, Fett, Fleisch, Milch, Schweinefleisch	Verlangen: Essig, saure Speisen, Schokolade
Abneigung: saure Speisen	Abneigung: Brot, Schweinefleisch
< Leichte Berührung, Überessen, Wetterwechsel von warm nach kalt	< Reiben, feuchtwarmes Wetter
> Warmer Ofen	> Körperliche Anstrengung, heftige Bewegung, Tanzen

Nux vomica

Sulfur

Kann kein Blut sehen	Furcht vor Ansteckung, Waschzwang
Zorn über Kleinigkeiten, außer sich vor Zorn	Diktatorisch
Erträgt keinen Widerspruch, keine Ungerechtigkeit	Erträgt es nicht, angesehen zu werden
Beschimpft die Eltern, schlägt, tritt	Steckt alles in den Mund, Nägelbeißen
Ehrgeizig	Theoretisiert, philosophiert
Eifersüchtig	Gefallsüchtig
Empfindlich gegen Geräusche, Licht, Berührung	Widerwillen gegen den eigenen Körper oder Körpergeruch
Zu viel Pflichtgefühl	Gleichgültig gegen Äußerlichkeiten, unordentlich
Leise Stimme, Lispeln	Laute Sprache
Aussehen: braune Haare	Aussehen: hell, blonde Haare, Sommersprossen
Finsterer, bedrückter Gesichtsausdruck	Alt aussehendes Gesicht, elender Gesichtsausdruck
Stirnrunzeln	Nasenbohren
Opisthotonus	Minderwuchs, gebeugte Haltung

N

Verstopfte Nase bei Säuglingen, Niesen morgens im Bett	Aphthen bei Säuglingen
Gastritis, anhaltende Übelkeit	Heißhunger < 11.00 Uhr
Nabelhernie	Aufgetriebenes Abdomen
Schmerzhafte Obstipation	Wunder, juckender Anus
Schlaflage: Kopf nach hinten gebeugt	Schlaflage: Rücken unmöglich; schläft nackt; Schlafwandeln
Konvulsionen bei Neugeborenen	Schlaflosigkeit bei Neugeborenen
Gänsehaut	Chronisches Ekzem, rissige Haut
Abneigung gegen Entblößen	Verlangen nach Entblößen
F: Apoplexie	F: Alkoholismus, Hautbeschwerden, Syphilis, Tuberkulose
P: gastrointestinale Beschwerden, Zystitis	P: Abszess, Augenentzündung, Gerstenkörner, Erysipel, Tonsillitis
Heftige Reaktion auf homöopathische Hochpotenzen	Gut gewählte homöopathische Mittel versagen
Verlangen: Unverdauliches	Verlangen: rohe Speisen, Salz, warme Getränke
Abneigung: warme Speisen, Salz	Abneigung: Eier, Oliven, Muttermilch
< Berührung, Gehen im Wind, Wetterwechsel von warm nach kalt	< Heiß Baden, warm Einhüllen, Hunger, Reiben
> Nasse Anwendungen, kurzer Schlaf, Stehen, warm Einhüllen	> Gehen im Freien, trockenes warmes Wetter

N

Opium   Aconitum

Opium	Aconitum
Stupor, wacht nur schwer auf	Nervöse Erregung, qualvolle Angst
Gleichgültig gegen Leiden, verringertes Schmerzempfinden	Außer sich vor Schmerzen
Sagt, es sei gesund, obwohl es sehr krank ist	Sagt den Zeitpunkt seines Todes voraus
Aussehen: dunkle Haare	Aussehen: helles Haar
Schläfriger Gesichtsausdruck, dunkelrotes Gesicht	Ängstlicher Gesichtsausdruck
Halboffene Augen, Pupillen unempfindlich auf Licht	Entzündete, schmerzhafte Augen
Überempfindlicher Geruchssinn	Verminderter Geruchssinn
Obstipation, schwieriger Stuhlgang ohne Drang, Stuhl wie Schafskot	Schmerzhaft aufgetriebenes Abdomen
Verzögertes Urinieren	Schmerzhafter, vergeblicher Harndrang
Unregelmäßige, röchelnde Atmung, Schlafapnoe	Krupp, Fieber mit Dyspnoe
Zucken der Extremitäten	Taubheit und Kribbeln der Extremitäten
Offener Mund im Schlaf, Unterkiefer fällt herab	Schlaflos durch Furcht oder Schreck
Mangel an Reaktion	Plötzlich auftretende, heftige Symptome
< Warmes Bett, warme Luft, warm Baden, nasses Wetter	< Trockenes kaltes Wetter
> Zimmerluft	> Warmwerden, warme Luft

O

Opium   Belladonna

Opium	Belladonna
Angst nach einem Schreck	Furcht vor eingebildeten Dingen, will fliehen
Delirium, rollt auf dem Boden herum	Delirium mit Beißen und Zähneknirschen
Gleichgültigkeit, klagt nicht	Eigensinnig, reizbar, Zorn mit rotem Gesicht
Kein Gefühl für Gefahr	Verwegen, springt, tanzt wild
Unaufrichtig, lügt	Sardonisches Lachen

317

Abmagerung bei Kleinkindern	Fettleibigkeit
Schläfriger Gesichtsausdruck, wie berauscht	Erstaunter, lächelnder Gesichtsausdruck
Runzeliges, alt aussehendes Gesicht	Erweiterte Schläfenvenen
Zusammengezogene Pupillen	Erweiterte Pupillen
Offen stehender Mund, herabfallender Kiefer	Zunge hängt heraus, zittert; geschwollene Zungenpapillen
Obstipation, untätiges Rektum	Aufgetriebenes Abdomen, krampfartige Bauchschmerzen
Langsame, röchelnde Atmung	Schmerzhafter Husten
Bei Fieber: Harnverhaltung, seltener Harndrang, tiefer Schlaf oder Bewusstlosigkeit, Verlangen nach Entblößen	Bei Fieber: häufiger Harndrang, Auffahren aus dem Schlaf durch Zuckungen, Abneigung gegen Entblößen
Schmerzlosigkeit gewöhnlich schmerzhafter Beschwerden	Plötzliche kolikartige Schmerzen
< Warmes Bett, warmes Zimmer	< Geringste Berührung, Erschütterung

Opium   Bufo

Beißen	Nägelbeißen
Beschwerden durch Schreck oder Tadel	Beschwerden durch enttäuschte Liebe
Albernes Benehmen, Possenreißen	Geschwätzigkeit
Furcht vor der Dunkelheit, nachts	Furcht davor, alleingelassen zu werden
Runzeliges, alt aussehendes Gesicht	Alberner, törichter Gesichtsausdruck
Harnverhaltung	Masturbation
Offener Mund im Schlaf, Schnarchen	Offener Mund vor Konvulsionen
Reiseübelkeit, Seekrankheit	Bewegungen der Zunge, Lecken, Schlecken
Obstipation	Hämorrhoiden
Schlaflage: Rücken, Beine angezogen	Schlaflage: linke Seite
Schlafwandeln	Komatöser Schlaf nach Konvulsionen
Zyanose, Asphyxie	Eitrige Wunden, Panaritium, Lymphangitis
Fieberkrampf	Periodische Konvulsionen nachts im Schlaf
Konvulsionen mit Schreien, Zyanose, engen Pupillen	Konvulsionen mit Einnässen, Schweiß, weiten Pupillen

O

Reichlicher Schweiß morgens	Blasenausschlag
Schmerzlosigkeit, Analgesie	Unempfindliche Haut an kleinen Stellen
< Heiß Baden	> Heiß Baden

Opium   Camphora

Albernes Benehmen	Heult, weint, krabbelt in eine Ecke
Furcht durch vorangegangenen Schreck	Furcht vor dem Alleinsein, Verlangen nach Gesellschaft
Zorn, schlägt um sich, schlägt den Kopf gegen die Wand	Raserei mit Spucken, Beißen, Zerreißen von Kleidung
Bei Fieber: Erregung, Schreien, ängstliches Delirium	Bei Fieber: Stupor
Runzeliges, alt aussehendes Gesicht, Abmagerung	Eiskaltes Gesicht, blasse und kalte Nasenspitze
Stecknadelkopfgroße, träge Pupillen, halboffene Augen	Strabismus divergens
Stottern	Speichelfluss
Erbrechen mit Obstipation, Ileus	Erbrechen mit kaltem Schweiß
Obstipation, Stuhl wie Schafskot	Diarrhoe, Stuhl wie Reiswasser
Schnarchen, Schlafapnoe	Seufzende Atmung im Schlaf
Schlaflosigkeit bei Neugeborenen	Harnverhaltung bei Neugeborenen
Bei Fieber: Verlangen nach Entblößen	Bei Fieber: Abneigung gegen Entblößen
Lähmung	Schwäche, plötzlicher Kollaps
Schmerzlosigkeit gewöhnlich schmerzhafter Beschwerden	Empfindlich gegen Schmerz
< Baden, Wärme, warm Baden, warme Luft	< Kälte, kalte Luft

Opium   Carbo vegetabilis

Beschwerden nach Schreck	Beschwerden durch Erwartungsspannung
Furchtlos, kein Gefühl für Gefahr	Abneigung gegen Fremde, Furcht vor Fremden
Furcht nach einem Schreck	Pavor nocturnus
Gleichgültig gegen Leiden, klagt nicht	Abneigung gegen Veränderung

Dunkelrotes, runzeliges Gesicht	Blasses, marmoriertes Gesicht
Alt aussehendes Gesicht, schläfriger Gesichtsausdruck, wie berauscht	Ängstlicher, leidender Gesichtsausdruck
Offene, glasige Augen, enge Pupillen	Geschlossene Augen, Öffnen der Augen ist schwierig
Stottern	Zahnfleischbluten, Foetor ex ore
Untätigkeit des Darms, fehlender Stuhldrang mit Bauchschmerzen	Aufgetriebenes Abdomen, krampfhafte Bauschschmerzen
Obstipation, Ileus, Invagination	Diarrhoe
Stuhl wie Schafskot, schwarze Kugeln	Fauliger, aashafter Stuhlgeruch
Schlaflage: Rücken oder linke Seite	Schlaflage: sitzend
Schlafwandeln, offener Mund und halboffene Augen im Schlaf	Häufiges Gähnen mit Strecken
Atmung unregelmäßig, röchelnd, schnarchend	Laute Atmung im Schlaf
Heißer Kopfschweiß	Kalter Fußschweiß
Analgesie	Übermäßige körperliche Reizbarkeit; Schmerzempfindlichkeit
Verlangen nach Entblößen < beim Einschlafen	Verlangen, angefächelt zu werden
Konvulsionen	Schwäche
Beschwerden durch Anästhesie	Schock nach Operation, Blutverlust
Asphyxie bei Neugeborenen	Wassersucht bei Neugeborenen
< Warm Baden	< Butter, Fett, Eiscreme, kalt Baden, feuchtes Wetter

Opium   Cicuta virosa

Unaufrichtig, schamlos	Naiv, macht alberne Späße
Stumpfheit, Abneigung gegen Denken	Leicht zu beeindrucken
Launenhaft; weist Dinge zurück, die es zuvor haben wollte	Nachgiebig
Empfindlich gegen das geringste Geräusch	Traurig durch traurige Geschichten
Furcht durch vorangegangenen Schreck	Furcht vor Männern bei Mädchen, vor Frauen bei Jungen; Abneigung gegen die Anwesenheit von Fremden
Fehlendes Gefühl für Gefahr	Furcht vor drohender Gefahr

Hochgefühl, Übermaß an Energie	Verlangen zu spielen
Zorn mit Schlagen, Schreien, Beißen	Spontan, impulsiv, plötzliches Schreien
Gesicht runzelig, alt aussehend, dunkelrot	Ekzem, Herpes, Impetigo, Akne im Gesicht
Hirnblutung	Gehirnerschütterung
Kalter Schweiß auf der Stirn	Kopfschweiß nachts
Herabhängender Unterkiefer	Verschlossener Mund
Stottern	Verschluckt Wörter beim Sprechen
Übelkeit beim Autofahren	Übelkeit morgens
Obstipation	Beschwerden durch Würmer
Harnverhaltung	Harndrang nach Stuhlgang
Asthma, Dyspnoe, Zyanose, Asphyxie	Atemstillstand während Konvulsionen
Schlaflage: Beine angezogen	Schlaflage: Kopf nach hinten oder vorn gebeugt
Auffahren beim Erwachen	Weinen beim Erwachen
Konvulsionen nach tiefem Schlaf, durch Schreck, Zorn	Konvulsionen nach Schlaflosigkeit, während Zahnung, nach Impfung, nach Kopfverletzung
Konvulsionen mit Zungenbiss	Schreien vor Konvulsionen
< Wärme	> Wärme

Opium

Cuprum metallicum

Empfindlich gegen das geringste Geräusch	Abneigung gegen Annäherung, Berührung, Angesprochenwerden
Furcht durch vorangegangenen Schreck	Furcht vor Fremden
Gleichgültig gegen Leiden, klagt nicht	Weinen bei der geringsten Gemütsbewegung
Empfindlich gegen Vorwürfe	Nachgiebig
Lügt, sagt nie die Wahrheit	Gewissenhaftigkeit, Pflichtgefühl
Wahnidee; glaubt, grässliche Gesichter zu sehen	Furcht davor zu stürzen, hält sich an der Mutter fest
Alt aussehendes Gesicht	Hageres Gesicht, um den Mund herum blass oder bläulich
Mund im Schlaf offen stehend	Schleckt mit der Zunge hin und her

321

Reiseübelkeit	Lautes Schlucken, Gurgeln im Magen
Obstipation, fehlender Stuhldrang	Krampfartige Bauchschmerzen bei Säuglingen
Harnverhaltung bei Säuglingen	Häufiger Harndrang
Langsame Atmung, Schlafapnoe, Asphyxie bei Neugeborenen	Rasselnde Atmung, erstickender Husten
Schlaflosigkeit	Tiefer Schlaf
Schlafwandeln	Speichelfluss im Schlaf, überstreckt im Schlaf den Kopf
Unterschenkel an Oberschenkel gebeugt	Eingeschlagene Daumen
Konvulsionen durch Emotionen, Licht	Konvulsionen bei Neugeborenen, während Zahnung
Konvulsionen mit Fallen nach hinten, Opisthotonus	Konvulsionen mit Fallen nach vorn, Einnässen, Zyanose
Tiefer Schlaf nach Konvulsionen	Schwäche oder Lähmung nach Konvulsionen
Schwäche mit Reaktionsmangel	Symptome treten plötzlich auf, rasche Reaktion auf Allopathika
< Aufstehen, Bettwärme, nach dem Essen	< Kälte
> Kälte	> Magnetisiertwerden, Aufstehen, nach dem Essen

O

Opium   Helleborus

Geistige Beweglichkeit, leichtes Auffassungsvermögen	Vergisst, was es gehört oder gesagt hat, verwirrt beim Denken
Albernes Benehmen, Hochgefühl, Redseligkeit	Stille Traurigkeit
Unaufrichtig, antwortet falsch	Langsamt; denkt lange nach, bevor es antwortet
Furcht durch vorangegangenen Schreck	Furcht vor dem Alleinsein < nachts
Wahnideen; glaubt, grässliche Gesichter zu sehen	Furcht vor eingebildeten Dingen
Zorn durch Widerspruch, durch Schmerzen	Zornig, wenn es unterbrochen oder angesprochen wird
Bewusstlosigkeit bei Apoplexie, Hirnblutung	Bewusstlosigkeit bei Meningitis, Hydrozephalus

Sonderbare Gesten und Haltungen	Automatische Bewegungen, steckt die Finger in den Mund
Runzeliges, alt aussehendes Gesicht	Stirnrunzeln, gerunzelte Augenbrauen
Überempfindliches Gehör; Schlaflosigkeit durch entfernte oder geringste Geräusche	Wahrnehmungsstörung, abgestumpfte Sinne bei intakten Sinnesorganen
Reizbarkeit, Konvulsionen während Zahnung	Nervöse Erregung während Zahnung
Offener Mund im Schlaf	Hautausschlag um den Mund, rissige Mundwinkel
Übelkeit beim Autofahren	Übelkeit beim Anblick von Speisen
Obstipation, Stuhl wie Schafskot	Diarrhoe, schleimiger, zäher Stuhl
Harnverhaltung	Häufiger Harndrang
Langsame Atmung im Schlaf; Schlafapnoe	Zähneknirschen im Schlaf
Opisthotonus	Schlaflage: Kopf ins Kissen gebohrt
Bei Fieber: Zittern der Extremitäten	Bei Fieber: Schmerzen der Gelenke oder Knochen
Zyanose	Anämie
Verlangen: Süßes, Zucker	Abneigung: Äpfel, Obst, Gemüse
< Warmwerden, Liegen auf dem Rücken	< Kalte Luft
> Kalte Luft	> Wärme, Liegen auf dem Rücken

O

Phosphoricum acidum	Aurum metallicum
Mangel an Empfindlichkeit	Empfindlich gegen Schmerz
Antwortet langsam; denkt lange nach, bevor es antwortet	Zurückhaltend, traurig, schweigsam
Schwierige Konzentration	Frühreif, altklug
Furcht, etwas werde geschehen	Furcht vor Menschen, in einer Menschenmenge
Resignation	Furcht vor Versagen
Schüchtern in der Öffentlichkeit	Verwegen
Zornig, wenn es antworten muss	Erträgt keinen Widerspruch
Eingesunkene Augen, rote Lidränder	Gesicht unter den Augen gedunsen
Eingefallenes Gesicht, kränklicher Gesichtsausdruck	Ängstlicher Gesichtsausdruck
Hellrotes Nasenbluten	Verstopfte Nase, verklebte Nasenlöcher
Schweiß am Hinterkopf, im Nacken	Kalter Schweiß im Gesicht
Riss in der Mitte der Ober- oder Unterlippe	Mundgeruch morgens
Erbrechen nach Milchtrinken, erbricht die Muttermilch	Flatulenz nachts
Diarrhoe, unwillkürlicher Stuhl	Diarrhoe abwechselnd mit Obstipation
Häufige Erektionen	Leistenhernie, Nabelhernie
Kalter Schweiß der Hände	Füße und Hände kalt, < nachts
Naevi	Vitiligo
Anämie	Herzgeräusche
Spätes Gehenlernen	Entwicklungsstillstand, geistige Retardierung
Schwäche bei geringster Anstrengung	Übermaß an Energie
Verlangen: Obst, Saftiges, saure Speisen, warme Speisen	Verlangen: Brot
Abneigung: Brot, Muttermilch	Abneigung: Fleisch

P

Phosphoricum acidum   Gelsemium

Stiller Kummer aus enttäuschter Liebe, Heimweh	Beschwerden durch Erwartungsspannung, Lampenfieber, Prüfungsangst
Seelenruhe, Gelassenheit, Nachgiebigkeit	Leicht zu beeindrucken, wird schnell zornig
Verlangen nach Ruhe	Furcht davor zu fallen; klammert sich an
Bei Fieber: Gleichgültigkeit	Bei Fieber: stilles Wesen
Abmagerung	Neurologische Beschwerden
Kopfschmerz < Husten, kaltes Wetter, > Reiben, im Freien	Kopfschmerz < Sonne, > Schlaf, Sitzen
Schweiß am Hinterkopf	Kalter Schweiß auf der Stirn
Nasenbluten beim Schnäuzen	Heuschnupfen
Unverständliche, langsame Sprache; spätes Sprechenlernen	Undeutliche Sprache durch Schwere der Zunge
Rissige Zunge, Zahnfleischbluten	Zunge in der Mitte weiß, mit roten Seiten
Aufgetriebenes Abdomen	Diarrhoe durch Gemütsbewegung
Häufige Erektionen, Masturbation	Balanitis
Plötzlicher Harndrang	Harnverhaltung, unwillkürliches Urinieren durch Nervosität
Krümmung der Wirbelsäule, Skoliose	Gebückte Haltung beim Gehen
Wachstumsschmerzen, zu rasches Längenwachstum	Neuralgische Schmerzen
Bei Fieber: Nasenbluten, erweiterte Blutgefäße, Harndrang, Gelenkschmerzen	Bei Fieber: Tränenfluss, Inkontinenz, kalte Hände
Schwäche durch Kummer oder Säfteverlust	Plötzliche zittrige Schwäche mit Schwindel
< Abkühlung	< Warmwerden

Phosphoricum acidum   Helleborus

Furcht vor drohender Krankheit, vor Prüfungen	Furcht vor eingebildeten Dingen, vor dem Alleinsein
Abneigung gegen Denken	In Gedanken versunken
Gedächtnisschwäche für die Ereignisse des Tages	Gedächtnisschwäche für das, was es gesagt oder gehört hat

Phosphoricum acidum	Ignatia
Gleichgültig gegen das Leben, Lebensüberdruss	Gleichgültig gegen geliebte Personen, gegen Verwandte
Verlangen nach Ruhe und Stille	Schreien, Cri encéphalique
Lang anhaltender stiller Kummer, verweilt bei Enttäuschungen	Traurigkeit in der Pubertät
Mangel an Selbstvertrauen, schüchtern	Unentschlossen
Zornig, wenn es antworten muss	Zornig, wenn es getröstet oder unterbrochen wird
Kränklicher Gesichtsausdruck	Dümmlicher Gesichtsausdruck
Bewegt den Kopf vor und zurück	Bohrt den Kopf ins Kissen
Schweiß am Hinterkopf	Kalter Schweiß auf der Stirn
Gerstenkörner, rote Lidränder	Strabismus, Augen nach oben verdreht
Runzelige Hände	Stirnrunzeln, gerunzelte Augenbrauen
Beißt sich auf die Zunge	Steckt die Finger in den Mund
Riss in der Mitte der Unterlippe	Bläschen um den Mund, rissige Mundwinkel
Zahnfleischbluten	Kaubewegungen, schwierige Zahnung
Erektionen, Masturbation	Hydrozele
Murmeln und Weinen im Schlaf	Schreien und Zähneknirschen im Schlaf
Schwäche nach geringster Anstrengung	Konvulsionen bei Kleinkindern
Wachstumsschmerzen, zu schnelles Wachstum	Ödeme
Abneigung: Muttermilch	Abneigung: Äpfel, Gemüse

P

Phosphoricum acidum   Ignatia

Phosphoricum acidum	Ignatia
Mangel an Empfindlichkeit	Nervöse Erregung, leicht zu beeindrucken
Schwierige Konzentration; Furcht davor, in einer Prüfung zu versagen	Pflichtgefühl
Resignation, Verlangen nach Ruhe	Albernes Benehmen, Possenreißen
Antwortet langsam, einsilbig	Wechselhafte Laune, lacht oder weint unwillkürlich
Empfindlich gegen Grobheiten	Kann nicht weinen, wenn es traurig ist, seufzt

Brütet über seinen Zustand	Empfindlich gegen Vorwürfe, moralische Eindrücke
Resignation	Erträgt keine Ungerechtigkeit, keinen Widerspruch
Schweiß am Hinterkopf	Schweiß im Gesicht
Erbrechen nach Milchtrinken, nach Muttermilch	Ständige Neigung zu schlucken, Schluckauf
Diarrhoe bei Kleinkindern	Analprolaps, Beschwerden durch Würmer
Wachstumsschmerzen	Krampfartige Bauchschmerzen
Husten durch Kitzeln in Trachea oder Bronchien	Hustenreiz nimmt mit dem Husten zu
Krümmung der Wirbelsäule	Asthma
Häufige Erektionen, Masturbation	Wund machender Urin
Bei Fieber: rot umschriebenes Gesicht	Bei Fieber: Urtikaria
Abmagerung	Konvulsionen bei Kleinkindern
Zu schnelles Wachstum, spätes Laufenlernen	Widersprüchliche und abwechselnde Zustände
Verlangen: Erfrischendes, Saftiges	Verlangen: Brot, Butter, warme Milch, Tomaten
Abneigung: Muttermilch	Abneigung: Obst
< Wetterwechsel	< Kalt Baden
> Absonderungen	> Warme Anwendungen

Phosphoricum acidum   Natrium muriaticum

Beschwerden durch Heimweh	Beschwerden durch lange zurückliegende Enttäuschung
Schläfrig durch Kummer	Schreckliches und Trauriges greift es stark an
Traurigkeit morgens	Traurigkeit nachts im Bett
Antwortet langsam; denkt lange nach, bevor es antwortet	Geistesabwesend, verträumt
Gleichgültig gegenüber dem Leben, gegen Äußerlichkeiten	Gleichgültig gegen Vergnügen
Verlangt nach nichts	Abneigung gegen Trost
Prüfungsangst	Furcht vor Räubern

Weigert sich zu essen	Heißhunger mit Abmagerung
Unwillkürliches Urinieren nachts, träumt vom Urinieren	Unwillkürliches Urinieren beim Lachen
Neigung zu blauen Flecken	Ringförmiger Hautausschlag, Fieberbläschen
Schweiß am Rücken	Schweiß auf der Nase
Wachstumsschmerzen	Verrenkung, Verstauchung
Fadenziehende, zähe Schleimhautabsonderungen	Weiße, wässrige Schleimhautabsonderungen
Schwäche morgens nach dem Aufstehen	Schwäche abends
P: Säfteverlust	P: Furunkel, Tonsillitis, Verletzung
Verlangen: Erfrischendes, Saftiges, warme Speisen	Verlangen: Brot, Pizza, Unverdauliches
Abneigung: kalte Milch	Abneigung: Fett, Hühnerfleisch, warme Speisen
> Beginn der Bewegung, Geräusche	< In der Sonne
> Lagewechsel	> Kalt Baden, kalte Luft

Phosphoricum acidum   Sepia

Abneigung dagegen zu antworten	Reizbarkeit, Zorn durch Widerspruch
Stiller Kummer	Erträgt keine Ungerechtigkeit
Gleichgültig gegen Äußerlichkeiten	Sorgsam, geziert
Schüchtern in der Öffentlichkeit	Verwegen
Kränkliches, spitzes Gesicht, leidender Gesichtsausdruck	Gesicht blass, runzelig, alt aussehend
Erbrechen nach dem Trinken von Muttermilch	Übelkeit beim Autofahren
Häufige Erektionen, Masturbation	Fluor vaginalis
Lage der Knie nach außen (Genua vara), Wachstumsschmerzen	Knacken in Gelenken
Sudamina, roter Dermographismus	Vitiligo, übermäßiger Haarwuchs
Schwäche bei akuten Krankheiten	Übermaß an Energie
Zu rasches Längenwachstum	Abmagerung
Trinkschwäche, verweigert Muttermilch	Icterus neonatorum
P: Säfteverlust	P: Tonsillitis, Zystitis

P

Verlangen: Saftiges, Obst	Verlangen: Süßigkeiten
Abneigung: Süßigkeiten	Abneigung: Fleisch
< Kalte Anwendungen	> Kalte Anwendungen

Phosphorus	Aconitum
Furcht vor dem Alleinsein, Verlangen nach Gesellschaft	Furcht vor dem Tod, sagt den Zeitpunkt seines Todes voraus
Verlangen nach Mitgefühl	Ruhelosigkeit, Schreien, Stöhnen durch Schmerzen
Verlangen, magnetisiert zu werden	Abneigung gegen Berührung
Verlangen zu reisen, Verlangen nach den unterschiedlichsten Dingen	Abneigung gegen Veränderung
Furcht vor Gewitter	Furcht vor engen Räumen
Langsam; denkt lange nach, bevor es antwortet	Ungeduldig, wirft sich herum
Bei Fieber: gleichgültig, schweigsam, vermehrter Appetit	Bei Fieber: froh und albern oder empfindlich und weinerlich
Zahnfleischbluten	Zähneknirschen im Schlaf, schwierige Zahnung mit Fieber
Rissige Zunge	Brennende Bläschen auf der Zunge
Erbrechen sobald das Getrunkene im Magen warm wird	Erbrechen beim Aufsetzen im Bett
Heiserkeit < abends	Heiser < tagsüber; hält sich den Kehlkopf beim Husten
Pneumonie Unterlappen, Hepatisation	Pneumonie linker Oberlappen
Schlaflage: linke Seite unmöglich	Schlaflage: Rücken unmöglich
Reichlicher, stinkender Nachtschweiß	Saurer Schweiß an bedeckten Körperteilen
Verlangen: Eiscreme, gewürzte und kalte Speisen, Salz	Verlangen: bittere Speisen und Getränke
Abneigung: Obst, warme Speisen und Getränke	Abneigung: Artischocken
< Schnell Gehen, nasses Wetter, warme Luft	< Kalter Wind, Warmwerden
> Im warmen Bett	> Nasses Wetter

Phosphorus	Argentum nitricum
Empfindlich gegen alle äußeren Eindrücke	Angst durch Erwartungsspannung, wenn eine Zeit festgesetzt ist
Furcht vor eingebildeten Dingen, Gespenstern	Sieht Phantome beim Schließen der Augen

P

Phosphorus	Argentum nitricum
Furcht vor Gewitter	Angst in einer Menschenmenge
Heimweh	Furcht im Tunnel, in engen Räumen
Albernes Benehmen, gefallsüchtig, schmeichlerisch	Kindische Sprache
Verlangen nach Mitgefühl; Verlangen, magnetisiert zu werden	Gefühl von Verlassenheit
Gleichgültig gegen geliebte Personen	Ruhelos, ungeduldig, eilig, muss schnell gehen
Rasches Auffassungsvermögen	Wahnidee, alles werde fehlschlagen
Nachgiebig, mild	Neigung zu widersprechen
Rote glänzende Nase, Sommersprossen	Gesicht bleich, runzelig, alt aussehend
Groß gewachsen, mager	Abmagerung der Beine
Krankheiten der hinteren Augenabschnitte (Linse, Netzhaut, Sehnerv)	Krankheiten der vorderen Augenabschnitte (Konjunktiven, Iris)
Schnupfen mit Laryngitis, Krupp	Heftige Konjunktivitis, Chemosis
Rissige, trockene Zunge	Rote Zungenspitze
Unstillbarer Durst auf große Mengen	Häufiges, heftiges Aufstoßen
Übelkeit durch warme Getränke	Verdauungsstörung durch Süßes
Grauer, breiiger Stuhl	Grasgrüner Stuhl
Neigung zur Masturbation	Enuresis nocturna et diurna
Blutungsneigung	Periodische Schwäche, Zittern
Brennende Schmerzen	Splitterartige Schmerzen
Verlangen: Erfrischendes, Gurken, kalte Milch	Verlangen: gebratener Speck, Butter
Abneigung: Butter, Tomaten, warme Speisen und Getränke	Abneigung: Käse
< Schnell Gehen, Wetterwechsel, kalte Luft, kalt Baden, Gehen im Wind	< Wärme, warmes Bett, heiß Baden
> Essen, Reiben, Wärme, warmes Bett	> Fahren im kalten Wind, schnell Gehen, kalte Luft, kalt Baden

Phosphorus	Arsenicum album
Furcht vor Gewitter	Angst nachts, treibt aus dem Bett
Furcht, den Eltern könne etwas zustoßen	Furcht vor Ansteckung

P

Phosphorus	Calcium phosphoricum
Abneigung gegen geistige Anstrengung	Zu viel Pflichtgefühl
Frühreif	Peinlich genau in Kleinigkeiten
Nachgiebig	Geizig, neidisch, tadelsüchtig
Schmeichlerisch, gefallsüchtig	Eifersüchtig
Mitgefühl, Verlangen nach Mitgefühl, nach Magnetisieren	Ruhelosigkeit; Verlangen, schnell herumgetragen zu werden
Aussehen: hell, blondes oder rotes Haar	Aussehen: dunkel mit straffer Faser
Groß gewachsen, gebeugte Haltung	Alt aussehendes, runzeliges Gesicht
Nasenbluten beim Schnäuzen	Schnupfen > im warmen Zimmer
Vorzeitige Karies	Schwierige Zahnung
Heißhunger nachts, vermehrter Appetit bei Fieber	Überempfindlich gegen den Geruch von Speisen
Erbrechen sobald das Getrunkene im Magen warm geworden ist	Erbrechen sofort nach dem Trinken
Häufige Erektionen, Masturbation	Hydrozele
Schlafwandeln	Zähneknirschen im Schlaf
Schlaflage: Knie-Brust-Lage	Schlaflage: Arme über oder unter dem Kopf
Häufiges Erwachen	Schlaflos nach 3.00 Uhr
Bei Fieber: Durst auf kalte Getränke	Bei Frost: Durst auf warme Getränke
Sommersprossen	Juckreiz ohne Hautausschlag
P: Krupp, Bronchitis, Pneumonie	P: Konjunktivitis, Abszess
Verlangen: Eiscreme, Salz	Verlangen: Olivenöl, warme Speisen und Getränke
Abneigung: warme Speisen und Getränke	Abneigung: Melone, Wurst
< Hunger, Wärme	< Aufenthalt in feuchten Räumen, nach 1.00 Uhr
> Abends (Dämmerung), Kälte, kalt Baden, Reiben	> Heftige Bewegung, heiß Baden

Phosphorus

Calcium phosphoricum

Phosphorus	Calcium phosphoricum
Furcht vor dem Alleinsein, Räubern, Gespenstern	Furcht vor Hühnern

Angst davor, dass den Eltern etwas zustoßen werde	Angst beim Herausheben aus der Wiege bei Säuglingen
Empfindlich gegen alle äußeren Eindrücke	Empfindlich gegen Kritik
Schlaflosigkeit während Zahnung	Reizbarkeit und Schreien während Zahnung
Gefallsüchtig, schamlos, schmeichlerisch	Unzufrieden, beschimpft seine Eltern
Verlangen nach Mitgefühl, Magnetisieren, Zuwendung	Abneigung gegen Berührung, < Trost
Aussehen: hell, blond	Aussehen: dunkle Augen
Schwellung unter den Lidern, rote Wangen	Gesicht blass, abgemagert, gerunzelt
Zu schnelle Entwicklung	Langsame Entwicklung
Kopfschweiß an der Stirn	Kopfschweiß nachts, im Schlaf
Milchschorf	Großer Kopf, weit offene Fontanellen
Zusammenschnürung des Pylorus	Absonderung aus dem Nabel
Blutungsneigung	Anämie
Husten < Temperaturwechsel	Husten < nasses Wetter
Gebeugte Haltung	Körperliche Erschlaffung
Schlafwandeln, häufiges Erwachen	Schreien im Schlaf
P: Krupp, Bronchitis, Pneumonie, Nasenbluten	P: Furunkel, Tonsillitis
Verlangen: Eiscreme, kalte und gewürzte Speisen	Verlangen: Schweinefleisch, Schinken, Speck
Abneigung: warme Speisen und Getränke, Obst	Abneigung: Muttermilch
< Linke Seite	< Rechte Seite
> Eiscreme	Unverträglichkeit: Eiscreme

Phosphorus   Carcinosinum

Klammert sich an die Mutter	Weinen von Geburt an
Verlangen nach Mitgefühl	Empfindlich gegen Kritik, gegen Vorwürfe
Furcht vor eingebildeten Dingen, vor Räubern	Furcht vor Ansteckung
Furcht abends in der Dämmerung	Furcht vor Spinnen

Phosphorus	Causticum
Albernes Benehmen, Possenreißen	Intellektuell
Gefallsüchtig, kokett	Verlangen, nützlich zu sein, andere zufriedenzustellen
Faulheit, Abneigung zu denken	Zu viel Pflichtgefühl
Erträgt keine Ungerechtigkeit	Wahnidee, es mache etwas falsch
Aussehen: groß gewachsen, mager, helle oder rote Haare	Aussehen: kleinwüchsig, braune Haare
Gesicht ausdruckslos, ängstlich, leidend, albern	Alt aussehendes Gesicht
Sommersprossen	Blaue Skleren
Nasenbluten	Sinusitis
Steckt die Finger in den Mund	Nervöse Tics
Vermehrter Appetit bei Erkrankung, Fieber	Vermehrter Appetit nach dem Abendessen
Schlaflage: linke Seite unmöglich	Schlaflage: Knie-Ellenbogen-Lage
Häufiges Erwachen	Schlaflosigkeit, muss gewiegt werden
Lebhafte Träume	Albträume
Schlafwandeln	Schreien nachts im Schlaf
Hämangiom	Übermäßiger Haarwuchs
Beschwerden durch Anästhesie	Beschwerden nach Impfung
F: Apoplexie	F: Alkoholismus, Anämie, Asthma, Diabetes, Krebserkrankung, Kinderkrankheiten spät im Leben, Tuberkulose, Ulcus
P: Krup, gastrointestinale Beschwerden	P: Gerstenkörner, Impfungen, Krebserkrankung, Mononukleose, Kinderkrankheiten spät im Leben, Tonsillitis, Sinusitis
Verlangen: Gurken, Reis, saure Speisen, Hühnerfleisch	Verlangen: Geräuchertes, Mixed Pickles, rohe Zwiebeln, Ketchup
Abneigung: Tomaten, Zwiebeln	Abneigung: Eiscreme, Suppe

Phosphorus   Causticum

Phosphorus	Causticum
Furcht vor eingebildeten Dingen, Räubern, Höhenangst	Furcht durch Geräusche, in engen Räumen
Langsame Bewegungen	Hast beim Essen
Lachen über Ernstes	Weinen wegen Kleinigkeiten

P

335

Angst um die Gesundheit von Verwandten	Voller Sorge um andere; Furcht, dass andere sich verletzen könnten
Empfindlich gegen alle äußeren Eindrücke	Erträgt keine Ungerechtigkeit
Schamlos, ekstatisch, küsst und umarmt jeden	Ernst, schweigsam
Liebevoll, Verlangen nach Mitgefühl, nach Zärtlichkeit	Neigung zu widersprechen, herausfordernd
Schlafwandeln	Lachen im Schlaf
Leicht zu beruhigen	Stottert bei Erregung
Aussehen: hell, blond, rote Haare	Aussehen: dunkel mit straffer Faser
Rote glänzende Nasenspitze	Hautausschlag an der Nasenspitze
Rissige Zunge	Schmerzhafte Bläschen auf der Zunge
Langsame Zahnung, vorzeitige Karies	Schwierige Zahnung
Abends: Schmerz im Kehlkopf, Stimme verloren	Morgens: Schmerz im Kehlkopf, Stimme verloren
Heiserkeit < nach Husten, langes Sprechen, Überhitzung, im Freien, > Hochräuspern von Schleim	Heiserkeit < Singen, nasses Wetter, > kalte Getränke, Sprechen
Husten < kalte Getränke	Husten > kalte Getränke
Pneumonie	Anstrengungsasthma
Stauungsniere	Harntröpfeln bei Kälte, Lachen, Schnäuzen
Spröde Nägel	Verkrüppelte Nägel
Gebeugte Haltung	Steifheit, Knacken im Knie
Zu schnelles Wachstum	Hüftluxation
Ungeschickte Hände	Ungeschickte Beine
Schlaflage: linke Seite unmöglich	Ruhelose Beine im Bett
Blutungsneigung	Allmähliche Lähmung
Naevi, Sommersprossen, Hämangiom	Intertrigo bei Kleinkindern, hornige Warzen
Verlangen: Eiscreme, Gewürze, kalte Speisen, kalte Milch	Verlangen: Geräuchertes, Joghurt
Abneigung: warme Speisen, Butter, Kartoffeln, Tomaten	Abneigung: Leckerbissen, Brokkoli
< Leichte Berührung, warme Luft, feuchte Anwendungen	< Wetterwechsel von warm nach kalt

P

> Nach Schlaf, Magnetisiertwerden, Bauchlage

> Nasses Wetter, im warmen Zimmer

Phosphorus

Coffea cruda

Phosphorus	Coffea cruda
Verlangen nach Mitleid, gefallsüchtig, schmeichlerisch	Abneigung gegen Mitleid
Empfindlich beim Hören von Grausamkeiten	Empfindlich gegen Schmerz, Schmerz ist unerträglich
Furcht vor dem Alleinsein, vor Gewitter	Furcht vor Ärzten
Schüchternheit, Nägelbeißen	Lampenfieber
Langsamkeit	Große Beweglichkeit, Behändigkeit; hastige Bewegungen
Schreien im Schlaf, beim Erwachen	Weinen während Krankheit, Schreien bei Schmerzen
Zu schnelles Längenwachstum, Wachstumsschmerzen	Abgemagertes Gesicht
Langsame Zahnung	Nervöse Erregung, Fieber oder Konvulsionen während Zahnung
Vorzeitige Karies	Zahnschmerzen
Häufiges Erwachen	Ruheloser Schlaf nach Mitternacht
Schlaflosigkeit durch körperliche Beschwerden, Diarrhoe, Husten, Hunger, kalte Füße	Schlaflosigkeit durch Freude, Gedankenandrang, geistige Anstrengung
Neigung zu Allergien, Beschwerden durch Impfungen	Überempfindlichkeit gegen homöopathische und allopathische Medikamente
Schmerzen erscheinen und verschwinden allmählich	Schmerzen erscheinen und verschwinden plötzlich
> Warmwerden	< Warmwerden

P

Phosphorus

Ignatia

Phosphorus	Ignatia
Langsame Sprache; Kind denkt lange nach, bevor es antwortet	Hastige Sprache
Verlangen nach Gesellschaft, < wenn allein	Abneigung gegen Gesellschaft, Verlangen nach Einsamkeit
Empfindlich gegen alle äußeren Eindrücke	Empfindlich gegen Vorwürfe

Phosphorus	Ignatia
Chaotisch	Nimmt seine Verantwortung zu ernst
Angst vor dem Alleinsein, Furcht vor Gespenstern, vor Gewitter	Furcht in engen Räumen, vor Fremden, Schlangen
Liebevoll, herzlich	Reizbar oder zornig durch geringsten Widerspruch
Mitteilsam, gesprächig	Abneigung dagegen, angesprochen zu werden; unterdrückte Gefühle, schweigsam nach Kränkung, brütet
Leicht zu beruhigen, Verlangen nach Mitleid	Abneigung gegen Trost
Traurigkeit mit unwillkürlichem Weinen	Traurigkeit mit Seufzen, kann nicht weinen
Gefallsüchtig, schmeichlerisch, schamlos	Verwegen, furchtlos
Gesichtsausdruck albern, töricht, kränklich, leidend	Trauriger Gesichtsausdruck
Nasenbluten, Zahnfleischbluten	Beißt sich auf die Zunge, in die Wange
Langsame Zahnung, Schlaflosigkeit während Zahnung, vorzeitige Karies	Erbrechen während Zahnung
Heißhunger bald nach dem Essen, während Krankheit	Anfallsweiser, lauter Schluckauf
Erbrechen nach dem Trinken kleinster Mengen	Krampfartige Bauchschmerzen, nervöses Erbrechen
Diarrhoe	Obstipation auf Reisen
Ziegelmehlsediment im Urin	Scharfer Urin
Pneumonie	Psychogenes Asthma, psychogene Atemstörung
Husten < Temperaturwechsel, Weinen	Hustenreiz nimmt mit dem Husten zu
Schlaflage: Kopf nach vorn gebeugt, Knie-Brust-Lage	Schlaflage: Kopf nach hinten gebeugt
Jammern, Murmeln im Schlaf	Schreien im Schlaf
Sommersprossen	Intertrigo
Mager, hoch gewachsen	Widersprüchliche und abwechselnde Zustände
P: Nasenbluten, Krupp, Bronchitis, Pneumonie, Tuberkulose	P: Tonsillitis
Verlangen: Eiscreme, Salz, kalte Milch	Verlangen: Brot, Unverdauliches, warme Milch, Tomaten
Abneigung: warme Getränke, Tomaten	Abneigung: saure Speisen

< Wetterwechsel, Wind, Lagewechsel	< Trost, Warmwerden
> Trost, Berührung, Aufenthalt in der Sonne	> Lagewechsel, körperliche Anstrengung, warmer Ofen

Phosphorus   Lac caninum

Phosphorus	Lac caninum
Furcht vor Trennung, Kind klammert sich an, Furcht vor Gespenstern	Furcht vor der Dunkelheit, vor Schlangen
Wachsam, aufmerksam, frühreif	Zu viel Pflichtgefühl
Lebhaft, leicht zu beeindrucken	Unternimmt vieles, aber hält nichts durch
Nägelbeißen	Wäscht sich ständig die Hände
Albernes Benehmen, Possenreißen	Reizbarkeit, ständiges Weinen und Schreien
Gesichtsausdruck albern, verwirrt, leidend	Erschrockener Gesichtsausdruck
Abmagerung, zu schnelles Wachstum	Mangelernährung
Nasenbluten, Zahnfleischbluten	Weißer Belag in Mund oder Rachen
Stottern, raue, heisere Stimme	Nasale Stimme
Häufige Erektionen	Enuresis
Eiskalte Füße	Neigung, die Füße zu entblößen
Naevi, Hämangiom	Warzen an den Fingern
Schlaflage: rechte Seite, sitzend	Schlaflage: Beine angezogen, Arme über dem Kopf
Übermaß an Energie	Fehlende Ausdauer
Plötzlich auftretende Symptome, anfallsweise Beschwerden	Ständiger Wechsel der Symptome
Verlangen: Eiscreme, kalte Speisen	Verlangen: Pfeffer, Senf
Abneigung: Obst, warme Speisen und Getränke	Abneigung: Getränke
< Baden	> Kalt Baden

Phosphorus   Pulsatilla

Phosphorus	Pulsatilla
Empfindlich gegen alle äußeren Eindrücke, wachsam	Vorsichtig, sorgsam
Angst um andere, um die Eltern	Furcht davor, vernachlässigt zu werden, Gefühl von Verlassenheit

P

Furcht vor Ärzten, vor dem Fliegen, vor Gewitter, Schatten, tiefem Wasser	Furcht in engen Räumen, vor Schlangen, vor dem Zahnarzt
Verlangen zu reisen	Verlangen nach Hause zu gehen
Zorn	Neid, Habgier
Albernes Benehmen, Possenreißen	Lacht oder weint bei jeder Gelegenheit
Umarmt oder küsst jeden, schamlos	Verlangen, liebkost und gestreichelt zu werden
Steckt die Finger in den Mund	Nägelbeißen
Zu rasches Wachstum	Abmagerung oder Fettleibigkeit
Sommersprossen auf der Nase	Augenentzündung mit gelblicher Absonderung
Aphthen bei Säuglingen	Leckt sich die Lippen
Heißhunger nachts, bei Fieber	Verdauungsstörung durch Eiscreme, fette Speisen
Durst auf große Mengen	Durstlosigkeit mit trockenen Lippen
Erbrechen sobald das Getrunkene im Magen warm geworden ist	Erbrechen von Speisen Stunden nach dem Essen
Erektionen, Masturbation	Hydrozele, Fluor vaginalis
Krupp, Pneumonie	Asthma
Wachstumsschmerzen	Übermäßiger Haarwuchs
Eiskalte Füße	Hitze der Füße, entblößt sie
Schlaflage: rechte Seite	Schlaflage: Arme über dem Kopf
Schlafwandeln	Schreien im Schlaf
Petechien, Naevi, Hämangiome	Rissige, aufgesprungene Haut < Waschen
Verlangen: Salz, Reis, kalte Milch	Verlangen: Sahne, weich gekochte Eier, Kartoffeln
Abneigung: Kartoffeln, Knoblauch, Zwiebeln, Tomaten, Tee	Abneigung: Öl, Schweinefleisch, warme Getränke
> Handauflegen	> Langsame Bewegung, nasse Anwendungen, Zugluft

Phosphorus   Rhus toxicodendron

Kitzelig	Ruhelos, muss sich ständig bewegen
Angst um die eigene Gesundheit	Furcht davor, verletzt zu werden
Mitgefühl, Verlangen nach Mitgefühl	Grundloses Weinen, weiß nicht warum

Entzündung oder Blutung der Netzhaut, Sehnervatrophie	Entzündung von Bindehaut, Iris, Uvea
Nasenbluten	Juckreiz der Ohrmuschel
Sommersprossen	Herpes labialis
Steckt die Finger in den Mund	Krampfhaftes Gähnen
Aphthen bei Säuglingen	Rote Zungenspitze, Zahneindrücke auf der Zunge
Diarrhoe	Hautausschlag um den Anus
Krupphusten, Husten < Temperaturwechsel	Husten < Entblößen, > warme Getränke
Wachstumsschmerzen	Ruhelose Beine < nachts im Bett
Schlaflage: Abdomen, rechte Seite	Schlaflage: Rücken, Beine ausgestreckt oder gespreizt
Schlafwandeln, häufiges Erwachen	Schlaflos nach 3.00 Uhr
Roter Dermographismus	Urtikaria nach Kratzen
Naevi	Herpes zoster
Gebeugte Haltung	Steifheit der Glieder
Seite: erst rechts, dann links	Seite: diagonal rechts oben und links unten
Verlangen: Gewürze, Salz	Abneigung: Suppe
< Heiße Getränke	< Entblößen einzelner Teile, kalter Wind, Aufenthalt in Kellerräumen
> Magnetisiertwerden, nach Schlaf, kalte Anwendungen	> Bewegung, warme Anwendungen, warme Getränke

Phosphorus   Sepia

Gefallsüchtig, kokett, schmeichlerisch	Eifersüchtig
Albernes Benehmen, Possenreißen	Reizbarkeit, Zorn durch Widerspruch
> Trost	< Mitgefühl
Verlangen, magnetisiert zu werden	Abneigung dagegen, angefasst zu werden
Leidenschaftlich bei jeder Kleinigkeit	Veränderliche Laune
Furcht vor Blitz	Froh, wenn es donnert und blitzt
Furcht davor, überfahren zu werden	Furcht beim Autofahren
Angst, den Eltern könnte etwas zustoßen	Gleichgültig gegen das Wohlergehen anderer
Steckt die Finger in den Mund, beißt an den Nägeln	Tanzt

Gesichtsausdruck albern, ängstlich, leidend	Alt aussehendes Gesicht, müder Gesichtsausdruck
Rote Wangen	Blasses Gesicht
Sommersprossen auf der Nase	Brauner Sattel über der Nase
Vorzeitige Karies	Herpes labialis
Überempfindlich gegen den Geruch von Blumen	Überempfindlich gegen den Geruch von Speisen
Heißhunger bald nach dem Essen, vermehrter Appetit nachts oder bei Fieber	Übelkeit beim Gedanken an oder Geruch von Speisen
Diarrhoe < warme Speisen	Diarrhoe < Milchtrinken
Offener Anus	Hautausschlag um den Anus
Vermehrtes sexuelles Verlangen, vorzeitige Menarche	Fluor vaginalis
Krupp, Pneumonie	Anhaltender Husten nachts
Schlaflage: Kopf nach vorn gebeugt	Schlaflage: Kopf nach hinten gebeugt
Petechien, Purpura, Ekchymosen	Beugeekzem, rissige Hände < Winter, Waschen
Rote Streifen auf der Haut nach Kratzen (roter Dermographismus)	Aufgesprungene, rissige Haut < Winter
Mager, zu schnell gewachsen, gebeugte Haltung	Übermäßiger Haarwuchs
F: Apoplexie	F: Rheumatismus
P: Nasenbluten, Bronchitis, Krupp, gastrointestinale Beschwerden	P: Tonsillitis, Zystitis
Verlangen: kalte Speisen, Eiscreme, Schweinefleisch	Verlangen: Mixed Pickles, Tee
Abneigung: Obst, warme Speisen und Getränke, Tee	Abneigung: Schweinefleisch
< Abends, Dämmerung, Lagewechsel	< Am Meer
> Sanftes Reiben	> Körperliche Anstrengung, Lagewechsel

Phosphorus   Sulfur

Furcht vor dem Alleinsein, Verlangen nach Gesellschaft	Erträgt es nicht, angeblickt zu werden
Furcht vor Ärzten, ärztlichen Untersuchungen	Furcht vor Ansteckung
Erträgt keine Ungerechtigkeit	Zorn auf sich selbst, auf seine Fehler

Empfindlich gegen alle äußeren Eindrücke	Muss alles anfassen
Gleichgültig gegen geliebte Personen	Gleichgültig gegen sein Äußeres
Schamlosigkeit	Prahler
Umarmt jeden	Steckt alles in den Mund
Lebhafte Phantasie	Theoretisiert, schmiedet viele Pläne
Verlangen, magnetisiert zu werden	Abneigung gegen Waschen oder Waschzwang
Mitgefühl, Verlangen nach Mitgefühl	Eifersucht
Alberner, verwirrter Gesichtsausdruck	Alt aussehendes Gesicht, elender Gesichtsausdruck
Groß gewachsen	Gebeugte Haltung
Nasenbluten	Schniefen bei Neugeborenen
Vorzeitige Karies	Fieber während Zahnung; Aphthen
Vermehrter Appetit vor oder während einer Erkrankung	Heißhunger um 11.00 Uhr
Erbrechen sobald das Getrunkene im Magen warm geworden ist	Aufgetriebenes Abdomen
Übelkeit durch warme Getränke	Verdauungsstörung nach Milchtrinken
Häufige Erektionen, Masturbation	Hydrozele, wund machender Urin
Krupp, schmerzhafter Kehlkopf	Asthma abwechselnd mit Hautausschlägen
Pneumonie linker Unterlappen	Pneumonie rechter Oberlappen
Bewegungen der Hände im Schlaf	Lachen, Schreien im Schlaf
Schlaflage: Knie-Brust-Lage; rechte Seite unmöglich	Schlaflage: Arme über dem Kopf; schläft nackt
F: Apoplexie	F: Alkoholismus, Hautbeschwerden, Syphilis
P: gastrointestinale Beschwerden, Krupp, Bronchitis, Pneumonie, Nasenbluten	P: Abszess, Augenentzündung, Erysipel, Allopathika, Schnupfen, Tonsillitis
Verlangen: Eiscreme, kalte Speisen	Verlangen: Rohkost, Kartoffeln, warme Getränke
Abneigung: Obst; Kartoffeln, warme Speisen und Getränke	Abneigung: Hühnerfleisch, Oliven, Saures, Muttermilch
< Leichte Berührung, Sommer, Beginn der Bewegung	< Heiß Baden, langer Schlaf, Sonne, Frühling
> Nach Schlaf, Reiben, Bauchlage, Stehen, Sonne	> Bewegung

P

343

Phosphorus	Tuberculinum
Mitgefühl, Angst um andere	Egoismus, tadelt andere
Angst, wenn allein; Verlangen nach Gesellschaft	Furcht vor neuen Situationen
Furcht vor Gespenstern, Räubern	Furcht vor Katzen, Vögeln
Furcht abends in der Dämmerung	Pavor nocturnus
Umarmt jeden	Furcht vor Fremden
Empfindlich gegen alle äußeren Eindrücke	Reizbar, schlägt den Kopf gegen Gegenstände
Verlangen, magnetisiert zu werden	Abneigung dagegen, angesehen oder berührt zu werden
Zerstreut, verträumt, langsam	Ruhelos, Impuls zu laufen
Schweiß auf der Stirn	Kopfschweiß nachts
Zu rasches Wachstum	Zwergwuchs
Blutungsneigung, Nasenbluten durch Schnäuzen, Zahnfleischbluten	Rote Lippen
Krupphusten, Laryngitis bei Schnupfen	Tonsillitis, Adenoide, perlschnurartige Halslymphknoten
Sommersprossen, Naevi	Hautausschlag im Winter
Häufiges Erwachen	Schlaflos nach 3.00 Uhr
Schlafwandeln	Zähneknirschen im Schlaf
F: Apoplexie	F: Alkoholismus, Asthma, Ekzem, Kropf
P: gastrointestinale Beschwerden, Krupp, Nasenbluten	P: Abszess, Gerstenkörner, Diarrhoe, Otitis, Tonsillitis, Zystitis
Wandernde, sich verschiebende Beschwerden	Viele widersprüchliche, wechselnde Symptome
Verlangen: gewürzte Speisen, kalte Speisen und Getränke	Verlangen: Butter, Geräuchertes, Kartoffeln, Speck, Schweinefleisch, warme Getränke
Abneigung: Butter, Kartoffeln, warme Speisen und Getränke, Obst	Abneigung: Ananas, Käse, saure Speisen
< Liegen, Reiben, Schlafmangel, schnell Gehen	< Wetterwechsel von kalt nach warm
> Dunkelheit, Erwachen	> Schnell Gehen, Seeluft

P

Psorinum	Arsenicum album
Furcht vor dem Überqueren einer Straße	Furcht vor engen Räumen
Furcht davor, vernachlässig zu werden	Verlangen nach Gesellschaft
Reizbar nachts, tagsüber brav	Angst nachts
Gesicht schmutzig und blass, behaart, rot um die Augen	Gesichtsausdruck hager, alt aussehend, leidend, ängstlich
Vermehrter Appetit nachts	Bei Fieber: Heißhunger
Obstipation	Hautausschlag um den Anus
Leistenhernie	Hydrozele, Harnverhaltung bei Neugeborenen
Atemnot > im Liegen	Atemnot > im Sitzen
Fauliger Schweißgeruch	Süßlicher Schweißgeruch
Juckender Hautausschlag < in der Bettwärme	Juckender Hautausschlag < nachts, im Schlaf
Traurig, verzweifelt, schlaflos durch Juckreiz	Jucken < Kratzen
F: Alkoholismus, Asthma, Ekzem	F: Apoplexie
P: unterdrückte Absonderungen, Gerstenkörner, Halsentzündung, Tonsillitis	P: Augenentzündung, Furunkel, Nasenbluten
< Wetterwechsel von kalt nach warm	< Wetterwechsel von warm nach kalt
Abneigung gegen Baden	> Heiß Baden

Psorinum	Graphites
Furcht vor Versagen	Ängstlich, schüchtern
Furcht vor Ungewohntem	Abneigung gegen Veränderung
Furcht in engen Räumen, im Auto, vor dem Überqueren einer Straße	Furcht vor Annäherung, Fremden, Menschenmengen
Eigensinnig	Affektiert, unverschämt, spöttisch
Tagsüber brav, nachts reizbar	Weinen durch Musikhören
Kränklicher, schläfriger Gesichtsausdruck	Abwesender Gesichtsausdruck
Abmagerung	Fettleibigkeit

P

Feuchtes, gelbes Kopfekzem	Juckender, klebrig-feuchter Hautausschlag am Kopf
Hautausschlag blutet nach Kratzen < Winter	Hautausschlag nässend, klebrig, übel riechend
Juckreiz < Warmwerden, im Bett, Entkleiden	Juckreiz > Kälte, kalt Baden
Bohrt mit dem Finger im Ohr	Entzündung und Risse der äußeren Kanthi
Pusteln oder Bläschen hinter den Ohren	Risse hinter den Ohren
Aphthen	Hautausschlag um den Mund, rissige Lippen
Exkoriation der Mundwinkel	Ekzem in den Mundwinkeln, an den Nasenflügeln
Perlschnurartig geschwollene Halsdrüsen	Geschwollene Tonsillen
Verdorbener Magen durch saures Obst	Übelkeit durch Süßigkeiten
Flatusabgang riecht wie faule Eier	Hautausschlag um den Anus, schmerzhafte Analfissur
Leistenhernie	Juckender, feuchter Ausschlag am Skrotum, Hydrozele
Schreien, Weinen im Schlaf	Redseligkeit im Schlaf
Nägel rau, gefurcht, gerillt	Nägel dick, verkrüppelt, deformiert
F: Alkoholismus, Asthma, Ekzem	F: Allopathika, Impfungen, Sykose
P: unterdrückte Hautausschläge und Absonderungen, Abszess, Otitis, Tonsillitis, Verletzung	P: Erysipel, Magenschmerzen, Rachenentzündung, Schnupfen
Erkrankung, von der es sich nicht erholt hat	Abwechselnde, wandernde Beschwerden
Abneigung: Schweinefleisch, Tomaten	Abneigung: Fisch, Salz, Süßes

Psorinum   Hepar sulfuris

Eigensinnig	Zornig, widerspenstig, Neigung zu widersprechen
Tagsüber brav, nachts reizbar	Leicht beleidigt
Ruhelosigkeit mit Hautausschlägen	Hast beim Sprechen und Essen
Furcht davor, vernachlässigt zu werden, zu versagen	Furcht davor, berührt oder verletzt zu werden

Psorinum	Mezereum
Furcht vor dem Überqueren einer Straße	Furcht vor Bienen, Schlangen, vor dem Zahnarzt
Milchschorf	Kalter, saurer Kopfschweiß
Bohrt mit dem Finger im Ohr	Niesen durch Entblößen
Feuchter, wund fressender Ausschlag hinter den Ohren	Risse hinter den Ohren, in der Lippenmitte
Vermehrter Appetit nachts	Reiseübelkeit
Obstipation, schwieriger, aber normaler Stuhl	Saurer Stuhl
Leistenhernie	Phimose, Balanitis
Einwärtsdrehung der Beine (Coxa antetorta)	Hüftgelenkentzündung
Schlaflosigkeit durch Juckreiz	Auffahren beim Einschlafen
Hautausschlag an den Gelenken, zwischen den Fingern	Abszess, Furunkel, Akne
Juckreiz < Warmwerden im Bett	Juckreiz < kalte Luft
Verlangen: Unverdauliches	Verlangen: Essig, Mixed Pickles, scharf Gewürztes
Abneigung: Tomaten, Schweinefleisch	Abneigung: Fett
< Bettwärme, Wetterwechsel von kalt nach warm	> Im warmen Bett, Ofenwärme

Psorinum — Mezereum

Psorinum	Mezereum
Gefühl von Verlassenheit	Verlangen nach Gesellschaft
Ruhelosigkeit mit Hautausschlägen	Grundloser Zorn über Kleinigkeiten
Feuchte, sich ausbreitende Krusten am Kopf	Weiße Krusten am Kopf, darunter dicker Eiter
Wund fressender, eitriger Ausschlag hinter den Ohren	Ekzem um den Mund, Impetigo im Gesicht
Heuschnupfen	Riss in der Mitte von Unterlippe oder Zunge
Schwierige Zahnung	Vorzeitige Karies
Bläschen zwischen den Fingern	Ekzem oder juckende Bläschen am Handrücken
Juckreiz treibt zur Verzweiflung	Juckreiz < Kratzen, Juckreiz wechselt den Ort
Exkoriation durch Kratzen	Urtikaria nach Kratzen

P

Verlangen: Unverdauliches	Verlangen: fetter Schinken, Schweinefleisch, Speck
Abneigung: Schweinefleisch, Tomaten	Abneigung: Milch
< Körperliche Anstrengung, Wetterwechsel von kalt nach warm	< Geringste Berührung, Kratzen, Zimmerluft

Psorinum   Petroleum

Unordentlich, Abneigung gegen Waschen	Frühreif, altklug, affektiert
Gefühl von Verlassenheit	Angst in Gesellschaft, schüchtern
Eigensinnig	Nachgiebig
Mürrisch, pessimistisch	Launenhaft
Abgemagertes Gesicht	Gedunsenes Gesicht
Heuschnupfen	Schwerhörig durch Tubenkatarrh
Vermehrter Appetit vor einer Erkrankung	Heißhunger bei Diarrhoe
Heißhunger nach dem Essen	Abmagerung mit Heißhunger
Furcht vor dem Autofahren	Übelkeit beim Autofahren, Seekrankheit
Stuhl riecht nach faulen Eiern	Juckender Hautausschlag um den Anus
Verzweiflung und Schlaflosigkeit durch Juckreiz	Juckreiz > warm Baden
Ekzem in den Ellenbeugen	Hautausschlag am Skrotum
Sauer riechender Schweiß, übel riechender Körpergeruch	Übel riechender Achselschweiß
Brüchige Nägel	Tiefe Risse an den Händen, rissige Fingerspitzen
Abneigung gegen Baden und Waschen	Langsame Wundheilung
Abneigung: Schweinefleisch, Tomaten	Abneigung: Fett

Psorinum   Silicea

Furcht vor Versagen	Schüchtern in der Öffentlichkeit
Furcht vor dem Überqueren einer Straße, vor dem Autofahren	Angst durch Geräusche, empfindlich gegen Geräusche
Greift nach etwas, zupft, ringt die Hände	Nägelbeißen

P

Rechenschwäche	Frühreif, altklug, zählt ständig
Unordentlich	Gewissenhaft in Kleinigkeiten
Tagsüber brav, nachts reizbar mit Schreien und Weinen	Tagsüber schläfrig, nachts schlaflos
Abneigung gegen Gesellschaft	Verlangen, magnetisiert zu werden
Eigensinnig, reizt seine Umgebung	Mild, nachgiebig
Schläfriger Gesichtsausdruck, Haarwuchs im Gesicht	Alt aussehendes Gesicht; hagerer, leidender Gesichtsausdruck
Krustiger, sich ausbreitender Hautausschlag am Kopf	Feuchter Hautausschlag am Hinterkopf
Haar klebt zusammen	Saurer Kopfschweiß
Pterygium	Striktur des Tränenkanals
Ekzem hinter den Ohren	Schorfige Nasenlöcher, Nasenbluten
Fauliger Mundgeruch	Übler Mundgeruch morgens
Zähneknirschen im Schlaf	Langsame, schwierige Zahnung, vorzeitige Karies, Zahnfleischfisteln
Heißhunger bald nach dem Essen	Erbrechen nach dem Trinken von Muttermilch, erbricht geronnene Milch
Flatusabgang riecht nach faulen Eiern	Aufgetriebenes Abdomen
Unwillkürlicher Stuhl	Obstipation, Stuhl schlüpft zurück
Asthma abwechselnd mit Hautausschlag	Asthma durch Anstrengung, Pollenasthma
Kalter Schweiß an den Händen	Übel riechender Schweiß in den Achselhöhlen
Einwärtsdrehung der Beine (Coxa antetorta)	Geht mit nach außen gedrehten Füßen
Schlaflage: zusammengerollt, linke Seite	Schlaflage: deckt den Kopf zu
Hautausschlag in den Gelenkbeugen	Vitiligo
Rissige Haut im Winter	Hämangiom
Abmagerung erstreckt sich nach unten	Abmagerung mit Heißhunger
Beschwerden nach Säfteverlust	Muskelschwäche
F: Alkoholismus, Asthma, Ekzem	F: Allopathika, Impfungen, Sykose
P: unterdrückte Absonderungen und Hautausschläge	P: Laryngitis, Schnupfen, Sinusitis
Abneigung: Tomaten, Schweinefleisch	Abneigung: Muttermilch
> Kalt Baden, Bauchlage	> Warmer Ofen, warmes Bett

P

Psorinum   Sulfur

Psorinum	Sulfur
Furcht, etwas werde geschehen	Angst um andere, Furcht vor Gespenstern
Gefühl von Verlassenheit; Furcht davor, vernachlässigt zu werden	Gleichgültig gegen Äußerlichkeiten
Traurig, ruhelos, verzweifelt durch Juckreiz	Froh und albern
Pessimist	Optimist
Tagsüber brav, nachts reizbar	Schreien beim Erwachen
Wächsernes, glänzendes Gesicht	Rote Nase
Abmagerung erstreckt sich nach unten	Gebeugte Haltung
Feucht und wund hinter den Ohren	Hautausschlag am Haaransatz
Ekzem in der Achselhöhle	Übermäßiger Haarwuchs
Bohrt mit dem Finger im Ohr	Steckt alles in den Mund
Gelbe Zähne	Schwierige Zahnung
Vermehrter Appetit vor einer Erkrankung	Vermehrter Appetit um 11.00 Uhr
Ziegelmehlsediment im Urin	Roter Anus
Dyspnoe > Liegen	Dyspnoe > im Freien
Schlaflage: Arme gespreizt	Schlaflage: rechte Seite, Rücken, sitzend; schläft nackt
Verlangen nach einer Bettdecke	Verlangen, sich zu entblößen
Fauliger Schweißgeruch	Schweiß riecht nach Schwefel, Käse, faulen Eiern
Juckreiz < Entkleiden, kalte Luft	Juckreiz < nachts
F: Asthma	F: Hautbeschwerden, Syphilis, Tuberkulose
P: Unterdrückte Absonderungen und Hauterkrankungen, Otitis, Überanstrengung	P: Augentzündung, Erysipel, Allopathika, Schnupfen
Ungewöhnlich guter Zustand vor Verschlechterung	Heftige Reaktion auf homöopathische Arzneimittel
Verlangen: Unverdauliches	Verlangen: Gewürze, Süßigkeiten
Abneigung: Schweinefleisch, Tomaten	Abneigung: Fleisch, Oliven
< Eintritt in ein kaltes Zimmer	< Heiß Baden, Wärme, langer Schlaf
> Baden, Bauchlage, warm Einhüllen	> Bewegung, kalte Luft

P

Psorinum   Syphilinum

Psorinum	Syphilinum
Gewissensangst	Lügner
Furcht vor Unglück, vor dem Überqueren einer Straße	Furcht vor Ansteckung
Gefühl von Verlassenheit; Furcht davor, vernachlässigt zu werden	Widerwillen vor allem, Abneigung gegen Mitleid
Empfindlich gegen Schmerz	Empfindlich gegen Geräusche
Schmutzig	Reinlichkeitswahn
Kränklicher, schläfriger Gesichtsausdruck	Alt aussehendes Gesicht, Stirnrunzeln
Hautausschlag am Kopf, hinter den Ohren	Offene Fontanelle, Mikrozephalie
Bohrt mit dem Finger im Ohr	Nägelbeißen
Eingesunkene Nase	Breite, flache Nase, brauner Sattel über der Nase
Heuschupfen	Verstopfte Nase
Haarwuchs im Gesicht	Rissige Lippen, Landkartenzunge
Trockene Zunge, Zahnfleischbluten	Speichelfluss im Schlaf
Zähneknirschen im Schlaf	Verkümmerte, eingedellte Zähne
Heißhunger nachts	Chronisch fehlender Appetit, Abneigung zu essen
Hautausschlag oder Juckreiz um den Anus	Analfistel
Asthma < kalte Luft, allergisches Asthma	Asthma < warmes Wetter, Sommer, nachts
Einwärtsdrehung der Beine (Coxa antetorta)	Krümmung der Wirbelsäule
Brüchige Fingernägel	Wundheit zwischen den Zehen
Schreien, Weinen im Schlaf	Schreien von Geburt an
Juckender Hautausschlag, kratzt sich wund	Rezidivierende Abszesse und Eiterungen
Übel riechender Körpergeruch	Gelber Fluor vaginalis
Marasmus	Zwergwuchs
F: Asthma, Ekzem	F: Aorta, Apoplexie, Geisteskrankheit, Suizid, Syphilis
P: Gerstenkörner, Halsentzündung, unterdrückte Hautausschläge, Otitis, Überanstrengung	P: Furunkel, Schnupfen

P

351

Abneigung: Schweinefleisch, Tomaten	Abneigung: Fett
< Kälte, Wetterwechsel, Wind, Impfung	< Heißes oder feuchtwarmes Wetter, Seeluft
> Baden, Bauchlage, schnelle Bewegung	> Kalte Luft, langsame Bewegung

Psorinum   Tuberculinum

Furcht vor Unglück, Feuer, Wasser, dem Überqueren einer Straße	Furcht vor Tieren, Hunden
Gefühl von Verlassenheit	Reizbar, destruktiv, schlägt
Empfindlich gegen Schmerzen	Empfindlich gegen Geräusche
Abneigung gegen Autofahren	Verlangen nach Autofahren
Heimweh, will nach Hause gehen	Verlangen, das Zuhause zu verlassen
Tadelt sich selbst	Tadelt andere
Traurig, verzweifelt, ruhelos durch Juckreiz	Ruhelos, muss sich dauernd bewegen, reisen, wandern
Ausschlag hinter den Ohren	Herpes labialis
Diarrhoe während Zahnung	Langsame Zahnung, vorzeitige Karies
Übel riechende Absonderung aus der Nase	Nasenbluten, Adenoide
Stuhl riecht nach faulen Eiern	Wund machender Stuhl, Exkoriation am Anus
Spröde Fingernägel	Eingewachsene Zehennägel, weiß gefleckte Nägel
Schlaflage: Arme gespreizt	Schlaflage: Abdomen, Knie-Brust-Lage
Ruhelosigkeit und Schreien die ganze Nacht	Rollt im Schlaf den Kopf hin und her
Sauer oder faulig riechender Schweiß	Kopfschweiß nachts
Juckendes Ekzem < Bettwärme	Juckendes Ekzem < an kalter Luft
Abneigung gegen Baden	Frost beim Baden
Übler Körpergeruch	Stuhlgeruch wie verdorbener Käse
P: Halsentzündung, unterdrückter Hautausschlag	P: Bronchitis, Pneumonie, Diarrhoe, Zystitis

P

Ungewöhnlich guter Zustand vor Verschlechterung	Viele widersprüchliche, wechselnde Symptome
Verlangen: Unverdauliches	Verlangen: Geräuchertes, kalte Milch, Salz, Speck, Schweinefleisch, Süßes
Abneigung: Schweinefleisch, Tomaten	Abneigung: Ananas, Eier, Käse
< Autofahren, Gehen im Freien, Hunger, Wind, Bettwärme	< Wärme, am Meer
> (Kalt) Baden, Liegen (auf dem Bauch)	> Schnell Gehen, am Meer, im warmen Bett, Fahren im Wind

P

Pulsatilla   Ambra grisea

Pulsatilla	Ambra grisea
Unwillkürliches Weinen, Lachen abwechselnd mit Weinen	Alberne Geschwätzigkeit
Spontan, impulsiv, liebevoll	Nervöse Erregung
Furcht davor, alleingelassen zu werden	Angst in Gesellschaft
Verlangen nach Gesellschaft, klammert sich an	Abneigung gegen Fremde; kann nur urinieren, wenn es allein ist
Frühreif	Rechenschwäche
Überstürzt, verwegen	Ungeschickt, lässt Dinge fallen
Abneigung gegen Veränderung	Verweilt bei vergangenen unangenehmen Erlebnissen
Rotes Gesicht, erweiterte Gesichtsvenen	Alt aussehendes Gesicht
Kränklicher, leidender Gesichtsausdruck	Verlegener Gesichtsausdruck
Lippen schälen sich ab	Rissige Mundwinkel
Husten stört den Schlaf	Aufstoßen nach Husten
Diarrhoe	Obstipation
Hydrozele; Fluor vaginalis	Masturbation
Heuschnupfen	Pollenasthma
Hitze der Füße, entblößt sie	Wadenkrämpfe nachts
Nägelbeißen	Spröde, brüchige Fingernägel
Schlaflosigkeit im dunklen Zimmer	Schlaflosigkeit abends nach dem Zubettgehen
Schlaflage: Hände über dem Kopf oder auf dem Abdomen	Schlaflage: Hände unter dem Kopf, Knie gebeugt
Schreien im Schlaf	Sprechen im Schlaf
Gelbliche oder grünliche Schleimhautabsonderungen	Graue Schleimhautabsonderungen
Abneigung: Fleisch, Fisch, Butter, warme Speisen, Salz	Verlangen: Salz, Fisch, Meeresfrüchte

P

Pulsatilla   Apis

Pulsatilla	Apis
Verlangen nach Berührung, Liebkosung	Abneigung gegen Berührung
Furcht vor Trennung, Dunkelheit	Furcht vor Nadeln, Vögeln
Bei Fieber: empfindlich, jammert, weint, schreit	Bei Fieber: Erregung oder Stupor, Murmeln
Mitleiderregendes Klagen bei Ohrenschmerzen	Schreien während Zahnung, Cri encéphalique
Nachgiebig, schüchtern	Geschäftig, fruchtlose Aktivität
Vorsichtig	Ungeschickt, lässt Dinge fallen
Leidender Gesichtsausdruck	Ängstlicher Gesichtsausdruck
Einseitig rotes Gesicht	Glühend rotes Gesicht, um die Augen gedunsen
Fettleibigkeit	Abmagerung der Beine
Konjunktivitis mit eitriger, gelber Absonderung	Schwellung der Bindehaut, Chemosis
Ohrenschmerzen bei Schnupfen < nachts, > im Freien	Ohrenschmerzen mit Halsentzündung < Schlucken, Kauen
Weiß belegte Zunge	Glatte, feuerrote Zunge
Pyelonephritis	Glomerulonephritis, Nierenversagen, Ödem
Hydrozele; Fluor vaginalis	Balanitis, ödematöse Schwellung der Genitalien
Schlaflage: Arme über dem Kopf oder auf dem Abdomen	Schlaflage: Kopf ins Kissen gebohrt
Absonderungen dick, gelb, mild	Blasse Schwellungen
Angiom	Zystischer Tumor
Schniefen und Augenentzündung bei Neugeborenen	Ödeme bei Neugeborenen
P: Nasenbluten, Schnupfen	P: Erysipel, Tonsillitis
Verlangen: Brot, Buttermilch, Sahne	Verlangen: kalte Milch
Abneigung: Butter, Fett, Fleisch, Milch, Obst	Abneigung: Muttermilch
< Ruhe, Wind, warme Luft, nasses Wetter	< Berührung
> Langsame fortgesetzte Bewegung, nasse Anwendungen	> Körperliche Anstrengung

P

Pulsatilla   Argentum nitricum

Pulsatilla	Argentum nitricum
Furcht abends in der Dämmerung	Angst im Tunnel
Angst im Haus > im Freien	Angst vor Verspätung, hastiges Gehen
Empfindlich, weint wegen Kleinigkeiten	Furcht, etwas werde geschehen; Furcht vor Räubern
Nachgiebig, mild, liebevoll	Neigung zu widersprechen
Geizig, neidisch	Fruchtlos geschäftig
Fettleibigkeit	Abmagerung; faltiges, alt aussehendes Gesicht
Gerstenkörner, Absonderung im inneren Augenwinkel	Granuläre Konjunktivitis, Chemosis
Schniefen bei Säuglingen	Nasenbohren
Otitis media, Absonderung aus dem Ohr, Tubenkatarrh	Laryngitis, eitrige Tonsillitis
Trockener Mund, aber durstlos	Heftiges Aufstoßen, lauter Flatusabgang
Verdauungsstörung durch Eiscreme oder fette Speisen	Verdauungsstörung durch Zucker
Diarrhoe nach Obst	Diarrhoe nach dem Trinken von Muttermilch
Hydrozele	Unwillkürliches Urinieren Tag und Nacht
Asthma < nach Emotionen	Heiserkeit durch Sprechen, Singen
Schreien im Schlaf	Phantasien beim Einschlafen, Schlafwandeln
Widersprüchliche und abwechselnde Zustände	Splitterartige Schmerzen
Verlangen: Eier, Essig, Pizza, Sahne	Verlangen: Salz, Schinken
Abneigung: Fett, Fleisch, Obst, Salz, warme Getränke	Abneigung: Käse
> Langsame Bewegung, Entblößen, feuchte Anwendungen	> Anfächeln, schnell Gehen, Fahren im kalten Wind

Pulsatilla   Aurum metallicum

Pulsatilla	Aurum metallicum
Furcht vor der Dunkelheit	Furcht durch Geräusche
Gefallsüchtig, affektiert	Frühreif, altklug
Verlangen nach Gesellschaft, klammert sich an	Abneigung gegen bestimmte Menschen

Pulsatilla	Barium carbonicum
Liebevoll, nachgiebig	Zornig durch Widerspruch
Mitleiderregendes Weinen > Trost	Krampfhaftes Weinen < Trost
Vorsichtig, ängstlich	Verwegen
Kränklicher, leidender Gesichts-ausdruck	Ängstlicher Gesichtsausdruck, dunkle Augen, Stupsnase
Fettleibigkeit	Abmagerung bei Kleinkindern
Rotes Gesicht, eine Wange rot	Bläulich rotes Gesicht
Schwerhörig durch Tubenkatarrh	Drohende Mastoiditis
Milder Schnupfen, Heuschnupfen	Verstopfte Nase bei Säuglingen, Schnupfen mit eiweißartiger Absonderung
Dick weiß belegte Zunge	Rote, raue Zunge
Diarrhoe	Stuhl wie Schafskot
Fluor vaginalis	Hydrozele, Leistenhernie
Hitze der Füße, entblößt sie	Kälte der Füße nachts im Bett
Schlaflage: Abdomen, Rücken, Hände über dem Kopf	Schlaflage: wechselt häufig die Lage
Schlaflosigkeit abends	Schlaflosigkeit nachts, nach 4.00 Uhr, bis morgens
Schreien im Schlaf	Weinen im Schlaf
Übermäßiger Haarwuchs	Vitiligo, zystischer Tumor
Wechselnde Symptome	Beschwerden von zarten kränklichen Kindern
Abneigung: Butter, Fett, warme Speisen und Getränke	Verlangen: Brot, Grapefruit, Milch, Unverdauliches
< Aufenthalt in feuchten Räumen, Sommer, Sonne, nach Schlaf	< Abkühlung, trockenes Wetter
> Fortgesetzte Bewegung, nasse Anwendungen, Zugluft	> Sommer, Ruhe, Musik, warm Einhüllen, warme Luft

P

Pulsatilla

Barium carbonicum

Pulsatilla	Barium carbonicum
Lachen und Weinen bei jeder Gelegenheit	Albernes Benehmen, Stumpfheit
Empfindlich, leicht beleidigt	Gedächtnisschwäche, schwierige Konzentration
Gefallsüchtig, schmeichlerisch, manipulativ	Fruchtlos geschäftig, ungeschickt aus Verlegenheit

Angst im Haus, Furcht vor Gespenstern	Furcht vor Menschen, vor Fremden; Feigheit
Verlangen nach Gesellschaft	Abneigung gegen Gesellschaft > Alleinsein
Beschwerden durch Eifersucht	Wahnidee, es habe ein Unrecht erlitten
Mitleiderregendes Klagen, Verlangen nach Trost	Entmutigung mit Weinen
Rotes Gesicht, erweiterte Gesichtsvenen	Alt aussehendes, runzeliges Gesicht
Leidender Gesichtsausdruck	Alberner, törichter Gesichtsausdruck
Nasenbluten	Chronische Tonsillitis, harte Tonsillen
Gelbliche, milde Schleimhautabsonderungen	Hautausschlag mit Absonderungen
Durstlosigkeit	Abmagerung mit Heißhunger
Diarrhoe abwechselnd mit Obstipation	Aufgetriebenes Abdomen
Harnverhaltung bei jeder Erkältung	Krampfartige Bauchschmerzen bei Säuglingen
Masturbation	Vermehrtes sexuelles Verlangen
Hydrozele	Hodenretention
Husten < im warmen Zimmer	Husten < kalte Luft
Hitze der Füße, will sie entblößen	Kalte, klamme Füße
Schlaflage: Rücken, Arme über dem Kopf	Schlaflage: auf der Seite
Widersprüchliche und abwechselnde Zustände	Entwicklungsstillstand, Zwergwuchs, spätes Gehenlernen
P: Gerstenkörner, Nasenbluten, Schnupfen, Zystitis	P: Tonsillitis, Mononukleose
Abneigung: Eier, Fett, Schweinefleisch, warme Getränke	Abneigung: Obst
< Wärme	< Abkühlung
> Fortgesetzte Bewegung, Entblößen, Druck	> Warmwerden

P

Pulsatilla   Calcium carbonicum

Pulsatilla	Calcium carbonicum
Furcht vor Männern bei Mädchen, vor Frauen bei Jungen	Abneigung gegen bestimmte Personen
Nachgiebig	Eigensinnig
Angst in einer Menschenmenge	Furcht vor Ansteckung
Spontan, impulsiv	Fehlendes oder übermäßiges Pflichtgefühl
Grundloses Weinen	Empfindlich gegen Vorwürfe, Schreckliches, Trauriges
Verlangen nach Mitgefühl, Weinen > Trost	Verlangen, magnetisiert zu werden
Aussehen: dunkel mit straffer Faser, rote Haare	Aussehen: hell, blond, mit schlaffer Faser
Leidender Gesichtsausdruck	Alt aussehendes Gesicht, ängstlicher Gesichtsausdruck
Gerstenkörner	Aufgesprungene Lippen
Gelblich grüne Absonderung aus der Nase	Chronisch verstopfte Nase
Appetitlosigkeit morgens	Heißhunger morgens
Schlaflage: Rücken, Arme über dem Kopf; linke Seite unmöglich	Schlaflage: linke Seite
Speichelfluss im Schlaf	Kaubewegungen oder offener Mund im Schlaf
Schwäche oder Ohnmacht in überfüllten Räumen	Schwäche durch geringe Anstrengung
Widersprüchliche und abwechselnde Zustände	Langsame Entwicklung, spätes Gehenlernen
P: Gerstenkörner, Nasenbluten, Zystitis	P: Augenentzündung, Abszess, Krupp, Otitis, Tuberkulose
Verlangen: Brot, Gewürze, Hering, kalte Speisen, Tee	Verlangen: Eier, Fleisch, Mehlspeisen, Milch, Unverdauliches
Abneigung: Butter, Obst, Schweinefleisch, warme Getränke	Abneigung: Haferschleim; Muttermilch
Unverträglichkeit: fette Speisen, Eiscreme	Unverträglichkeit: Milch
> Fortgesetzte Bewegung	< Berührung, Erwärmung

P

Pulsatilla   Carcinosinum

Pulsatilla	Carcinosinum
Empfindlich gegen moralische Eindrücke	Empfindlich beim Hören von Grausamkeiten
Leicht beleidigt	Empfindlich gegen Kritik
Furcht nachts vor Gespenstern; Furcht vor Männern bei Mädchen, vor Frauen bei Jungen	Furcht nachts, Furcht vor Spinnen
Weinen > im Freien	Froh, wenn es donnert und blitzt
Gefallsüchtig	Pflichtgefühl
Abneigung gegen Veränderung	Verlangen zu reisen, Verlangen nach Veränderung
Unterwürfig	Eigensinnig, zornig, Zerstörungswut
Weinen > Trost	Reizbarkeit < Trost
Wahnidee, es sei allein auf der Welt	Wahnidee, es mache nichts richtig
Aussehen: blonde oder rote Haare	Aussehen: dunkel
Kränklicher, leidender Gesichtsausdruck	Alt aussehendes Gesicht
Rotes Gesicht, erweiterte Gesichtsvenen	Blaue Skleren
Zahnschmerzen	Vorzeitige Karies
Nasenbluten, Schniefen bei Neugeborenen	Adenoide, Heuschnupfen mit Asthma
Durstlosigkeit	Durst auf große Mengen
Verdauungsstörung nach fetten Speisen	Reiseübelkeit
Fluor vaginalis, Hydrozele	Häufige Erektionen, Masturbation
Schlaflage: Arme auf dem Abdomen oder unter dem Kopf	Schlaflage: Knie-Brust-Lage
Erysipel, Urtikaria	Naevi, dunkle Molen
Verlangen: saure Getränke, Erfrischendes	Verlangen: Joghurt, Milch, fetter Schinken
Abneigung: Milch (morgens), Schinken, Warmes	Abneigung: Gemüse, Kartoffeln
< Liegen, Zimmerluft, warm Einhüllen	< Am Meer, Impfungen
> Bewegung, feuchte Anwendungen, kalte Zugluft	> Ruhe, kurzer Schlaf, körperliche Anstrengung, Gewitter

P

Pulsatilla   Ignatia

Pulsatilla	Ignatia
Schmeichlerisch, verführerisch, will liebkost werden	Albernes Benehmen, Possenreißen
Abhängig, unterwürfig	Reizbar oder zornig durch Widerspruch
Furcht abends, vor dem Alleinsein, vor der Dunkelheit, Gespenstern	Furcht vor Ärzten, Annäherung, nachts vor Räubern
Geiz, Kleptomanie	Idealistisch, erträgt keine Ungerechtigkeit
Ruhelosigkeit im Bett	Nervöse Tics
Abscheu gegen Arbeit	Pflichtgefühl
Vorsichtig, ängstlich	Verlangen zu reisen
Weint über Kleinigkeiten, weint grundlos	Kann nicht weinen, versucht es zu vermeiden
Leidender, kränklicher Gesichtsausdruck	Ängstlicher, trauriger Gesichtsausdruck
Erweiterte Gesichtsvenen	Schweiß im Gesicht beim Essen
Magenbeschwerden bei Kleinkindern	Krampfartige Bauchschmerzen bei Säuglingen
Verdauungsstörung oder Atemstörung nach geistiger Anstrengung	Verdauungsstörung oder Atemstörung durch Kummer
Unwillkürliches Urinieren	Häufiges Urinieren nervösen Ursprungs
Husten stört den Schlaf, muss sich aufsetzen	Hustenreiz nimmt mit dem Husten zu
Schlaflage: Arme über dem Kopf	Schlaflage: Kopf nach hinten gebeugt
Hitze der Füße, entblößt sie	Schweiß in den Handflächen
Entzündung von Blase und Nierenbecken	Konvulsionen
P: Gerstenkörner, Nasenbluten, Schnupfen, Zystitis	P: Tonsillitis
Wiederkehrende Beschwerden	Wandernde Beschwerden
Abneigung: Butter, Fett, warme Getränke	Abneigung: Gemüse
< Feuchte Räume, Durchnässung, Warmwerden, warmer Ofen	< Trost, geringste Berührung
> Trost, Baden, langsame Bewegung, kalte Zugluft	> Warmwerden, warmer Ofen, schnelle Bewegung

P

Pulsatilla   Medorrhinum

Pulsatilla	Medorrhinum
Liebevoll, Verlangen nach Liebkosung und Trost	Abneigung gegen Berührung
Furcht davor, alleingelassen zu werden; klammert sich an	Angst durch Erwartungsspannung
Neid und Habgier	Eifersucht
Leicht zu beeindrucken, leicht beleidigt	Empfindlich gegen Vorwürfe
Sitzt unbeweglich, still	Übermaß an Energie, will nachts spielen
Vorsichtig, ängstlich	Unternimmt vieles, aber hält nichts durch, verschiebt alles
Lacht und weint bei jeder Gelegenheit	Steckt die Finger in den Mund
Nachgiebig, mild	Eigensinnig
Rotes Gesicht, erweiterte Gesichtsvenen	Wächsernes Gesicht
Fettleibigkeit	Zwergwuchs
Unfähig, den Kopf zu halten	Bohrt den Kopf ins Kissen
Kopfschweiß	Schweiß im Gesicht
Nasenbluten	Verstopfte Nase
Veränderlicher Stuhl	Hautausschlag um den Anus
Unwillkürliches Urinieren beim Husten	Scharfer Urin, riecht nach Ammoniak
Hydrozele	Häufige Erektionen, Masturbation
Schlaflage: Rücken, Hände auf dem Abdomen	Schlaflage: Knie-Ellenbogen-Lage
Übermäßiger Haarwuchs	Schwellung und Entzündung von Drüsen
P: Nasenbluten, Schnupfen	P: Abszess, Zystitis
Verlangen: kalte Speisen, Sahne	Verlangen: Fisch, fettes Fleisch, unreifes Obst, Salz
Abneigung: Butter, Fleisch, Obst, warme Speisen	Abneigung: Auberginen, kalte Speisen
< Erhitzung, nasse Füße, warme Luft	< Steigen auf große Höhe, trockenes Wetter
> Abkühlung, Baden, langsame Bewegung, Rückenlage	> Baden im Meer, Bauchlage, feuchtes Wetter

P

Pulsatilla	Mercurius solubilis
Furcht davor, vernachlässigt zu werden	Abneigung gegen Menschen, Familienangehörige
Empfänglich für alle Eindrücke	Gleichgültig gegen Vorwürfe, fehlendes Pflichtgefühl
Sitzt unbeweglich, still	Ruhelos, muss alles anfassen, hastige Sprache
Lachen und Weinen bei jeder Gelegenheit	Albernes Benehmen, Possenreißen
Schreien im Schlaf	Weinen im Schlaf
Liebevoll, herzlich, nachgiebig	Unzufrieden, gelangweilt, tadelsüchtig
Aussehen: rote Haare	Aussehen: hell, blond, mit schlaffer Faser
Leidender Gesichtsausdruck	Alt aussehendes Gesicht; ernster, ängstlicher Gesichtsausdruck
Striktur des Tränenkanals, Augenentzündung bei Neugeborenen	Anisokorie
Milder Schnupfen	Wässriger, scharfer Schnupfen
Beißt ins Glas, wenn es gefüttert wird	Stottern
Augenbeschwerden während Zahnung	Vorzeitige Karies
Trockener Mund, aber durstlos	Speichelfluss mit Durst
Hydrozele	Häufige Erektionen, Phimose, Balanitis, Masturbation
Asthma	Eitrige Tonsillitis, Folgen von Scharlach
Hitze der Füße, entblößt sie	Eiskalte Füße
Schlaflage: Rücken, Arme über dem Kopf, Beine angezogen	Schlaflage: linke oder rechte Seite
Schweiß nur am Kopf	Schweiß am ganzen Körper außer am Kopf
Schweiß morgens im Schlaf	Schweiß die ganze Nacht hindurch ohne Linderung
Süßsaurer Schweißgeruch	Saurer Nachtschweiß, verfärbt die Wäsche
Übermäßiger Haarwuchs	Vitiligo
P: Gerstenkörner, Nasenbluten, Schnupfen, Zystitis	P: Otitis, Tonsillitis
Wechselnde und widersprüchliche Symptome	Reaktionsmangel mit chronischer Eiterung, Abszess

P

Verlangen: Sahne	Verlangen: Milch
Abneigung: Obst, warme Getränke	Abneigung: Muttermilch
Unverträglichkeit: fette Speisen, Schweinefleisch, Eiscreme	Unverträglichkeit: Diarrhoe nach Zucker und Süßigkeiten
< Dämmerung, Sommer, Aufenthalt in feuchten Räumen, Wind	< Geringste Berührung, Herbst, Erwärmung, trockenes Wetter, Trost
> Baden, langsame Bewegung, im Freien, kalte Zugluft, Trost	> Ruhe, Schlaf

Pulsatilla	Natrium muriaticum
Abhängig von anderen	Abneigung gegen Gesellschaft
Furcht vor Männern bei Mädchen	Angst durch Erwartungsspannung
Furcht davor, vernachlässigt oder alleingelassen zu werden	Erträgt keine Ungerechtigkeit
Lachen oder Weinen bei jeder Gelegenheit	Unmäßiges Lachen, Lachen über Ernstes
Beschwerden durch Eifersucht	Beschwerden durch enttäuschte Liebe
Gefallsucht, Küssen, Liebkosen	Erträgt es nicht, angeblickt zu werden
Vorsichtig, ängstlich	Nachtragend
Aussehen: hell, blond, rote Haare	Aussehen: blaue Augen, dunkle Haare
Schmerzverzerrter Gesichtsausdruck	Alt aussehendes Gesicht, ernster Gesichtsausdruck
Fettleibigkeit	Abmagerung bei Kleinkindern, nimmt nach unten zu
Offene Fontanelle	Milchschorf, weiße Schuppen am Kopf
Schwerhörig durch Tubenkatarrh	Auffahren durch Geräusche
Ohrenschmerzen, Otitis	Bohrt mit dem Finger im Ohr, steckt die Finger in den Mund
Gelblich grüne, milde Absonderungen	Eiweißartige Absonderungen
Erweiterte Gesichtsvenen	Herpes labialis
Trockener Mund, aber durstlos	Durst auf große Mengen
Magenbeschwerden	Obstipation
Harnverhaltung bei Neugeborenen	Absonderung aus dem Nabel
Hydrozele, Fluor vaginalis	Phimose
Schreien im Schlaf	Schlafwandeln

P

Schlaflage: Hände über dem Kopf	Schlaflage: linke Seite
Schlaflos im dunklen Zimmer	Schlaflosigkeit durch Kummer
P: Gerstenkörner, Nasenbluten, Schnupfen, Zystitis	P: Erysipel, Furunkel, Geburtstrauma, Tonsillitis
Verlangen: Eier, Buttermilch, Sahne, saure Getränke	Verlangen: Bitteres, Fisch, Mehlspeisen, Milch
Abneigung: Gebäck, Obst, warme Speisen und Getränke	Abneigung: Hühnerfleisch, schleimige Speisen, Muttermilch
Unverträglichkeit: Eiscreme, Fett, Schweinefleisch	Unverträglichkeit: Mehlspeisen
< Dämmerung, warm Einhüllen, Beginn der Bewegung	< Seeluft, Erwärmung, Trost
> Langsame Bewegung, Entblößen, Trost	> Ruhe, warme Luft

Pulsatilla   Phosphorus

Vorsichtig, sorgsam	Empfindlich gegen alle äußeren Eindrücke, wachsam
Furcht davor, vernachlässigt zu werden, Gefühl von Verlassenheit	Angst um andere, um die Eltern
Furcht in engen Räumen, vor Schlangen, vor dem Zahnarzt	Furcht vor Ärzten, vor dem Fliegen, vor Gewitter, Schatten, tiefem Wasser
Verlangen nach Hause zu gehen	Verlangen zu reisen
Neid, Habgier	Zorn
Lacht oder weint bei jeder Gelegenheit	Albernes Benehmen, Possenreißen
Verlangen, liebkost und gestreichelt zu werden	Umarmt oder küsst jeden, schamlos
Nägelbeißen	Steckt die Finger in den Mund
Abmagerung oder Fettleibigkeit	Zu rasches Wachstum
Augenentzündung mit gelblicher Absonderung	Sommersprossen auf der Nase
Leckt sich die Lippen	Aphthen bei Säuglingen
Verdauungsstörung durch Eiscreme, fette Speisen	Heißhunger nachts, bei Fieber
Durstlosigkeit mit trockenen Lippen	Durst auf große Mengen
Erbrechen von Speisen Stunden nach dem Essen	Erbrechen sobald das Getrunkene im Magen warm geworden ist
Hydrozele, Fluor vaginalis	Erektionen, Masturbation

P

Asthma	Krupp, Pneumonie
Übermäßiger Haarwuchs	Wachstumsschmerzen
Hitze der Füße, entblößt sie	Eiskalte Füße
Schlaflage: Arme über dem Kopf	Schlaflage: rechte Seite
Schreien im Schlaf	Schlafwandeln
Rissige, aufgesprungene Haut < Waschen	Petechien, Naevi, Hämangiome
Verlangen: Sahne, weich gekochte Eier, Kartoffeln	Verlangen: Salz, Reis, kalte Milch
Abneigung: Öl, Schweinefleisch, warme Getränke	Abneigung: Kartoffeln, Knoblauch, Zwiebeln, Tomaten, Tee
> Langsame Bewegung, nasse Anwendungen, Zugluft	> Handauflegen

Pulsatilla   Sepia

Furcht davor, vernachlässigt zu werden	Abneigung oder Gleichgültigkeit gegen Familienangehörige
Empfindlich gegen Vorwürfe, Grobheiten	Empfindlich gegen Gerüche
Lachen über Kleinigkeiten	Froh, wenn es donnert und blitzt
Furcht vor dem Alleinsein, vor der Dunkelheit, vor Fremden, Hunden	Furcht vor Ärzten, Ratten, Gewitter
Vorsichtig, ängstlich	Ungestüm, Verlangen nach Aktivität, Tanzen
Gefallsüchtig, kokett	Distanziert, schnippisch
Unterwürfig	Erträgt keine Ungerechtigkeit
Weinen > Trost	Weinen < Trost
Launenhaft; weist Dinge zurück, die es zuvor haben wollte	Zorn durch Widerspruch
Aussehen: helle Augen	Aussehen: dunkle Augen
Rotes Gesicht, leidender Gesichtsausdruck	Gesicht blass, gerunzelt, alt aussehend
Fettleibigkeit	Abmagerung
Augenentzündung bei Neugeborenen, Kleinkindern	Weitsichtigkeit
Schleimhautabsonderung dick, gelblich grün, mild	Schleimhautabsonderung bräunlich, eiweißartig, mit fischigem Geruch
Nasenbluten	Brauner Sattel über der Nase

P

Pulsatilla	Silicea
Erweiterte Gesichtsvenen	Herpes labialis
Fieber während Zahnung	Schwierige Zahnung mit Diarrhoe
Zahnschmerzen	Vorzeitige Karies
Magenbeschwerden	Übelkeit beim Autofahren
Verdauungsstörung nach Obst, Eiscreme, Schweinefleisch	Diarrhoe nach Milchtrinken
Bläschen zwischen den Fingern	Exkoriation zwischen den Zehen, rissige Handrücken
Hitze der Füße, entblößt sie	Eiskalte Füße
Schlaflage: Rücken, Arme auf dem Abdomen oder über dem Kopf	Schlaflage: Knie-Brust-Lage, Kopf nach hinten gebeugt
Weißlicher Hautausschlag	Vitiligo
P: Gerstenkörner, Nasenbluten, Schnupfen	P: Tonsillitis, Zystitis
Verlangen: kalte Speisen, Sahne	Verlangen: Fisch, Salz
Abneigung: Butter, Obst, warme Speisen, Fisch	Abneigung: Zwiebeln
< Sonne, Liegen auf dem Abdomen	< Abkühlung, am Meer, feucht-warmes Wetter
> Langsame Bewegung	> Alleinsein, körperliche Anstrengung, heftige Bewegung, Tanzen, Liegen auf dem Abdomen

Pulsatilla / Silicea

Pulsatilla	Silicea
Furcht vor Vernachlässigung	Auffahren oder Furcht durch Geräusche
Furcht vor Männern bei Mädchen, vor Gespenstern, Insekten	Furcht vor Katzen, Nadeln
Beschwerden durch übermäßige Freude, Erregung	Angst durch Erwartungsspannung, Prüfungsangst
Leicht beleidigt	Empfindlich in Bezug auf die Meinung anderer
Verlangen, liebkost und gestreichelt zu werden	Reizbar, wenn es angesprochen, angeblickt oder berührt wird
Eifersüchtig, neidisch	Eigensinnig, beharrlich
Affektiert, gefallsüchtig	Kleinigkeiten erscheinen wichtig
Spontan, impulsiv, überstürzt	Vernünftig, korrekt, erhöhte Selbstkontrolle
Weinen > Trost	Weinen < Trost

P

Pulsatilla	Silicea
Rotes Gesicht, eine Wange rot	Blasses, alt aussehendes Gesicht
Fettleibigkeit	Abmagerung
Aussehen: dunkel mit straffer Faser, helle Augen	Aussehen: hell, blond mit schlaffer Faser
Rucken des Kopfes beim Einschlafen	Kopfschweiß beim Einschlafen
Absonderung am inneren Augenwinkel	Astigmatismus
Fasst sich an die Genitalien	Bohrt mit dem Fingern in der Nase oder im Ohr, steckt die Finger in den Mund
Dick weiß belegte Zunge	Rissige Mundwinkel, Aphthen
Trockene Zunge, aber durstlos	Langsame, schwierige Zahnung; vorzeitige Karies
Verdauungsstörung nach Eiscreme oder fetten Speisen	Erbrechen nach dem Trinken von Milch, von Muttermilch
Nabelhernie	Leistenhernie
Diarrhoe im Wechsel mit Obstipation	Obstipation ohne Stuhldrang
Fluor vaginalis	Beschwerden durch Würmer
Hitze der Füße, entblößt sie	Eiskalte Füße
Juckender Hautausschlag < Wärme	Nägel verkrüppelt, verdickt, eingewachsen
Schlaflage: Arme über dem Kopf oder auf dem Abdomen	Schlaflage: deckt den Kopf zu
Frostbeule	Wildes Fleisch, Keloid, Hämangiom
P: Zystitis	P: Abszess, Otitis, Sinusitis, Tonsillitis, Überanstrengung
Veränderliche Symptome	Beschwerden nach Impfungen
Verlangen: Sahne, weich gekochte Eier	Verlangen: Fett, Unverdauliches
Abneigung: Butter, Fett, Obst, warme Getränke	Abneigung: Käse, Muttermilch
< Warm Einhüllen, warme Luft	< Entblößen, Magnetisiertwerden
> Baden, Entblößen, langsame Bewegung, frische kalte Luft	> Warm Einhüllen, im warmen Bett

P

Pulsatilla — Staphisagria

Pulsatilla	Staphisagria
Liebevoll, herzlich	Launenhaft; weist Dinge zurück, die es zuvor haben wollte
Furcht vor der Dunkelheit	Furcht vor Ärzten, Gewitter, Schatten

Pulsatilla	Sulfur
Schreien im Schlaf	Schreien beim Erwachen
Gefallsüchtig, manipulativ	Ehrlich, erträgt keine Ungerechtigkeit
Furcht vor Trennung, alleingelassen zu werden	Empfindlich gegen Vorwürfe, Entrüstung, Empörung
Unwillkürliches Weinen	Weint, wenn es angesprochen wird
Stiller Kummer mit Demut	Heftiger Zorn, zittert, wirft mit Gegenständen
Übermäßiger Haarwuchs	Milchschorf
Augenentzündung, Schmierauge mit gelbem Sekret	Knötchen in den Lidern nach Gerstenkörnern
Trockener Mund, aber durstlos	Aphthen
Nägelbeißen	Vorzeitige Karies, bröckelige Zähne
Verdauungsstörung nach Eiscreme, fetten Speisen	Reiseübelkeit, Seekrankheit
Hydrozele, Fluor vaginalis	Häufige Erektionen, Masturbation
Schlaflosigkeit in dunklem Zimmer	Schlaflosigkeit in beleuchtetem Zimmer
Schlaflage: Rücken, Hände über dem Kopf	Häufiges Erwachen, stößt alle weg, will, dass alle weggehen
Asthma	Husten durch Ärger, Zorn
Intertrigo, Leberflecken, Sommersprossen	Psoriasis
P: Nasenbluten, Schnupfen	P: Zystitis
Verlangen: kalte Speisen, Sahne	Verlangen: Fleisch, Reis
Abneigung: Butter, Fleisch, Obst, warme Getränke	Abneigung: Milch, Käse
< Aufenthalt in feuchten Räumen, Nasswerden, warme Luft, Sonnenlicht	< Am Meer
> Langsame Bewegung, kalte Luft, am Meer	> Licht, Ruhe, nebliges Wetter, warm Einhüllen

P

Pulsatilla   Sulfur

Pulsatilla	Sulfur
Lacht und weint bei jeder Gelegenheit	Froh und albern
Sitzt unbeweglich, still	Unwillkürliche Hast in den Bewegungen
Furcht davor, vernachlässigt zu werden; abhängig von anderen	Gleichgültig gegen das Wohlergehen anderer
Nachgiebig	Gleichgültig gegen Äußerlichkeiten

369

Erweiterte Gesichtsvenen	Rote Nase
Absonderung der inneren Kanthi	Rissige Lider und Kanthi
Nasenbluten	Sommersprossen auf der Nase
Riss in der Mitte der Unterlippe	Wunde Mundwinkel, aufgesprungene Lippen
Trockene Lippen und Zunge, aber durstlos	Durst auf große Mengen bei fehlendem Appetit
Verdauungsstörung durch Eiscreme und Schweinefleisch	Verdauungsstörung durch Milchtrinken
Empfindliches Abdomen < Druck	Aufgetriebenes Abdomen
Stuhl abwechselnd hart und weich	Roter Anus
Masturbation, Fluor vaginalis	Unwillkürliches Urinieren nachts, träumt vom Urinieren
Husten < im Liegen, muss sich aufsetzen	Krupp
Schweiß nur beim Wachsein	Reichlicher Schweiß nachts
Schlaflage: Rücken, Arme über dem Kopf oder auf dem Abdomen	Schlaflosigkeit in Rückenlage
Augenrollen im Schlaf	Lachen im Schlaf
P: Nasenbluten, Zystitis	P: Abszess, Furunkel, Augenentzündung, Allopathika, Schnupfen

Widersprüchliche, abwechselnde Beschwerden	Beschwerden heftig, chronisch, wandernd
Verlangen: Sahne	Verlangen: Rohkost, Salz, warme Getränke
Abneigung: Butter, Salz, Schweinefleisch, warme Getränke	Abneigung: Oliven, Muttermilch
< Warmwerden	> Warmwerden
> Baden und Waschen	Abneigung gegen Waschen und Baden

P

Pulsatilla   Thuja

Furcht vor der Dunkelheit	Angst durch Erwartungsspannung
Furcht davor, alleingelassen zu werden	Abneigung gegen die Anwesenheit von Fremden
Liebevoll, voller Zuneigung, Verlangen nach Trost	Erträgt es nicht, angesehen oder berührt zu werden
Abscheu gegen Arbeit	Starkes Pflichtgefühl
Nägelbeißen	Bedeckt den Mund mit den Händen

Schweift von einem Thema zum anderen	Hastige Sprache, macht Fehler beim Sprechen
Lachen abwechselnd mit Weinen	Zorn durch Widerspruch, neigt zum Widerspruch
Aussehen: dunkel mit straffer Faser	Aussehen: hell, blond, mit schlaffer Faser
Fettleibigkeit	Abmagerung bei Kleinkindern
Striktur des Tränenkanals	Ekzem an den Augenlidern
Diarrhoe durch Fett oder Obst	Analfissur
Hydrozele	Leistenhernie, Nabelhernie
Fluor vaginalis	Gegabelter Harnstrahl
Hitze der Füße, entblößt sie	Schweiß zwischen den Oberschenkeln
Rissige Haut	Warzen an den Händen oder Fußsohlen, ringförmiger Herpes
Milde, dicke Absonderungen	Absonderungen riechen nach Fisch
Hüftgelenkentzündung, Krümmung von Knochen	Spätes Gehenlernen, gebeugte Haltung
Neurologische Beschwerden	Tumoren
P: Nasenbluten, Schnupfen, Zystitis	P: Impfungen, Tonsillitis
Ständiger Wechsel der Symptome	Wandernde, sich verschiebende Beschwerden
Verlangen: Kartoffeln	Verlangen: Salz, Knoblauch, saures Obst
Abneigung: Butter, Fett, Obst, warme Speisen, Salz	Abneigung: Kartoffeln
< Heiß Baden	< Feuchtwarme Anwendungen
> Langsame Bewegung, kalte Zugluft, feuchte Anwendungen	> Warmwerden, Sonne, heiß Baden

P

Rheum   Chamomilla

Rheum	Chamomilla
Jammern oder Schreien vor dem Stuhlgang	Außer sich, schreit vor Schmerzen
Schreit und wirft sich die ganze Nacht hin und her	Lässt sich nur beruhigen, wenn es getragen wird
Kalter Schweiß auf der Stirn	Heißer Schweiß am Kopf, im Gesicht
Runzelige Augenbrauen	Einseitig rote Wange
Zucken um den Mund	Steckt die Finger in den Mund
Bauchschmerzen > Zusammenkrümmen, nach Stuhlgang	Bauchschmerzen > Wärme
Hautausschlag um den Anus	Leistenhernie
Saurer Stuhlgeruch	Stuhl riecht nach Schwefel oder faulen Eiern
Geringes Schlafbedürfnis	Schlaflosigkeit mit Schläfrigkeit tagsüber
< Körperliche Anstrengung	Verlangen nach Bewegung
Verlangen: Süßigkeiten	Verlangen: Brot, kalte Speisen und Getränke
Abneigung: Muttermilch	Abneigung: warme Speisen, Suppe

Rheum   Hepar sulfuris

Rheum	Hepar sulfuris
Muss alles anfassen	Möchte Dinge anzünden
Reizbarkeit und Schreien nachts, während Zahnung	Empfindlich gegen Schmerzen, schreit vor Schmerzen
Schreien beim Stuhlgang	Schreien beim Husten
Verlangen, getragen zu werden	Abneigung gegen Berührung
Verdrießlich, ungezogen	Immer unzufrieden, heftiger Zorn über Kleinigkeiten
Gemütssymptome abwechselnd mit körperlichen Symptomen	Gemütssymptome begleitet von körperlichen Symptomen
Fettleibigkeit	Abmagerung
Stirnrunzeln, gerunzelte Brauen	Ekzem am Kopf, Milchschorf
Kalter Schweiß um die Nase	Kalter Schweiß am Kopf, an der Stirn
Krampfartige Bauchschmerzen	Fauliges, saures Aufstoßen, Reiseübelkeit

R

Schmerzhafte Diarrhoe	Schmerzlose Diarrhoe
Schmerzhafte Obstipation	Obstipation mit weichem Stuhl
Saurer Stuhlgeruch	Stuhl riecht wie verdorbener Käse
Schlaflage: Arme über dem Kopf	Schlaflage: Kopf ins Kissen gebohrt
Schlaflosigkeit, wirft sich herum, läuft im Bett herum	Auffahren beim Einschlafen
Geringes Schlafbedürfnis	Schlaflosigkeit nach Mitternacht
Welke, schrumpelige Haut	Aufgesprungene, schlecht heilende Haut
Verlangen: vielerlei	Verlangen: saure Speisen, Essig
Abneigung: Milch, Muttermilch, Süßigkeiten	Abneigung: Butter, Fleisch, Käse, Spinat
< Sommer, Bohren mit dem Finger in Ohr oder Nase	< Abkühlung, kalter Wind, Berührung, Druck, Winter
> Kurzer Schlaf	> Einhüllen, warme Luft

Rheum   Magnesium carbonicum

Geistesabwesend, brütet, bittet um nichts	Will nicht angesehen oder berührt werden
Launenhaft; weist Dinge zurück, die es zuvor haben wollte	Veränderliche Stimmung
Reizbar während Zahnung, während Fieber	Streitsüchtig, widerspricht, beschimpft die Eltern
Ruhelosigkeit nachts, läuft im Bett herum	Stiehlt Näschereien
Verlangen, getragen zu werden	Gefühl von Verlassenheit, Heimweh
Abneigung gegen Spielen	Erträgt keine Ungerechtigkeit
Weinen und Schreien nachts oder bei Stuhlgang	Sprechen im Schlaf
Stirnrunzeln	Milchschorf
Saurer Kopfschweiß; kalter Schweiß auf der Stirn, um Mund und Nase	Saurer Nachtschweiß
Zahnschmerzen, Speichelfluss im Schlaf	Stottern, Nägelbeißen
Fieber oder Konvulsionen während Zahnung	Langsame Zahnung, Schlaflosigkeit während Zahnung
Übelkeit, Appetitlosigkeit, übersäuerter Magen	Heißhunger mit Abmagerung

R

Rheum	Sanicula aqua
Diarrhoe bei abgemagerten Kindern, saurer Stuhl	Wässrig-grüner, unverdauter Stuhl < nach Milchtrinken
Schlaflage: Arme über dem Kopf, Kopf nach hinten gebeugt	Schlaflage: Beine gespreizt
Schlafwandeln	Möchte im Bett nackt sein
Geringes Schlafbedürfnis	Schlaflosigkeit, morgens müder als abends
Verlangen: Süßigkeiten	Verlangen: Fleisch
< Zahnung, schnelles Gehen, Sommer	< Winter, langer Schlaf
> Zusammengekrümmt Sitzen oder Liegen, kurzer Schlaf	> Gehen, feuchte oder warme Anwendungen

Rheum   Sanicula aqua

Rheum	Sanicula aqua
Launenhaft; weist Dinge zurück, die es zuvor haben wollte	Abneigung dagegen, angesehen zu werden
Reizbarkeit bei Fieber, während Zahnung	Zorn mit Beißen, Schlagen, Treten
Schreien im Schlaf, während Zahnung	Schreien beim Erwachen
Schreien vor oder während des Stuhlgangs	Weinen vor dem Urinieren
Abneigung gegen Spielen	Wechselt ständig die Beschäftigung
Kaltschweißiges Gesicht	Schweiß am Hinterkopf, entzündete Lidränder
Schwierige Zahnung	Nägelbeißen
Übersäuerter Magen bei Kleinkindern	Erbrechen nach dem Trinken von Muttermilch
Bauchschmerzen, muss sich zusammenkrümmen	Aufgetriebenes Abdomen
Diarrhoe während Zahnung	Wundes Rektum
Schmerzhafte Obstipation	Obstipation, Stuhl schlüpft zurück
Saurer Stuhlgeruch	Flatusabgang übel riechend wie Käse
Ungeschicklichkeit der Extremitäten	Abmagerung der Beine, kalter Fußschweiß
Schlaflosigkeit, geringes Schlafbedürfnis	Schlaflos bei Hitze, schläfrig nach dem Erbrechen
Muskelschwäche, körperliche Trägheit	Spätes Gehenlernen
Saurer Körpergeruch	Absonderungen riechen nach Fischlake

R

375

Abneigung: Muttermilch	Heißhunger mit Abmagerung, Verlangen nach Fleisch
< Wetterwechsel	< Im warmen Zimmer, Zugluft
> Zimmerluft, Ruhe, nach vorn gebeugt Sitzen	> Im Freien, Lockern der Kleidung

R

Rhus toxicodendron	Aconitum
Angst, wenn allein	Furcht in engen Räumen
Mürrisch und reizbar nachts	Nervöse Erregung
Unwillkürliches Weinen	Heftiger Zorn
Ruhelos, muss sich ständig bewegen	Ruhelos durch Schmerzen, wirft sich herum
Aussehen: blonde oder rote Haare	Aussehen: dunkle Haare
Schwellung um die Augen	Gedunsenes Gesicht
Verlust des Geruchssinns	Überempfindlicher Geruchssinn
Fieberbläschen, Hautausschlag im Gesicht	Rotes Gesicht, wird beim Aufstehen blass
Rissige Zunge	Brennende Bläschen auf der Zunge
Kieferknacken beim Kauen	Zähneknirschen, schwierige Zahnung mit Diarrhoe
Schwellung der Halsdrüsen	Entzündung der Tonsillen
Bei Fieber: Durstlosigkeit	Bei Fieber: Durst
Heiserkeit durch Sprechen	Heiserkeit < morgens, Krupp
Ruhelose Beine < nachts im Bett	Schlafwandeln
Bläschenausschlag	Flüchtiges Exanthem, Gänsehaut
Schlaflos bis 0.00 Uhr	Schlaflos nach 3.00 Uhr
Bei Fieber: Zucken	Bei Fieber: Zittern
Verlangen: Milch	Verlangen: bittere Getränke
< Beginnende Bewegung, feuchte Wickel, nasses Wetter	< Leichte Berührung, heißes Wetter
> Anstrengung, fortgesetzte Bewegung, Lagewechsel	> Warmwerden, nasses Wetter

R

Rhus toxicodendron	Arsenicum album
Furcht vor Gewitter	Angst, wenn allein
Furcht vor Verletzung	Furcht vor Ansteckung
Nachtragend, verweilt bei unangenehmen Gedanken	Leicht beleidigt
Verlangen nach geistiger Anstrengung, gute Konzentration	Gewissenhaft, pingelig, zu viel Pflichtgefühl

Ruhelosigkeit im Sitzen, Liegen > Schaukeln	Ruhelosigkeit > Herumgetragen-werden
Weinen über Kleinigkeiten, grundlose Traurigkeit	Abneigung dagegen, angesprochen oder berührt zu werden
Aussehen: hell, blond, mit schlaffer Faser	Aussehen: dunkel mit straffer Faser
Stirnrunzeln	Runzeliges, alt aussehendes Gesicht, Abmagerung
Feuchtes Ekzem im Gesicht	Milchschorf
Nasenbluten nachts	Reichlicher wässriger Schnupfen
Leistenhernie	Hydrozele
Gähnen ohne Müdigkeit	Zucken beim Einschlafen
Schlaflage: nur auf dem Rücken, Beine ausgestreckt	Schlaflage: Abdomen, Rücken oder rechte Seite
Schreien im Schlaf	Seufzen, Stöhnen, Weinen im Schlaf
Ruhelose Beine nachts im Bett	Ruhelose Beine vor dem Einschlafen
Bei Fieber: Urtikaria	Juckreiz ohne Hautausschlag
Abneigung: Baden	Abneigung: Bewegung
Verlangen: Käse, kalte Milch	Verlangen: Olivenöl, warme Speisen und Getränke
< Beginn der Bewegung, nasse Anwendungen	< Aufenthalt in feuchten Räumen
> Fortgesetzte Bewegung, Anstrengung	> Heftige Bewegung, nasse Anwendungen

Rhus toxicodendron   Bryonia

Ruhelos, muss sich ständig bewegen	Verlangen nach Ruhe, Furcht vor Bewegung
Furcht nachts	Angst abends im Bett
Mild	Launenhaft
Abneigung gegen Baden und Waschen	Abneigung gegen Berührung
Aussehen: blond mit schlaffer Faser, rote Haare	Aussehen: dunkel mit straffer Faser
Schnupfen mit Schweiß	Schnupfen mit Laryngitis
Rote Zungenspitze	Aphthen bei Kleinkindern
Bei Fieber: Fieberbläschen, Urtikaria, Durst auf kleine Mengen	Bei Fieber: glasige Augen, trockener Mund, Durst auf große Mengen

Rhus toxicodendron	Calcium carbonicum
Hautausschlag um den Anus	Magenbeschwerden
Husten < Entblößen, Baden, > Bewegung, warme Luft	Husten < im warmen Zimmer, Bewegung, > im Freien
Bei Fieber: Bauch-, Rücken- oder Beinschmerzen	Brustschmerz beim Husten, hält sich die Brust
Schlaflage: Rücken, Beine ausgestreckt; sitzend	Schlaflage: Abdomen oder Rücken, Knie gebeugt
Bei Fieber: Murmeln im Schlaf	Bei Fieber: Auffahren aus dem Schlaf, Stöhnen im Schlaf
P: Erysipel, Furunkel	P: Augenentzündung
Verlangen: kalte Milch	Verlangen: warme Getränke, warme Milch, Suppe
Abneigung: Suppe	Abneigung: Eier, Obst, Muttermilch
< 16.00 – 20.00 Uhr, regnerisches Wetter, nasse Anwendungen, Wetterwechsel von warm nach kalt	< 20.00 – 21.00 Uhr, Erhitzung, Warmwerden, heiß Baden, Wetterwechsel von kalt nach warm
> Lagewechsel, Anstrengung, warmer Ofen, heiß Baden	> Nasses Wetter, nasse Anwendungen

Rhus toxicodendron   Calcium carbonicum

Rhus toxicodendron	Calcium carbonicum
Gleichgültig in Gesellschaft	Leicht zu beeindrucken, leicht beleidigt
Verlangen, gehalten oder getragen zu werden	Verlangen, magnetisiert zu werden
Furcht vor eingebildeten Dingen	Schreckliche Visionen (Gesichter, Tiere) beim Schließen der Augen
Angst, wenn allein; Angst im Haus	Angst nachts, Pavor nocturnus
Schreit im Schlaf um Hilfe	Erwacht wie durch Schreck
Unzusammenhängende, langsame Sprache	Spätes Sprechenlernen
Rote Haare	Abmagerung oder Fettleibigkeit, großer Kopf
Schweiß am ganzen Körper außer am Kopf	Kopfschweiß im Schlaf
Fieberbläschen	Aufgesprungene Lippen
Kieferknacken beim Kauen	Kaubewegungen im Schlaf
Braune oder gelb belegte Zunge, rote Zungenspitze	Aphthen

R

Heiserkeit bei Überanstrengung der Stimme	Schmerzlose Heiserkeit morgens
Schwäche mit Ruhelosigkeit; ruhelose Beine im Sitzen, im Bett	Muskelschwäche, langsames Gehenlernen
Kalter Schweiß auf der Stirn, im Gesicht	Kalter Fußschweiß
Akute Eiterung im Anfangsstadium	Chronische Eiterung
Verlangen nach Anstrengung und fortgesetzter Bewegung	Abneigung gegen körperliche Anstrengung
Verlangen: kalte Milch	Verlangen: Eier, Eiscreme, Fleisch, Salz, Unverdauliches
Abneigung: Fleisch, Suppe	Abneigung: Muttermilch, schleimige Speisen
> Entblößen des Kopfes	< Entblößen des Kopfes

Rhus toxicodendron   Calcium phosphoricum

Ruhelos, muss sich ständig bewegen	Angst beim Herausheben aus der Wiege bei Säuglingen
Abneigung gegen Baden und Waschen	Abneigung gegen Berührung
Grimassieren	Nägelbeißen, steckt die Finger in den Mund
Angst nachts im Bett, wenn allein	Furcht vor Gewitter
Traurigkeit, grundloses, unwillkürliches Weinen	Unzufrieden, mürrisch
Rotes Gesicht, Herpes labialis	Blasses Gesicht
Fieber während Zahnung	Vorzeitige Karies
Striktur des Tränenkanals	Blutiger Nabel bei Neugeborenen
Hautausschlag um den Anus	Krampfartige Bauchschmerzen bei Säuglingen
Unwillkürliches Urinieren nachts	Fluor vaginalis
Schlaflage: Rücken, sitzend	Schlaflage: Abdomen, Knie-Brust-Lage
Herpes	Leberflecken
Urtikaria durch kalte Luft	Urtikaria durch kalt Baden
Steifheit von Muskeln, Gelenken, Sehnen, verkürzte Sehnen	Groß gewachsen oder zwergwüchsig, schlaff und abgemagert
Muskelschwäche, Lähmung, Spinalparalyse	Entwicklungsstillstand, langsames Stehen- und Gehenlernen

R

Knacken in Gelenken	Krümmung von Knochen
Zyanose bei Kleinkindern	Anämie
P: Erysipel	P: Abszess, gastrointestinale Beschwerden, Tonsillitis
Verlangen: kalte Milch	Verlangen: Fleisch, Geräuchertes, Speck
Abneigung: Fleisch	Abneigung: Muttermilch
< Nasse Anwendungen	< Trockener Wind, Schneeschmelze
> Körperliche Anstrengung, warme Anwendungen	> Magnetisiertwerden

Rhus toxicodendron   Phosphorus

Ruhelos, muss sich ständig bewegen	Kitzelig
Furcht davor, verletzt zu werden	Angst um die eigene Gesundheit
Grundloses Weinen, weiß nicht warum	Mitgefühl, Verlangen nach Mitgefühl
Entzündung von Bindehaut, Iris, Uvea	Entzündung oder Blutung der Netzhaut, Sehnervatrophie
Juckreiz der Ohrmuschel	Nasenbluten
Herpes labialis	Sommersprossen
Krampfhaftes Gähnen	Steckt die Finger in den Mund
Rote Zungenspitze, Zahneindrücke auf der Zunge	Aphthen bei Säuglingen
Hautausschlag um den Anus	Diarrhoe
Husten < Entblößen, > warme Getränke	Krupphusten, Husten < Temperaturwechsel
Ruhelose Beine < nachts im Bett	Wachstumsschmerzen
Schlaflage: Rücken, Beine ausgestreckt oder gespreizt	Schlaflage: Abdomen, rechte Seite
Schlaflos nach 3.00 Uhr	Schlafwandeln, häufiges Erwachen
Urtikaria nach Kratzen	Roter Dermographismus
Herpes zoster	Naevi
Steifheit der Glieder	Gebeugte Haltung
Seite: diagonal rechts oben und links unten	Seite: erst rechts, dann links
Abneigung: Suppe	Verlangen: Gewürze, Salz

R

| < Entblößen einzelner Teile, kalter Wind, Aufenthalt in Kellerräumen | < Heiße Getränke |
| > Bewegung, warme Anwendungen, warme Getränke | > Magnetisiertwerden, nach Schlaf, kalte Anwendungen |

Rhus toxicodendron   Tuberculinum

Rhus toxicodendron	Tuberculinum
Ruhelos im Sitzen, nachts	Ruhelos durch Schmerzen
Bei Fieber: Erregung, Ruhelosigkeit, Delirium	Bei Fieber: redselig
Furcht vor Menschen, Gespenstern, Gewitter	Furcht vor Tieren
Unwillkürliches Weinen	Eigensinn, Wutanfälle
Eingefallenes Gesicht, Schwellung um die Augen	Alt aussehendes Gesicht
Spielt mit den Händen, zupft, nervöse Tics	Rollt mit dem Kopf, bohrt ihn ins Kissen
Schweiß am äußeren Hals	Schweiß auf der Nase
Fieberbläschen, rote Zungenspitze	Aufgerichtete Zungenpapillen, Erdbeerzunge
Akute Lymphknotenentzündung am Hals	Geschwollene Tonsillen, Tonsillitis
Speichelfluss im Schlaf	Zähneknirschen im Schlaf
Bei Fieber: Obstipation, ruhelose Beine	Bei Fieber: Erbrechen, Gliederschmerzen
Hautausschlag an den Genitalien	Masturbation
Steifheit, krampfhaftes Gähnen	Gebeugte Haltung
Bläschenausschlag, Herpes	Ringförmiger Hautausschlag
Schlaflage: sitzend, Rücken	Schlaflage: Abdomen, Knie-Brust-Lage
Abneigung gegen Baden	Verlangen zu reisen
P: Erysipel	P: Abszess, Gerstenkörner, Bronchitis, Diarrhoe, Pneumonie, Otitis, Tonsillitis, Zystitis
Verlangen: Joghurt	Verlangen: Erfrischendes, Geräuchertes, Salz, Schinken
< Anstrengung, Baden, Aufenthalt in feuchten Räumen, Entblößen	< Wetterwechsel von kalt nach warm, große Höhe

R

> Fortgesetzte Bewegung, warme Anwendungen	> Fahren im kalten Wind, schnelle Bewegung

Rhus toxicodendron

Zincum metallicum

Rhus toxicodendron	Zincum metallicum
Argwohn, Furcht vor Menschen	Nachgiebigkeit, Pflichtgefühl
Rechenschwäche	Schwierige Konzentration, Stumpfheit
Angst im Bett	Schreien im Schlaf, beim Erwachen
Unwillkürliches Weinen	Wechselhafte Stimmung
Eine Seite des Gesichts rot, Schwellung um die Augen	Gerunzeltes Gesicht
Lidschwellung, Chemosis, Striktur des Tränenkanals	Risse in den Kanthi, Nystagmus, Strabismus divergens, Ptosis
Speichelfluss nachts	Tränenfluss nachts
Spielt mit den Fingern im Schlaf	Bohrt mit dem Finger in der Nase, steckt die Finger in den Mund
Fieberbläschen, rote Zungenspitze	Zähneknirschen im Schlaf
Hautausschlag um den Anus	Diarrhoe, Obstipation bei Neugeborenen
Schlaflage: sitzend	Schlaflage: Kopf ins Kissen gebohrt
Schlaflosigkeit nach 3.00 Uhr	Schlafwandeln
Hautausschlag im Winter, Impetigo	Zurücktretender, unterdrückter Hautausschlag
Steifheit, Verhärtung	Zucken, Konvulsionen
P: Furunkel, Erysipel	P: unterdrückte Absonderungen und Hautausschläge
Verlangen: Milch	Abneigung: Fisch, Süßigkeiten
< Aufenthalt in feuchten Räumen, Wetterwechsel, feuchtes Wetter	< Warmwerden
> Körperliche Anstrengung, warme Anwendungen	> Feuchtes Wetter, Schleimhautabsonderungen

R

Sanicula aqua	Calcium phosphoricum
Wechselt ständig die Beschäftigung	Ruhelos, wechselt ständig den Ort
Furcht vor Bewegung nach unten, vor Getragenwerden	Angst beim Herausheben aus der Wiege bei Säuglingen
Furcht vor der Dunkelheit	Furcht vor Gewitter
Reizbar, wenn es angesprochen, angeblickt oder berührt wird	Unzufrieden, erträgt keine Ungerechtigkeit
Schreien beim Erwachen	Schreien im Schlaf
Alt aussehendes Gesicht	Kränklicher Gesichtsausdruck
Schweiß am Hinterkopf, in den Achselhöhlen	Schweiß im Gesicht
Abmagerung der Beine	Groß gewachsen oder zwergwüchsig, Hals und Brust abgemagert
Entzündete Lidränder	Nasenbluten
Reibt sich die Augen oder die Nase beim Erwachen	Steckt die Finger in den Mund
Bläschen an den Lippen	Langsame, schwierige Zahnung
Erbrechen kurz nach dem Trinken von Muttermilch	Abneigung gegen Muttermilch
Obstipation, Stuhl schlüpft zurück	Diarrhoe < Zahnung
Hitze der Füße, entblößt sie	Kalt Haut, kalte Hände
Schlaflage: Arme unter dem Kopf	Schlaflage: Knie-Brust-Lage
Stinkender Fußschweiß, Schweißgeruch nach Käse oder Fisch	Reichlicher Nachtschweiß
Entblößt sich, stößt die Decke weg bei kältestem Wetter	Mangel an Lebenswärme
Unverträglichkeit von Kleidung	Anämie
Käsiger, fischiger Geruch aller Absonderungen	Schleimhautabsonderung wie Eiweiß
Ständiger Wechsel der Symptome	Erholt sich nicht nach einer Krankheit
Verlangen: kalte Milch, kalte Speisen und Getränke	Verlangen: Geräuchertes, Unverdauliches
> Im Freien	< Kalte Luft, nasskaltes Wetter
> Warme Anwendungen	> Bauchlage, im warmen Bett

S

Sanicula aqua   Chamomilla

Nägelbeißen	Beißt beim Füttern ins Glas
Wechselt ständig die Beschäftigung	Launenhaft
Empfindlich gegen Berührung	Empfindlich gegen Schmerz
Schreien beim Erwachen	Weinen im Schlaf
Weinen vor dem Urinieren	Schreien beim Stuhlgang
Fahles, erdfarbenes Gesicht	Eine Wange heiß und rot
Alt aussehendes Gesicht	Leidender, finsterer Gesichtsausdruck
Abmagerung, erstreckt sich nach unten, Mangelernährung	Fettleibigkeit
Schweiß am Hinterkopf und im Nacken < Schlaf	Heißer, saurer Kopfschweiß
Reibt sich Augen oder Nase beim Erwachen	Steckt die Finger in den Mund
Aphthen an den Lippen	Schwierige Zahnung
Erbrechen kurz nach dem Trinken von Muttermilch	Erbrechen durch Ärger oder Zorn
Obstipation, schwieriger Stuhlgang, Stuhl schlüpft zurück	Diarrhoe < Zahnung
Weißer Stuhl, riecht wie verdorbener Käse	Grüner Stuhl, riecht nach faulen Eiern
Kalter, übel riechender Fußschweiß	Hitze der Füße nachts, entblößt sie
Spätes Gehenlernen, Rachitis	Verlangen nach Bewegung
Übel riechende Schleimhautabsonderungen	Scharfe, zähe Schleimhautabsonderungen
Ständiger Wechsel der Symptome	Empfindlich gegen Schmerzen, heftige Beschwerden
Verlangen: Salz, fetter Schinken, Speck	Verlangen: Brot, saure Speisen
< Im warmen Zimmer	< Im warmen Bett, im Freien, Wind
> Lösen der Kleidung, im Freien	> Zimmerluft, warme Luft, warm Einhüllen

S

Sanicula aqua   Lycopodium

Reizbar, wenn es angeblickt, angesprochen oder berührt wird	Reizbar während Krankheit
Furcht vor der Dunkelheit	Furcht vor Menschen

Furcht zu fallen, hält sich an der Mutter fest	Hält ständig die Hand der Mutter
Wechselt ständig die Beschäftigung	Furcht vor neuen Unternehmungen
Schreien nachts	Tagsüber reizbar, nachts brav
Leicht beleidigt	Eifersüchtig
Abmagerung der Beine	Abmagerung des oberen Körperteils
Reibt sich Augen oder Nase beim Erwachen	Schreckt aus dem Schlaf und reibt sich die Nase
Zupft an der Oberlippe	Steckt alles in den Mund
Bläschen am Kinn	Verstopfte Nase
Erbrechen kurz nach dem Trinken von Muttermilch	Verweigert die Muttermilch
Übelkeit beim Autofahren	Krampfartige Bauchschmerzen bei Säuglingen
Analfissur	Leistenhernie
Obstipation, Stuhl schlüpft zurück	Obstipation, unvollständiger Stuhl
Stuhl oder Flatus riechen wie verdorbener Käse	Reichlicher Flatusabgang
Hitze der Füße, entblößt sie	Kälte der Hände
Verlangen: Salz, Schinken, Speck	Verlangen: Oliven, Schokolade, Zucker

Sanicula aqua   Rheum

Abneigung dagegen, angesehen zu werden	Launenhaft; weist Dinge zurück, die es zuvor haben wollte
Zorn mit Beißen, Schlagen, Treten	Reizbarkeit bei Fieber, während Zahnung
Schreien beim Erwachen	Schreien im Schlaf, während Zahnung
Weinen vor dem Urinieren	Schreien vor oder während des Stuhlgangs
Wechselt ständig die Beschäftigung	Abneigung gegen Spielen
Schweiß am Hinterkopf, entzündete Lidränder	Kaltschweißiges Gesicht
Nägelbeißen	Schwierige Zahnung
Erbrechen nach dem Trinken von Muttermilch	Übersäuerter Magen bei Kleinkindern

S

Aufgetriebenes Abdomen	Bauchschmerzen, muss sich zusammenkrümmen
Wundes Rektum	Diarrhoe während Zahnung
Obstipation, Stuhl schlüpft zurück	Schmerzhafte Obstipation
Flatusabgang übel riechend wie Käse	Saurer Stuhlgeruch
Abmagerung der Beine, kalter Fußschweiß	Ungeschicklichkeit der Extremitäten
Schlaflos bei Hitze, schläfrig nach dem Erbrechen	Schlaflosigkeit, geringes Schlafbedürfnis
Spätes Gehenlernen	Muskelschwäche, körperliche Trägheit
Absonderungen riechen nach Fischlake	Saurer Körpergeruch
Heißhunger mit Abmagerung, Verlangen nach Fleisch	Abneigung: Muttermilch
< Im warmen Zimmer, Zugluft	< Wetterwechsel
> Im Freien, Lockern der Kleidung	> Zimmerluft, Ruhe, nach vorn gebeugt Sitzen

Sanicula aqua   Silicea

Leicht beleidigt	Eigensinnig
Abneigung dagegen, berührt oder angesehen zu werden	Will magnetisiert werden
Wechselt ständig die Beschäftigung	Erhöhte Selbstkontrolle
Furcht zu fallen beim Herabsteigen einer Treppe	Furcht vor der Dunkelheit
Zornig beim Erwachen, schimpft und tritt	Weint, wenn es freundlich angesprochen wird
Kopf juckt bei Erwärmung	Berührungsempfindliche Kopfhaut
Reibt Augen oder Nase beim Erwachen	Nägelbeißen, steckt die Finger in den Mund
Gewaltsames Erbrechen kurz nach dem Trinken oder Essen	Erbrechen nach dem Trinken von Muttermilch, erbricht geronnene Milch
Wundheit am After	Beschwerden durch Würmer
Abmagerung von Zervikalregion und Beinen	Aufgetriebenes Abdomen mit Abmagerung der Glieder
Schweiß in der Zervikalregion im Schlaf	Saurer Kopfschweiß beim Einschlafen

S

Sanicula aqua	Tuberculinum
Hitze der Fußsohlen, entblößt die Füße	Fußschweiß
Stößt die Decke weg bei kältestem Wetter	Abneigung gegen Entblößen
Verlangen nach Aufenthalt im Freien	Abneigung gegen Aufenthalt im Freien
Unverträglichkeit von Kleidung	Kopf empfindlich gegen Kopfbedeckung
Schleimhautabsonderung riecht wie Fisch oder alter Käse	Wund fressende, blutige Schleimhautabsonderung
Beschwerden erstrecken sich nach unten	Beschwerden erstrecken sich nach oben
Widersprüchliche und abwechselnde Zustände	Chronische Beschwerden
Verlangen: Fleisch, fetter Schinken, Speck, kalte Milch	Verlangen: Brot, Unverdauliches
Abneigung: Brot	Abneigung: Fleisch, Milch, Muttermilch
< Warme Anwendungen	< Im Freien
> Im Freien	> Warme Anwendungen

Sanicula aqua   Tuberculinum

Sanicula aqua	Tuberculinum
Wechselt ständig die Beschäftigung	Impuls zu laufen; muss alles anfassen
Furcht vor Ab- oder Aufwärtsbewegung, Furcht zu fallen	Furcht vor Hunden, Katzen
Empfindlich gegen Berührung	Empfindlich gegen Schmerz
Schreien beim Erwachen	Schreien im Schlaf
Weinen vor dem Urinieren	Raserei, Zerstörungswut
Nägelbeißen	Beißen
Abmagerung von Zervikalregion und Beinen	Abmagerung der Brust
Schweiß am Hinterkopf	Schweiß auf der Nase, im Nacken
Entzündung der Lidränder	Blaue Skleren, feine Wimpern
Spätes Gehenlernen	Langsame, schwierige Zahnung
Erbrechen nach dem Trinken von Muttermilch	Milchallergie
Obstipation, schwieriger, vergeblicher Stuhlgang	Chronische Diarrhoe mit Abmagerung

S

Stuhl weiß wie Kreide, übel riechender Flatusabgang	Wund machender Stuhl, Exkoriation am Anus
Reichlicher Achselschweiß	Kalter Schweiß an den Handflächen
Hitze der Füße, entblößt sie	Kalte Füße abends und nachts im Bett
Fußschweiß kalt, wund fressend, übel riechend	Haarwuchs entlang der Wirbelsäule
Heißhunger mit Abmagerung	Abmagerung mit kaltem Schweiß und Schwäche
Unverträglichkeit von Kleidern	Übermaß an Energie, gebeugte Haltung
Verlangen: Gepökeltes, weichgekochte Eier	Verlangen: Geräuchertes, Spiegeleier, Bananen, warme Speisen und Getränke
Abneigung: Brot, Fett, warme Getränke	Abneigung: Ananas, Käse

S

Sepia	Carbo vegetabilis
Abneigung gegen Gesellschaft > Alleinsein	Furcht vor Menschen
Furcht beim Autofahren	Pavor nocturnus
Furcht vor Gewitter	Angst durch Erwartungsspannung
Erträgt keinen Widerspruch	Entmutigt
Abneigung gegen Pflichten, oder zu viel Pflichtgefühl	Abneigung gegen Veränderung
Macht lächerliche Gesten	Nägelbeißen
Alt aussehendes Gesicht, müder Gesichtsausdruck	Ängstlicher, leidender Gesichtsausdruck
Stirnrunzeln	Hippokratisches Gesicht
Krümmung der Brustwirbelsäule	Gebeugte Haltung
Psoriasis am Kopf	Milchschorf
Brauner Sattel über der Nase	Nasenbluten nachts
Risse in der Lippenmitte	Aufgesprungene Lippen
Übelkeit beim Autofahren	Krampfartige Bauchschmerzen
Beugeekzem, ringförmiger Hautausschlag	Eiskalte Haut, Zyanose
Schlaflage: Abdomen	Schlaflage: Beine angezogen
Überempfindlich gegen den Geruch von Speisen	Empfindlich gegen allopathische Medikamente
P: Tonsillitis, Zystitis	P: Antibiotika, Nasenbluten
Verlangen: Fisch	Abneigung: Fisch
< Zugluft	< Aufenthalt in der Sonne, warme Anwendungen, Lagewechsel
> Aufenthalt in der Sonne, warme Anwendungen, Lagewechsel	> Angefächeltwerden

Sepia	Carcinosinum
Abneigung gegen Pflichten	Gewissensangst, Furcht zu versagen
Empfindlich gegen Gerüche, gegen den Geruch von Speisen	Empfindlich gegen Vorwürfe
Erträgt keine Ungerechtigkeit	Empfindlich beim Hören von Grausamkeiten

S

391

Klammert sich an die Mutter	Furcht vor Ansteckung
Mutwillig, verwegen, Verlangen zu klettern	Höhenangst
Abneigung gegen die Anwesenheit von Fremden	Furcht vor Fremden
Schreit, wenn es sich nicht an etwas festhält	Nägelbeißen
Blasses, runzeliges Gesicht	Blaue Skleren
Herpes labialis	Vorzeitige Karies
Geschwollene Tonsillen	Adenoide
Obstipation	Leistenhernie
Hautausschlag um den Anus	Beschwerden durch Würmer
Fluor vaginalis	Masturbation, häufige Erektionen
Schlaflage: linke Seite unmöglich	Schlaflage: kann nur auf der linken Seite schlafen
Häufiges Erwachen	Schlaflosigkeit
Lautes Sprechen oder Stöhnen im Schlaf	Albträume
F: Rheumatismus	F: Alkohol, Anämie, Asthma, Diabetes, Krebserkrankung, Malaria, Syphilis, Typhus
P: Zystitis	P: Gerstenkörner, Bronchitis, Fieber, Impfungen, Krebserkrankung, Pneumonie, Mononukleose, Sinusitis
Verlangen: saure Speisen	Verlangen: Eier, fetter Schinken, Fett
Abneigung: Brot	Abneigung: Obst

Sepia   Ignatia

Abneigung gegen Pflichten, gegen Familienangehörige	Abneigung gegen Vergnügen
Gefühllos, distanziert	Spontan, impulsiv
Grundloses Weinen	Weint nur, wenn es allein ist
Stilles Weinen, Weinen mit Gereiztheit	Stiller Kummer, untröstlich, seufzt noch lange nach dem Weinen
Froh, wenn es donnert und blitzt	Unmäßiges Lachen, Lachen über Ernstes

S

Furcht vor Dunkelheit, Mäusen, beim Autofahren	Furcht vor Räubern, Fremden, Vögeln
Verweilt lange bei unangenehmen Erinnerungen	Beleidigt durch frühere Beleidigungen
Reizbar, wenn es angesprochen wird	Reizbar durch Widerspruch
Verwegen, Übermaß an Energie	Albernes Benehmen, muss alles anfassen
Alt aussehendes Gesicht, kränklicher Gesichtsausdruck	Ängstlicher, trauriger Gesichtsausdruck
Brauner Sattel über der Nase	Rote Wangen
Überempfindlich gegen den Geruch von Speisen	Überempfindlich gegen den Geruch von Tabak
Herpes labialis, rissige Unterlippe	Beißt sich auf die Zunge, in die Wange
Reiseübelkeit	Erbrechen, Fieber oder Konvulsionen während Zahnung
Diarrhoe nach Milchtrinken	Krampfartige Bauchschmerzen
Unwillkürliches Urinieren im ersten Schlaf, träumt vom Urinieren	Häufiges Urinieren nervösen Ursprungs
Ziegelmehlsediment im Urin, rezidivierende Zystitis	Wund machender Urin
Husten nachts, muss sich aufsetzen	Hustenreiz nimmt mit dem Husten zu
Achselschweiß, kalter Schweiß an Händen und Füßen	Schweiß auf der Nase
Schlaflage: Knie-Brust-Lage, linke Seite	Schlaflage: Rücken, rechte Seite
Schlaflosigkeit nach 3.00 Uhr	Schreien im Schlaf oder beim Erwachen
Leberflecken, Sommersprossen, Vitiligo	Hautausschlag um die Augen, Ekzem um den Anus
Anfallsweise oder wiederkehrende Symptome	Ständig wechselnde Symptome
Beschwerden begleitet von Gemütssymptomen	Beschwerden abwechselnd mit Gemütssymptomen
Verlangen: Essig	Verlangen: Brot, kalte Speisen
Abneigung: Fett, Salz	Abneigung: Obst, Gemüse
< Am Meer, Nasswerden, feuchtwarmes Wetter, Frühling	< Geringste Berührung, Herbst
> Heftige Bewegung, warmes Bett	> Warmer Ofen, Reisen

S

Sepia   Natrium muriaticum

Sepia	Natrium muriaticum
Abneigung gegen alles	Erträgt es nicht, angeblickt zu werden
Verlangen, über seine Beschwerden zu sprechen	< Sprechen über die Beschwerden
Empfindlich gegen Gerüche, Speisegeruch	Empfindlich gegen Vorwürfe, Streitigkeiten
Furcht vor Mäusen, Ratten	Furcht vor Räubern
Froh, wenn es donnert und blitzt	Furcht vor Gewitter
Übermaß an Energie	Langsames Sprechen- oder Gehenlernen
Gleichgültig gegen Verwandte	Stiller Kummer
Launisch	Unmäßiges Lachen, Lachen über Ernstes
Zorn durch Widerspruch	Hass, Rachsucht, Zorn mit blassem Gesicht
Gerunzeltes Gesicht, müder Gesichtsausdruck	Gesichtsausdruck ernst, leidend, verwirrt
Ringförmiger Herpes am Kopf	Milchschorf
Stampft mit den Füßen, nervöse Tics	Bohrt mit dem Finger im Ohr, steckt die Finger in den Mund
Schnupfen mit grünlicher Absonderung	Schnupfen mit eiweißartiger Absonderung
Brauner Sattel über der Nase	Aufgesprungene Lippen
Übelkeit beim Autofahren	Höhenschwindel
Unwillkürliches Urinieren im ersten Schlaf, träumt vom Urinieren	Kann in Anwesenheit anderer nicht urinieren
Fluor vaginalis	Feuchtes Ekzem am Skrotum
Rissige Hände im Winter	Risse um die Fingernägel, zwischen den Zehen
Kalter Schweiß an den Händen	Trockenheit der Hände
Schlaflage: Knie-Brust-Lage, Kopf nach hinten gebeugt	Schlaflage: Rücken, Beine angezogen
Leberflecken, Vitiligo	Hautausschlag an behaarten Teilen
Abneigung gegen Baden	Sonnenbrand
F: Rheuma, Tuberkulose	F: Malaria
P: Zystitis	P: Erysipel, Furunkel, Geburtstrauma, Verletzung

S

Verlangen: Mixed Pickles	Verlangen: Pfeffer, Pizza, Sauerkraut
Abneigung: Schweinefleisch, Kartoffeln	Abneigung: Muttermilch
Unverträglichkeit: Gemüse, Milchtrinken (Diarrhoe)	Unverträglichkeit: Mehlspeisen, Teigwaren
< Nach Schweiß, morgens beim Erwachen	< Heiß Baden, Sonne, warme Anwendungen
> Heftige Bewegung, warme Anwendungen	> Nach Schweiß

Sepia

Nux vomica

Abneigung oder Gleichgültigkeit gegen geliebte Personen	Verlangen nach Ruhe, Zorn durch Unterbrechung
Antwortet bissig, schnippisch	Abneigung dagegen zu antworten
Furcht vor engen Räumen, Gewitter, Gespenstern, Spinnen	Furcht zu fallen, Furcht vor offenen Plätzen
Furcht beim Autofahren	Verlangen, schnell zu fahren
Erhöhte Selbstkontrolle, Gelassenheit	Erhöhter Ehrgeiz
Grundloses, unwillkürliches Weinen	Weinen durch Ärger, Widerspruch
Ohnmacht beim Knien, beim Aufstehen	Kann kein Blut sehen
Traurig morgens beim Erwachen	Reizbar morgens beim Erwachen
Reizbar nach Anstrengung, bei Müdigkeit	Wutanfälle, außer sich vor Zorn
Alt aussehendes Gesicht, müder Gesichtsausdruck	Gesichtsausdruck ängstlich, finster, bedrückt
Gerstenkörner	Tränenfluss bei Schnupfen
Schnupfen mit gelber oder gelb-grüner Absonderung	Verstopfte Nase, Schniefen
Brauner Sattel über der Nase	Stirnrunzeln
Empfindlich gegen den Geruch von Speisen	Empfindlich gegen Licht, Schmerz, gegen den Geruch von Blumen oder Tabak,
Herpes labialis	Aphthen
Ständige Neigung zu schlucken	Schluckschmerz erstreckt sich zum Ohr
Diarrhoe während Zahnung, nach Milchtrinken	Obstipation mit dauerndem Stuhldrang

S

Unwillkürliches Urinieren nachts, kann nur schwer geweckt werden	Schmerzhafter Harndrang, Harnverhaltung
Fluor vaginalis	Leistenhernie
Husten nachts, verhindert den Schlaf	Husten morgens im Bett
Schlaflage: Abdomen, Knie-Brust-Lage	Schlaflage: Rücken
Schweiß in der Achselhöhle, an den Füßen	Schweiß im Nacken
Rissige Haut < Waschen, im Winter	Marmorierte Haut, Zyanose
F: Rheuma, Tuberkulose	F: Apoplexie
P: Tonsillitis, Zystitis	P: gastrointestinale Beschwerden, Allopathika, Schnupfen
Verlangen: Essig, saure Speisen, Schokolade	Verlangen: Brot, Fett, Fleisch, Milch, Schweinefleisch
Abneigung: Brot, Schweinefleisch	Abneigung: saure Speisen
< Reiben, feuchtwarmes Wetter	< Leichte Berührung, Überessen, Wetterwechsel von warm nach kalt
> Körperliche Anstrengung, heftige Bewegung, Tanzen	> Warmer Ofen

Sepia   Phosphoricum acidum

Reizbarkeit, Zorn durch Widerspruch	Abneigung dagegen zu antworten
Erträgt keine Ungerechtigkeit	Stiller Kummer
Sorgsam, geziert	Gleichgültig gegen Äußerlichkeiten
Verwegen	Schüchtern in der Öffentlichkeit
Gesicht blass, runzelig, alt aussehend	Kränkliches, spitzes Gesicht, leidender Gesichtsausdruck
Übelkeit beim Autofahren	Erbrechen nach dem Trinken von Muttermilch
Fluor vaginalis	Häufige Erektionen, Masturbation
Knacken in Gelenken	Lage der Knie nach außen (Genua vara), Wachstumsschmerzen
Vitiligo, übermäßiger Haarwuchs	Sudamina, roter Dermographismus
Übermaß an Energie	Schwäche bei akuten Krankheiten
Abmagerung	Zu rasches Längenwachstum
Icterus neonatorum	Trinkschwäche, verweigert Muttermilch
P: Tonsillitis, Zystitis	P: Säfteverlust

Verlangen: Süßigkeiten	Verlangen: Saftiges, Obst
Abneigung: Fleisch	Abneigung: Süßigkeiten
> Kalte Anwendungen	< Kalte Anwendungen

Sepia	Phosphorus
Eifersüchtig	Gefallsüchtig, kokett, schmeichlerisch
Reizbarkeit, Zorn durch Widerspruch	Albernes Benehmen, Possenreißen
< Mitgefühl	> Trost
Abneigung dagegen, angefasst zu werden	Verlangen, magnetisiert zu werden
Veränderliche Laune	Leidenschaftlich bei jeder Kleinigkeit
Froh, wenn es donnert und blitzt	Furcht vor Blitz
Furcht beim Autofahren	Furcht davor, überfahren zu werden
Gleichgültig gegen das Wohlergehen anderer	Angst, den Eltern könnte etwas zustoßen
Tanzt	Steckt die Finger in den Mund, beißt an den Nägeln
Alt aussehendes Gesicht, müder Gesichtsausdruck	Gesichtsausdruck albern, ängstlich, leidend
Blasses Gesicht	Rote Wangen
Brauner Sattel über der Nase	Sommersprossen auf der Nase
Herpes labialis	Vorzeitige Karies
Überempfindlich gegen den Geruch von Speisen	Überempfindlich gegen den Geruch von Blumen
Übelkeit beim Gedanken an oder Geruch von Speisen	Heißhunger bald nach dem Essen, vermehrter Appetit nachts oder bei Fieber
Diarrhoe < Milchtrinken	Diarrhoe < warme Speisen
Hautausschlag um den Anus	Offener Anus
Fluor vaginalis	Vermehrtes sexuelles Verlangen, vorzeitige Menarche
Anhaltender Husten nachts	Krupp, Pneumonie
Schlaflage: Kopf nach hinten gebeugt	Schlaflage: Kopf nach vorn gebeugt
Beugeekzem, rissige Hände < Winter, Waschen	Petechien, Purpura, Ekchymosen
Aufgesprungene, rissige Haut < Winter	Rote Streifen auf der Haut nach Kratzen (roter Dermographismus)

S

Übermäßiger Haarwuchs	Mager, zu schnell gewachsen, gebeugte Haltung
F: Rheumatismus	F: Apoplexie
P: Tonsillitis, Zystitis	P: Nasenbluten, Bronchitis, Krupp, gastrointestinale Beschwerden

Verlangen: Mixed Pickles, Tee	Verlangen: kalte Speisen, Eiscreme, Schweinefleisch
Abneigung: Schweinefleisch	Abneigung: Obst, warme Speisen und Getränke, Tee
< Am Meer	< Abends, Dämmerung, Lagewechsel
> Körperliche Anstrengung, Lagewechsel	> Sanftes Reiben

Sepia   Pulsatilla

Sepia	Pulsatilla
Abneigung oder Gleichgültigkeit gegen Familienangehörige	Furcht davor, vernachlässigt zu werden
Empfindlich gegen Gerüche	Empfindlich gegen Vorwürfe, Grobheiten
Froh, wenn es donnert und blitzt	Lachen über Kleinigkeiten
Furcht vor Ärzten, Ratten, Gewitter	Furcht vor dem Alleinsein, vor der Dunkelheit, vor Fremden, Hunden
Ungestüm, Verlangen nach Aktivität, Tanzen	Vorsichtig, ängstlich
Distanziert, schnippisch	Gefallsüchtig, kokett
Erträgt keine Ungerechtigkeit	Unterwürfig
Weinen < Trost	Weinen > Trost
Zorn durch Widerspruch	Launenhaft; weist Dinge zurück, die es zuvor haben wollte
Aussehen: dunkle Augen	Aussehen: helle Augen
Gesicht blass, gerunzelt, alt aussehend	Rotes Gesicht, leidender Gesichtsausdruck
Abmagerung	Fettleibigkeit
Weitsichtigkeit	Augenentzündung bei Neugeborenen, Kleinkindern
Schleimhautabsonderung bräunlich, eiweißartig, mit fischigem Geruch	Schleimhautabsonderung dick, gelblich grün, mild
Brauner Sattel über der Nase	Nasenbluten
Herpes labialis	Erweiterte Gesichtsvenen

S

Sepia	Silicea
Schwierige Zahnung mit Diarrhoe	Fieber während Zahnung
Vorzeitige Karies	Zahnschmerzen
Übelkeit beim Autofahren	Magenbeschwerden
Diarrhoe nach Milchtrinken	Verdauungsstörung nach Obst, Eiscreme, Schweinefleisch
Exkoriation zwischen den Zehen, rissige Handrücken	Bläschen zwischen den Fingern
Eiskalte Füße	Hitze der Füße, entblößt sie
Schlaflage: Knie-Brust-Lage, Kopf nach hinten gebeugt	Schlaflage: Rücken, Arme auf dem Abdomen oder über dem Kopf
Vitiligo	Weißlicher Hautausschlag
P: Tonsillitis, Zystitis	P: Gerstenkörner, Nasenbluten, Schnupfen
Verlangen: Fisch, Salz	Verlangen: kalte Speisen, Sahne
Abneigung: Zwiebeln	Abneigung: Butter, Obst, warme Speisen, Fisch
< Abkühlung, am Meer, feucht-warmes Wetter	< Sonne, Liegen auf dem Abdomen
> Alleinsein, körperliche Anstrengung, heftige Bewegung, Tanzen, Liegen auf dem Abdomen	> Langsame Bewegung

Sepia / Silicea

Sepia	Silicea
Froh, wenn es donnert und blitzt	Furcht vor der Dunkelheit, vor Wind
Furcht beim Autofahren	Furcht vor Nadeln
Unwillkürliches, grundloses Weinen	Mild, nachgiebig; Verlangen, magnetisiert zu werden
Abneigung gegen Gesellschaft > Alleinsein	Schüchtern in der Öffentlichkeit
Eifersüchtig	Eigensinnig
Reizbar, wenn es müde ist	Reizbar, wenn es angesprochen oder berührt wird
Tanzen	Nägelbeißen, Bohren in Nase oder Ohr
Alt aussehendes Gesicht	Leidender Gesichtsausdruck
Aussehen: dunkel mit straffer Faser	Aussehen: hell, blond, mit schlaffer Faser
Ringförmiger Hautausschlag am Kopf; Psoriasis	Milchschorf

S

Brauner Sattel über der Nase	Nasenbluten
Rissige Unterlippe	Aphthen bei Säuglingen
Beißt die Zähne zusammen, Zähneknirschen	Langsame Zahnung
Linksseitige Tonsillitis	Geschwollene Tonsillen
Hautausschläge durch Milchtrinken	Erbrechen nach dem Trinken von Muttermilch
Obstipation mit Rektumprolaps, Exkoriation am Rektum	Obstipation, Stuhl schlüpft zurück
Fluor vaginalis	Leistenhernie, Hydrozele
Beugeekzem	Eingewachsene Zehennägel, aufgesprungene Nägel
Schlaflage: Abdomen	Schlaflage: deckt den Kopf zu
Strampelt mit den Füßen im Schlaf	Schreit im Schlaf
Übermäßiger Haarwuchs	Keloid, wildes Fleisch, Exostose
F: Rheumatismus, Tuberkulose	F: Impfungen, Allopathika, Sykose
P: Zystitis	P: Abszess, Gestenkörner, Schnupfen, Sinusitis, Pharyngitis, Überanstrengung
Verlangen: saure Speisen, Essig, Mixed Pickles	Verlangen: Unverdauliches
Abneigung: Brot	Abneigung: Muttermilch
> Kalt Baden, Entblößen	> Heiß Baden, geringstes Entblößen

Sepia   Thuja

Abneigung gegen Gesellschaft, gegen die Anwesenheit von Fremden	Furcht vor Fremden; Abneigung dagegen, angeblickt oder berührt zu werden
Gleichgültig gegen Familienangehörige	Reizbar gegen Familienangehörige
Furcht beim Autofahren, Reiseübelkeit	Furcht vor Versagen
Frühreif	Muss alles anfassen
Klammert sich an	Ständiges Weinen bei Neugeborenen
Erträgt keine Ungerechtigkeit	Empfindlich in Bezug auf die Meinung anderer
Gestikuliert beim Sprechen	Einsilbige Sprache, verschluckt die letzten Wörter eines Satzes
Tanzt	Geht im Kreis herum

S

Aussehen: dunkel mit straffer Faser	Aussehen: hell, blond, mit schlaffer Faser
Abmagerung	Gebeugte Haltung
Ringförmiger Hautausschlag am Kopf	Weiße Krusten am Kopf
Runzeliges, alt aussehendes Gesicht	Haarausfall der seitlichen Augenbrauen
Icterus neonatorum	Augenentzündung bei Säuglingen
Brauner Sattel über der Nase	Bläuliche Flecken im Gesicht
Schwellung der linken Tonsille	Schwellung der rechten Tonsille, Adenoide
Diarrhoe während Zahnung	Bröckelige Zähne, Zahnwurzelkaries
Diarrhoe nach Milchtrinken	Leistenhernie, vorgewölbter Nabel
Hautausschlag um den Anus	Exkoriation am Skrotum
Fluor vaginalis	Juckreiz im Genitalbereich nach dem Urinieren
Unwillkürliches Urinieren im ersten Schlaf, träumt vom Urinieren	Gegabelter Harnstrahl
Husten < Liegen, kalte Luft	Asthma
Gelbe Nägel	Nägel dick, brüchig, eingewachsen
Schlaflage: Abdomen	Schläft nackt
Beugeekzem	Molen, gestielte Warzen, zystische Tumoren
Schweiß am Rücken	Schweiß zwischen den Oberschenkeln, am Abdomen
F: Rheumatismus, Tuberkulose	F: Diabetes, Ekzem, Impfungen, Allopathika, Sykose, Syphilis
P: Zystitis	P: Impfungen
Verlangen: Erde, Mixed Pickles	Verlangen: kalte Speisen
Abneigung: Brot, Fett, Milch, Salz	Abneigung oder Verlangen: Zwiebeln, Knoblauch
Unverträglichkeit: Brot, Milch, fette Speisen	Unverträglichkeit: Zwiebeln, Tee
> Kalt Baden	> Heiß Baden

S

Silicea	Barium carbonicum
Furcht vor Nadeln, Wind	Furcht vor Menschen, Fremden
Furcht vor Ansteckung	Abneigung gegen Veränderung
Eigensinnig, starrköpfig	Unentschlossen
Intelligent, frühreif, altklug	Geistiger Entwicklungsstillstand, Gedächtnisschwäche
Schüchtern in der Öffentlichkeit	Abneigung gegen Gesellschaft
Erhöhte Selbstkontrolle	Voller Sorgen um Kleinigkeiten
Weint, wenn es freundlich angesprochen wird	Empfindlich gegen Kritik, Entmutigung mit Weinen
Hageres, blasses Gesicht < Anstrengung	Runzeliges Gesicht
Leidender Gesichtsausdruck	Alberner, törichter Gesichtsausdruck
Zart, schwächlich, Muskelschwäche	Fettleibigkeit
Sauer riechender Kopfschweiß	Drüsenschwellung am Hinterkopf
Striktur des Tränenkanals	Augenentzündung
Bohrt mit dem Finger in der Nase, im Ohr; steckt die Finger in den Mund	Bedeckt das Gesicht mit den Händen, blickt durch die Finger
Rissige Mundwinkel	Rissige Oberlippe
Langsame, schwierige Zahnung; vorzeitige Karies	Speichelfluss nachts
Erbricht die Muttermilch	Krampfartige Bauchschmerzen bei Säuglingen
Obstipation, Stuhl schlüpft zurück	Wundheit am Anus
Leistenhernie, Hydrozele	Fluor vaginalis
Verkrüppelte, dicke Nägel	Pergamentartig trockene Hände
Wildes Fleisch, chronische Eiterung, Keloid	Akne, ringförmiger Herpes, Exkoriation
Schlaflage: deckt den Kopf zu	Schlaflage: auf der Seite
P: Abszess, Gerstenkörner, Schnupfen, Sinusitis, Tuberkulose	P: Mononukleose
Abneigung: Fett, Fleisch, Käse, Milch, Muttermilch	Abneigung: Obst
< Entblößen, Impfung, Zugluft	< Zimmerluft

S

Silicea

Calcium carbonicum

Silicea	Calcium carbonicum
Empfindlichkeit und Angst durch Geräusche	Schreckliches und Trauriges greifen es stark an
Empfindlich gegen alle äußeren Eindrücke	Empfindlich gegen Vorwürfe, Kritik, Grobheiten
Furcht vor Fremden, vor Nadeln	Furcht vor Mäusen, Ratten, Wind
Furcht davor, etwas Neues zu unternehmen, Prüfungsangst	Angst nachts, Pavor nocturnus
Nachgiebig	Eigensinnig, rebelliert gegen medizinische Anwendungen
Schüchtern in der Öffentlichkeit	Abneigung gegen Veränderung
Reizbar, wenn es angesprochen oder berührt wird	Erträgt es nicht, angesehen zu werden
Abneigung gegen Pflichten	Zu viel Pflichtgefühl
Tadelt andere	Tadelt sich selbst
Heikel, pingelig, wäscht sich ständig die Hände	Unordentlich
Nägelbeißen	Steckt alles in den Mund
Ängstlicher Gesichtsausdruck	Leidender, abgehärmter Gesichtsausdruck
Hautausschlag am Hinterkopf	Kreisrunder Hautausschlag am Kopf
Kopfschweiß beim Einschlafen	Schweiß in der Zervikalregion im Schlaf
Striktur des Tränenkanals	Rezidivierende Konjunktivitis
Bohrt mit dem Finger in der Nase, im Ohr	Kratzt sich den Kopf beim Erwachen
Schwellung der Mammae	Wildes Fleisch am Nabel
Erbrechen nach dem Trinken von Milch, von Muttermilch	Übelkeit nach Milchtrinken
Obstipation, Stuhl schlüpft zurück	Fröhlich bei Obstipation
Nägel verkrüppelt, gespalten, eingewachsen	Rissige Hände im Winter
Lachen oder lautes Sprechen im Schlaf	Kaubewegungen oder offener Mund im Schlaf
Übel riechender Schweiß	Klebriger Schweiß, verfärbt die Wäsche
Fisteln	Naevi
Wund fressende, blutige Schleimhautabsonderung	Schleimige Absonderungen, führen zu Juckreiz

S

F: Impfungen, Allopathika	F: Gicht
P: Tonsillitis, Gerstenkörner	P: Augenentzündung, Furunkel, Krupp
Verlangen: kalte Speisen, Sand	Verlangen: hartgekochte Eier, Käse, Mehlspeisen, warme Getränke
Abneigung: Käse, Muttermilch, warme Getränke	Abneigung: Brot, Kaffee
< Entblößen, Impfungen	< Dunkelheit, Treppensteigen, warm Einhüllen
> Warm Einhüllen, warmes Bett, warmer Ofen, heiß Baden	> Berührung, Streicheln, Entblößen, Lösen der Kleidung

Silicea   Calcium fluoricum

Silicea	Calcium fluoricum
Schüchtern in der Öffentlichkeit	Gefallsüchtig
Empfindlich gegen das geringste Geräusch	Empfindlich gegen Gerüche
Furcht vor Wind, vor Nadeln	Furcht vor Mäusen
Erwartungsspannung, Lampenfieber	Abneigung gegen Veränderung
Perforation des Trommelfells	Kalkablagerung auf dem Trommelfell
Rissige Mundwinkel	Herpes labialis, rissige Zunge
Zahnwurzelabszess	Bröckelige Zähne
Rezidivierende Tonsillitis	Adenoide
Halsschmerzen < Abkühlung, Gähnen	Halsschmerzen < kalte Getränke
Erbricht die Muttermilch	Erbricht unverdaute Speisen
Diarrhoe nach Milchtrinken, nach kalten Getränken	Diarrhoe nach fetten Speisen
Hüftgelenkentzündung	Hüftluxation
Übel riechender Fußschweiß	Knacken in den Gelenken
Gespaltene, verkrüppelte Nägel	Dünne, gewellte Nägel
Schmerzhafte Drüsenschwellung	Steinharte Drüsen
F: Impfungen, Allopathika, Sykose	F: Apoplexie
P: Abszess, Fibrom, Otitis, Tonsillitis, Schnupfen, Tuberkulose	P: Tumoren am Lidknorpel
Verlangen: Eiscreme, Fett, kalte Speisen, Unverdauliches	Verlangen: stark gewürzte Speisen
Abneigung: Käse, Milch, Muttermilch, warme Speisen	Abneigung: Eier

S

< Kalt Baden, kalte Luft	< Warme Luft
> Warme Luft, Zimmerluft, warm Baden	> Kalt Baden, kalte Luft, Sonne

Silicea

Calcium phosphoricum

Silicea	Calcium phosphoricum
Furcht davor, alleingelassen zu werden	Angst beim Herausheben aus der Wiege bei Säuglingen
Furcht vor Nadeln, vor der Dunkelheit	Furcht vor Gewitter, Höhenangst
Gewissenhaft, pedantisch, korrekt	Pflichtgefühl
Eigensinnig	Unzufrieden, beschimpft die Eltern
Mild, nachgiebig	Mitgefühl, Angst um andere
Schüchternheit, Mangel an Selbstvertrauen	Abneigung gegen Gesellschaft
Empfindlichkeit gegen Geräusche	Empfindlich gegen Kritik, erträgt keine Ungerechtigkeit
Abneigung gegen das Näherkommen anderer	Abneigung dagegen, angesprochen oder berührt zu werden
Klammert sich an	Abneigung gegen Gesellschaft, Verlangen zu reisen
Aussehen: hell, blond, mit schlaffer Faser	Aussehen: dünn und groß
Alt aussehendes Gesicht	Dunkle Augen, lange Wimpern, bläuliche Augenringe
Übel riechender Fußschweiß	Kalter Schweiß im Gesicht
Striktur des Tränenkanals	Amblyopie
Ausschlag hinter den Ohren	Vergrößerte Rachenmandeln
Bohrt mit dem Finger im Ohr	Steckt die Finger in den Mund
Nasenbluten	Anämie
Hartes Abdomen	Schlaffes Abdomen
Obstipation	Krampfartige Bauchschmerzen bei Säuglingen
Leistenhernie, Hydrozele	Absonderung aus dem Nabel
Kalte Füße abends im Bett	Kalte Nasenspitze, kalte Ohren
Schlaflage: deckt den Kopf zu	Schlaflage: Knie-Ellenbogen-Lage
P: Tonsillitis, Gerstenkörner, Otitis, Schnupfen, Sinusitis	P: Furunkel, gastrointestinale Beschwerden

S

Abneigung: Fleisch, Muttermilch, Käse	Verlangen: Fleisch, Käse, Speck, Unverdauliches
Unverträglichkeit: Fleisch	Unverträglichkeit: Eiscreme
< Reiben	> Reiben

Silicea   Hepar sulfuris

Silicea	Hepar sulfuris
Empfindlich gegen Geräusche	Empfindlich gegen Schmerz
Furcht vor Nadeln, engen Räumen, Räubern, Wind	Furcht vor Feuer, Bienen, Schlangen
Schüchtern, Mangel an Selbstvertrauen	Hastig, ungestüm
Heimweh	Unzufrieden mit allem, Abneigung gegen Spielen
Steckt die Finger in den Mund oder ins Ohr	Möchte Dinge anzünden
Nachgiebig	Neigung zu widersprechen
Kopfschweiß beim Einschlafen	Kopfschweiß morgens, kalter Schweiß im Gesicht
Gelblicher, dünner Ohrfluss	Grünlicher, wund fressender Ohrfluss
Rissige Mundwinkel	Risse in der Lippenmitte
Langsame Zahnung, vorzeitige Karies	Aphthen am Zahnfleisch
Aufgetriebenes Abdomen	Übelkeit beim Autofahren
Obstipation, Stuhl schlüpft zurück	Obstipation abwechselnd mit Diarrhoe
Leistenhernie, Hydrozele	Phimose, Eiterung unter der Vorhaut
Infektasthma	Krupp
Nägel deformiert, dick, gefleckt, gespalten	Entzündung der Nagelwurzel
Übel riechender Fußschweiß	Kalter, übel riechender Schweiß an den Händen
Übler Mundgeruch morgens	Absonderungen, Stuhl und Schweiß riechen wie alter Käse
Lachen, Sprechen, Schreien im Schlaf	Schlaflage: Kopf überstreckt, ins Kissen gebohrt
Narbenkeloid	Eitrig absondernder Hautausschlag
P: Gerstenkörner, Halsentzündung, Otitis, Sinusitis	P: Furunkel, Krupp, Mononukleose, Urtikaria, Zystitis

S

Verlangen: Unverdauliches	Verlangen: Essig, Saures, Gewürze, warme Getränke
Abneigung: Fleisch, Muttermilch, warme Getränke	Abneigung: Fett
< Kalt Baden	< Kleiderdruck, nach Schlaf
> Druck, nasse oder kalte Füße	> Nach Frühstück

Silicea   ## Kalium carbonicum

Silicea	Kalium carbonicum
Furcht vor Nadeln, Wind, Ansteckung, Räubern, Gewitter	Furcht abends im Bett, vor Gespenstern
Verlangen, gehalten oder magnetisiert zu werden	Hält ständig die Hand der Mutter, will getragen oder geschaukelt werden
Empfindlich gegen Geräusche, Angst durch Geräusche	Empfindlich gegen Schmerz, Furcht vor Berührung
Reizbar, wenn es angeblickt, angesehen oder berührt wird	Leicht reizbar, schreit wegen Kleinigkeiten
Altklug, intelligent	Zu viel Pflichtgefühl, dogmatisch
Schüchtern in der Öffentlichkeit	Weinen durch Ermahnungen
Geizig	Eifersüchtig
Beißt an den Nägeln	Stampft mit den Füßen
Aussehen: hell, blond, abgemagert	Aussehen: dunkel, fettleibig
Alt aussehendes Gesicht, offene Fontanelle	Stirnrunzeln, chlorotisches Gesicht, blasse Lippen
Striktur des Tränenkanals	Schwellung über den Augen
Rissige Mundwinkel	Aufgesprungene Lippen
Langsame, schwierige Zahnung, vorzeitige Karies	Zähneknirschen im Schlaf
Erbrechen nach dem Trinken von Muttermilch	Speisen bleiben im Hals stecken, bei Säuglingen
Vergrößertes Abdomen	Wildes Fleisch am Nabel
Obstipation; schwieriger Stuhl, schlüpft zurück	Exkoriation am Anus nach Stuhlgang
Pollenasthma, Asthma durch geringste Anstrengung, Erkältung	Asthma nachts, durch Staub, Milbenasthma
Fußschweiß	Empfindliche Fußsohlen
Rissige Haut zwischen den Zehen	Exkoriation zwischen den Oberschenkeln

S

Nägel deformiert, dick, eingewachsen	Ruhelose Beine vor dem Einschlafen
Muskelschwäche, spätes Gehenlernen	Unsicherer Gang, Einknicken der Beine
Schlaflage: deckt den Kopf zu	Schlaflage: rechte Seite, sitzend
F: Sykose, Allopathika, Impfungen	F: Tuberkulose
P: Abszess, Tonsillitis, Schnupfen, Sinusitis	P: Nasenbluten, unterdrückte Hautausschläge
Verlangen: Eiscreme, Fett, Unverdauliches, kalte Speisen	Verlangen: Käse, saure Speisen, Zucker, warme Getränke
Abneigung: Käse, Muttermilch, warme Speisen	Abneigung: Brot
< Impfung, Reiben	< 2.00 – 4.00 Uhr, Zimmerluft, Keller, nach Schlaf, Sommer
> Heiß Baden, Sommer, feucht-warme Anwendungen	> Getragenwerden, Reiben

Silicea   Lycopodium

Empfindlich in Bezug auf die Meinung anderer, abhängig von anderen	Reizbar und zornig beim Erwachen
Furcht vor Nadeln, Tieren, Abwärtsbewegung	Furcht vor Gespenstern, Schatten, Insekten
Heimweh	Furcht davor, irgendetwas zu unternehmen
Zählt ständig, Monomanie	Muss alles anfassen
Verlangen, magnetisiert zu werden	Verlangen, getragen zu werden
Reizbar, wenn es angeblickt, angesprochen oder berührt wird	Beschimpft die Eltern, schlägt, tritt
Erwartungsspannung vor Prüfungen; meint, alles werde fehlschlagen	Angst durch Erwartungsspannung, kommt aber damit zurecht, wenn es soweit ist
Spätes Sprechenlernen	Benutzt falsche Worte beim Sprechen
Erhöhte Selbstkontrolle	Angeber
Offene Fontanelle	Stirnrunzeln
Großer Kopf mit Abmagerung des Körpers	Abmagerung der Zervikalregion, der Arme
Striktur des Tränenkanals, Schmierauge	Strabismus convergens
Bohrt mit dem Finger im Ohr	Steckt alles in den Mund

S

Nasenbluten	Verstopfte Nase, Schniefen
Langsame Zahnung, vorzeitige Karies	Zähneknirschen im Schlaf
Erbrechen von geronnener Mutter-milch	Bauchschmerzen, Flatulenz
Diarrhoe während Zahnung	Intertrigo während Zahnung
Obstipation, Stuhl schlüpft zurück	Ziegelmehlsediment im Urin
Hydrozele	Leistenhernie rechts
Nägel deformiert, verdickt, gewellt	Warzen an den Fingernägeln
Schlaflage: deckt den Kopf zu	Schlaflage: sitzend, Knie-Brust-Lage
Keloid, wildes Fleisch	Absonderung aus dem Nabel
F: Impfungen, Allopathika, Sykose	F: Asthma, Ekzem, Gicht
P: Abszess, Gerstenkörner, Otitis, Sinusitis, Schnupfen, Tuberkulose	P: Augenentzündung, Furunkel, Krupp, Mononukleose, Zystitis
Verlangen: Unverdauliches, Milch	Verlangen: Oliven, heiße Speisen
Abneigung: Brokkoli, tierische Nahrungsmittel	Abneigung: kalte Getränke
< Entblößen einzelner Teile, Impfung, Wetterwechsel	< 16.00 – 20.00 Uhr, Kleiderdruck, warm Einhüllen
> Druck, warm Einhüllen, warmer Ofen	> Entblößen, Gehen im Freien, kalte Luft

Silicea   Mercurius solubilis

Angst durch Erwartungsspannung, Prüfungsangst	Unzufrieden mit allem, tadelt andere
Angst durch Geräusche, Furcht vor Wind	Furcht vor Feuer, Gespenstern
Empfindlich in Bezug auf die Meinung anderer, nachgiebig, schüchtern	Gleichgültig gegen Vorwürfe
Verlangen, magnetisiert zu werden	Abneigung gegen alle Menschen, misstrauisch
Unternimmt vieles, aber hält nichts durch	Ruhelos, will reisen
Striktur des Tränenkanals, Schmierauge	Augenentzündung
Gehörgangsabszess	Otitis mit drohender Trommel-fellperforation
Bohrt mit dem Finger im Ohr	Isst den eigenen Kot, fasst sich an die Genitalien

S

Fisteln am Zahnfleisch	Speichelfluss im Schlaf
Langsames Sprechenlernen	Stottern
Erbrechen nach dem Trinken von Muttermilch	Schmerzhaft aufgetriebener Bauch
Obstipation, Stuhl schwierig, schlüpft zurück	Wunder After durch Stuhl
Hydrozele	Häufige Erektionen, Fluor vaginalis
Wundheit zwischen den Zehen	Wundheit zwischen den Oberschenkeln
Ganglion	Beschwerden der Achillessehne
Übel riechender Achselschweiß, übel riechender, wund machender Fußschweiß	Klebriger Schweiß die ganze Nacht hindurch ohne Linderung
Nägel gespalten, gewellt, verdickt, verkrüppelt; eingewachsene Zehennägel	Niednägel
Schlaflage: deckt den Kopf zu; Schlafwandeln	Verändert häufig die Schlaflage, schläft nackt
F: Allopathika, Impfungen, Sykose	F: Apoplexie, Syphilis
Verlangen: Eiscreme, Unverdauliches	Verlangen: Butterbrot, Zitronen
< Wind	< Leichte Berührung, warme Anwendungen, warme Luft
> Warmer Ofen, im warmen Bett	> Reiben, Schlaf

Silicea   Psorinum

Schüchtern in der Öffentlichkeit	Furcht vor Versagen
Angst durch Geräusche, empfindlich gegen Geräusche	Furcht vor dem Überqueren einer Straße, vor dem Autofahren
Nägelbeißen	Greift nach etwas, zupft, ringt die Hände
Frühreif, altklug, zählt ständig	Rechenschwäche
Gewissenhaft in Kleinigkeiten	Unordentlich
Tagsüber schläfrig, nachts schlaflos	Tagsüber brav, nachts reizbar mit Schreien und Weinen
Verlangen, magnetisiert zu werden	Abneigung gegen Gesellschaft
Mild, nachgiebig	Eigensinnig, reizt seine Umgebung
Alt aussehendes Gesicht; hagerer, leidender Gesichtsausdruck	Schläfriger Gesichtsausdruck, Haarwuchs im Gesicht

S

Silicea	Pulsatilla
Feuchter Hautausschlag am Hinterkopf	Krustiger, sich ausbreitender Hautausschlag am Kopf
Saurer Kopfschweiß	Haar klebt zusammen
Striktur des Tränenkanals	Pterygium
Schorfige Nasenlöcher, Nasenbluten	Ekzem hinter den Ohren
Übler Mundgeruch morgens	Fauliger Mundgeruch
Langsame, schwierige Zahnung, vorzeitige Karies, Zahnfleischfisteln	Zähneknirschen im Schlaf
Erbrechen nach dem Trinken von Muttermilch, erbricht geronnene Milch	Heißhunger bald nach dem Essen
Aufgetriebenes Abdomen	Flatusabgang riecht nach faulen Eiern
Obstipation, Stuhl schlüpft zurück	Unwillkürlicher Stuhl
Asthma durch Anstrengung, Pollenasthma	Asthma abwechselnd mit Hautausschlag
Übel riechender Schweiß in den Achselhöhlen	Kalter Schweiß an den Händen
Geht mit nach außen gedrehten Füßen	Einwärtsdrehung der Beine (Coxa antetorta)
Schlaflage: deckt den Kopf zu	Schlaflage: zusammengerollt, linke Seite
Vitiligo	Hautausschlag in den Gelenkbeugen
Hämangiom	Rissige Haut im Winter
Abmagerung mit Heißhunger	Abmagerung erstreckt sich nach unten
Muskelschwäche	Beschwerden nach Säfteverlust
F: Allopathika, Impfungen, Sykose	F: Alkoholismus, Asthma, Ekzem
P: Laryngitis, Schnupfen, Sinusitis	P: unterdrückte Absonderungen und Hautausschläge
Abneigung: Muttermilch	Abneigung: Tomaten, Schweinefleisch
> Warmer Ofen, warmes Bett	> Kalt Baden, Bauchlage

S

Silicea   Pulsatilla

Silicea	Pulsatilla
Auffahren oder Furcht durch Geräusche	Furcht vor Vernachlässigung
Furcht vor Katzen, Nadeln	Furcht vor Männern bei Mädchen, vor Gespenstern, Insekten
Angst durch Erwartungsspannung, Prüfungsangst	Beschwerden durch übermäßige Freude, Erregung

Empfindlich in Bezug auf die Meinung anderer	Leicht beleidigt
Reizbar, wenn es angesprochen, angeblickt oder berührt wird	Verlangen, liebkost und gestreichelt zu werden
Eigensinnig, beharrlich	Eifersüchtig, neidisch
Kleinigkeiten erscheinen wichtig	Affektiert, gefallsüchtig
Vernünftig, korrekt, erhöhte Selbstkontrolle	Spontan, impulsiv, überstürzt
Weinen < Trost	Weinen > Trost
Blasses, alt aussehendes Gesicht	Rotes Gesicht, eine Wange rot
Abmagerung	Fettleibigkeit
Aussehen: hell, blond mit schlaffer Faser	Aussehen: dunkel mit straffer Faser, helle Augen
Kopfschweiß beim Einschlafen	Rucken des Kopfes beim Einschlafen
Astigmatismus	Absonderung am inneren Augenwinkel
Bohrt mit dem Fingern in der Nase oder im Ohr, steckt die Finger in den Mund	Fasst sich an die Genitalien
Rissige Mundwinkel, Aphthen	Dick weiß belegte Zunge
Langsame, schwierige Zahnung; vorzeitige Karies	Trockene Zunge, aber durstlos
Erbrechen nach dem Trinken von Milch, von Muttermilch	Verdauungsstörung nach Eiscreme oder fetten Speisen
Leistenhernie	Nabelhernie
Obstipation ohne Stuhldrang	Diarrhoe im Wechsel mit Obstipation
Beschwerden durch Würmer	Fluor vaginalis
Eiskalte Füße	Hitze der Füße, entblößt sie
Nägel verkrüppelt, verdickt, eingewachsen	Juckender Hautausschlag < Wärme
Schlaflage: deckt den Kopf zu	Schlaflage: Arme über dem Kopf oder auf dem Abdomen
Wildes Fleisch, Keloid, Hämangiom	Frostbeule
P: Abszess, Otitis, Sinusitis, Tonsillitis, Überanstrengung	P: Zystitis
Beschwerden nach Impfungen	Veränderliche Symptome
Verlangen: Fett, Unverdauliches	Verlangen: Sahne, weichgekochte Eier

S

Abneigung: Käse, Muttermilch	Abneigung: Butter, Fett, Obst, warme Getränke
< Entblößen, Magnetisiertwerden	< Warm Einhüllen, warme Luft
> Warm Einhüllen, im warmen Bett	> Baden, Entblößen, langsame Bewegung, frische kalte Luft

Silicea   Sanicula aqua

Silicea	Sanicula aqua
Eigensinnig	Leicht beleidigt
Will magnetisiert werden	Abneigung dagegen, berührt oder angesehen zu werden
Erhöhte Selbstkontrolle	Wechselt ständig die Beschäftigung
Furcht vor der Dunkelheit	Furcht zu fallen beim Herabsteigen einer Treppe
Weint, wenn es freundlich angesprochen wird	Zornig beim Erwachen, schimpft und tritt
Berührungsempfindliche Kopfhaut	Kopf juckt bei Erwärmung
Nägelbeißen, steckt die Finger in den Mund	Reibt Augen oder Nase beim Erwachen
Erbrechen nach dem Trinken von Muttermilch, erbricht geronnene Milch	Gewaltsames Erbrechen kurz nach dem Trinken oder Essen
Beschwerden durch Würmer	Wundheit am After
Aufgetriebenes Abdomen mit Abmagerung der Glieder	Abmagerung von Zervikalregion und Beinen
Saurer Kopfschweiß beim Einschlafen	Schweiß in der Zervikalregion im Schlaf
Fußschweiß	Hitze der Fußsohlen, entblößt die Füße
Abneigung gegen Entblößen	Stößt die Decke weg bei kältestem Wetter
Abneigung gegen Aufenthalt im Freien	Verlangen nach Aufenthalt im Freien
Kopf empfindlich gegen Kopfbedeckung	Unverträglichkeit von Kleidung
Wund fressende, blutige Schleimhautabsonderung	Schleimhautabsonderung riecht wie Fisch oder alter Käse
Beschwerden erstrecken sich nach oben	Beschwerden erstrecken sich nach unten

S

Chronische Beschwerden	Widersprüchliche und abwechselnde Zustände
Verlangen: Brot, Unverdauliches	Verlangen: Fleisch, fetter Schinken, Speck, kalte Milch
Abneigung: Fleisch, Milch, Muttermilch	Abneigung: Brot
< Im Freien	< Warme Anwendungen
> Warme Anwendungen	> Im Freien

Silicea   Sepia

Silicea	Sepia
Furcht vor der Dunkelheit, vor Wind	Froh, wenn es donnert und blitzt
Furcht vor Nadeln	Furcht beim Autofahren
Mild, nachgiebig; Verlangen, magnetisiert zu werden	Unwillkürliches, grundloses Weinen
Schüchtern in der Öffentlichkeit	Abneigung gegen Gesellschaft > Alleinsein
Eigensinnig	Eifersüchtig
Reizbar, wenn es angesprochen oder berührt wird	Reizbar, wenn es müde ist
Nägelbeißen, Bohren in Nase oder Ohr	Tanzen
Leidender Gesichtsausdruck	Alt aussehendes Gesicht
Aussehen: hell, blond, mit schlaffer Faser	Aussehen: dunkel mit straffer Faser
Milchschorf	Ringförmiger Hautausschlag am Kopf; Psoriasis
Nasenbluten	Brauner Sattel über der Nase
Aphthen bei Säuglingen	Rissige Unterlippe
Langsame Zahnung	Beißt die Zähne zusammen, Zähneknirschen
Geschwollene Tonsillen	Linksseitige Tonsillitis
Erbrechen nach dem Trinken von Muttermilch	Hautausschläge durch Milchtrinken
Obstipation, Stuhl schlüpft zurück	Obstipation mit Rektumprolaps, Exkoriation am Rektum
Leistenhernie, Hydrozele	Fluor vaginalis
Eingewachsene Zehennägel, aufgesprungene Nägel	Beugeekzem

S

Silicea	Staphisagria
Schlaflage: deckt den Kopf zu	Schlaflage: Abdomen
Schreit im Schlaf	Strampelt mit den Füßen im Schlaf
Keloid, wildes Fleisch, Exostose	Übermäßiger Haarwuchs
F: Impfungen, Allopathika, Sykose	F: Rheumatismus, Tuberkulose
P: Abszess, Gestenkörner, Schnupfen, Sinusitis, Pharyngitis, Überanstrengung	P: Zystitis
Verlangen: Unverdauliches	Verlangen: saure Speisen, Essig, Mixed Pickles
Abneigung: Muttermilch	Abneigung: Brot
> Heiß Baden, geringstes Entblößen	> Kalt Baden, Entblößen

Silicea / Staphisagria

Silicea	Staphisagria
Weint, wenn es freundlich angesprochen oder getragen wird	Empfindlich gegen Grobheiten
Erhöhte Selbstkontrolle	Unterdrückte Gefühle, sagt nicht seine Meinung
Verlangen nach Gesellschaft	Abneigung gegen Gesellschaft
Schüchtern	Eifersüchtig
Albern	Launenhaft
Argumentiert nicht trotz fester Überzeugungen	Erträgt keine Ungerechtigkeit, Entrüstung
Furcht vor dem Auftreten in der Öffentlichkeit	Verwegenheit
Zorn durch Widerspruch	Plötzlicher Zorn, wirft mit Gegenständen
Aussehen: blond mit schlaffer Faser	Aussehen: dunkel mit straffer Faser
Blasses Gesicht bei Anstrengung	Blasses Gesicht durch Zorn
Alt aussehendes Gesicht, leidender Gesichtsausdruck	Ängstlicher Gesichtsausdruck
Saurer Kopfschweiß	Stinkender Kopfschweiß
Bohrt mit dem Finger im Ohr, steckt die Finger in den Mund	Schluckt ständig beim Sprechen
Langsame Zahnung, Zahnung mit Speichelfluss, Fieber, Diarrhoe	Schwarze, bröckelige Zähne
Tonsillenschwellung	Adenoide
Aufgetriebenes Abdomen, magere Glieder	Krampfartige Bauchschmerzen bei Säuglingen

S

Hydrozele	Häufige Erektionen, Masturbation
Eiskalte Füße	Hitze der Füße, entblößt sie
Schwäche der Knöchel, Ungeschicklichkeit	Lage der Knie nach innen, Genua valga
Lautes Sprechen im Schlaf, Schlafwandeln	Schlaflosigkeit in beleuchtetem Zimmer
Intertrigo, Naevi, Vitiligo	Psoriasis
F: Impfungen, Allopathika, Sykose	F: Alkoholismus
P: Abszess, Halsentzündung, Otitis, Schnupfen, Sinusitis, Tonsillitis, Überanstrengung	P: Tumor am Lidknorpel, Zystitis
Chronische Beschwerden	Heftige Beschwerden
Abneigung: Fleisch, Muttermilch, gekochte Speisen	Verlangen: Fleisch, Reis, Schokolade, flüssige Nahrung
< Nasse Anwendungen	> Nasse Anwendungen

Silicea   Thuja

Angst und Auffahren durch Geräusche	Neigung zu widersprechen
Furcht vor Nadeln	Furcht vor dem Näherkommen anderer
Steckt die Finger in den Mund, Nägelbeißen	Muss alles anfassen
Verlangen, magnetisiert zu werden	Abneigung gegen Berührung
Reizbarkeit < Trost	Neigung zu widersprechen
Kopf empfindlich gegen Kämmen	Weißer Schorf am Kopf
Rissige Mundwinkel	Warzen im Gesicht
Fisteln am Zahnfleisch	Schwellung unter der Zunge
Schwierige Zahnung mit Speichelfluss und Diarrhoe	Bröckelige Zähne
Harte Schwellung der Halsdrüsen	Adenoide
Erbrechen nach Milchtrinken, nach Muttermilch	Erbrechen nach fetten Speisen
Unwillkürliches Urinieren im ersten Schlaf	Gegabelter Harnstrahl
Hydrozele	Wundheit zwischen Skrotum und Oberschenkel

S

Schwellung der Mammae bei Säuglingen	Angeborene Leistenhernie, Nabelhernie
Schreien im Schlaf	Schreien beim Erwachen
Fußschweiß, eiskalte Füße	Schweiß an der Innenseite der Oberschenkel
Vitiligo	Ringförmiger Hautausschlag
Langsame Wundheilung	Übermäßiger Haarwuchs
Muskelschwäche	Widersprüchliche und abwechselnde Zustände
Verlangen: Unverdauliches; Abneigung: Muttermilch	Abneigung oder Verlangen: Knoblauch, Zwiebeln
< Luftzug, Nasswerden der Füße	< Wohnen am Wasser
> Warm Einhüllen	> Gehen im Freien, Reiben

S

Staphisagria   Carcinosinum

Staphisagria	Carcinosinum
Launenhaft; weist Dinge zurück, die es zuvor haben wollte	Heikel, pedantisch, pflichtbewusst
Erträgt keine Ungerechtigkeit	Empfindlich beim Hören von Grausamkeiten
Verwegen	Verlangen zu reisen
Weint, wenn es angesprochen wird	Erträgt keinen Widerspruch
Heftiger Zorn, wirft mit Gegenständen	Grundloser Zorn, Zerstörungswut
Aussehen: Abmagerung, spitzes Gesicht	Aussehen: kleinwüchsig, dunkles Gesicht, Sommersprossen
Hautausschlag am Kopf, Milchschorf	Ekzem seit der frühen Kindheit
Ekzem hinter den Ohren, um die Augen, um den Mund	Ringförmiger Herpes
Verhärtung oder Knötchen in den Lidern	Blaue Skleren, lange Wimpern
Aphthen	Trockene Lippen, Riss in der Mitte der Oberlippe
Schwierige Zahnung, bröckelige Zähne	Zähneknirschen im Schlaf
Ständiges Schlucken beim Sprechen	Räuspern vor jedem Sprechen
Aufgetriebenes Abdomen, Flatulenz	Periodisches Erbrechen bei Kleinkindern
Bauchschmerzen bei Säuglingen	Leistenhernie
Stuhl und Flatus riechen wie faule Eier	Beschwerden durch Würmer
Häufiger Harndrang	Enuresis nocturna
Schlaflosigkeit in beleuchtetem Zimmer	Schlaflosigkeit nach geistiger Anstrengung
Psoriasis	Übermäßiger Haarwuchs
Urtikaria nach Kratzen	Juckreiz ohne Hautausschlag
Wildes Fleisch	Keloid
Schweiß bei geringster Anstrengung	Reichlicher Schweiß im Schlaf
P: Tumor am Lidknorpel, Zystitis	P: Bronchitis, Fieber, Impfungen, Kinderkrankheiten heftig oder spät im Leben, Pneumonie, Mononukleose, Nasenbluten, Sinusitis, Tonsillitis

S

Empfindlichkeit gegen Schmerz	Heftige Reaktion auf homöopathische Mittel
Heftige Beschwerden	Ständiger Wechsel von oder Vielzahl an Symptomen
Verlangen: Reis, Fleisch	Verlangen: Eier, Fett, fetter Schinken, Käse
Abneigung: Käse, feste Speisen	Abneigung: Obst, Salz
< Berührung, Bewegung, Druck, kalt Baden	< Aufenthalt in feuchten Räumen, Sonne, Baden im Meer
> Flatusabgang, Liegen, Zimmerluft, warme Anwendungen	> Am Meer, kalte Luft, Gewitter, körperliche Anstrengung

Staphisagria   Causticum

Empfindlich gegen Vorwürfe, Grobheiten	Empfindlich beim Hören von Grausamkeiten
Gewissenhaft	Zu viel Pflichtgefühl
Frühreif	Schreibschwäche
Furcht beim Erwachen aus einem Traum, Höhenangst	Furcht vor der Dunkelheit, vor dem Alleinsein, vor Menschen, Hunden
Furcht vor Verletzung, vor Ärzten	Furcht, etwas werde geschehen
Launenhaft; weist Dinge zurück, die es zuvor haben wollte	Traurig Tag und Nacht, weint wegen Kleinigkeiten
Ruhelosigkeit nachts, Schreien beim Erwachen	Hast beim Essen
Zorn, wirft mit Gegenständen, schimpft	Herausfordernd, rebellisch
Zornig auf sich selbst	Zufrieden mit sich selbst
Alt aussehendes Gesicht, ängstlicher Gesichtsausdruck	Leidender Gesichtsausdruck
Milchschorf	Fettige Haare
Verhärtung im Lid durch Gerstenkörner	Ptosis
Aphthen	Beißt sich in die Wange
Vorzeitige Karies, bröckelige Zähne	Zähneknirschen
Ständiges Schlucken beim Sprechen	Ständiges Schlucken, ausgelöst durch dicken Schleim
Rezidivierende Zystitis, Masturbation	Harnverhaltung

S

Staphisagria	Causticum
Oft in Unfälle verwickelt	Ungeschicklichkeit der Beine, häufiges Stürzen
Schwäche durch geringste Anstrengung	Muskelschwäche, spätes Gehenlernen
Schlaflage: Kopf nach vorn gebeugt	Schlaflage: Abdomen, auf der Seite
Schlaflosigkeit in beleuchtetem Zimmer	Schlaflosigkeit durch Ruhelosigkeit des Körpers
Häufiges Erwachen	Erwachen durch das geringste Geräusch
Ekzem, Psoriasis	Intertrigo
Verlangen: Brot, Kartoffeln, Reis	Verlangen: Geräuchertes, Käse
Abneigung: Milch, Käse	Abneigung: Obst, Süßigkeiten
> Trockenes Wetter	> Regnerisches Wetter

Staphisagria   Natrium muriaticum

Staphisagria	Natrium muriaticum
Beschwerden durch Tadel	Beschwerden durch lange zurückliegende Enttäuschung
Launisch, kapriziös	Stiller Kummer
Schreckliches und Trauriges greifen es stark an	Unwillkürliches Weinen
Erträgt keine Ungerechtigkeit	Erträgt es nicht, angesehen zu werden
Furcht vor Schatten	Furcht vor Räubern
Abneigung gegen Gesellschaft, kann niemanden ertragen	Kann in Anwesenheit anderer nicht urinieren
Zorn, wirft mit Gegenständen, zittert	Hass
Ängstlicher Gesichtsausdruck	Alt aussehendes Gesicht, leidender, ernster Gesichtsausdruck
Vorzeitige Karies	Rissige Lippen
Ständiges Schlucken beim Sprechen	Spätes Sprechenlernen
Tonsillen groß, hart, entzündet	Fieberbläschen
Aufgetriebenes Abdomen, krampfartige Bauchschmerzen bei Säuglingen	Abmagerung mit Heißhunger
Häufige Erektionen, Masturbation	Unwillkürliches Urinieren
Kalter Fußschweiß	Niednägel, übermäßiger Haarwuchs
Schlaflage: Kopf nach vorn gebeugt	Schlaflage: Abdomen

S

Häufiges Erwachen, Schlaflosigkeit in beleuchtetem Zimmer	Kann nach dem Erwachen nur schwer wieder einschlafen
F: Alkoholismus	F: Malaria
P: Gerstenkörner, Zystitis	P: Erysipel, Furunkel, Geburtstrauma, Tonsillitis, Verletzung
Verlangen: trockener Reis, Zucker	Verlangen: Salz
Abneigung: Käse	Abneigung: Brot, Hühnerfleisch, Muttermilch
< Kalt Baden, feuchte Anwendungen, nach Schlaf	< Heiß Baden, Sonne

Staphisagria   Pulsatilla

Launenhaft; weist Dinge zurück, die es zuvor haben wollte	Liebevoll, herzlich
Furcht vor Ärzten, Gewitter, Schatten	Furcht vor der Dunkelheit
Schreien beim Erwachen	Schreien im Schlaf
Ehrlich, erträgt keine Ungerechtigkeit	Gefallsüchtig, manipulativ
Empfindlich gegen Vorwürfe, Entrüstung, Empörung	Furcht vor Trennung, alleingelassen zu werden
Weint, wenn es angesprochen wird	Unwillkürliches Weinen
Heftiger Zorn, zittert, wirft mit Gegenständen	Stiller Kummer mit Demut
Milchschorf	Übermäßiger Haarwuchs
Knötchen in den Lidern nach Gerstenkörnern	Augenentzündung, Schmierauge mit gelbem Sekret
Aphthen	Trockener Mund, aber durstlos
Vorzeitige Karies, bröckelige Zähne	Nägelbeißen
Reiseübelkeit, Seekrankheit	Verdauungsstörung nach Eiscreme, fetten Speisen
Häufige Erektionen, Masturbation	Hydrozele, Fluor vaginalis
Schlaflosigkeit in beleuchtetem Zimmer	Schlaflosigkeit in dunklem Zimmer
Häufiges Erwachen, stößt alle weg, will, dass alle weggehen	Schlaflage: Rücken, Hände über dem Kopf
Husten durch Ärger, Zorn	Asthma
Psoriasis	Intertrigo, Leberflecken, Sommersprossen
P: Zystitis	P: Nasenbluten, Schnupfen

S

Verlangen: Fleisch, Reis	Verlangen: kalte Speisen, Sahne
Abneigung: Milch, Käse	Abneigung: Butter, Fleisch, Obst, warme Getränke
< Am Meer	< Aufenthalt in feuchten Räumen, Nasswerden, warme Luft, Sonnenlicht
> Licht, Ruhe, nebliges Wetter, warm Einhüllen	> Langsame Bewegung, kalte Luft, am Meer

Staphisagria   Silicea

Empfindlich gegen Grobheiten	Weint, wenn es freundlich angesprochen oder getragen wird
Unterdrückte Gefühle, sagt nicht seine Meinung	Erhöhte Selbstkontrolle
Abneigung gegen Gesellschaft	Verlangen nach Gesellschaft
Eifersüchtig	Schüchtern
Launenhaft	Albern
Erträgt keine Ungerechtigkeit, Entrüstung	Argumentiert nicht trotz fester Überzeugungen
Verwegenheit	Furcht vor dem Auftreten in der Öffentlichkeit
Plötzlicher Zorn, wirft mit Gegenständen	Zorn durch Widerspruch
Aussehen: dunkel mit straffer Faser	Aussehen: blond mit schlaffer Faser
Blasses Gesicht durch Zorn	Blasses Gesicht bei Anstrengung
Ängstlicher Gesichtsausdruck	Alt aussehendes Gesicht, leidender Gesichtsausdruck
Stinkender Kopfschweiß	Saurer Kopfschweiß
Schluckt ständig beim Sprechen	Bohrt mit dem Finger im Ohr, steckt die Finger in den Mund
Schwarze, bröckelige Zähne	Langsame Zahnung, Zahnung mit Speichelfluss, Fieber, Diarrhoe
Adenoide	Tonsillenschwellung
Krampfartige Bauchschmerzen bei Säuglingen	Aufgetriebenes Abdomen, magere Glieder
Häufige Erektionen, Masturbation	Hydrozele
Hitze der Füße, entblößt sie	Eiskalte Füße
Lage der Knie nach innen, Genua valga	Schwäche der Knöchel, Ungeschicklichkeit

S

Schlaflosigkeit im beleuchteten Zimmer	Lautes Sprechen im Schlaf, Schlafwandeln
Psoriasis	Intertrigo, Naevi, Vitiligo
F: Alkoholismus	F: Impfungen, Allopathika, Sykose
P: Tumor am Lidknorpel, Zystitis	P: Abszess, Halsentzündung, Otitis, Schnupfen, Sinusitis, Tonsillitis, Überanstrengung

Heftige Beschwerden	Chronische Beschwerden
Verlangen: Fleisch, Reis, Schokolade, flüssige Nahrung	Abneigung: Fleisch, Muttermilch, gekochte Speisen
> Nasse Anwendungen	< Nasse Anwendungen

Staphisagria   Thuja

Empfindlich gegen Vorwürfe, Grobheit	Abneigung dagegen, angesehen oder berührt zu werden
Frühreif	Zu viel Pflichtgefühl
Launenhaft; weist Dinge zurück, die es zuvor haben wollte	Weint ständig
Furcht vor engen Räumen, Gewitter	Furcht vor Fremden
Erträgt keine Ungerechtigkeit	Fühlt sich verlassen, nicht geliebt
Verwegen	Hast bei Bewegungen, beim Gehen
Plötzlicher Zorn, wirft mit Gegenständen, zittert	Zorn durch Widerspruch

Gelber Milchschorf	Weißer Milchschorf
Aphthen	Landkartenzunge
Vorzeitige Karies	Zahnwurzelkaries
Bauchschmerzen	Leistenhernie
Juckreiz am Nabel	Vorgewölbter Nabel beim Weinen
Wunder Anus nach Stuhlgang	Analfissur
Heiserkeit durch Schleim im Hals	Asthma
Häufige Erektionen, Masturbation	Feuchter Ausschlag am Skrotum
Rezidivierende Zystitis	Nephritis, Stauungsniere
Psoriasis	Panaritium, Warzen an den Händen
Lage der Knie nach außen, Genua vara	Gebeugte Haltung

S

| Verlangen: Fleisch, Kartoffeln, Reis, Zucker | Verlangen: kalte Speisen |
| Abneigung: Käse, Milch, Wasser | Abneigung: Fleisch, Kartoffeln, Knoblauch, Tee |

S

Stramonium — Aconitum

Stramonium	Aconitum
Angst in der Dunkelheit, im Tunnel	Angst in einer Menschenmenge, Furcht vor offenen Plätzen
Furcht vor dem Alleinsein nachts, klammert sich an	Furcht vor Gespenstern nachts
Furcht vor Hunden, Wasser	Furcht vor dem Tod
Heftige Raserei, greift an, beißt, zerreißt Sachen	Qualvolle Angst mit Herumwerfen
Greift nach eingebildeten Gegenständen	Nervöse Erregung, ängstliche Ruhelosigkeit
Gleichgültig gegen Leiden, klagt nicht; Analgesie	Schreien und Ruhelosigkeit bei Schmerzen
Blässe um den Mund	Eine Wange rot, eine blass
Heißes Gesicht mit kalten Händen	Blasses Gesicht beim Aufstehen
Quiekende, tonlose Stimme	Belegte, hohle Stimme; Krupp
Fiebercontinua	Remittierendes Fieber
Intensives Fieber mit Delir oder Fieberkrampf	Trockene brennende Hitze < nachts
Abneigung: Wasser	Verlangen: kalte Getränke
< Nach Bewegung, Aufenthalt in feuchten Zimmern	< Trockene Kälte, leichte Berührung

Stramonium — Agaricus

Stramonium	Agaricus
Albernes Benehmen, Possenreißen	Stumpfheit beim Lernen, vergesslich
Furcht vor der Dunkelheit, vor Gewitter	Furchtlos
Destruktiv, beißt	Entwicklungsstillstand
Erträgt keine Annäherung	Abneigung gegen Veränderung
Auffahren aus dem Schlaf, Pavor nocturnus, klammert sich an	Auffahren beim Einschlafen
Verhaltensstörung mit Ängsten, Albträumen	Geistesabwesend
Krampfhaft geöffnete Augen, Stieren	Zucken der Lider
Alberner, törichter Gesichtsausdruck	Aufgerissene Lippen, Hautausschlag um die Lippen, Herpes

S

Empfindlich gegen das Geräusch von plätscherndem Wasser, gegen glänzende Dinge	Überempfindlicher Geruchssinn
Asthma	Heuschnupfen
Stottern bis zur Erschöpfung	Stottern bei Erregung
Masturbation	Wollüstiger Juckreiz am Anus
Tiefer, kruppartiger Husten	Husten mit Niesen
Schlaflosigkeit im dunklen Zimmer	Schlaflosigkeit durch Juckreiz
Schmerzloser Hautausschlag	Wandernder Juckreiz; muss kratzen, bis es blutet
Konvulsionen bei Kleinkindern	Ungeschicklichkeit, spätes Gehen-lernen

Stramonium   Belladonna

Wahnideen mit Schreien oder Lachen	Wahnideen beim Schließen der Augen
Verhaltensstörung mit Ängsten, Albträumen	Frühreif, empfindlich, eigensinnig
Greift nach eingebildeten Gegenständen	Zieht Umstehende an den Haaren
Angst im Dunkeln, im Tunnel, durch Geräusche	Furcht vor eingebildeten Tieren, vor Annäherung anderer
Pavor nocturnus, klammert sich an	Angst in der Nacht, versucht zu fliehen
Aggressivität, Destruktivität	Raserei mit erhöhter Körperkraft
Bewegt den Kopf hin und her, wirft ihn nach hinten	Schlägt den Kopf gegen Wand oder Gegenstände
Beißt an den Nägeln, zupft an den Lippen	Zieht an den Haaren
Gesichtsausdruck albern, erschrocken, durcheinander	Heftiger, grimmiger Gesichtsausdruck
Verzweiflung, Stirnrunzeln bei Schmerzen	Schreien bei Schmerzen
Heftiger Schluckauf	Aufstoßen von Speisen
Bei Fieber: reichlicher Urin	Bei Fieber: glasige Augen, erweiterte Pupillen
Schlaflage: Rücken, Beine angezogen	Schlaflage: Kopf überstreckt, Beine ausgestreckt
Schlaflos in dunklem Zimmer, Albträume	Schlaflos durch das geringste Geräusch

S

Konvulsionen durch unterdrückten Hautausschlag	Konvulsionen beim Erwachen, Neugeborenenkrämpfe
Konvulsionen mit Initialschrei, Zungenbiss	Konvulsionen mit weiten Pupillen, Schaum vor dem Mund
Schmerzlosigkeit gewöhnlich schmerzhafter Beschwerden	Akute schmerzhafte Entzündung
Verlangen: Buttermilch, Essig, saure Getränke, Spinat	Verlangen: Brot, Tomaten, Unverdauliches, Zitronen
Abneigung: Muttermilch, Wein	Abneigung: Kaffee, saure Speisen
< Dunkelheit, Herbst, Aufenthalt in feuchtem Keller	< Geringste Berührung, Erschütterung, Abkühlung
> Warm Einhüllen, Licht, Gesellschaft	> Bauchlage

Stramonium

Cicuta virosa

Angst im Dunkeln, im Tunnel	Furcht vor drohender Gefahr
Furcht vor Hunden, engen Räumen	Furcht vor Menschen, vor Männern bei Mädchen
Verlangen nach Gesellschaft	Abneigung gegen Gesellschaft, gegen den Anblick von Menschen
Heftige Raserei, Kind greift andere an, beißt, zerstört Dinge	Ekstase, fröhlich und albern, springt aus dem Bett
Erwacht mit Entsetzen, brüllt, klammert sich an	Traurig durch traurige Geschichten
Unwillkürliche Bewegungen, Ruhelosigkeit	Bewegungslosigkeit
Krampfhaft geöffnete Augen, offene Augen im Schlaf	Strabismus convergens
Photomanie	Photophobie im Sonnenlicht
Stirnrunzeln	Kopfschweiß im Schlaf
Unklare Sprache	Verschluckt Wörter beim Sprechen
Asthma	Ekzem
Hüftgelenkentzündung	Knacken im Schultergelenk
Konvulsionen durch Licht, mit Bewusstsein	Konvulsionen nach Schlaflosigkeit, Gehirnerschütterung; überstreckter Kopf
Konvulsionen mit Lachen, kaltem Schweiß, Zungenbiss	Konvulsionen mit Weinen, Erbrechen, Zyanose, Schaum vor dem Mund, bizarr verdrehter Haltung

S

427

Verlangen: Buttermilch, Gewürze, Saures, Süßes	Verlangen: Gewürze, Kohl, Unverdauliches

Stramonium   Cina

Furcht vor der Dunkelheit, im Tunnel, in engen Räumen, vor Gewitter, Hunden	Furcht beim Erwachen aus einem Traum, Schreien beim Erwachen
Verlangen nach Gesellschaft	Reizbar, wenn es angesprochen, angeblickt oder berührt wird
Energiegeladen, wild, verwegen	Schwäche
Destruktivität	Launenhaft; weist Dinge zurück, die es zuvor haben wollte
Verhaltensstörung mit Ängsten, Albträumen	Neigung zu widersprechen
Gesichtsausdruck albern, verstört, erschrocken	Hageres, langes Gesicht
Stottern	Bohrt mit dem Finger im Ohr
Heftiger Schluckauf	Krampfartige Bauchschmerzen, Beschwerden durch Würmer
Erektionen, Masturbation	Leistenhernie, Fluor vaginalis
Asthma	Hustenanfälle mit Schnappen nach Luft
Schlaflosigkeit im dunklen Zimmer	Schlaflosigkeit, muss gewiegt werden
Schlaflage: Beine angezogen	Schlaflage: Kopf nach hinten überstreckt
Albträume	Erwachen durch Träume
Analgesie	Empfindlichkeit des ganzen Körpers
Konvulsionen durch Licht, unterdrückte Hautausschläge	Konvulsionen durch Zorn, nach Bestrafung
Konvulsionen mit Fallen nach hinten, Zungenbiss	Konvulsionen mit weiten Pupillen, Schaum vor dem Mund
Verlangen: saure Speisen und Getränke	Verlangen: Brot
Abneigung: Wasser	Abneigung: Milch

S

Stramonium	Hyoscyamus
Abneigung gegen Annäherung, weicht den Blicken anderer aus	Muss alles anfassen, neugierig, redselig
Ungehorsam, streitsüchtig	Boshaft, beschimpft die Eltern
Angst im Dunkeln, in engen Räumen, im Tunnel	Furcht vor Ratten, vor Männern bei Mädchen
Furcht vor Ärzten	Furcht vor Medikamenten
Pavor nocturnus, klammert sich an	Zwanghaftigkeit
Furcht durch Wahnideen, flieht vor Gegenständen	Wahnidee, es habe Unrecht erlitten
Feigheit	Neid, Geiz, Habsucht
Verhaltensstörung mit Albträumen	Zeigt seine Genitalien, isst den eigenen Kot
Impuls zu laufen	Tanzen
Beißt sich selbst	Beißt jeden, der es stört
Zeigt seine Wünsche durch Gesten	Steckt die Finger in den Mund
Bei Fieber: Delir mit Redseligkeit	Bei Fieber: stilles Delir
Bei Fieber: rot umschriebenes Gesicht, blass um den Mund	Bei Fieber: blasses Gesicht
Infekterbrechen	Reiseübelkeit
Bellender, kruppartiger Husten, Heiserkeit	Trockener Husten < Liegen, Kitzeln und Schleim in den Luftwegen
Asthma	Akute Bronchitis
Hüftgelenkentzündung	Ungeschickte Beine, stolpert beim Gehen
Schlaflage: Abdomen oder Knie-Brust-Lage	Schlaflage: Kopf nach hinten gebeugt
Schlaflosigkeit im dunklen Zimmer	Schlaflosigkeit nach geistiger Anstrengung
Träumt davon zu fallen, zu kämpfen	Träumt von wilden Tieren
Konvulsionen durch helles Licht, fällt nach hinten	Konvulsionen mit Einnässen, Zähneknirschen
Verlangen: saure Speisen und Getränke, Süßigkeiten	Verlangen: Unverdauliches
Abneigung: Muttermilch	Abneigung: Süßigkeiten, Obst, Tomaten
< Aufenthalt in feuchten Räumen, Herbst, Dunkelheit	< Abkühlung, Nasswerden, Sonne
> Sonne, Licht, Baden, Gesellschaft	> Aufstehen

S

Stramonium   Kalium bromatum

Stramonium	Kalium bromatum
Furcht im Tunnel, in engen Räumen, vor Hunden	Angst während Zahnung; Furcht, etwas werde geschehen
Erwacht in Panik, klammert sich an	Furcht beim Erwachen aus einem Traum, Schreien beim Erwachen
Redseligkeit	Erwartungsspannung, Lampenfieber
Boshaftigkeit, Destruktivität, Beißen	Plötzliches, grundloses Weinen; ängstliche Traurigkeit
Verhaltensstörung mit Ängsten oder Albträumen	Entwicklungsstillstand
Hitze des Gesichts mit kalten Händen	Akne im Gesicht
Stottern	Macht Fehler beim Sprechen, falsche oder fehlende Wörter
Fieber, Strabismus während Zahnung	Erbrechen oder Diarrhoe während Zahnung
Heftiger Schluckauf	Krampfartige Bauchschmerzen
Krupphusten, krächzende Stimme	Pneumonie bei Kleinkindern
Zittern und Zucken der Extremitäten	Zittern der Hände bei Bewegung
Unterdrückter Hautausschlag	Akne, Lipom, Zyste
Konvulsionen im Schlaf	Konvulsionen bei oder nach Schlaflosigkeit
Lachen, Singen, Sprechen im Schlaf	Schlafwandeln
Schmerzlosigkeit gewöhnlich schmerzhafter Beschwerden	Gefühllosigkeit, Taubheit des ganzen Körpers
Abneigung: Muttermilch	Abneigung: Milch

Stramonium   Lyssinum

Stramonium	Lyssinum
Verlangen nach Gesellschaft, klammert sich an	Erwartungsspannung vor einer Verabredung
Furcht vor tiefem Wasser; Furcht davor, mit dem Kopf unterzutauchen	Abneigung gegen Wasser, wasserscheu
Angst im Dunkeln, im Tunnel	Furcht, etwas Schreckliches werde geschehen, Furcht vor einem sich nähernden Auto
Geistesabwesend, verträumt, verminderter Orientierungssinn	Frühreif, leichtes Auffassungsvermögen
Eifersucht	Mitgefühl
Destruktivität	Zorn mit schneller Reue

S

Empfindungslosigkeit, Analgesie	Überempfindlicher Geruchssinn
Stottern	Speichelfluss, andauerndes Spucken
Harnsperre	Harndrang beim Geräusch von fließendem Wasser
Fasst sich an die Genitalien	Häufige Erektionen
Zittern nach Erregung, Schreck	Zittern der Hände beim Schreiben
Abneigung: Muttermilch	Verlangen: Milch, Salz
< Kälte, Reiben	> Kälte, sanftes Reiben

Stramonium — Tarantula hispanica

Angst nachts, in der Dunkelheit	Angst im Bett
Furcht vor Hunden, eingebildeten Dingen	Furcht vor Wind
Eifersüchtig	Eigensinnig
Verlangen nach Gesellschaft, klammert sich an	Abneigung gegen Berührung
Macht Gedichte, Reime	Verlangen nach Musik
Argwöhnisch	Hinterhältig, gerissen, versteckt sich
Heftiges, krampfhaftes Weinen	Weinen < durch Trost
Bei Fieber: Delirium, Erregung, Schreien	Bei Fieber: schweigsam
Alberner Gesichtsausdruck, wutverzerrtes Gesicht	Runzeliges Gesicht
Fettleibigkeit	Abmagerung
Stottern	Macht nervöse Gesten, steckt die Finger in den Mund
Zahnungsbeschwerden	Langsame Zahnung
Diarrhoe	Obstipation
Asthma	Schleim im Kehlkopf, Räuspern
Opisthotonus	Ruhelose Beine nachts im Bett
Zittern und Konvulsionen während Hitze	Zittern bei Freude oder Schreck
Schmerzlosigkeit gewöhnlich schmerzhafter Beschwerden	Synalgie, Schmerzen an nicht erkrankten Stellen
Durst, aber Abneigung gegen Getränke	Trinkt häufig große Mengen Flüssigkeit
Abneigung: Muttermilch	Verlangen: Sand, Unverdauliches

S

431

Stramonium	Tuberculinum
Klammert sich an	Beschimpft die Eltern
Weigert sich zu antworten	Eigensinnig
Eifersucht	Lampenfieber
Angst im Dunkeln, im Tunnel, in engen Räumen	Furcht vor Katzen, Vögeln
Verlangen, nach Hause zu gehen	Verlangen zu reisen
Heftiges Delir; Raserei, muss gefesselt werden	Reizbarkeit beim Erwachen
Beißt in Gegenstände, zerreißt sie	Schlägt den Kopf gegen die Wand
Greift andere an	Wirft mit Gegenständen
Stottern	Spätes Sprechenlernen
Gesichtsausdruck albern, ängstlich, verstört	Alt aussehendes Gesicht
Fettleibigkeit	Gebeugte Haltung
Augen vorgewölbt, erweiterte Pupillen	Feine Wimpern
Anfallsweises Niesen	Schnupfen mit gelblich grüner Absonderung, Heuschnupfen
Fieber während Zahnung	Langsame Zahnung
Schluckstörung	Perlschnurartige Drüsenschwellung am Hals
Heftiger Schluckauf	Heißhunger nachts
Opisthotonus	Feine Haare entlang der Wirbelsäule
Kalte Hände mit Hitze des Gesichts	Kalter Schweiß an den Händen
Schlaflosigkeit im dunklen Zimmer	Schlaflosigkeit nach 3.00 Uhr
Gleichgültig gegen Leiden, Schmerzlosigkeit gewöhnlich schmerzhafter Beschwerden	Widersprüchliche und abwechselnde Zustände
Abneigung: Fisch, Getränke, Muttermilch	Verlangen: Geräuchertes, Schinken, Fisch
< Berührung, im Freien, Aufenthalt in feuchten Räumen, Herbst	< Kalt Baden, Wetterwechsel von kalt nach warm, Frühjahr
> Baden, Ruhe	> Im Freien, schnelles Gehen

Stramonium   Veratrum album

Stramonium	Veratrum album
Eifersüchtig	Altklug, gefallsüchtig, ehrgeizig
Angst nachts, Furcht vor der Dunkelheit, vor Gewitter	Furcht vor Räubern
Streitsüchtig	Tadelsüchtig
Verlangen nach Gesellschaft, klammert sich an	Furcht vor Prestigeverlust
Fehlendes Schmerzempfinden	Simuliert, krank zu sein
Glühend rotes Gesicht, blass um den Mund	Eingefallenes Gesicht, spitze Nase
Heißer Schweiß im Gesicht	Kalter Schweiß auf der Stirn
Zupft oder leckt an den Lippen	Steckt die Finger in den Mund
Übelkeit oder Erbrechen beim Aufsetzen im Bett	Gewaltsames Erbrechen
Opisthotonus	Unfähig, den Kopf hochzuhalten, rasch zunehmende Schwäche
Kalte Hände mit Hitze des Gesichts	Eiskalte Füße
Schlaflage: Abdomen, Beine angezogen	Schlaflage: Arme über dem Kopf, Kopf ins Kissen gebohrt
Öliger Schweiß	Saurer Schweiß
Abneigung: Fisch, Getränke (trotz Durst)	Verlangen: Eiswürfel, Erfrischendes, (saures) Obst, Fisch
< Entblößen	> Entblößen

S

Sulfur | Argentum nitricum

Sulfur	Argentum nitricum
Abneigung dagegen, angesprochen zu werden	Angst vor einer Verabredung
Gleichgültig gegenüber Pflichten	Hast, um pünktlich anzukommen; Furcht vor Verspätung
Furcht vor Gespenstern, Räubern	Furcht vor dem Alleinsein
Abneigung gegen Baden, gleichgültig gegen sein Äußeres	Abergläubisch
Ichbezogenheit, zeigt Stolz und Glück	Wahnidee, er würde verachtet, sei verlassen worden
Elender Gesichtsausdruck	Alberner, erschrockener Gesichtsausdruck
Stirnrunzeln	Gerunzeltes Gesicht
Saures Aufstoßen nach dem Essen	Häufiges, heftiges Aufstoßen mit viel Gas
Überempfindlich gegen unangenehme Gerüche	Nervöse Diarrhoe
Übel riechender Flatusabgang nachts	Lauter Flatusabgang nachts
Schlaflos nach 3.00 Uhr, Schreien im Schlaf	Ruheloser Schlaf vor Mitternacht
Hitze der Füße nachts	Hitze des Kopfes nachts
Verlangen, sich zu entblößen	Abneigung gegen Entblößen
Verlangen: Leckerbissen, Saures	Verlangen: Leckerbissen und Salz
< Baden, Zugluft, Wind, kalte Anwendungen	< Dunkelheit
> Absonderungen	> Kalte Anwendungen, Fahren im kalten Wind, Baden

Sulfur | Arsenicum album

Sulfur	Arsenicum album
Froh und albern	Lacht niemals
Gleichgültig gegen Äußerlichkeiten	Voller Sorge um Kleinigkeiten
Abneigung gegen Menschen, kauzig	Angst vor dem Alleinsein
Rote Nasenspitze, rote Lippen	Wächsernes, hippokratisches Gesicht
Heißhunger um 11.00 Uhr	Erbrechen sofort nach dem Trinken
Juckreiz um den Anus	Diarrhoe nach Obst

Sulfur	Calcium carbonicum
Hitze der Füße im Bett	Ruhelose Extremitäten < abends im Bett
Verlangen, sich zu entblößen	Abneigung gegen Entblößen
Schlaflage: Rücken unmöglich; schläft nackt	Schlaflage: linke Seite unmöglich
Schlaflos nach 4.00 Uhr	Schlaflos bis 3.00 Uhr
Lachen oder Schreien im Schlaf	Zucken beim Einschlafen
Sommersprossen	Gänsehaut
Juckreiz < im warmen Bett	Juckreiz > im warmen Bett
F: Alkoholismus, Hauterkrankungen, Syphilis, Tuberkulose	F: Apoplexie
P: Gerstenkörner, Schnupfen, Tonsillitis, Allopathika	P: Nasenbluten
Verlangen: Fleisch, rohe Speisen, Schokolade	Verlangen: Brot, warme Milch, warme Speisen, Obst, Saftiges, Zitronen
Abneigung: Eier, Oliven, saure Speisen, Leckerbissen, Baden	Abneigung: Gebäck, Obst, Würste
Unverträglichkeit: Milch, Olivenöl	Unverträglichkeit: Eiscreme, Obst, kalte Getränke
< Hunger, Stehen, heiß Baden, warmes Wetter	< Aufenthalt in kalten und feuchten Räumen
> Kälte	> Heiß Baden, Stehen

Sulfur	Calcium carbonicum
Verlangen nach Aktivität, muss alles anfassen	Abneigung gegen körperliche Anstrengung
Schreien beim Erwachen	Pavor nocturnus, Schreien im Schlaf
Abneigung gegen Gesellschaft, kann niemanden ertragen	Furcht, etwas werde geschehen
Furcht vor Räubern	Furcht davor, alleingelassen zu werden; traurig, wenn allein
Abneigung dagegen, angesprochen zu werden, zu antworten	Abneigung gegen bestimmte Personen
Diktatorisch	Eigensinnig
Froh und albern, zeigt Glück und Stolz	Empfindlich in Bezug auf die Meinung anderer
Gleichgültig gegen Äußerlichkeiten	Abneigung gegen Veränderung
Abneigung gegen Pflichten, faul	Zu viel Pflichtgefühl

S

Ungehorsam	Empfindlich gegen Vorwürfe
Wachsam, beobachtet alle beim Essen	Fühlt sich beobachtet
Theoretisiert, schmiedet viele Pläne	Übertriebene Phantasien
Abneigung gegen Waschen und Baden, oder Waschzwang	Verlangen, magnetisiert zu werden
Erschrockener, bedrückter Gesichtsausdruck, wie betrunken	Alt aussehendes Gesicht
Rote Wangen	Blasses Gesicht
Reichlicher Schweiß nachts	Kopfschweiß nachts, im Schlaf
Übel riechender Schweiß	Kalter Schweiß bei geringster Anstrengung
Ekzem am Haaransatz	Milchschorf bei Neugeborenen
Schniefen bei Neugeborenen	Tubenkatarrh
Rote Lippen, rote Zungenspitze	Hautausschlag am Mundwinkel
Hautausschlag während Zahnung	Vorzeitige Karies
Heißhunger um 11.00 Uhr	Vermehrter Appetit morgens
Krampfartige Bauchschmerzen nach Milchtrinken, Flatulenz < nachts	Übelkeit nach Milchtrinken, erbricht geronnene Milch
Roter Anus	Wildes Fleisch am Nabel, Nabelhernie
Schläft nackt	Schlaflage: deckt den Kopf zu
Lachen, Schreien im Schlaf	Kaubewegungen oder offener Mund im Schlaf
Ekzem mit Juckreiz < Bettwärme, Waschen	Naevi, Lipom, Fibrom
Übermäßiger Haarwuchs	Haarwuchs im Gesicht
F: Alkoholismus, Ekzem, Hautkrankheiten, Syphilis, Tuberkulose	F: Gicht
P: Gerstenkörner, Ekzem, Allopathika, Tonsillitis	P: gastrointestinale Beschwerden, Krupp, Otitis
Verlangen: stark gewürzte oder rohe Speisen	Verlangen: Eier, Eiscreme, Unverdauliches
Abneigung: Eier, Mehlspeisen, Oliven, saure Speisen	Abneigung: Haferschleim, Muttermilch, warme Speisen
< Hunger, Impfung, Wetterwechsel von kalt nach warm, heiß Baden	< Aufenthalt in feuchten Räume, Gehen im Wind, Wetterwechsel von warm nach kalt
> Trockenes warmes Wetter, nach Stuhlgang	> Licht

S

Sulfur   China

Sulfur	China
Muss alles anfassen	Abneigung gegen Berührung
Eifersüchtig	Eigensinnig
Verwegen	Erregung nach Hören von Schrecklichem
Schreien im Schlaf, beim Erwachen	Weinen durch Ermahnungen, durch Liebkosung
Abneigung gegen Waschen, Baden	Erträgt keine Ungerechtigkeit
Gleichgültig gegen Äußerlichkeiten	Erträgt keinen Widerspruch
Faul oder in Gedanken versunken abends	Theoretisiert und schmiedet Pläne abends im Bett
Alt aussehendes, runzeliges Gesicht	Spitzes, hippokratisches Gesicht
Rote Wangen, rote Nasenspitze, rote Lippen	Kalter Schweiß um Nase oder Mund
Verdauungsstörung nach Mehlspeisen	Verdauungsstörung nach Obst
Aufgetriebenes Abdomen > Flatusabgang	Aufgetriebenes Abdomen nicht > Flatusabgang
Hautausschlag um den Anus	Flatulenz
Asthma < abends, nachts, im Schlaf	Asthma < nasses Wetter, Herbst, nach 3.00 Uhr
Reichlicher Schweiß morgens beim Erwachen	Reichlicher Schweiß an bedeckten Teilen
Leistenhernie	Icterus neonatorum, gelbe Skleren
Konvulsionen	Asphyxie bei Neugeborenen
Gebeugte Haltung, Minderwuchs	Neurologische Beschwerden
Muskelschwäche, Schwäche durch Hunger	Schwäche durch Diarrhoe, zittrige Schwäche
Übermäßiger Haarwuchs	Wassersucht
F: Hautkrankheiten, Tuberkulose	F: Malaria
P: Gerstenkörner, Schnupfen, Tonsillitis, Allopathika	P: Hepatitis, Nasenbluten, Säfteverlust
Verlangen: Fett, Fleisch, rohe Speisen, Mixed Pickles	Verlangen: Leckerbissen; kaltes Wasser bei Fieber
Abneigung: Eier, Oliven, scharf gewürzte Speisen, Muttermilch	Abneigung: Butter, heiße Speisen
< Nasse Anwendungen, Baden, Impfung, im warmen Zimmer	< Geringste Berührung
> Gehen im Freien	> Harter Druck, Angefächeltwerden

S

Sulfur   Graphites

Sulfur	Graphites
Verwegen	Abneigung gegen Veränderung
Erträgt es nicht, angeblickt zu werden	Abneigung gegen Berührung
Schreien beim Erwachen, im Schlaf	Weinen durch Musikhören
Wachsam, aufmerksam, albernes Benehmen	Traurig oder verzweifelt wegen Kleinigkeiten
Hautausschlag am Haaransatz	Feuchter Hautausschlag im Gesicht, hinter den Ohren
Rote Zungenspitze	Bläschen an der Zungenspitze
Heißhunger vormittags	Magenschmerzen, wenn nüchtern
Ekzem in den Handflächen, am Oberarm	Ekzem an den Fingern, auf dem Handrücken
Rissig Hände durch Nasswerden	Risse zwischen den Zehen
Gefurchte Nägel, Niednägel	Dicke Fingernägel, verkrüppelte, brüchige Zehennägel
Geschwollene Haut nach Kratzen	Rote Haut nach Kratzen
F: Ekzem, Alkoholismus, Syphilis, Tuberkulose	F: Sykose, Impfungen, Allopathika
Verlangen: Rohkost, Gewürze	Abneigung: Salz, Suppe, warme Speisen
< Schnell Gehen, nasse Anwendungen, Frühling > Warm Einhüllen	< Gehen im Wind, Herbst > Schweiß

Sulfur   Lachesis

Sulfur	Lachesis
Zeigt Glück und Stolz	Spöttisch, albern
Abneigung gegen Baden, gleichgültig gegen sein Äußeres	Weigert sich, die Medizin einzunehmen
Steckt alles in den Mund	Zupft an den Fingern
Alt aussehendes Gesicht, elender Gesichtsausdruck	Argwöhnischer, verwirrter Gesichtsausdruck, wie betrunken
Abmagerung, Zwergwuchs	Fettleibigkeit bei Jugendlichen
Überempfindlich gegen unangenehme Gerüche	Nasenbluten
Schwierige Zahnung	Spitze Zunge, geschwollene Papillen
Harte Lymphknoten	Äußerer Hals empfindlich gegen die geringste Berührung

S

Sulfur	Lycopodium
Aufgetriebenes Abdomen	Erträgt nichts Enges an Hals oder Taille
Entblößt die Füße	Entblößt den Bauch
Häufiges Erwachen nach Mitternacht	Ruheloser Schlaf
Weinen oder Lachen im Schlaf	Schlafapnoe
Schlaflage: Rücken unmöglich	Schlaflage: linke Seite unmöglich; bohrt den Kopf ins Kissen
Schlaflosigkeit, Schniefen, Obstipation bei Neugeborenen	Wassersucht bei Neugeborenen, Zyanose von Geburt an
Intertrigo	Gänsehaut, Hämangiom
F: Ekzem, Hauterkrankung, Syphilis, Tuberkulose	F: Apoplexie
P: Abszess, Wurzelgranulom, Gerstenkörner	P: Tonsillitis, Zystitis
Verlangen: Gewürze, Rohkost	Verlangen: Fisch, Nudeln, saures Obst
Abneigung: Fleisch, Oliven, saure Speisen	Abneigung: warme Speisen

Sulfur   Lycopodium

Sulfur	Lycopodium
Lustig, fröhlich, kokett	Boshaft, beschimpft die Eltern, schlägt
Wachsam, achtet auf jede Geste	Tagsüber reizbar, nachts brav
Faul, unordentlich	Zu viel Pflichtgefühl
Abneigung zu lesen	Leseschwäche
Furcht vor Tieren, Ansteckung, schmerzhaftem Stuhlgang	Furcht vor Fremden, Prüfungen
Schmiedet viele Pläne	Furcht davor, etwas zu unternehmen
Selbstständig, mutig	Furcht vor dem Alleinsein, hält ständig die Hand der Mutter
Abneigung gegen Baden, gleichgültig gegen sein Äußeres	Abneigung gegen Zubettgehen
Mitteilsam, gesprächig	Neigung zu widersprechen
Runzeliges Gesicht, rote Wangen	Törichter, verwirrter Gesichtsausdruck
Fettleibigkeit	Abmagerung erstreckt sich nach unten
Haarwuchs im Gesicht	Netzförmig erweiterte Gesichtsvenen, wie marmoriert
Rote Nasenspitze oder rote Lippen	Nasenflügeln

S

Überempfindlich gegen unangenehme Gerüche	Schniefen, verstopfte Nase
Verdauungsstörung nach Milchtrinken	Verdauungsstörung durch Zwiebeln
Obstipation bei Neugeborenen	Harnverhaltung bei Neugeborenen
Roter Anus, Beschwerden durch Würmer	Absonderung aus dem Nabel
Hydrozele	Ziegelmehlsediment im Urin
Heiße Füße nachts im Bett	Ein Fuß heiß, der andere kalt
Schlaflage: linke Seite, Rücken unmöglich; schläft nackt	Schlaflage: Knie-Brust-Lage, linke Seite unmöglich
F: Alkoholismus, Hauterkrankungen, Syphilis, Tuberkulose	F: Asthma, Gicht
P: Abszess, Gerstenkörner, Allopathika, Pharyngitis, Schnupfen	P: Krupp, Mononukleose, Zystitis
Verlangen: Gebäck, Milch, Salz, Tomaten	Verlangen: Fisch
Abneigung: Fisch, Muttermilch	Abneigung: Gebäck, Salz, Tomaten
< 11.00 Uhr vormittags	< Morgens und abends

Sulfur   Medorrhinum

Höhenschwindel	Angst durch Erwartungsspannung
Furcht vor Räubern, Gewitter, Insekten	Furcht vor eingebildeten Dingen, Monstern, Schatten
Abneigung gegen Waschen und Baden	Furcht vor Schwimmen in tiefem Wasser
Liebt Katzen	Grausamkeit gegenüber Tieren, Furcht vor Katzen
Faul	Abneigung gegen Verantwortung
Empfindlich gegen Kritik	Empfindlich gegen Vorwürfe
Übertriebene Phantasien nachts	Alles erscheint merkwürdig, spürt jemanden hinter sich
Alt aussehendes Gesicht, rote Wangen	Schweiß im Gesicht
Milchschorf	Nässender Hautausschlag am Kopf
Steckt alles in den Mund	Zieht Umstehende an den Haaren
Hydrozele	Häufige Erektionen, Masturbation
Leistenhernie	Fluor vaginalis

S

Häufiges Erwachen nach Mitternacht	Schlaflosigkeit, spielt und lacht
Schlaflage: auf der Seite, sitzend; schläft nackt	Schlaflage: genupektoral
Juckender Hautausschlag, Sommersprossen	Gestielte Warzen, Spider Naevi
Übermäßiger Haarwuchs	Haare an ungewöhnlichen Stellen
F: Ekzem, Hauterkrankungen, Syphilis, Tuberkulose	F: Asthma, Gonorrhoe, Herzerkrankung, Allopathika, Impfungen, Sykose
P: Augenentzündung, Erysipel, Furunkel, Allopathika, Pharyngitis, Schnupfen, Tonsillitis	P: Zystitis
Verlangen: rohe Speisen	Verlangen: Eiswürfel, Fisch, Käse, unreifes saures Obst
Abneigung: Fisch, Fleisch, Käse, saure Speisen, Muttermilch	Abneigung: Auberginen
< Baden, nach Schlaf	< Im Gebirge, am Meer
> Zusammengekrümmt Liegen, Liegen auf der rechten Seite	> Baden im Meer, nach Schlaf, Bauchlage

Sulfur

Angst um andere	Abneigung gegen Familienangehörige
Gefallsüchtig, froh und albern	Betrachtet jeden als seinen Feind
Zornig über seine Fehler	Gleichgültig gegen Vorwürfe
Schlafwandeln	Verlangen zu reisen, Heimweh
Hastige Bewegungen	Hastige Sprache
Abneigung gegen Baden, gleichgültig gegen sein Äußeres	Neigung zu widersprechen
Leidender, elender Gesichtsausdruck	Abgehärmter, ernster Gesichtsausdruck
Rote Lidränder, rezidivierende Gerstenkörner	Schuppiges Ekzem um die Augen
Aufgesprungene Lippen	Speichelfluss begleitet alle Beschwerden
Rote Zungenspitze	Zahneindrücke auf der Zunge
Saurer Mundgeruch	Süßlicher Mundgeruch
Juckender Hautausschlag im Genitalbereich	Fluor vaginalis
Zittern bei Hunger	Zittern bei Erregung

S

Hitze der Füße, entblößt sie	Abneigung gegen Entblößen
Schlaflos nach 3.00 Uhr	Schlaflos bis 3.00 Uhr
Lachen oder Schreien im Schlaf	Offener Mund im Schlaf
Schweiß an Hinterkopf und Nacken	Schweiß an Brust und Beinen
Reichlicher Schweiß beim Erwachen	Klebriger Schweiß < nachts im Schlaf
Hautausschlag mit Juckreiz < Waschen	Hautausschlag mit Juckreiz < nachts
Schmerzen an kleinen Stellen	Knochenschmerz nachts
Schwäche im Stehen, gebeugte Haltung	Müdigkeit im Sitzen
F: Alkoholismus, Hauterkrankungen, Tuberkulose	F: Erkrankungen der Aorta, Apoplexie
P: Abszess, Augenentzündung, Gerstenkörner, Allopathika, Schnupfen, Tonsillitis	P: Otitis
Verlangen: Fett, stark gewürzte oder rohe Speisen	Verlangen: Butterbrot, Zitronen
Abneigung: Brot, Eier, Käse, saure Speisen	Abneigung: Butter, Muttermilch, Salz
< Nach Schlaf, Hunger, Wetterwechsel von kalt nach warm	< Leichte Berührung, Wetterwechsel von warm nach kalt, Ofenwärme
> Absonderungen, trockenes warmes Wetter	> Nach Schlaf

Sulfur · Natrium muriaticum

Wachsam, neugierig, muss alles anfassen	Zurückhaltend, Abneigung gegen Gesellschaft
Lustig, albern, kokett, zeigt Glück und Stolz	Freudlos, kann trotz Traurigkeit nicht weinen
Optimist	Pessimist
Gleichgültig gegen Äußerlichkeiten, unordentlich	Heimweh
Rebelliert gegen medizinische Anwendungen	Erträgt keine Ungerechtigkeit
Voller Sorgen um andere, um Verwandte	Mitfühlend
Bestimmt, diktatorisch	Nachgiebig
Ekel vor unangenehmen Gerüchen, vor dem eigenen Körpergeruch	Empfindlich gegen plötzliche Geräusche, Schmerzen

S

Furcht vor schmerzhaftem Stuhlgang, vor dem Überqueren einer Brücke	Furcht vor dem Fliegen, vor Spinnen, Vögeln, Würmern
Abneigung gegen Pflichten, theoretisiert	Zu viel Pflichtgefühl
Zorn über sich selbst, über seine Fehler	Hass und Rachsucht
Runzeliges Gesicht, ängstlicher Gesichtsausdruck	Ernster, verwirrter Gesichtsausdruck
Rote Lippen	Riss in der Mitte der Oberlippe, Fieberbläschen
Fettleibigkeit	Abmagerung erstreckt sich nach unten
Steckt alles in den Mund	Bohrt mit dem Finger im Ohr
Schweiß an Hinterkopf und Nacken	Weiße Schuppen am Kopf
Augenentzündung bei Kleinkindern	Striktur des Tränenkanals
Hautausschlag um die Augen	Hautausschlag um die Augenbrauen
Schwierige Zahnung	Landkartenzunge
Verdauungsstörung nach Milchtrinken	Diarrhoe nach Mehlspeisen
Haltungsschwäche, Skoliose, gebeugte Haltung	Ungeschickt, stolpert beim Gehen
Hitze der Füße < nachts, will sie entblößen	Abneigung gegen Entblößen < Entblößen einzelner Teile
Häufiges Erwachen nach 0.00 Uhr	Kann nach dem Erwachen nur schwer wieder einschlafen
Lachen, Murmeln, Schreien im Schlaf	Weinen im Schlaf
Schläft nackt	Schlaflage: Beine angezogen
Schweiß beim Einschlafen	Zucken beim Einschlafen
Leberflecken, Sommersprossen	Hautausschlag an behaarten Teilen
Hautausschlag im Winter	Hautausschlag nach Aufenthalt in der Sonne
Juckreiz < Wärme, Baden	Juckreiz < Anstrengung
Abneigung gegen Baden	Verlangen, kalt zu Baden
F: Alkoholismus, Hautbeschwerden, Syphilis, Tuberkulose	F: Malaria
P: Abszess, Augenentzündung, Allopathika, Schnupfen	P: Geburtstrauma, Verletzung
Wiederkehrende Beschwerden	Widersprüchliche, abwechselnde Zustände

Verlangen: Rohes, gehaltvolle fette Speisen, Butter	Verlangen: Bitteres, Brot, Fisch
Abneigung: Oliven, Sauerkraut	Abneigung: Gemüse, gehaltvolle fette Speisen, Butter, Öl
< Kalt Baden, warm Einhüllen, Impfung, nach Schlaf	< Sommer, Luft am Meer, körperliche Arbeit, warmer Ofen
> Vermehrte Schleimhaut-absonderung, warmer Ofen	> Schwitzen, warm Einhüllen

Sulfur   Nux vomica

Furcht vor Ansteckung, Waschzwang	Kann kein Blut sehen
Diktatorisch	Zorn über Kleinigkeiten, außer sich vor Zorn
Erträgt es nicht, angesehen zu werden	Erträgt keinen Widerspruch, keine Ungerechtigkeit
Steckt alles in den Mund, Nägelbeißen	Beschimpft die Eltern, schlägt, tritt
Theoretisiert, philosophiert	Ehrgeizig
Gefallsüchtig	Eifersüchtig
Widerwillen gegen den eigenen Körper oder Körpergeruch	Empfindlich gegen Geräusche, Licht, Berührung
Gleichgültig gegen Äußerlichkeiten, unordentlich	Zu viel Pflichtgefühl
Laute Sprache	Leise Stimme, Lispeln
Aussehen: hell, blonde Haare, Sommersprossen	Aussehen: braune Haare
Alt aussehendes Gesicht, elender Gesichtsausdruck	Finsterer, bedrückter Gesichtsausdruck
Nasenbohren	Stirnrunzeln
Minderwuchs, gebeugte Haltung	Opisthotonus
Aphthen bei Säuglingen	Verstopfte Nase bei Säuglingen, Niesen morgens im Bett
Heißhunger < 11.00 Uhr	Gastritis, anhaltende Übelkeit
Aufgetriebenes Abdomen	Nabelhernie
Wunder, juckender Anus	Schmerzhafte Obstipation
Schlaflage: Rücken unmöglich; schläft nackt; Schlafwandeln	Schlaflage: Kopf nach hinten gebeugt
Schlaflosigkeit bei Neugeborenen	Konvulsionen bei Neugeborenen

S

Sulfur	Phosphorus
Chronisches Ekzem, rissige Haut	Gänsehaut
Verlangen nach Entblößen	Abneigung gegen Entblößen
F: Alkoholismus, Hautbeschwerden, Syphilis, Tuberkulose	F: Apoplexie
P: Abszess, Augenentzündung, Gerstenkörner, Erysipel, Tonsillitis	P: gastrointestinale Beschwerden, Zystitis
Gut gewählte homöopathische Mittel versagen	Heftige Reaktion auf homöopathische Hochpotenzen
Verlangen: rohe Speisen, Salz, warme Getränke	Verlangen: Unverdauliches
Abneigung: Eier, Oliven, Muttermilch	Abneigung: warme Speisen, Salz
< Heiß Baden, warm Einhüllen, Hunger, Reiben	< Berührung, Gehen im Wind, Wetterwechsel von warm nach kalt
> Gehen im Freien, trockenes warmes Wetter	> Nasse Anwendungen, kurzer Schlaf, Stehen, warm Einhüllen

Sulfur   Phosphorus

Sulfur	Phosphorus
Erträgt es nicht, angeblickt zu werden	Furcht vor dem Alleinsein, Verlangen nach Gesellschaft
Furcht vor Ansteckung	Furcht vor Ärzten, ärztlichen Untersuchungen
Zorn auf sich selbst, auf seine Fehler	Erträgt keine Ungerechtigkeit
Muss alles anfassen	Empfindlich gegen alle äußeren Eindrücke
Gleichgültig gegen sein Äußeres	Gleichgültig gegen geliebte Personen
Prahler	Schamlosigkeit
Steckt alles in den Mund	Umarmt jeden
Theoretisiert, schmiedet viele Pläne	Lebhafte Phantasie
Abneigung gegen Waschen oder Waschzwang	Verlangen, magnetisiert zu werden
Eifersucht	Mitgefühl, Verlangen nach Mitgefühl
Alt aussehendes Gesicht, elender Gesichtsausdruck	Alberner, verwirrter Gesichtsausdruck
Gebeugte Haltung	Groß gewachsen
Schniefen bei Neugeborenen	Nasenbluten
Fieber während Zahnung; Aphthen	Vorzeitige Karies
Heißhunger um 11.00 Uhr	Vermehrter Appetit vor oder während einer Erkrankung

S

Aufgetriebenes Abdomen	Erbrechen sobald das Getrunkene im Magen warm geworden ist
Verdauungsstörung nach Milchtrinken	Übelkeit durch warme Getränke
Hydrozele, wund machender Urin	Häufige Erektionen, Masturbation
Asthma abwechselnd mit Hautausschlägen	Krupp, schmerzhafter Kehlkopf
Pneumonie rechter Oberlappen	Pneumonie linker Unterlappen
Lachen, Schreien im Schlaf	Bewegungen der Hände im Schlaf
Schlaflage: Arme über dem Kopf; schläft nackt	Schlaflage: Knie-Brust-Lage; rechte Seite unmöglich
F: Alkoholismus, Hautbeschwerden, Syphilis	F: Apoplexie
P: Abszess, Augenentzündung, Erysipel, Allopathika, Schnupfen, Tonsillitis	P: gastrointestinale Beschwerden, Krupp, Bronchitis, Pneumonie, Nasenbluten
Verlangen: Rohkost, Kartoffeln, warme Getränke	Verlangen: Eiscreme, kalte Speisen
Abneigung: Hühnerfleisch, Oliven, Saures, Muttermilch	Abneigung: Obst; Kartoffeln, warme Speisen und Getränke
< Heiß Baden, langer Schlaf, Sonne, Frühling	< Leichte Berührung, Sommer, Beginn der Bewegung
> Bewegung	> Nach Schlaf, Reiben, Bauchlage, Stehen, Sonne

Sulfur   Psorinum

Angst um andere, Furcht vor Gespenstern	Furcht, etwas werde geschehen
Gleichgültig gegen Äußerlichkeiten	Gefühl von Verlassenheit; Furcht davor, vernachlässigt zu werden
Froh und albern	Traurig, ruhelos, verzweifelt durch Juckreiz
Optimist	Pessimist
Schreien beim Erwachen	Tagsüber brav, nachts reizbar
Rote Nase	Wächsernes, glänzendes Gesicht
Gebeugte Haltung	Abmagerung erstreckt sich nach unten
Hautausschlag am Haaransatz	Feucht und wund hinter den Ohren
Übermäßiger Haarwuchs	Ekzem in der Achselhöhle

S

Steckt alles in den Mund	Bohrt mit dem Finger im Ohr
Schwierige Zahnung	Gelbe Zähne
Vermehrter Appetit um 11.00 Uhr	Vermehrter Appetit vor einer Erkrankung
Roter Anus	Ziegelmehlsediment im Urin
Dyspnoe > im Freien	Dyspnoe > Liegen
Schlaflage: rechte Seite, Rücken, sitzend; schläft nackt	Schlaflage: Arme gespreizt
Verlangen, sich zu entblößen	Verlangen nach einer Bettdecke
Schweiß riecht nach Schwefel, Käse, faulen Eiern	Fauliger Schweißgeruch
Juckreiz < nachts	Juckreiz < Entkleiden, kalte Luft
F: Hautbeschwerden, Syphilis, Tuberkulose	F: Asthma
P: Augentzündung, Erysipel, Allopathika, Schnupfen	P: Unterdrückte Absonderungen und Hauterkrankungen, Otitis, Überanstrengung
Heftige Reaktion auf homöopathische Arzneimittel	Ungewöhnlich guter Zustand vor Verschlechterung
Verlangen: Gewürze, Süßigkeiten	Verlangen: Unverdauliches
Abneigung: Fleisch, Oliven	Abneigung: Schweinefleisch, Tomaten
< Heiß Baden, Wärme, langer Schlaf	< Eintritt in ein kaltes Zimmer
> Bewegung, kalte Luft	> Baden, Bauchlage, warm Einhüllen

Sulfur   Pulsatilla

Froh und albern	Lacht und weint bei jeder Gelegenheit
Unwillkürliche Hast in den Bewegungen	Sitzt unbeweglich, still
Gleichgültig gegen das Wohlergehen anderer	Furcht davor, vernachlässigt zu werden; abhängig von anderen
Gleichgültig gegen Äußerlichkeiten	Nachgiebig
Rote Nase	Erweiterte Gesichtsvenen
Rissige Lider und Kanthi	Absonderung der inneren Kanthi
Sommersprossen auf der Nase	Nasenbluten
Wunde Mundwinkel, aufgesprungene Lippen	Riss in der Mitte der Unterlippe

S

Durst auf große Mengen bei fehlendem Appetit	Trockene Lippen und Zunge, aber durstlos
Verdauungsstörung durch Milchtrinken	Verdauungsstörung durch Eiscreme und Schweinefleisch
Aufgetriebenes Abdomen	Empfindliches Abdomen < Druck
Roter Anus	Stuhl abwechselnd hart und weich
Unwillkürliches Urinieren nachts, träumt vom Urinieren	Masturbation, Fluor vaginalis
Krupp	Husten < im Liegen, muss sich aufsetzen
Reichlicher Schweiß nachts	Schweiß nur beim Wachsein
Schlaflosigkeit in Rückenlage	Schlaflage: Rücken, Arme über dem Kopf oder auf dem Abdomen
Lachen im Schlaf	Augenrollen im Schlaf
P: Abszess, Furunkel, Augenentzündung, Allopathika, Schnupfen	P: Nasenbluten, Zystitis
Beschwerden heftig, chronisch, wandernd	Widersprüchliche, abwechselnde Beschwerden
Verlangen: Rohkost, Salz, warme Getränke	Verlangen: Sahne
Abneigung: Oliven, Muttermilch	Abneigung: Butter, Salz, Schweinefleisch, warme Getränke
> Warmwerden	< Warmwerden
Abneigung gegen Waschen und Baden	> Baden und Waschen

Sulfur

Sulfuricum acidum

Abneigung gegen Arbeit	Eile bei Beschäftigung, alle sollen sich beeilen
Rote, trockene Lippen	Hippokratisches Gesicht
Schwierige Zahnung	Aphthen am Zahnfleisch
Diarrhoe durch Milch	Diarrhoe durch kalte Getränke oder saures Obst
Juckreiz < Warmwerden	Juckreiz wechselt beim Kratzen den Ort
Muskelschwäche; unfähig, den Kopf hochzuhalten	Grundlose Schwäche

S

Abneigung oder Verlangen: Fleisch	Abneigung oder Verlangen: Obst
> Bewegung erkrankter Teile	> Heftige Bewegung

Sulfur   Tuberculinum

Sulfur	Tuberculinum
Froh und albern, gefallsüchtig	Eigensinnig
Furcht vor Ansteckung	Furcht vor Tieren
Kriecht auf dem Boden herum	Impuls zu laufen
Hochgefühl	Veränderliche Stimmung
Abneigung gegen Waschen und Baden	Erträgt keinen Widerspruch
Reizbar abends, dann Gewissensbisse	Reizbar *eher* morgens beim Erwachen
Steckt alles in den Mund	Zornig, wirft mit Gegenständen, schlägt den Kopf gegen die Wand
Bei Fieber: reizbar und mürrisch	Bei Fieber: redselig
Rezidivierende Gerstenkörner	Astigmatismus
Ekzem hinter den Ohren	Herpes labialis
Schnupfen mit weißer, wund machender Absonderung	Schnupfen mit gelb-grüner Absonderung
Schwerhörig durch Tubenkatarrh	Adenoide
Fieber und Diarrhoe während Zahnung	Vorzeitige Karies
Schmerzhafte Drüsenschwellung	Perlschnurartige Drüsenschwellung
Heißhunger um 11.00 Uhr vormittags	Appetitlosigkeit oder Übelkeit durch den Geruch von Speisen
Aufgetriebenes Abdomen	Chronische Diarrhoe
Hydrozele	Häufige Erektionen, Masturbation
Saurer, übel riechender Schweiß	Kalter Schweiß in den Handflächen
Schläft nackt	Schlaflage: Knie-Brust-Lage
Juckreiz < Warmwerden	Juckreiz < Entkleiden, > Ofenhitze
Haarwuchs im Gesicht	Haarwuchs entlang der Wirbelsäule
F: Beschwerden der Haut, Syphilis	F: Asthma, Kropf
P: Augenentzündung, Erysipel, Allopathika, Schnupfen	P: Diarrhoe, Bronchitis, Pneumonie, Otitis, Zystitis
Wandernde Beschwerden	Widersprüchliche und abwechselnde Zustände
Verlangen: rohe Speisen, Schokolade	Verlangen: Geräuchertes, kalte Milch, Fisch, Schinken, Speck

S

Abneigung: Fisch, Milch, Muttermilch, scharf Gewürztes	Abneigung: Ananas
< Baden, Fahren, schnell Gehen, warm Einhüllen	< Eintritt in ein kaltes Zimmer, Seeluft
> Abkühlung	> Schnell Gehen, Fahren im kalten Wind

S

Syphilinum	Arsenicum album
Furcht vor Ansteckung, Angst um die eigene Gesundheit	Angst nachts, wenn allein
Furcht vor Katzen	Furcht vor Räubern
Gleichgültig gegen Verwandte, distanziert	Abneigung dagegen, angesehen zu werden
Lügner	Eifersüchtig
Rechenschwäche	Heikel, pingelig, tadelt andere
Weinen von Geburt an	Weinen im Schlaf
Nervöse Erregung, Hast beim Gehen	Ruhelos; Verlangen, schnell herumgetragen zu werden
Großer Kopf, offene Fontanelle, gerunzelte Stirn	Hautausschlag am Kopf, Milchschorf
Angeborener Strabismus, Nystagmus, ungleiche Pupillen	Blaue Skleren, Katarakt, Pterygium
Schniefen bei Neugeborenen	Heuschnupfen, scharfer, heftiger Schnupfen
Brauner Sattel über der Nase; breite, flache Nase	Spitze Nase, geweitete Nasenlöcher
Zähne deformiert, gezackt, eingedellt	Aphthen
Speichelfluss im Schlaf	Zähneknirschen im Schlaf
Hodenretention, Fluor vaginalis	Hydrozele, Harnverhaltung bei Neugeborenen
Asthma < Sommer, bei Gewitter	Asthma < kalte Luft, Pollen
Krümmung von Wirbelsäule oder Knochen, Exostosen	Opisthotonus
Deformierte Nägel	Kalter, übel riechender Fußschweiß
Kondylome	Hämangiom
Bräunlicher, papulöser Hautausschlag	Schuppiger Hautausschlag
Zwergwuchs	Konvulsionen
P: Schnupfen, Tonsillitis	P: Augenentzündung, Nasenbluten
< Hitze und Kälte, feuchtwarmes Wetter, Gewitter	< Entblößen, Kälte, Trost
> Im Gebirge, kalte Luft, kalt Baden, langsame Bewegung, Trost	> Heiß Baden, heftige Bewegung, frische Luft, warme Luft

S

Syphilinum	Aurum metallicum
Furcht vor Ansteckung, Waschzwang	Angst in einer Menschenmenge
Verhaltensstörung, Schlagen, Lügen	Zurückhaltend, ernsthaft, schweigsam, traurig
Ungehorsam	Zorn durch Widerspruch
Nervöse Erregung, Lampenfieber	Übermaß an Energie
Gleichgültig gegen Verwandte, gegen geliebte Personen	Gefühl von Verlassenheit
Stumpfheit, macht Fehler beim Rechnen	Furcht vor Versagen, tadelt sich selbst
Weinen von Geburt an	Säugling lässt sich nur bei Musik stillen
Alt aussehendes, runzeliges Gesicht	Gedunsenes Gesicht, ängstlicher Gesichtsausdruck
Abgemagerte Arme und Unterschenkel, Zwergwuchs	Fettleibigkeit
Großer Kopf, offene Fontanellen	Hydrozephalus
Brauner Sattel über der Nase	Rote Nasenspitze
Schniefen bei Neugeborenen	Verstopfte Nase bei Säuglingen
Verkümmerte Zähne, eingedellte Zahnkronen	Fisteln am Zahnfleisch
Angeborene Fehlbildung des Darms	Leistenhernie, Nabelhernie
Fluor vaginalis	Hydrozele
Übler Körpergeruch	Übler Mundgeruch morgens
Neurologische Beschwerden	Herzerkrankung
Abneigung: alle Speisen, Essen	Verlangen: Milch, Brot
< Hitze und Kälte, feuchte Anwendungen, Sommer	< Morgens, schnell Gehen, Kälte, Zimmerluft
> Tagsüber, im Gebirge, fortgesetzte Bewegung	> Abends, feuchte Anwendungen, im Freien, Wärme, Sommer

S

Syphilinum	Calcium fluoricum
Erwartungsspannung	Gefallsüchtig
Furcht vor Ansteckung	Höhenangst
Zwanghaftigkeit	Geschäftig, betriebsam
Abneigung gegen Gesellschaft	Abneigung gegen Veränderung

Gleichgültig gegen geliebte Personen	Empfindlich in Bezug auf die Meinung anderer
Lügner	Übertreibt seine Symptome
Stumpfheit	Rasches Auffassungsvermögen
Großer Kopf, offene Fontanellen, Stirnrunzeln	Kephalhämatom
Hautausschlag um die Augen	Rezidivierende Gerstenkörner
Verstopfte Nase	Tubenkatarrh
Zahneindrücke auf der Zunge	Herpes labialis
Unterentwickelte Zähne, eingedellte Zahnkrone	Langsame Zahnung, Zahnschmelzdysplasie, vorzeitige Karies
Chronische Tonsillenschwellung	Adenoide
Schwellung der Leistendrüsen, Fluor vaginalis	Hydrozele
Krümmung von Knochen	Hüftluxation
Intertrigo	Vitiligo, Naevi
Minderwuchs	Spätes Gehenlernen
Verlangen: Hering	Verlangen: scharf gewürzte Speisen, Salz, Süßigkeiten

Syphilinum   Lac caninum

Muss alles zweimal überprüfen	Furcht davor, zu versagen, Pflichten zu vernachlässigen
Rechenschwäche	Legasthenie
Abneigung gegen Gesellschaft, gleichgültig gegen die Familie	Furcht vor dem Alleinsein, Gefühl von Verlassenheit
Furcht vor Ansteckung, Katzen	Furcht vor der Dunkelheit, Gewitter, Spinnen
Ständiges Weinen und Schreien von Geburt an	Weinen und Schreien nachts
Verhaltensstörung, Kleptomanie	Nachgiebig
Schlagen, schlägt den Kopf gegen die Wand	Raserei mit Fluchen
Alt aussehendes, gerunzeltes Gesicht	Ängstlicher, erschrockener Gesichtsausdruck
Brauner Sattel über der Nase	Röte des Gesichts abwechselnd mit Blässe

S

Verstopfte Nase, Schniefen	Kalte Nase
Zähne deformiert, gezackt, eingedellt	Fieberbläschen
Rissige, eingedellte Zunge, Landkartenzunge	Weißer Belag auf den Tonsillen
Krümmung der Wirbelsäule	Warzen an den Fingern
Schlaflosigkeit nach Mitternacht	Schlaflosigkeit vor Mitternacht
Seite: rechts; erst rechts, dann links	Seite: abwechselnd
Vielzahl an Symptomen	Ständig wechselnde oder widersprüchliche Symptome
Abneigung: Fleisch	Verlangen: Milch, gewürzte Speisen, Pfeffer, Salz
< Nachts, Hitze und Kälte, Seeluft, feuchte Anwendungen	< Wärme, warmes Bett, Kleidung
> Wärme, im Gebirge, langsame Bewegung, kalt Baden	> Kälte, Baden

Syphilinum   Mercurius solubilis

Furcht vor Ansteckung	Misstrauisch, Abneigung gegen alle Menschen, hält jeden für seinen Feind
Nägelbeißen, nervöse Tics	Ruhelos, muss alles anfassen
Waschzwang, Kontrollzwang	Schenkt Regeln keine Beachtung
Eigensinnig	Unzufrieden mit allem, tadelt andere, diktatorisch
Rechenschwäche	Hastige Sprache, stottert, macht Fehler beim Sprechen
Schlägt den Kopf gegen die Wand	Albernes Benehmen, Possenreißen
Weint ständig und grundlos, von Geburt an	Lachen abwechselnd mit Weinen, Weinen im Schlaf
Alt aussehendes, runzeliges Gesicht	Kränklicher, ängstlicher Gesichtsausdruck
Mikrozephalie	Großer Kopf, Kopfschweiß
Strabismus	Konjunktivitis, Otitis
Verstopfte Nase nachts	Wund machender Schnupfen
Tiefe Risse in der Zunge	Aphthen, Speichelfluss nachts
Deformierte, verkümmerte Zähne	Zahnschmerzen, Zähneknirschen im Schlaf
Chronische Tonsillitis	Akute, eitrige Tonsillitis

S

Hodenretention, gelblicher Fluor vaginalis	Phimose, häufige Erektionen, Masturbation
Chronische Schlaflosigkeit	Schlaflosigkeit vor 0.00 Uhr
Marmorierte Haut	Reichlicher, saurer Schweiß
Haarausfall	Feuchtes juckendes Ekzem
Wachstumsschmerzen	Rachitis
F: Alkoholismus, Geisteskrankheit, Suizid	F: Apoplexie
P: Abszess, Schnupfen	P: Otitis
Ständiger Wechsel der Symptome	Gemütssymptome begleitet von körperlichen Symptomen
Verlangen: Hering	Verlangen: Butterbrot, kaltes Wasser
< Sommer, heißes Wetter, am Meer, nach Schlaf	< Baden, im Freien, warme Anwendungen, Wetterwechsel von warm nach kalt
> Langsame Bewegung, kalt Baden, warme Anwendungen	> Abkühlung, Aufstehen, nach Schlaf

Syphilinum   Nitricum acidum

Nervöse Tics, Automatismen	Auffahren wie durch Schreck, erschrickt leicht
Krankhafte Impulse, Kleptomanie, Waschzwang	Reizbar morgens beim Erwachen, heftiger Zorn, Fluchen
Gleichgültig gegen geliebte Personen, Abneigung gegen Mitleid	Mitgefühl, schreckliche Geschichten greifen es stark an
Furcht vor ansteckender Krankheit, Schlangen, Katzen	Furcht vor Gewitter
Erwartungsspannung, Lampenfieber	Heimweh
Weinen von Geburt an	Weinen wegen der geringsten Sorge
Alt aussehendes, runzeliges Gesicht	Gesichtsausdruck ängstlich, kränklich, leidend
Brauner Sattel über der Nase, erweiterte Gesichtsvenen	Rissige Mundwinkel
Zähne eingedellt, verkümmert, deformiert	Diarrhoe oder Fieber während Zahnung
Eingedellte Zunge, tiefe Risse in Längsrichtung der Zunge	Zunge rissig in alle Richtungen
Abneigung gegen Essen, launischer Appetit	Verdauungsstörung nach Milchtrinken

S

Krümmung der Wirbelsäule	Schweiß in der Zervikalregion, in den Achselhöhlen
Abszess am Rektum	Exkoriation des Rektums durch Stuhl
Fluor vaginalis	Phimose, Leistenhernie
Schlaflosigkeit	Stöhnen, Weinen im Schlaf
Marmorierte, schuppige Haut, Ichthyose	Warzen an den Händen, blutende Risse, Leberflecken
Rezidivierende Eiterungen	Schlechte Wundheilung, Keloid
Knochenschmerzen, Neuralgien	Empfindlich gegen Schmerzen
P: Abszess, Schnupfen	P: Tuberkulose
Schmerzen kommen und gehen allmählich	Schmerzen kommen und gehen plötzlich
Verlangen: Alkohol	Verlangen: Fett, Salz, Unverdauliches
< Abends, feuchtwarmes Wetter, Sonne, Winter	< Morgens, Kälte, kalt Baden, im Freien
> Tagsüber, kalt Baden, im Gebirge, langsame Bewegung	> Lockern der Kleidung

Syphilinum   Psorinum

Lügner	Gewissensangst
Furcht vor Ansteckung	Furcht vor Unglück, vor dem Überqueren einer Straße
Widerwillen vor allem, Abneigung gegen Mitleid	Gefühl von Verlassenheit; Furcht davor, vernachlässigt zu werden
Empfindlich gegen Geräusche	Empfindlich gegen Schmerz
Reinlichkeitswahn	Schmutzig
Alt aussehendes Gesicht, Stirnrunzeln	Kränklicher, schläfriger Gesichtsausdruck
Offene Fontanelle, Mikrozephalie	Hautausschlag am Kopf, hinter den Ohren
Nägelbeißen	Bohrt mit dem Finger im Ohr
Breite, flache Nase, brauner Sattel über der Nase	Eingesunkene Nase
Verstopfte Nase	Heuschupfen
Rissige Lippen, Landkartenzunge	Haarwuchs im Gesicht
Speichelfluss im Schlaf	Trockene Zunge, Zahnfleischbluten
Verkümmerte, eingedellte Zähne	Zähneknirschen im Schlaf

S

Syphilinum	Tuberculinum
Chronisch fehlender Appetit, Abneigung zu essen	Heißhunger nachts
Analfistel	Hautausschlag oder Juckreiz um den Anus
Asthma < warmes Wetter, Sommer, nachts	Asthma < kalte Luft, allergisches Asthma
Krümmung der Wirbelsäule	Einwärtsdrehung der Beine (Coxa antetorta)
Wundheit zwischen den Zehen	Brüchige Fingernägel
Schreien von Geburt an	Schreien, Weinen im Schlaf
Rezidivierende Abszesse und Eiterungen	Juckender Hautausschlag, kratzt sich wund
Gelber Fluor vaginalis	Übel riechender Körpergeruch
Zwergwuchs	Marasmus
F: Aorta, Apoplexie, Geisteskrankheit, Suizid, Syphilis	F: Asthma, Ekzem
P: Furunkel, Schnupfen	P: Gerstenkörner, Halsentzündung, unterdrückte Hautausschläge, Otitis, Überanstrengung
Abneigung: Fett	Abneigung: Schweinefleisch, Tomaten
< Heißes oder feuchtwarmes Wetter, Seeluft	< Kälte, Wetterwechsel, Wind, Impfung
> Kalte Luft, langsame Bewegung	> Baden, Bauchlage, schnelle Bewegung

Syphilinum   Tuberculinum

Syphilinum	Tuberculinum
Angst um die eigene Gesundheit, Furcht vor Ansteckung	Pavor nocturnus, Furcht vor der Dunkelheit
Furcht vor Schlangen	Furcht vor Hunden
Nervöse Tics	Impuls zu laufen, Verlangen zu reisen
Reinlichkeitswahn	Schamlos, lasziv
Argwöhnisch	Optimistisch, verwegen
Gleichgültig gegen Vergnügen	Verlangen nach Vergnügen
Kleptomanie, Lügner; simuliert, krank zu sein	Destruktiv, boshaft, beschimpft die Eltern, wirft mit Gegenständen
Weinen von Geburt an	Schreien im Schlaf
Offene Fontanelle	Rollt mit dem Kopf, bohrt ihn ins Kissen

S

Ptosis, Nystagmus, angeborener Strabismus	Astigmatismus
Stirnrunzeln	Feine Wimpern
Brauner Sattel über der Nase	Rote Lippen
Eingedellte Zunge, Zahneindrücke auf der Zunge	Herpes labialis
Verformte, verkümmerte Zähne, eingedellte Zahnkronen	Langsame Zahnung, vorzeitige Karies
Speichelfluss im Schlaf	Zähneknirschen im Schlaf
Fluor vaginalis	Häufige Erektionen, Masturbation
Husten im Winter	Husten durch Abkühlung < warmes Zimmer
Asthma	Bronchitis, Pneumonie
Dorsale oder zervikale Skoliose	Gebeugte Haltung, Haarwuchs entlang der Wirbelsäule
Schniefen bei Neugeborenen	Hautausschlag bei Neugeborenen
F: Alkoholismus, Aorta, Apoplexie, Geisteskrankheit, Suizid, Syphilis	F: Asthma, Ekzem, Kropf, Tuberkulose
P: Schnupfen	P: Bronchitis, Pneumonie, Diarrhoe, Zystitis
Beschwerden kommen und gehen allmählich	Beschwerden kommen und gehen plötzlich
Abneigung: Fett	Verlangen: Fett
< Nachts	< Morgens, körperliche Anstrengung, Kälte, Wärme
> Langsame oder fortgesetzte Bewegung, Kälte	> Kalt Baden, schnelle Bewegung, im Freien

S

Tarantula hispanica	Belladonna
Abneigung gegen Berührung	Muss alles anfassen
Furcht vor Wind	Furcht vor Hunden, eingebildeten Dingen
Boshaft, beschimpft die Eltern, schlägt, droht	Reizbar
Eile beim Gehen	Springt auf Stühle und Tische
Furcht vor schwarzer Farbe, Abneigung gegen Farben	Furcht vor der Dunkelheit
Verlangen nach Musik	Abneigung gegen Musik bei Säuglingen, während sie gestillt werden
Steckt die Finger in den Mund, Nägelbeißen	Stottern
Gerunzeltes, abgemagertes Gesicht	Glühend rotes Gesicht; Fettleibigkeit
Langsame Zahnung	Zähneknirschen im Schlaf
Obstipation	Bauchschmerzen bei Säuglingen; aufgetriebenes Abdomen
Herzbeschwerden mit Dyspnoe	Asthma, Pneumonie
Trockenes Ekzem, Haut heilt schlecht	Glänzende, rote Haut; scharlachrotes Exanthem
Ruhelose Beine abends im Bett	Konvulsivische Bewegungen, eingeschlagene Daumen
Verlangen: Sand, Salz, Gewürzmittel	Verlangen: Brot, Limonade
Abneigung: Brot	Abneigung: saure Speisen, warme Speisen, Getränke
> Aufstoßen, Fahren, Sonne	< Aufstoßen, Fahren, Sonne

Tarantula hispanica	Hyoscyamus
Abneigung gegen Berührung	Muss alles anfassen
Furcht vor Wind, Spinnen	Furcht vor der Dunkelheit, Gewitter, Hunden
Versteckt sich	Versucht zu fliehen
Eile beim Gehen, ängstliche Ruhelosigkeit	Argwöhnisch
Verwegen	Eifersüchtig

T

459

Ringt die Hände, zupft an den Lippen	Greift nach etwas, fasst sich an die Genitalien, fäustelt
Verlangen nach Musik	Redselig
Kann in Anwesenheit anderer nicht urinieren	Uriniert und defäkiert überall
Schlägt sich mit den Händen an den Kopf	Schlägt die Umstehenden
Schreien abwechselnd mit Lachen	Schreien im Schlaf, Cri encéphalique
Gerunzeltes, abgemagertes Gesicht, blass um den Mund	Blasses Gesicht, helle Haare
Idiotischer Gesichtsausdruck, verzerrter Mund	Gesichtsausdruck ängstlich, verwirrt, einfältig
Abmagerung	Fettleibigkeit
Langsame Zahnung	Zähneknirschen
Erbrechen nach dem Zubettgehen, Heißhunger nachts	Reiseübelkeit
Obstipation	Diarrhoe
Husten durch Berührung des Gehörgangs	Anhaltender Husten < Liegen
Ruhelose Beine nachts im Bett	Schlaflosigkeit
Trockenes Ekzem	Scharlachrotes Exanthem
Schweiß durch Erregung	Schweiß im Schlaf
Fieberkrampf	Konvulsionen während Meningitis
Konvulsionen mit Einnässen, Schaum vor dem Mund	Konvulsionen mit Zungenbiss
Verlangen: Sand	Abneigung: Wasser
< Nasskaltes Wetter	< Nach Essen, an der Sonne
> Reiben, Tanzen, nach Essen, Sonne	> Kälte, warme Luft, warmer Ofen

Tarantula hispanica   Kalium bromatum

Furcht vor Schlangen, Wind, Unbekanntem, Annäherung	Pavor nocturnus, Angst während Zahnung
Boshaft, beißt, schlägt, beschimpft die Eltern	Ängstliche Traurigkeit, voller Sorgen
Sprechen im Schlaf	Schreien im Schlaf, beim Erwachen, Cri encéphalique
Verlangen nach Musik; Tanzen	Erwartungsspannung

Hast, Eile	Langsamkeit, langsame Sprache
Schlaf durch Träume gestört	Albträume
Gerunzeltes Gesicht	Kränklicher, müder Gesichtsausdruck
Abmagerung	Fettleibigkeit
Photophobie	Strabismus
Langsame Zahnung	Zähneknirschen im Schlaf
Obstipation	Erbrechen oder Diarrhoe während Zahnung
Herzgeräusch, Atembeschwerden bei Herzerkrankung	Asthma, Pneumonie
Trockenes Ekzem	Akne, Urtikaria
Ruhelose Beine nachts im Bett	Konvulsionen während Zahnung
Verlangen: Sand	Abneigung: Milch, Obst

Tarantula hispanica   Medorrhinum

Schamlos, lasziv	Eifersüchtig
Empfindlich gegen Farben, Musik	Empfindlich gegen Vorwürfe
Verlangen nach geistiger Anstrengung	Frühreif
Furcht vor Wind	Furcht vor der Dunkelheit
Mutwillig, destruktiv, aggressiv, droht	Schmeichlerisch, verführerisch
Verlangen nach Musik, Tanzen	Ungeschickt
Gerunzeltes Gesicht	Blasses Gesicht, blasse Lippen
Weigert sich zu essen, rapide Abmagerung	Heißhunger bald nach dem Essen
Flatulenz, Rumoren im Abdomen	Vergrößertes Abdomen
Obstipation, vergebliches Pressen	Diarrhoe
Harnverhaltung, Ziegelmehlsediment im Urin	Enuresis nocturna, Fluor vaginalis
Herzgeräusche	Asthma bronchiale
Ruhelose Beine nachts im Bett	Empfindliche Fußsohlen
Unregelmäßige Bewegungen, Chorea	Hitze der Füße, entblößt sie
Haut heilt schlecht	Hautausschlag um den Anus
Unverträglichkeit von Kleidung	Juckender Hautausschlag < Wärme

T

Verlangen: Sand	Verlangen: saure Speisen, saures Obst, Fisch, Fett
Abneigung: Fleisch	Abneigung: Auberginen, schleimige Speisen, Zwiebeln
< Druck	< Nachts, in der Sonne, im warmen Bett
> Im warmen Bett, in der Sonne, nachts	> Am Meer, Bauchlage, Druck

Tarantula hispanica   Stramonium

Angst im Bett	Angst nachts, in der Dunkelheit
Furcht vor Wind	Furcht vor Hunden, eingebildeten Dingen
Eigensinnig	Eifersüchtig
Abneigung gegen Berührung	Verlangen nach Gesellschaft, klammert sich an
Verlangen nach Musik	Macht Gedichte, Reime
Hinterhältig, gerissen, versteckt sich	Argwöhnisch
Weinen < durch Trost	Heftiges, krampfhaftes Weinen
Bei Fieber: schweigsam	Bei Fieber: Delirium, Erregung, Schreien
Runzeliges Gesicht	Alberner Gesichtsausdruck, wut-verzerrtes Gesicht
Abmagerung	Fettleibigkeit
Macht nervöse Gesten, steckt die Finger in den Mund	Stottern
Langsame Zahnung	Zahnungsbeschwerden
Obstipation	Diarrhoe
Schleim im Kehlkopf, Räuspern	Asthma
Ruhelose Beine nachts im Bett	Opisthotonus
Zittern bei Freude oder Schreck	Zittern und Konvulsionen während Hitze
Synalgie, Schmerzen an nicht erkrankten Stellen	Schmerzlosigkeit gewöhnlich schmerzhafter Beschwerden
Trinkt häufig große Mengen Flüssigkeit	Durst, aber Abneigung gegen Getränke
Verlangen: Sand, Unverdauliches	Abneigung: Muttermilch

T

Tarantula hispanica | Tuberculinum

Tarantula hispanica	Tuberculinum
Steckt die Finger in den Mund, beißt an den Nägeln	Muss alles anfassen
Abneigung gegen Berührung	Abneigung dagegen, angeblickt zu werden
Furcht vor Wind	Furcht vor Hunden
Verlangen, andere anzugreifen, droht	Reizbarkeit beim Erwachen
Hinterlistig	Manipulativ
Verlangen nach Musik, Tanzen	Verlangen zu reisen, zu wandern
Hast, hastige Bewegungen	Verlangen schnell zu fahren, nach Aufenthalt im Wind
Empfindlich gegen Sinneseindrücke, Farben	Erträgt keinen Widerspruch
Runzeliges Gesicht	Alt aussehendes, blasses Gesicht
Ständiges Zusammenbeißen der Zähne	Vorzeitige Karies
Aufstoßen, langsame Verdauung	Saures Erbrechen
Obstipation, vergebliches Pressen zum Stuhl	Diarrhoe
Ziegelmehlsediment im Urin	Wiederkehrende Zystitis
Herzkrankheit mit Dyspnoe	Rasselnde Atmung, Bronchitis, Pneumonie
Ruhelose Beine nachts im Bett, Chorea	Schlaflage: Knie-Ellbogen-Lage
Weinen im Schlaf	Schreien im Schlaf
Neurologische Beschwerden	Widersprüchliche und abwechselnde Zustände
Verlangen: Sand, Unverdauliches	Verlangen: Schinken, kalte Milch

Tarantula hispanica | Veratrum album

Tarantula hispanica	Veratrum album
Zorn bei Berührung, Raserei, muss gefesselt werden	Außer sich vor Zorn wegen Kleinigkeiten
Destruktiv < wenn es allein ist; droht, etwas zu zerstören	Destruktiv, zerschneidet Kleidung
Brutal, aggressiv, beißt, schlägt, tritt	Lügt, verleumdet, spuckt
Droht, beschimpft die Eltern	Hochmütig, tadelt andere
Hast, alle sollen sich beeilen	Ruhelose Aktivität, muss alles anfassen

T

Neid, Kleptomanie	Eifersüchtig
Schwierige Konzentration	Frühreif, ehrgeizig
Unwillkürliches Lachen	Possenreißen
Verlangen nach Musik, singt und tanzt	Gefallsüchtig, kokett, verführerisches Verhalten, küsst jeden
Furcht vor Wind, Monstern, Spinnen	Furcht vor Räubern, Hunden, eingebildeten Dingen
Verwegen	Wild
Runzeliges Gesicht	Gesicht blass, eingefallen, kaltschweißig
Langsame Verdauung, Erbrechen nach dem Zubettgehen	Gewaltsames Erbrechen, Erbrechen während Zahnung
Obstipation ohne Stuhldrang, mit schrecklicher Angst; Stuhl erst hart, dann flüssig	Gastroenteritis, Cholera, wässriger, geruchloser Stuhl
Ziegelmehlsediment im Urin	Leistenhernie, Masturbation
Chorea, Tourette-Syndrom	Fieberkrampf, Neugeborenenkrämpfe
Herzfehler, Herzklappengeräusche	Kollaps mit Kälte, Zyanose
Ruhelose Extremitäten	Eiskalte Extremitäten
Bei Fieber: Abneigung gegen Entblößen	Bei Fieber: Verlangen nach Entblößen
Verlangen: Sand, Unverdauliches	Verlangen: Eiswürfel, Obst, Erfrischendes, Saures
Abneigung: Brot, Fett, Gewürze	Abneigung: Muttermilch
< Kleidung	< Winter, Wetterwechsel von kalt nach warm, körperliche Anstrengung
> Körperliche Anstrengung, laute Musik, Reiben	> Druck, Kälte, Wärme, warme Luft

Tarantula hispanica · Zincum metallicum

Tarantula hispanica	Zincum metallicum
Eigensinnig	Nachgiebig
Albernes Benehmen, Tanzen	Zu viel Pflichtgefühl
Destruktiv, aggressiv	Schreien im Schlaf, beim Erwachen
Verlangen nach geistiger Anstrengung	Geistige Erschöpfung, Stumpfheit
Abgemagertes, dunkelrotes Gesicht	Gesicht alt aussehend, bleich, kränklich

T

Zähneknirschen im Schlaf, beißt ständig die Zähne zusammen	Reizbarkeit und Diarrhoe während Zahnung
Unstillbarer Durst	Unstillbarer Appetit
Schlaflos trotz Müdigkeit	Erwachen wie durch Schreck
Trockenes Ekzem, Haut heilt schlecht	Akne, rissige Hände
Verlangen zu baden	Abneigung gegen Baden
Übermäßige körperliche Reizbarkeit	Mangel an körperlicher Reizbarkeit, Unempfindlichkeit
Verlangen: Sand, Unverdauliches	Abneigung: Fisch, Süßigkeiten
< Abkühlung	< Entblößen, Wärme, kalt Baden, Stehen, Impfung
> Körperliche Anstrengung, Stehen, warmes Bett, Tanzen	> Nasses Wetter

T

Thuja	Lac caninum
Furcht vor Fremden, vor Annäherung	Furcht vor Schlangen, vor dem Tod
Abneigung gegen Gesellschaft	Furcht vor dem Alleinsein, Verlangen nach Gesellschaft
Gewissensangst	Furcht davor, zu versagen, Pflichten zu vernachlässigen
Gewissenhaft, peinlich genau	Wäscht sich ständig die Hände
Eigensinnig	Boshaft, schimpft, flucht
Hast	Unternimmt vieles, aber hält nichts durch
Vergisst Wörter beim Sprechen, beendet den Satz nicht	Stottert beim schnellen Sprechen
Weinen bei Neugeborenen	Schreien nachts
Weiße Schuppen am Kopf	Röte des Gesicht abwechselnd mit Blässe
Augenentzündung bei Säuglingen	Photophobie
Grünliche Absonderung aus der Nase	Weiße Absonderung aus der Nase
Karies an den Zahnwurzeln	Fieberbläschen
Adenoide	Weißer Belag auf den Tonsillen
Analfissur	Obstipation mit weichem Stuhl
Gegabelter Harnstrahl	Unwillkürliches Urinieren nachts, träumt vom Urinieren
Asthma	Schlafapnoe
Kalte Füße	Kalte Beine nachts
Schweiß überall am Körper außer am Kopf, übel riechender Schweiß im ersten Schlaf	Schweiß am Rücken, nach dem Erwachen
Hämangiom	Sudamina
Schlaflage: linke Seite, Beine übereinander gelegt	Schlaflage: Abdomen oder ein Bein angezogen
Seite: einseitig	Seite: Seitenwechsel, abwechselnd
Verlangen: kalte Speisen, Obst, Saures, rohe Zwiebeln	Verlangen: Gewürze, Senf, Milch, warme Getränke
Abneigung: Fleisch	Abneigung: Süßigkeiten

T

< Nachmittags gegen 17.00 Uhr, Kälte, Aufenthalt in feuchten Räumen, Impfung	< Morgens 9.00 Uhr, Regen, Zugluft, leichter Druck
> Berührung, heiß Baden, Gehen im Freien	> Harter Druck

Thuja   Lycopodium

Thuja	Lycopodium
Furcht vor Ärzten, Angst um Kleinigkeiten	Furcht vor dem Alleinsein, Gespenstern
Gewissensangst	Mangel an Charakter, tadelt andere
Abneigung dagegen, angesehen oder berührt zu werden	Verlangen nach Gesellschaft, klammert sich an
Hast beim Gehen, bei Beschäftigung	Ruhelosigkeit im Sitzen
Reizbar gegen geliebte Personen, verächtlich gegen sich selbst	Reizbar, schlägt, tritt, beschimpft die Eltern
Verwirrt beim Sprechen, lässt die letzten Wörter eines Satzes aus	Furcht vor dem Auftreten in der Öffentlichkeit
Aufgetriebene Kopfvenen	Stirnrunzeln
Gebeugte Haltung	Abmagerung
Weiße Schuppen am Kopf	Trockenes Ekzem am Kopf
Augenentzündung bei Neugeborenen	Verstopfte Nase bei Säuglingen, Schniefen
Wurzelgranulom	Zahnschmerzen nachts
Bewegungen im Darm wie von einem Fetus	Aufgetriebenes Abdomen durch Essen
Leistenhernie links, Nabelhernie	Leistenhernie rechts
Analfissur	Obstipation
Rasselnde Atmung, Asthma < nachts	Pneumonie
Deformierte Nägel	Exkoriation zwischen den Zehen
Schweiß an oder zwischen den Oberschenkeln	Kalter Schweiß auf der Stirn, Schweiß am Rücken
Schweiß am ganzen Körper außer am Kopf	Schweiß am ganzen Körper außer an den Oberschenkeln
Träumt vom Fallen	Schreckliche Träume wecken aus dem Schlaf
Schlaflage: linke Seite	Schlaflage: sitzend
Wildes Fleisch	Exkoriation, Wundheit
Käsiger Geruch von Absonderungen	Saurer Geruch von Absonderungen

T

F: Diabetes, Impfungen, Allopathika, Sykose, Syphilis	F: Asthma, Gicht
P: Impfungen	P: Augenentzündung, Furunkel, Krupp, Mononukleose, Zystitis
Seite: diagonal links oben und rechts unten	Seite: erst rechts, dann links
Verlangen: Knoblauch, Zwiebeln, Salz	Verlangen: Oliven, warme Speisen und Getränke
< Nachmittags bis 15.00 Uhr, Warmwerden, Nebel	< 16.00 – 20.00 Uhr, Kleiderdruck, Zugluft, kalt Baden
> Heiß Baden, Reiben, Kratzen	> Trockenes Wetter

Thuja   Medorrhinum

Thuja	Medorrhinum
Muss alles anfassen	Nägelbeißen
Eigensinnig	Diktatorisch, schlägt die Umstehenden
Weinen durch Musikhören	Empfindlich gegen Geräusche
Leicht beleidigt	Empfindlich gegen Vorwürfe
Abneigung gegen Gesellschaft	Schüchtern in der Öffentlichkeit, Lampenfieber
Furcht vor Fremden, Annäherung, Wahnideen beim Schließen der Augen	Furcht vor der Dunkelheit, vor Gespenstern; Furcht nachts allein
Widerwillen gegen alles	Wäscht sich dauernd die Hände
Macht Fehler beim Sprechen	Zerstreut, verschiebt alles, bleibt nicht bei der Sache
Weiße Schuppen am Kopf	Rollt mit dem Kopf, bohrt ihn ins Kissen
Augenentzündung, Gerstenkörner	Rote Lidränder
Rachitis	Abmagerung, Zwergwuchs
Grünliche, eitrige Absonderung aus der Nase	Schniefen
Karies an den Zahnwurzeln	Herpes labialis
Angeborene Leistenhernie	Exanthem um den Anus bei Säuglingen
Exkoriation im Genitalbereich	Masturbation
Gegabelter Harnstrahl	Fluor vaginalis
Asthma < nachts	Asthma < nasskaltes Wetter

T

Schweiß an Händen und Oberschenkeln	Hitze der Füße, entblößt sie
Schlaflage: linke Seite, Beine überkreuzt	Schlaflage: Knie-Ellenbogen-Lage
Stöhnen im Schlaf	Sprechen im Schlaf, beantwortet Fragen
Hämangiom, Lipom	Rote Naevi, Spider Naevi
Verlangen: kalte Speisen und Getränke	Verlangen: Eiswürfel, Fett, Fisch, Fleisch, unreifes Obst, Süßes
Abneigung: Fleisch, Zwiebeln	Abneigung: Auberginen, schleimige Speisen, kalte Speisen
< 15.00 – 17.00 Uhr, Impfung, nasses Wetter	< 4.00 – 16.00 Uhr, Zugluft, trockenes Wetter
> Heiß Baden, Berührung, Gehen im Freien, Rückenlage	> Am Meer, Bauchlage, nasses Wetter

Thuja | Natrium sulfuricum

Auffahren aus dem Schlaf	Auffahren beim Einschlafen durch Geräusche
Macht Fehler beim Sprechen, verschluckt Wörter	Empfindlich gegen das Geräusch von Stimmen, gegen das Rascheln von Papier
Abneigung dagegen, angesehen zu werden	Abneigung dagegen, angesprochen zu werden, Abneigung zu antworten
Leicht zu beeindrucken, leicht beleidigt	Empfindlich gegen Vorwürfe
Eigensinnig, widerspenstig	Liebevoll, sinnlich
Beschwerden durch Bevormundung, Missbrauch	Gemütssymptome nach Kopfverletzung
Zu viel Pflichtgefühl, pedantisch	Nimmt seine Verantwortung zu ernst, erhöhte Selbstkontrolle
Höhenangst	Furcht in engen Räumen
Furcht vor Fremden, Ärzten	Angst in einer Menschenmenge
Zupft an den Fingern	Steckt die Finger in den Mund
Adenoide	Heuschnupfen mit Asthma
Bröckelige Zähne, Karies an der Zahnwurzel	Schmutzig gelbe oder grün belegte Zunge
Leistenhernie, Nabelhernie	Schwellung oder Entzündung der Leber

T

Aufgetriebenes Abdomen	Krampfartige Bauchschmerzen
Verdauungsstörung durch fette Speisen, Zwiebeln, Tee	Verdauungsstörung durch Obst oder Mehlspeisen
Obstipation mit vergeblichem Stuhldrang	Diarrhoe abwechselnd mit Obstipation
Analfissur	Lauter, übel riechender Flatusabgang
Gebeugte Haltung	Hüftgelenkentzündung
Asthma < nachts, nach Impfung	Asthma < 4.00 Uhr, feuchtes Wetter, leichte Anstrengung, Pollen
Schlaflage: Beine gekreuzt; schläft nackt	Schlaflage: rechte Seite
Übel riechender Fußschweiß	Juckreiz der Beine beim Entkleiden
Molen, Naevi, Leberflecken	Icterus neonatorum
Abneigung: Knoblauch, Zwiebeln	Abneigung: Brot, Joghurt, Milch
< Abkühlung	< Feuchtwarme Witterung

Thuja   Pulsatilla

Angst durch Erwartungsspannung	Furcht vor der Dunkelheit
Abneigung gegen die Anwesenheit von Fremden	Furcht davor, alleingelassen zu werden
Erträgt es nicht, angesehen oder berührt zu werden	Liebevoll, voller Zuneigung, Verlangen nach Trost
Starkes Pflichtgefühl	Abscheu gegen Arbeit
Bedeckt den Mund mit den Händen	Nägelbeißen
Hastige Sprache, macht Fehler beim Sprechen	Schweift von einem Thema zum anderen
Zorn durch Widerspruch, neigt zum Widerspruch	Lachen abwechselnd mit Weinen
Aussehen: hell, blond, mit schlaffer Faser	Aussehen: dunkel mit straffer Faser
Abmagerung bei Kleinkindern	Fettleibigkeit
Ekzem an den Augenlidern	Striktur des Tränenkanals
Analfissur	Diarrhoe durch Fett oder Obst
Leistenhernie, Nabelhernie	Hydrozele
Gegabelter Harnstrahl	Fluor vaginalis
Schweiß zwischen den Oberschenkeln	Hitze der Füße, entblößt sie

T

Warzen an den Händen oder Fußsohlen, ringförmiger Herpes	Rissige Haut
Absonderungen riechen nach Fisch	Milde, dicke Absonderungen
Spätes Gehenlernen, gebeugte Haltung	Hüftgelenkentzündung, Krümmung von Knochen
Tumoren	Neurologische Beschwerden
P: Impfungen, Tonsillitis	P: Nasenbluten, Schnupfen, Zystitis
Wandernde, sich verschiebende Beschwerden	Ständiger Wechsel der Symptome
Verlangen: Salz, Knoblauch, saures Obst	Verlangen: Kartoffeln
Abneigung: Kartoffeln	Abneigung: Butter, Fett, Obst, warme Speisen, Salz
< Feuchtwarme Anwendungen	< Heiß Baden
> Warmwerden, Sonne, heiß Baden	> Langsame Bewegung, kalte Zugluft, feuchte Anwendungen

Thuja   Sepia

Furcht vor Fremden; Abneigung dagegen, angeblickt oder berührt zu werden	Abneigung gegen Gesellschaft, gegen die Anwesenheit von Fremden
Reizbar gegen Familienangehörige	Gleichgültig gegen Familienangehörige
Furcht vor Versagen	Furcht beim Autofahren, Reiseübelkeit
Muss alles anfassen	Frühreif
Ständiges Weinen bei Neugeborenen	Klammert sich an
Empfindlich in Bezug auf die Meinung anderer	Erträgt keine Ungerechtigkeit
Einsilbige Sprache, verschluckt die letzten Wörter eines Satzes	Gestikuliert beim Sprechen
Geht im Kreis herum	Tanzt
Aussehen: hell, blond, mit schlaffer Faser	Aussehen: dunkel mit straffer Faser
Gebeugte Haltung	Abmagerung
Weiße Krusten am Kopf	Ringförmiger Hautausschlag am Kopf
Haarausfall der seitlichen Augenbrauen	Runzeliges, alt aussehendes Gesicht
Augenentzündung bei Säuglingen	Icterus neonatorum

T

Bläuliche Flecken im Gesicht	Brauner Sattel über der Nase
Schwellung der rechten Tonsille, Adenoide	Schwellung der linken Tonsille
Bröckelige Zähne, Zahnwurzelkaries	Diarrhoe während Zahnung
Leistenhernie, vorgewölbter Nabel	Diarrhoe nach Milchtrinken
Exkoriation am Skrotum	Hautausschlag um den Anus
Juckreiz im Genitalbereich nach dem Urinieren	Fluor vaginalis
Gegabelter Harnstrahl	Unwillkürliches Urinieren im ersten Schlaf, träumt vom Urinieren
Asthma	Husten < Liegen, kalte Luft
Nägel dick, brüchig, eingewachsen	Gelbe Nägel
Schläft nackt	Schlaflage: Abdomen
Molen, gestielte Warzen, zystische Tumoren	Beugeekzem
Schweiß zwischen den Oberschenkeln, am Abdomen	Schweiß am Rücken
F: Diabetes, Ekzem, Impfungen, Allopathika, Sykose, Syphilis	F: Rheumatismus, Tuberkulose
P: Impfungen	P: Zystitis
Verlangen: kalte Speisen	Verlangen: Erde, Mixed Pickles
Abneigung oder Verlangen: Zwiebeln, Knoblauch	Abneigung: Brot, Fett, Milch, Salz
Unverträglichkeit: Zwiebeln, Tee	Unverträglichkeit: Brot, Milch, fette Speisen
> Heiß Baden	> Kalt Baden

Thuja   Silicea

Angst oder Traurigkeit durch Musik	Angst und Auffahren durch Geräusche
Furcht vor dem Näherkommen anderer	Furcht vor Nadeln
Muss alles anfassen	Steckt die Finger in den Mund, Nägelbeißen
Abneigung gegen Berührung	Verlangen, magnetisiert zu werden
Neigung zu widersprechen	Reizbarkeit < Trost

T

Thuja	Staphisagria
Weißer Schorf am Kopf	Kopf empfindlich gegen Kämmen
Warzen im Gesicht	Rissige Mundwinkel
Schwellung unter der Zunge	Fisteln am Zahnfleisch
Bröckelige Zähne	Schwierige Zahnung mit Speichelfluss und Diarrhoe
Adenoide	Harte Schwellung der Halsdrüsen
Erbrechen nach fetten Speisen	Erbrechen nach Milchtrinken, nach Muttermilch
Gegabelter Harnstrahl	Unwillkürliches Urinieren im ersten Schlaf
Wundheit zwischen Skrotum und Oberschenkel	Hydrozele
Angeborene Leistenhernie, Nabelhernie	Schwellung der Mammae bei Säuglingen
Schreien beim Erwachen	Schreien im Schlaf
Schweiß an der Innenseite der Oberschenkel	Fußschweiß, eiskalte Füße
Ringförmiger Hautausschlag	Vitiligo
Übermäßiger Haarwuchs	Langsame Wundheilung
Widersprüchliche und abwechselnde Zustände	Muskelschwäche
Abneigung oder Verlangen: Knoblauch, Zwiebeln	Verlangen: Unverdauliches; Abneigung: Muttermilch
< Wohnen am Wasser	< Luftzug, Nasswerden der Füße
> Gehen im Freien, Reiben	> Warm Einhüllen

Thuja / Staphisagria

Thuja	Staphisagria
Abneigung dagegen, angesehen oder berührt zu werden	Empfindlich gegen Vorwürfe, Grobheit
Zu viel Pflichtgefühl	Frühreif
Weint ständig	Launenhaft; weist Dinge zurück, die es zuvor haben wollte
Furcht vor Fremden	Furcht vor engen Räumen, Gewitter
Fühlt sich verlassen, nicht geliebt	Erträgt keine Ungerechtigkeit
Hast bei Bewegungen, beim Gehen	Verwegen
Zorn durch Widerspruch	Plötzlicher Zorn, wirft mit Gegenständen, zittert

Weißer Milchschorf	Gelber Milchschorf
Landkartenzunge	Aphthen
Zahnwurzelkaries	Vorzeitige Karies
Leistenhernie	Bauchschmerzen
Vorgewölbter Nabel beim Weinen	Juckreiz am Nabel
Analfissur	Wunder Anus nach Stuhlgang
Asthma	Heiserkeit durch Schleim im Hals
Feuchter Ausschlag am Skrotum	Häufige Erektionen, Masturbation
Nephritis, Stauungsniere	Rezidivierende Zystitis
Panaritium, Warzen an den Händen	Psoriasis
Gebeugte Haltung	Lage der Knie nach außen, Genua vara
Verlangen: kalte Speisen	Verlangen: Fleisch, Kartoffeln, Reis, Zucker
Abneigung: Fleisch, Kartoffeln, Knoblauch, Tee	Abneigung: Käse, Milch, Wasser

T

Tuberculinum	Bacillinum
Unruhe, Impuls zu laufen	Kurz angebunden, schroff
Reizbar, beschimpft die Eltern	Gleichgültig gegen Familienangehörige
Destruktiv, zerbricht Dinge	Spuckt
Pavor nocturnus, Schreien im Schlaf	Wahnideen nachts
Abmagerung, gebeugte Haltung	Fettleibigkeit
Rote Lippen, Herpes labialis	Ekzem im Gehörgang, im Gesicht
Vorzeitige Karies	Zähne unterentwickelt, klein, unregelmäßig
Chronische Diarrhoe	Obstipation, Diarrhoe nachts
Bronchitis, Pneumonie	Bronchiolitis
Rasselnde Atmung, Husten < Abkühlung	Erbrechen beim Husten
Krümmung der Wirbelsäule, Haarwuchs entlang der Wirbelsäule	Krümmung und Biegung von Extremitäten
Schlaflosigkeit nach 3.00 Uhr, unerquicklicher Schlaf	Tagsüber schläfrig, nachts schlaflos
P: Abszess, Gerstenkörner, Bronchitis, Pneumonie, Diarrhoe, Otitis, Tonsillitis, Zystitis	P: gastrointestinale Beschwerden, Beschwerden im Brustraum
Verlangen: Geräuchertes, Leckerbissen, Fett, Hühnchen, kalte Milch, Süßes	Verlangen: Essig, Senf, Mixed Pickles
Abneigung: Fleisch	Abneigung: Hühnchen
< Wetterwechsel, nasskaltes Wetter	> Wetterwechsel

Tuberculinum	Barium carbonicum
Leicht beleidigt	Albern, kindisch
Eigensinnig, destruktiv	Nachgiebig, schüchtern, feige, unentschlossen
Impuls zu laufen, verwegen, muss alles anfassen	Langsam, unkonzentriert, vergesslich
Furcht vor Tieren, Hunden	Furcht vor Menschen, Fremden, versteckt sich

T

Tuberculinum	Barium carbonicum
Reizbar morgens beim Erwachen	Abneigung gegen Gesellschaft, Veränderung
Impulsiv, schlägt mit dem Kopf gegen die Wand	Brütet, grübelt, sitzt in der Ecke
Erträgt keine Ungerechtigkeit	Abneigung gegen Spielen
Blasses Gesicht	Blutandrang zum Gesicht
Abmagerung bei schwächlichen, kränklichen Kleinkindern	Fettleibigkeit
Rollt mit dem Kopf, bohrt ihn ins Kissen	Bedeckt das Gesicht mit den Händen
Herpes labialis	Offener Mund mit Speichelfluss
Zähneknirschen im Schlaf, langsame Zahnung, Karies	Fisteln am Zahnfleisch
Perlschnurartige Lymphknoten	Harte, schmerzhafte Drüsenschwellung
Chronische Diarrhoe	Aufgetriebenes, hartes Abdomen
Vermehrtes sexuelles Verlangen, Masturbation	Atrophie der männlichen Genitalien
Bronchitis, Pneumonie, rasselnde Atmung	Herzgeräusch, Herzklappenfehler
Haarwuchs entlang der Wirbelsäule	Kalter, übel riechender Fußschweiß
Schlaflage: Knie-Ellenbogen-Lage	Schlaflage: auf der Seite
Schweiß durch geringste Anstrengung	Schweiß beim Essen
Hautausschlag bei Neugeborenen, Leberflecken	Lipome, Zysten, Warzen
Juckreiz > Warmwerden, Ofenhitze	Juckreiz < Warmwerden, im Schlaf
F: Alkoholismus, Asthma, Ekzem, Struma, Tuberkulose	F: Apoplexie, Impfungen, Allopathika, Sykose
P: Abszess, Gerstenkörner, Bronchitis, Diarrhoe, Pneumonie, Otitis	P: Tonsillitis, Mononukleose
Abneigung: Fleisch	Abneigung: Obst
Unverträglichkeit: Milch	Unverträglichkeit: Brot

T

Tuberculinum	Belladonna
Furcht vor Katzen oder liebt Katzen	Furcht vor eingebildeten Dingen, Tieren, will fliehen
Bei Fieber: redselig	Bei Fieber: Delirium mit Wahnideen

Frühreif oder retardiert	Geschärfte Sinne
Verlangen nach Erregung, Veränderung	Verlangen nach geistiger Anstrengung
Widerspenstig, will nicht angesehen werden	Versteckt sich
Zorn, wirft mit Gegenständen, droht, beschimpft die Eltern	Zorn mit rotem Gesicht, beißt, spuckt
Zerstörungswut, wirft mit Gegenständen	Heftige Raserei, erhöhte Körperkraft
Ungehorsam, schamlos	Kleptomanie
Kränklicher Gesichtsausdruck	Heftiger, grimmiger Gesichtsausdruck
Heißhunger mit Abmagerung, Zwergwuchs	Fettleibigkeit
Umschriebene Röte im Gesicht	Blutandrang zum Kopf, rotes Gesicht
Kopfschweiß nachts, reichlicher Nachtschweiß	Hitze des Kopfs mit kalten Händen
Astigmatismus	Glänzende Augen, erweiterte Pupillen
Langsame Zahnung	Schwierige Zahnung mit Diarrhoe
Chronische, wiederkehrende Tonsillitis	Akute Tonsillitis
Perlschnurartige Lymphknotenschwellung	Schmerzhafte Drüsenschwellung
Erektionen	Enuresis nocturna, kann nur schwer geweckt werden
Lungenentzündung links, Pleuropneumonie	Lungenentzündung rechts
Haarwuchs entlang der Wirbelsäule	Krümmung der Brustwirbelsäule
Feuchte, kalte Handflächen	Rote, trockene Hände
Schlaflage: Knie-Ellenbogen-Lage	Schlaflage: Kopf nach hinten gebeugt
Schlaflos nach 3.00 Uhr	Schlaflosigkeit vor Mitternacht
Rollt beim Einschlafen mit den Kopf	Lautes Sprechen im Schlaf
Heißer Schweiß während Fieber	Trockenes Fieber
Ringförmiger Hautausschlag	Rote, glänzende Haut, scharlachrotes Exanthem
Allergien	Konvulsionen
F: Alkoholismus, Asthma, Ekzem, Kropf, Tuberkulose	F: Apoplexie

T

Chronische, wiederkehrende Beschwerden	Symptome erscheinen plötzlich, heftiger Krankheitsverlauf
Verlangen: Fleisch, Geräuchertes, kalte Milch, Salz, Speck	Verlangen: Brot, kalte Getränke, Limonade, Zitronen
< Körperliche Anstrengung, Wetterwechsel von kalt nach warm, Hitze *und* Kälte	< Leichte Berührung, Erschütterung, schnell Gehen, Gehen im Wind
> Schnell Gehen, kalte Luft, Fahren im kalten Wind	> Liegen, Bauchlage, Ruhe

Tuberculinum   ### Calcium carbonicum

Lampenfieber	Angst in Bezug auf die Zukunft, Furcht vor Unheil
Furcht vor Katzen	Furcht vor Insekten, Mäusen, Ratten
Ruhelosigkeit, Impuls zu laufen	Abneigung gegen Bewegung, spätes Laufenlernen
Bei Fieber: redselig	Bei Fieber: unzusammenhängende Sprache
Reizbar beim Erwachen	Reizbar vor Stuhlgang
Zornig, wirft mit Gegenständen, schlägt, schimpft, droht	Kindisches Benehmen
Schlägt den Kopf gegen die Wand oder Gegenstände	Steckt die Finger oder Gegenstände in den Mund
Schamhaftigkeit oder Schamlosigkeit	Verlangen, magnetisiert zu werden
Rollt mit dem Kopf, bohrt ihn ins Kissen	Kopfschweiß im Schlaf
Astigmatismus	Hyperopie
Adenoide	Chronisch verstopfte Nase, Tubenkatarrh
Rote Lippen	Aufgesprungene Lippen
Frühzeitige Karies	Schwierige Zahnung, Diarrhoe während Zahnung
Wunder Anus durch Stuhl	Aufgetriebenes Abdomen, Fettleibigkeit
Schmerzhafte Obstipation	Schmerzlose Obstipation
Chronische Diarrhoe	Nabelhernie, Leistenhernie
Häufig Erektionen, Masturbation	Hydrozele, Fluor vaginalis
Husten < im warmen Zimmer	Husten < kalte Luft

T

Tuberculinum	Calcium phosphoricum
Kalter Schweiß in den Handflächen	Kalter Schweiß an den Füßen
Schlaflage: Knie-Ellenbogen-Lage	Schlaflage: Rücken
Schreien im Schlaf	Kaubewegungen oder offener Mund im Schlaf
Übermaß an Energie	Schwäche der Muskeln
F: Alkoholismus, Asthma, Ekzem, Kropf, Tuberkulose	F: Gicht
P: Gerstenkörner, Bronchitis, Diarrhoe, Pneumonie, Tonsillitis, Zystitis	P: Augenentzündung, Krupp, Schnupfen
Ständiger Wechsel der Symptome, Vielzahl von Symptomen	Wandernde Beschwerden
Verlangen: Spiegelei, Geräuchertes, Salami, Speck, kalte Milch	Verlangen: gekochte Eier, Unverdauliches, warme Milch
Abneigung: Käse	Abneigung: Brot, Haferschleim, Muttermilch
< Eintreten in ein kaltes Zimmer, Wetterwechsel von kalt nach warm, regnerisches Wetter	< Baden, Frühjahr, Licht, nasse Anwendungen, schnell Gehen, warmes Bett, nebliges Wetter
> Schnelle Bewegung, schnell Gehen, im warmen Bett	> Langsame Bewegung, Berührung, Liegen

Tuberculinum

Calcium phosphoricum

Tuberculinum	Calcium phosphoricum
Boshaft, eigensinnig, destruktiv	Mitgefühl, erträgt keine Ungerechtigkeit
Fasst sich an die Genitalien	Steckt die Finger in den Mund
Schlägt den Kopf gegen die Wand oder Gegenstände	Seufzen, Stöhnen, Weinen < Trost
Reizbar morgens beim Erwachen	Abneigung gegen Gesellschaft, Berührung
Furcht vor Tieren	Höhenangst
Übermaß an Energie	Spätes Sprechenlernen
Aussehen: hell, blond, mit schlaffer Faser	Aussehen: dunkel, dunkle Augen, rote Haare
Alt aussehendes Gesicht, rote Lippen	Abgemagertes, blasses Gesicht
Rollt mit dem Kopf, bohrt ihn ins Kissen	Unfähigkeit, den Kopf zu halten
Myopie, Astigmatismus	Katarakt, Amblyopie
Heuschnupfen	Schnupfen < im Freien, kalte Luft

T

Zähneknirschen im Schlaf	Schwierige Zahnung
Vermehrter Appetit nachts	Reiseübelkeit
Kaltschweißige Hände	Kalte Hände
Schlaflos nach 3.00 Uhr	Schlaflos vor 0.00 Uhr
Ringförmiger Hautausschlag	Anämie
Gebeugte Haltung	Spätes Gehenlernen
Mangel an Reaktion	Rachitis
P: Gerstenkörner, Diarrhoe, Bronchitis, Pneumonie, Otitis, Zystitis	P: gastrointestinale Beschwerden
Verlangen: kalte Milch, Leckerbissen	Verlangen: Unverdauliches
Abneigung: Fleisch	Abneigung: Muttermilch
< Kalt Baden	< Im Freien
> Schnell Gehen, im Freien	> Liegen

Tuberculinum   Carcinosinum

Pavor nocturnus; Furcht, etwas werde geschehen	Angst um andere; Angst, wenn eine Zeit festgesetzt ist
Furcht vor Katzen, Vögeln, Ärzten	Furcht vor engen Räumen, vor dem Autofahren, vor Spinnen, Höhenangst
Empfindlich gegen Geräusche	Empfindlich gegen Sinneseindrücke, leicht zu beeindrucken
Wechselhafte Stimmung, Verlangen nach Veränderung	Empfindlich gegen Grobheiten, Beschwerden durch Tadel
Reizbarkeit < morgens beim Erwachen	Reizbarkeit < Trost
Verlangen, sich im Wind aufzuhalten	Liebt Gewitter
Abneigung gegen geistige Anstrengung, Faulheit	Gewissenhaft, pflichtbewusst
Flucht, schimpft, schreit, droht, schlägt	Liebevoll, will anderen eine Freude bereiten
Eigensinnig, schamlos	Nachgiebig, schüchtern
Impuls zu laufen	Verlangen zu tanzen
Lange feine Wimpern	Blaue Skleren, Sommersprossen
Rote Lippen, langsame, schwierige Zahnung	Aphthen
Heißhunger nachts	Übelkeit beim Autofahren

T

Hautausschlag oder Wundheit um den Anus	Analfissur
Schmerzhafte Erektionen	Leistenhernie
Lungenentzündung	Asthma, Heuschnupfen mit Asthma
Haarwuchs entlang der Wirbelsäule	Haarwuchs an ungewöhnlichen Stellen
Schlaflosigkeit nach 3.00 Uhr	Schlaflosigkeit, muss gewiegt werden
Intertrigo, Tinea, Impetigo	Café-au-Lait-Flecken, Molen, Sommersprossen
F: Ekzem, Kropf	F: Anämie, Diabetes, Geisteskrankheit, Ulcus, Krebserkrankung, Malaria, Suizid, Syphilis, zahlreiche schwere Krankheiten
P: Abszess, Diarrhoe, Otitis, Zystitis	P: Impfungen, Mononukleose, Nasenbluten, Sinusitis
Verlangen: Salami, Schweinefleisch, kalte Milch	Verlangen: Gebäck, Hühnerfleisch, Joghurt, Knoblauch
Abneigung: Ananas, Käse	Abneigung: Fett, Obst, Salz, Kartoffeln
< Kalt Baden, nasskaltes Wetter, nach Schlaf	< Baden im Meer, Sonne
> Schnell Gehen, im warmen Bett	> Kurzer Schlaf

Tuberculinum   Cina

Beschimpft die Eltern	Abneigung gegen Spielen, Spaßen
Boshaft, destruktiv	Reizbar, wenn es angeblickt wird
Wechselhafte Stimmung, Reizbarkeit morgens	Launisch; weist Dinge zurück, die es zuvor haben wollte
Furcht vor Tieren, Hunden, Katzen	Angst nachts beim Erwachen
Ruhelosigkeit, Impuls zu laufen, Verlangen zu reisen	Verlangen, getragen zu werden
Bei Fieber: redselig	Bei Fieber: Delirium
Erträgt keinen Widerspruch	Neigung zu widersprechen
Aussehen: hell, blond, feine Wimpern	Hageres Gesicht, kränkliches Aussehen um die Augen
Gebeugte Haltung, Zwergwuchs	Fettleibig, groß gewachsen
Bohrt den Kopf ins Kissen	Bohrt mit dem Finger in der Nase
Nachtschweiß auf der Kopfhaut, Achselschweiß, Fußschweiß	Kalter Schweiß auf Stirn, Gesicht, Nase

T

Astigmatismus, Myopie	Mydriasis < Fieber
Rote Lippen	Blässe um den Mund
Langsame Zahnung	Zahnbeschwerden
Schmerzhafte Obstipation	Würmer oder Diarrhoe während Zahnung
Erektionen	Fluor vaginalis
Asthma nachts	Krampfhusten, Würgen und Atemnot beim Husten
Haarwuchs entlang der Wirbelsäule	Opisthotonus, steifes Ausstrecken des Körpers
Schlaflosigkeit nach 3.00 Uhr	Ruheloser Schlaf, Auffahren aus dem Schlaf
Übermaß an Energie	Schwäche
Ständig wechselnde Symptome	Wandernde Beschwerden
Verlangen: Schinken, Speck, Salz, kalte Milch	Verlangen: Brot
Abneigung: Ananas, Eier, Gemüse, Käse	Abneigung: Muttermilch
< Kälte, kalt Baden, nasskaltes Wetter, Wetterwechsel	< Berührung, Druck, Gehen im Freien
> Fahren im kalten Wind, schnell Gehen	> Fortgesetzte Bewegung, Kälte, Zimmerluft, Bauchlage

Tuberculinum   Medorrhinum

Leicht beleidigt, übelnehmerisch	Argwöhnisch
Beißt die Umstehenden	Nägelbeißen
Streitsüchtig, erträgt keinen Widerspruch	Diktatorisch
Destruktiv, wirft mit Gegenständen	Eifersüchtig
Abneigung dagegen, angesehen zu werden	Empfindlich gegen Vorwürfe, Verzweiflung durch Kritik
Furcht vor Tieren, Hunden, Gewitter	Furcht vor dem Alleinsein, im Dunkeln, vor Gespenstern
Furcht vor Ärzten	Furcht vor Ansteckung, Unglück
Ruhelos, Impuls zu laufen	Hastig; unternimmt vieles, aber hält nichts durch
Faul	Verschiebt alles auf den nächsten Tag

T

Tuberculinum	Phosphorus
Schamlos	Schüchtern, Mangel an Selbstvertrauen
Unzufriedenheit, Verlangen nach Veränderung	Waschzwang
Kopfschweiß < nachts	Fettige Haare
Astigmatismus, Kurzsichtigkeit	Verklebte Augen morgens
Rote Lippen, langsame und schwierige Zahnung	Blasse Lippen
Ringförmiger Hautausschlag	Exanthem um Anus und in Rima ani
Erektionen	Masturbation, Fluor vaginalis
Kalte Füße abends im Bett	Hitze der Füße, entblößt sie
Schlaflos nach Mitternacht, Schreien im Schlaf	Schlaflos vor Mitternacht, will nachts spielen
Leberflecken, Keloid, Fisteln	Warzen, Kondylome, zystische Tumoren, Naevi
F: Ekzem, Kropf, Tuberkulose	F: Gonorrhoe, Herzerkrankung, Impfungen, Allopathika, Sykose
P: Bronchitis, Pneumonie, Furunkel, Diarrhoe, Otitis, Tonsillitis, Verstauchung	P: Krebserkrankung
Verlangen: Geräuchertes, kalte Milch, Schinken, Speck	Verlangen: Eiswürfel, Fisch, grünes Obst, Saures
Abneigung: Fleisch	Abneigung: Auberginen, kalte Speisen
< Kalt Baden, Stehen, nasses Wetter, nach Schlaf	< Berührung, trockenes Wetter, Bettwärme, im Gebirge
> Rasches Gehen, im warmen Bett, Fahren im Wind, im Gebirge	> Baden im Meer, Bauchlage, nach Schlaf, nasses Wetter

Tuberculinum	Phosphorus
Egoismus, tadelt andere	Mitgefühl, Angst um andere
Furcht vor neuen Situationen	Angst, wenn allein; Verlangen nach Gesellschaft
Furcht vor Katzen, Vögeln	Furcht vor Gespenstern, Räubern
Pavor nocturnus	Furcht abends in der Dämmerung
Furcht vor Fremden	Umarmt jeden
Reizbar, schlägt den Kopf gegen Gegenstände	Empfindlich gegen alle äußeren Eindrücke

T

Abneigung dagegen, angesehen oder berührt zu werden	Verlangen, magnetisiert zu werden
Ruhelos, Impuls zu laufen	Zerstreut, verträumt, langsam
Kopfschweiß nachts	Schweiß auf der Stirn
Zwergwuchs	Zu rasches Wachstum
Rote Lippen	Blutungsneigung, Nasenbluten durch Schnäuzen, Zahnfleischbluten
Tonsillitis, Adenoide, perlschnurartige Halslymphknoten	Krupphusten, Laryngitis bei Schnupfen
Hautausschlag im Winter	Sommersprossen, Naevi
Schlaflos nach 3.00 Uhr	Häufiges Erwachen
Zähneknirschen im Schlaf	Schlafwandeln
F: Alkoholismus, Asthma, Ekzem, Kropf	F: Apoplexie
P: Abszess, Gerstenkörner, Diarrhoe, Otitis, Tonsillitis, Zystitis	P: gastrointestinale Beschwerden, Krupp, Nasenbluten
Viele widersprüchliche, wechselnde Symptome	Wandernde, sich verschiebende Beschwerden
Verlangen: Butter, Geräuchertes, Kartoffeln, Speck, Schweinefleisch, warme Getränke	Verlangen: gewürzte Speisen, kalte Speisen und Getränke
Abneigung: Ananas, Käse, saure Speisen	Abneigung: Butter, Kartoffeln, warme Speisen und Getränke, Obst
< Wetterwechsel von kalt nach warm	< Liegen, Reiben, Schlafmangel, schnell Gehen
> Schnell Gehen, Seeluft	> Dunkelheit, Erwachen

Tuberculinum   Psorinum

Furcht vor Tieren, Hunden	Furcht vor Unglück, Feuer, Wasser, dem Überqueren einer Straße
Reizbar, destruktiv, schlägt	Gefühl von Verlassenheit
Empfindlich gegen Geräusche	Empfindlich gegen Schmerzen
Verlangen nach Autofahren	Abneigung gegen Autofahren
Verlangen, das Zuhause zu verlassen	Heimweh, will nach Hause gehen
Tadelt andere	Tadelt sich selbst
Ruhelos, muss sich dauernd bewegen, reisen, wandern	Traurig, verzweifelt, ruhelos durch Juckreiz

T

Tuberculinum	Rhus toxicodendron
Herpes labialis	Ausschlag hinter den Ohren
Langsame Zahnung, vorzeitige Karies	Diarrhoe während Zahnung
Nasenbluten, Adenoide	Übel riechende Absonderung aus der Nase
Wund machender Stuhl, Exkoriation am Anus	Stuhl riecht nach faulen Eiern
Eingewachsene Zehennägel, weiß gefleckte Nägel	Spröde Fingernägel
Schlaflage: Abdomen, Knie-Brust-Lage	Schlaflage: Arme gespreizt
Rollt im Schlaf den Kopf hin und her	Ruhelosigkeit und Schreien die ganze Nacht
Kopfschweiß nachts	Sauer oder faulig riechender Schweiß
Juckendes Ekzem < an kalter Luft	Juckendes Ekzem < Bettwärme
Frost beim Baden	Abneigung gegen Baden
Stuhlgeruch wie verdorbener Käse	Übler Körpergeruch
P: Bronchitis, Pneumonie, Diarrhoe, Zystitis	P: Halsentzündung, unterdrückter Hautausschlag
Viele widersprüchliche, wechselnde Symptome	Ungewöhnlich guter Zustand vor Verschlechterung
Verlangen: Geräuchertes, kalte Milch, Salz, Speck, Schweinefleisch, Süßes	Verlangen: Unverdauliches
Abneigung: Ananas, Eier, Käse	Abneigung: Schweinefleisch, Tomaten
< Wärme, am Meer	< Autofahren, Gehen im Freien, Hunger, Wind, Bettwärme
> Schnell Gehen, am Meer, im warmen Bett, Fahren im Wind	> (Kalt) Baden, Liegen (auf dem Bauch)

Tuberculinum	Rhus toxicodendron
Ruhelos durch Schmerzen	Ruhelos im Sitzen, nachts
Bei Fieber: redselig	Bei Fieber: Erregung, Ruhelosigkeit, Delirium
Furcht vor Tieren	Furcht vor Menschen, Gespenstern, Gewitter
Eigensinn, Wutanfälle	Unwillkürliches Weinen
Alt aussehendes Gesicht	Eingefallenes Gesicht, Schwellung um die Augen

T

Rollt mit dem Kopf, bohrt ihn ins Kissen	Spielt mit den Händen, zupft, nervöse Tics
Schweiß auf der Nase	Schweiß am äußeren Hals
Aufgerichtete Zungenpapillen, Erdbeerzunge	Fieberbläschen, rote Zungenspitze
Geschwollene Tonsillen, Tonsillitis	Akute Lymphknotenentzündung am Hals
Zähneknirschen im Schlaf	Speichelfluss im Schlaf
Bei Fieber: Erbrechen, Gliederschmerzen	Bei Fieber: Obstipation, ruhelose Beine
Masturbation	Hautausschlag an den Genitalien
Gebeugte Haltung	Steifheit, krampfhaftes Gähnen
Ringförmiger Hautausschlag	Bläschenausschlag, Herpes
Schlaflage: Abdomen, Knie-Brust-Lage	Schlaflage: sitzend, Rücken
Verlangen zu reisen	Abneigung gegen Baden
P: Abszess, Gerstenkörner, Bronchitis, Diarrhoe, Pneumonie, Otitis, Tonsillitis, Zystitis	P: Erysipel
Verlangen: Erfrischendes, Geräuchertes, Salz, Schinken	Verlangen: Joghurt
< Wetterwechsel von kalt nach warm, große Höhe	< Anstrengung, Baden, Aufenthalt in feuchten Räumen, Entblößen
> Fahren im kalten Wind, schnelle Bewegung	> Fortgesetzte Bewegung, warme Anwendungen

Tuberculinum   Sanicula aqua

Impuls zu laufen; muss alles anfassen	Wechselt ständig die Beschäftigung
Furcht vor Hunden, Katzen	Furcht vor Ab- oder Aufwärtsbewegung, Furcht zu fallen
Empfindlich gegen Schmerz	Empfindlich gegen Berührung
Schreien im Schlaf	Schreien beim Erwachen
Raserei, Zerstörungswut	Weinen vor dem Urinieren
Beißen	Nägelbeißen
Abmagerung der Brust	Abmagerung von Zervikalregion und Beinen
Schweiß auf der Nase, im Nacken	Schweiß am Hinterkopf
Blaue Skleren, feine Wimpern	Entzündung der Lidränder

T

Tuberculinum	Stramonium
Langsame, schwierige Zahnung	Spätes Gehenlernen
Milchallergie	Erbrechen nach dem Trinken von Muttermilch
Chronische Diarrhoe mit Abmagerung	Obstipation, schwieriger, vergeblicher Stuhlgang
Wund machender Stuhl, Exkoriation am Anus	Stuhl weiß wie Kreide, übel riechender Flatusabgang
Kalter Schweiß an den Handflächen	Reichlicher Achselschweiß
Kalte Füße abends und nachts im Bett	Hitze der Füße, entblößt sie
Haarwuchs entlang der Wirbelsäule	Fußschweiß kalt, wund fressend, übel riechend
Abmagerung mit kaltem Schweiß und Schwäche	Heißhunger mit Abmagerung
Übermaß an Energie, gebeugte Haltung	Unverträglichkeit von Kleidern
Verlangen: Geräuchertes, Spiegeleier, Bananen, warme Speisen und Getränke	Verlangen: Gepökeltes, weichgekochte Eier
Abneigung: Ananas, Käse	Abneigung: Brot, Fett, warme Getränke

Tuberculinum   ## Stramonium

Tuberculinum	Stramonium
Beschimpft die Eltern	Klammert sich an
Eigensinnig	Weigert sich zu antworten
Lampenfieber	Eifersucht
Furcht vor Katzen, Vögeln	Angst im Dunkeln, im Tunnel, in engen Räumen
Verlangen zu reisen	Verlangen, nach Hause zu gehen
Reizbarkeit beim Erwachen	Heftiges Delir; Raserei, muss gefesselt werden
Schlägt den Kopf gegen die Wand	Beißt in Gegenstände, zerreißt sie
Wirft mit Gegenständen	Greift andere an
Spätes Sprechenlernen	Stottern
Alt aussehendes Gesicht	Gesichtsausdruck albern, ängstlich, verstört
Gebeugte Haltung	Fettleibigkeit
Feine Wimpern	Augen vorgewölbt, erweiterte Pupillen

T

Schnupfen mit gelblich grüner Absonderung, Heuschnupfen	Anfallsweises Niesen
Langsame Zahnung	Fieber während Zahnung
Perlschnurartige Drüsenschwellung am Hals	Schluckstörung
Heißhunger nachts	Heftiger Schluckauf
Feine Haare entlang der Wirbelsäule	Opisthotonus
Kalter Schweiß an den Händen	Kalte Hände mit Hitze des Gesichts
Schlaflosigkeit nach 3.00 Uhr	Schlaflosigkeit im dunklen Zimmer
Widersprüchliche und abwechselnde Zustände	Gleichgültig gegen Leiden, Schmerzlosigkeit gewöhnlich schmerzhafter Beschwerden
Verlangen: Geräuchertes, Schinken, Fisch	Abneigung: Fisch, Getränke, Muttermilch
< Kalt Baden, Wetterwechsel von kalt nach warm, Frühjahr	< Berührung, im Freien, Aufenthalt in feuchten Räumen, Herbst
> Im Freien, schnelles Gehen	> Baden, Ruhe

Tuberculinum   Sulfur

Eigensinnig	Froh und albern, gefallsüchtig
Furcht vor Tieren	Furcht vor Ansteckung
Impuls zu laufen	Kriecht auf dem Boden herum
Veränderliche Stimmung	Hochgefühl
Erträgt keinen Widerspruch	Abneigung gegen Waschen und Baden
Reizbar eher morgens beim Erwachen	Reizbar abends, dann Gewissensbisse
Zornig, wirft mit Gegenständen, schlägt den Kopf gegen die Wand	Steckt alles in den Mund
Bei Fieber: redselig	Bei Fieber: reizbar und mürrisch
Astigmatismus	Rezidivierende Gerstenkörner
Herpes labialis	Ekzem hinter den Ohren
Schnupfen mit gelb-grüner Absonderung	Schnupfen mit weißer, wund machender Absonderung
Adenoide	Schwerhörig durch Tubenkatarrh
Vorzeitige Karies	Fieber und Diarrhoe während Zahnung
Perlschnurartige Drüsenschwellung	Schmerzhafte Drüsenschwellung

T

Tuberculinum	Syphilinum
Appetitlosigkeit oder Übelkeit durch den Geruch von Speisen	Heißhunger um 11.00 Uhr vormittags
Chronische Diarrhoe	Aufgetriebenes Abdomen
Häufige Erektionen, Masturbation	Hydrozele
Kalter Schweiß in den Handflächen	Saurer, übel riechender Schweiß
Schlaflage: Knie-Brust-Lage	Schläft nackt
Juckreiz < Entkleiden, > Ofenhitze	Juckreiz < Warmwerden
Haarwuchs entlang der Wirbelsäule	Haarwuchs im Gesicht
F: Asthma, Kropf	F: Beschwerden der Haut, Syphilis
P: Diarrhoe, Bronchitis, Pneumonie, Otitis, Zystitis	P: Augenentzündung, Erysipel, Allopathika, Schnupfen
Widersprüchliche und abwechselnde Zustände	Wandernde Beschwerden
Verlangen: Geräuchertes, kalte Milch, Fisch, Schinken, Speck	Verlangen: rohe Speisen, Schokolade
Abneigung: Ananas	Abneigung: Fisch, Milch, Muttermilch, scharf Gewürztes
< Eintritt in ein kaltes Zimmer, Seeluft	< Baden, Fahren, schnell Gehen, warm Einhüllen
> Schnell Gehen, Fahren im kalten Wind	> Abkühlung

Tuberculinum

Syphilinum

Tuberculinum	Syphilinum
Pavor nocturnus, Furcht vor der Dunkelheit	Angst um die eigene Gesundheit, Furcht vor Ansteckung
Furcht vor Hunden	Furcht vor Schlangen
Impuls zu laufen, Verlangen zu reisen	Nervöse Tics
Schamlos, lasziv	Reinlichkeitswahn
Optimistisch, verwegen	Argwöhnisch
Verlangen nach Vergnügen	Gleichgültig gegen Vergnügen
Destruktiv, boshaft, beschimpft die Eltern, wirft mit Gegenständen	Kleptomanie, Lügner; simuliert, krank zu sein
Schreien im Schlaf	Weinen von Geburt an
Rollt mit dem Kopf, bohrt ihn ins Kissen	Offene Fontanelle
Astigmatismus	Ptosis, Nystagmus, angeborener Strabismus
Feine Wimpern	Stirnrunzeln

T

Rote Lippen	Brauner Sattel über der Nase
Herpes labialis	Eingedellte Zunge, Zahneindrücke auf der Zunge
Langsame Zahnung, vorzeitige Karies	Verformte, verkümmerte Zähne, eingedellte Zahnkronen
Zähneknirschen im Schlaf	Speichelfluss im Schlaf
Häufige Erektionen, Masturbation	Fluor vaginalis
Husten durch Abkühlung < warmes Zimmer	Husten im Winter
Bronchitis, Pneumonie	Asthma
Gebeugte Haltung, Haarwuchs entlang der Wirbelsäule	Dorsale oder zervikale Skoliose
Hautausschlag bei Neugeborenen	Schniefen bei Neugeborenen
F: Asthma, Ekzem, Kropf, Tuberkulose	F: Alkoholismus, Aorta, Apoplexie, Geisteskrankheit, Suizid, Syphilis
P: Bronchitis, Pneumonie, Diarrhoe, Zystitis	P: Schnupfen

Beschwerden kommen und gehen plötzlich	Beschwerden kommen und gehen allmählich
Verlangen: Fett	Abneigung: Fett
< Morgens, körperliche Anstrengung, Kälte, Wärme	< Nachts
> Kalt Baden, schnelle Bewegung, im Freien	> Langsame oder fortgesetzte Bewegung, Kälte

Tuberculinum   Tarantula hispanica

Muss alles anfassen	Steckt die Finger in den Mund, beißt an den Nägeln
Abneigung dagegen, angeblickt zu werden	Abneigung gegen Berührung
Furcht vor Hunden	Furcht vor Wind
Reizbarkeit beim Erwachen	Verlangen, andere anzugreifen, droht
Manipulativ	Hinterlistig
Verlangen zu reisen, zu wandern	Verlangen nach Musik, Tanzen
Verlangen schnell zu fahren, nach Aufenthalt im Wind	Hast, hastige Bewegungen
Erträgt keinen Widerspruch	Empfindlich gegen Sinneseindrücke, Farben

T

Tuberculinum	Veratrum album
Alt aussehendes, blasses Gesicht	Runzeliges Gesicht
Vorzeitige Karies	Ständiges Zusammenbeißen der Zähne
Saures Erbrechen	Aufstoßen, langsame Verdauung
Diarrhoe	Obstipation, vergebliches Pressen zum Stuhl
Wiederkehrende Zystitis	Ziegelmehlsediment im Urin
Rasselnde Atmung, Bronchitis, Pneumonie	Herzkrankheit mit Dyspnoe
Schlaflage: Knie-Ellbogen-Lage	Ruhelose Beine nachts im Bett, Chorea
Schreien im Schlaf	Weinen im Schlaf
Widersprüchliche und abwechselnde Zustände	Neurologische Beschwerden
Verlangen: Schinken, kalte Milch	Verlangen: Sand, Unverdauliches

Tuberculinum · Veratrum album

Tuberculinum	Veratrum album
Furcht vor Tieren, Hunden, Katzen	Furcht vor Räubern, vor eingebildeten Dingen
Will nicht angesehen werden; weint, wenn es angesprochen wird	Brütet, grübelt, sitzt unbeweglich
Verlangen zu reisen	Ehrgeizig, Verlangen nach Aktivität
Manipuliert	Küsst und umarmt jeden
Eigensinnig, reizbar beim Erwachen	Hochmütig, arrogant, unverschämt; religiöse Wahnideen
Zorn, wirft mit Gegenständen, beschimpft die Eltern, droht	Heftige Raserei, schreit, spuckt, zerschneidet Kleidung
Langsames Sprechenlernen	Lispeln, Stottern, unklare Sprache
Schlägt den Kopf gegen die Wand, bohrt ihn ins Kissen	Nägelbeißen, isst den eigenen Kot
Alt aussehendes Gesicht	Kaltes, hippokratisches Gesicht, ängstlicher Gesichtsausdruck
Kopfschweiß nachts	Kalter Schweiß auf der Stirn
Astigmatismus, Myopie	Ruhelose Augen
Rote Nase	Kalte und spitze Nase, blasse Nasenspitze
Langsame Zahnung	Erbrechen während Zahnung
Adenoide, harte, perlschnurartige Halsdrüsen	Rissige Lippen, kalte, bläuliche Zunge

T

Chronische Diarrhoe	Akute Diarrhoe
Wundes Rektum durch Stuhl	Krampfartige Bauchschmerzen
Kalte Füße im Bett	Eiskalte Extremitäten
Kalter Schweiß der Handflächen	Kalter Fußschweiß, bläuliche Fingernägel
Schlaflage: Knie-Ellenbogen-Lage	Schlaflage: Kopf ins Kissen gebohrt
Schlaflos nach 3.00 Uhr	Tiefer, komatöser Schlaf
Leberflecken, ringförmiger Hautausschlag	Gänsehaut
Wechselnde, widersprüchliche Symptome	Heftiger Krankheitsverlauf
Verlangen: Geräuchertes, kalte Milch, Speck, Süßes	Verlangen: Eiswürfel, kalte Getränke, saures Obst, Saures
Abneigung: Eier, Gemüse, Käse, Milch, saure Speisen	Abneigung: warme Speisen
< Kalt Baden, Entkleiden, Wetterwechsel von kalt nach warm	< Berührung, schnell Gehen, Bettwärme
> Schnell Gehen, Fahren im kalten Wind	> Aufstehen, Entblößen, Liegen, warme Luft

Tuberculinum   Zincum metallicum

Wutanfälle, beschimpft die Eltern	Nachgiebigkeit, Pflichtgefühl
Schlagen, Beißen	Lästig, quält andere
Schlägt den Kopf gegen die Wand	Steckt die Finger in den Mund, bohrt in der Nase
Weinen bei geringster Sorge, leicht beleidigt	Schreien beim Erwachen
Furcht vor Hunden	Furcht vor Räubern
Verlangen zu reisen, nach Veränderung	Verlangen nach Gesellschaft
Hageres Gesicht, feine Wimpern, blaue Skleren	Bleiches, runzeliges Gesicht, rissige Lippen
Gelblich grüner Schnupfen, Heuschnupfen	Wund fressender schleimiger Schnupfen, häufiges Niesen
Vorzeitige Karies, gezackte Zähne	Diarrhoe und Reizbarkeit während Zahnung
Bronchitis, Pneumonie	Asthma
Haarwuchs entlang der Wirbelsäule	Sprödes, gespaltenes Kopfhaar

T

Reichlicher Schweiß nachts	Saurer Nachtschweiß
Schlaflosigkeit nach 3.00 Uhr	Spätes Einschlafen, frühes Erwachen
Schlaflage: Abdomen, Knie-Brust-Lage	Schlaflage: Kopf ins Kissen gebohrt
Ringförmiger Hautausschlag	Beschwerden nach unterdrückten Hautausschlägen
Allergieneigung	Konvulsionen
F: Alkohol, Asthma, Ekzem, Kropf, Tuberkulose	F: Hautbeschwerden
P: Abszess, Bronchitis, Asthma, Diarrhoe, Otitis, Tonsillitis, Zystitis	P: Unterdrückte Absonderungen und Hautausschläge
Verlangen: Schinken, Fisch, warme Getränke	Abneigung: Fisch, Kalbfleisch, warme Getränke
< Steigen auf große Höhe, Wetterwechsel von kalt nach warm	< Entblößen, Warmwerden
> Im warmen Bett	> Feuchtes Wetter

T

Veratrum album	Arsenicum album
Umarmt jeden	Abneigung dagegen, angesehen zu werden
Wildes Delirium, Manie, zerschneidet Kleidung	Ruhelosigkeit > Getragenwerden
Brütet, grübelt, sitzt unbeweglich, antwortet einsilbig	Angst nachts, treibt es aus dem Bett
Simuliert, krank zu sein	Furcht vor Ansteckung, zweifelt an seiner Genesung
Arrogant, schmeichlerisch, affektiert	Zu viel Pflichtgefühl, Zwanghaftigkeit
Blasses Gesicht beim Aufstehen, runzelige Lippen	Runzeliges, alt aussehendes Gesicht
Verstörter Gesichtsausdruck	Gequälter, leidender Gesichtsausdruck
Schwäche mit kaltem Schweiß	Schwäche mit Unruhe
Ruhelose Augen, Rollen der Augen	Augenentzündung, Augen pendeln hin und her
Bei Frost: kalter Schweiß, Blässe, eiskalte Füße	Bei Frost: Zittern, Zyanose, Hitze der Füße
Bei Fieber: Schweiß an der Stirn, will nicht zugedeckt werden	Bei Fieber: kein Schweiß, verlangt nach Wärme
Erbrechen mit kaltem Schweiß, danach Schluckauf	Erbrechen sofort nach dem Trinken, danach Zittern
Diarrhoe mit kalter Haut und Schweiß	Diarrhoe mit krampfartigen Bauchschmerzen und Flatusabgang
Obstipation, krampfartige Bauchschmerzen bei Säuglingen	Hautausschlag um den Anus
Schreien im Schlaf	Murmeln, Zucken im Schlaf
Ohnmacht beim Anblick von Blut	Ohnmacht in einem überfüllten Zimmer
Verlangen: Eiswürfel, Eiscreme, Fisch, Gurken, Salziges	Verlangen: warme Speisen und Getränke
Abneigung: warme Speisen und Getränke, Muttermilch	Abneigung: Olivenöl
Unverträglichkeit: Obst	Unverträglichkeit: Eiscreme
< Warm Einhüllen, warmes Bett, warmes Zimmer	< Entblößen, kaltes Zimmer
> Entblößen des Kopfes	> Heiße Anwendungen

V

Veratrum album   Belladonna

Veratrum album	Belladonna
Nägelbeißen	Beißen
Furcht vor Ärzten	Schreckliche Visionen (Gesichter, Tiere) beim Schließen der Augen
Extreme Energie, fruchtlose Geschäftigkeit	Verlangen nach körperlicher Anstrengung
Affektiert, verführerisch, küsst jeden	Lautes Lachen
Erhöhter Ehrgeiz, wichtigtuerisch	Intelligent, chaotisch
Lügner	Kleptomanie
Zorn mit blassem Gesicht	Zorn mit rotem Gesicht
Zerschneidet, zerreißt Kleidung	Schlägt den Kopf gegen die Wand
Nervöse Tics	Macht Grimassen
Verzweifelt bei Schmerzen	Schreien bei Schmerzen
Hippokratisches Gesicht	Rotes Gesicht
Kalter Schweiß an Kopf und Stirn	Hitze des Kopfes mit kalten Extremitäten
Rollen der Augen nach oben	Erweiterte Pupillen
Bläuliche Zunge	Geschwollene, rote Zungenpapillen
Eisige Kälte des Körpers	Hitze der erkrankten Teile
Vorherrschend Frost	Intensives Fieber ohne Frost
Kollaps, Schwäche	Zucken beim Einschlafen
Verlangen: Eiswürfel, Eiscreme, Fisch, Gurken, (saures) Obst, Salz	Verlangen: Limonade, Tomaten, heiße Getränke
Abneigung: Frühstück, Melone, Muttermilch	Abneigung: saure Speisen, Wasser
< Wetterwechsel von warm nach kalt	< Abkühlung des Kopfes, geringste Berührung

Veratrum album   Camphora

Veratrum album	Camphora
Furcht vor eingebildeten Dingen	Furcht vor der Dunkelheit
Umarmt jeden	Fühlt sich alleine auf der Welt, klammert sich an
Nervöse Tics, Automatismen	Sonderbare Gesten und Haltungen, Opisthotonus
Bei Fieber: Angst, Schreckhaftigkeit, Schreien	Bei Fieber: Stupor

V

Schnupfen mit reichlichem Urinieren	Schnupfen mit Fieber und Frösteln
Abneigung gegen Muttermilch	Speichelfluss
Obstipation bei Neugeborenen	Harnverhaltung bei Neugeborenen
Rasselnde Atmung, Pneumonie	Zyanose bei Kleinkindern
Bei Fieber: Verlangen nach Entblößen	Bei Fieber: Abneigung gegen Entblößen
Ohnmacht durch Erbrechen oder Diarrhoe	Ohnmacht durch Verletzungsschock
Konvulsionen von Geburt an	Asphyxie bei Neugeborenen
Konvulsionen bei Meningitis	Konvulsionen bei Frost
< Warmes Zimmer, nasskaltes Wetter, Wetterwechsel von kalt nach warm	< Sonne, kalte Zugluft

Veratrum album   Carbo vegetabilis

Brüten, Grübeln	Entmutigung mit Weinen
Frühreif, fleißig, ehrgeizig	Stumpfheit, spätes Gehenlernen
Abneigung gegen Berührung	Furcht vor Fremden, vor der Dunkelheit
Hochmütig, tadelsüchtig, gefallsüchtig, schamlos	Schüchtern, nachgiebig
Ohnmacht beim Anblick von Blut	Ohnmacht morgens beim Aufstehen
Ruhelosigkeit, Reizbarkeit, Raserei	Pavor nocturnus
Verstörter, verwirrter Gesichtsausdruck	Leidender Gesichtsausdruck
Schwierige Zahnung, Erbrechen während Zahnung	Zahnfleischbluten
Heftiges Erbrechen mit Diarrhoe, kaltem Schweiß, Kollaps	Aufgetriebenes Abdomen > Aufstoßen, Flatusabgang
Wässriger Stuhl, gewaltsame Stuhlentleerung	Fauliger, aashafter Stuhlgeruch
Masturbation	Fluor vaginalis
Schlaflage: Rücken, Kopf ins Kissen gebohrt	Schlaflage: Beine angezogen
Zähneknirschen im Schlaf	Schlafapnoe
Eiskalte Nase, kaltes Abdomen	Marmorierte Haut, Zyanose bei Kleinkindern
Obstipation bei Neugeborenen	Wassersucht bei Neugeborenen

V

Ohnmacht < Erbrechen, Schmerzen, Schreck, Anblick von Blut	Ohnmacht < Aufstehen, Verdauungsstörung
Verlangen: Eiswürfel, Erfrischendes, kalte Getränke, saures Obst	Verlangen: Süßigkeiten
Abneigung: warme Speisen, Muttermilch	Abneigung: Fett, Milch, Salziges
< Abwärtsbewegung, Licht	< Tief gelagerter Kopf, warme Luft
> Tief gelagerter Kopf, warmes Zimmer, im warmen Bett	> Abwärtsbewegung, Licht, kalte Luft

Veratrum album   Hyoscyamus

Raserei mit Beißen und Fluchen	Raserei mit erhöhter Körperkraft, muss gefesselt werden
Zerschneidet Kleidung	Aggressiv, schlägt die Umstehenden, beschimpft die Eltern
Abneigung gegen Berührung, will nicht getröstet werden	Lasziv, entblößt die Genitalien
Ernst, lächelt niemals	Froh und albern, albernes Lachen
Ehrgeizig, egoistisch, gefallsüchtig, eitel	Eifersüchtig, geizig, neidisch, greift gierig nach allem Angebotenen
Unaufrichtig; simuliert, krank zu sein	Neugierig, aufdringlich
Furcht vor Spinnen, Ärzten, Räubern	Furcht vor Hunden, Tieren, Gespenstern, Gewitter, vor der Dunkelheit
Fruchtlose Aktivität, Hast beim Gehen	Grimassen, lebhafte Gebärden
Furcht vor Prestigeverlust	Wahnidee, es habe Unrecht erlitten
Abgemagertes, hippokratisches Gesicht, idiotischer Gesichtsausdruck	Gesichtsausdruck ängstlich, verwirrt, einfältig
Abmagerung	Fettleibigkeit
Kalter Schweiß auf der Stirn	Nackenschweiß im Schlaf
Bei Fieber: kalter Schweiß am Kopf, im Gesicht	Bei Fieber: rote und heiße Wangen
Kalte, spitze Nase	Hitze der Ohrläppchen
Langsame Zahnung	Zähneknirschen
Durst auf große Mengen	Durst, aber Abneigung gegen Getränke
Gewaltsames Erbrechen, gewaltsame Stuhlentleerung	Reiseübelkeit
Krampfartige Bauchschmerzen bei Säuglingen	Magenbeschwerden

V

Leistenhernie	Erektionen, Masturbation
Eiskalte Hände und Füße	Zittern und Zucken der Hände
Verlangen: Salz, Schokolade, Unverdauliches, Zitronen	Verlangen: Alkohol
Abneigung: Brot, Fett, Fleisch	Abneigung: Obst, Tomaten, Süßigkeiten, Wasser
> Sonne	< Sonne

Veratrum album   Stramonium

Altklug, gefallsüchtig, ehrgeizig	Eifersüchtig
Furcht vor Räubern	Angst nachts, Furcht vor der Dunkelheit, vor Gewitter
Tadelsüchtig	Streitsüchtig
Furcht vor Prestigeverlust	Verlangen nach Gesellschaft, klammert sich an
Simuliert, krank zu sein	Fehlendes Schmerzempfinden
Eingefallenes Gesicht, spitze Nase	Glühend rotes Gesicht, blass um den Mund
Kalter Schweiß auf der Stirn	Heißer Schweiß im Gesicht
Steckt die Finger in den Mund	Zupft oder leckt an den Lippen
Gewaltsames Erbrechen	Übelkeit oder Erbrechen beim Aufsetzen im Bett
Unfähig, den Kopf hochzuhalten, rasch zunehmende Schwäche	Opisthotonus
Eiskalte Füße	Kalte Hände mit Hitze des Gesichts
Schlaflage: Arme über dem Kopf, Kopf ins Kissen gebohrt	Schlaflage: Abdomen, Beine angezogen
Saurer Schweiß	Öliger Schweiß
Verlangen: Eiswürfel, Erfrischendes, (saures) Obst, Fisch	Abneigung: Fisch, Getränke (trotz Durst)
> Entblößen	< Entblößen

Veratrum album   Tarantula hispanica

Außer sich vor Zorn wegen Kleinigkeiten	Zorn bei Berührung, Raserei, muss gefesselt werden
Destruktiv, zerschneidet Kleidung	Destruktiv < wenn es allein ist; droht, etwas zu zerstören

V

Lügt, verleumdet, spuckt	Brutal, aggressiv, beißt, schlägt, tritt
Hochmütig, tadelt andere	Droht, beschimpft die Eltern
Ruhelose Aktivität, muss alles anfassen	Hast, alle sollen sich beeilen
Eifersüchtig	Neid, Kleptomanie
Frühreif, ehrgeizig	Schwierige Konzentration
Possenreißen	Unwillkürliches Lachen
Gefallsüchtig, kokett, verführerisches Verhalten, küsst jeden	Verlangen nach Musik, singt und tanzt
Furcht vor Räubern, Hunden, eingebildeten Dingen	Furcht vor Wind, Monstern, Spinnen
Wild	Verwegen
Gesicht blass, eingefallen, kalt-schweißig	Runzeliges Gesicht
Gewaltsames Erbrechen, Erbrechen während Zahnung	Langsame Verdauung, Erbrechen nach dem Zubettgehen
Gastroenteritis, Cholera, wässriger, geruchloser Stuhl	Obstipation ohne Stuhldrang, mit schrecklicher Angst; Stuhl erst hart, dann flüssig
Leistenhernie, Masturbation	Ziegelmehlsediment im Urin
Fieberkrampf, Neugeborenenkrämpfe	Chorea, Tourette-Syndrom
Kollaps mit Kälte, Zyanose	Herzfehler, Herzklappengeräusche
Eiskalte Extremitäten	Ruhelose Extremitäten
Bei Fieber: Verlangen nach Entblößen	Bei Fieber: Abneigung gegen Entblößen
Verlangen: Eiswürfel, Obst, Erfrischendes, Saures	Verlangen: Sand, Unverdauliches
Abneigung: Muttermilch	Abneigung: Brot, Fett, Gewürze
< Winter, Wetterwechsel von kalt nach warm, körperliche Anstrengung	< Kleidung
> Druck, Kälte, Wärme, warme Luft	> Körperliche Anstrengung, laute Musik, Reiben

V

Veratrum album   Tuberculinum

Furcht vor Räubern, vor eingebildeten Dingen	Furcht vor Tieren, Hunden, Katzen
Brütet, grübelt, sitzt unbeweglich	Will nicht angesehen werden; weint, wenn es angesprochen wird

Ehrgeizig, Verlangen nach Aktivität	Verlangen zu reisen
Küsst und umarmt jeden	Manipuliert
Hochmütig, arrogant, unverschämt; religiöse Wahnideen	Eigensinnig, reizbar beim Erwachen
Heftige Raserei, schreit, spuckt, zerschneidet Kleidung	Zorn, wirft mit Gegenständen, beschimpft die Eltern, droht
Lispeln, Stottern, unklare Sprache	Langsames Sprechenlernen
Nägelbeißen, isst den eigenen Kot	Schlägt den Kopf gegen die Wand, bohrt ihn ins Kissen
Kaltes, hippokratisches Gesicht, ängstlicher Gesichtsausdruck	Alt aussehendes Gesicht
Kalter Schweiß auf der Stirn	Kopfschweiß nachts
Ruhelose Augen	Astigmatismus, Myopie
Kalte und spitze Nase, blasse Nasenspitze	Rote Nase
Erbrechen während Zahnung	Langsame Zahnung
Rissige Lippen, kalte, bläuliche Zunge	Adenoide, harte, perlschnurartige Halsdrüsen
Akute Diarrhoe	Chronische Diarrhoe
Krampfartige Bauchschmerzen	Wundes Rektum durch Stuhl
Eiskalte Extremitäten	Kalte Füße im Bett
Kalter Fußschweiß, bläuliche Fingernägel	Kalter Schweiß der Handflächen
Schlaflage: Kopf ins Kissen gebohrt	Schlaflage: Knie-Ellenbogen-Lage
Tiefer, komatöser Schlaf	Schlaflos nach 3.00 Uhr
Gänsehaut	Leberflecken, ringförmiger Hautausschlag
Heftiger Krankheitsverlauf	Wechselnde, widersprüchliche Symptome
Verlangen: Eiswürfel, kalte Getränke, saures Obst, Saures	Verlangen: Geräuchertes, kalte Milch, Speck, Süßes
Abneigung: warme Speisen	Abneigung: Eier, Gemüse, Käse, Milch, saure Speisen
< Berührung, schnell Gehen, Bettwärme	< Kalt Baden, Entkleiden, Wetterwechsel von kalt nach warm
> Aufstehen, Entblößen, Liegen, warme Luft	> Schnell Gehen, Fahren im kalten Wind

V

Veratrum album	Zincum metallicum
Furcht vor Hunden, Ärzten, versucht zu fliehen, versteckt sich	Pavor nocturnus, Furcht vor Gespenstern, Höhenangst
Energiegeladen, wild	Nachgiebig, pflichtbewusst
Grundloses Schreien	Schreien beim Erwachen mit Zittern
Frühreif, altklug	Zurückgeblieben, geistig retardiert
Muss alles anfassen	Schüchtern
Blasses kaltschweißiges Gesicht	Runzeliges Gesicht
Diarrhoe oder chronische Obstipation	Juckreiz am Anus
Steckt die Finger in den Mund, beißt an den Nägeln	Fasst sich an die Genitalien, häufige Erektionen
Pneumonie	Asthma
Eiskalte Hände, kalter Fußschweiß	Ruhelose Beine nachts im Bett
Bläuliche Haut, Gänsehaut	Rote, rissige Haut
Eher Kollaps	*Eher* Chorea, Zucken
Fieberkrampf	Konvulsionen bei Kleinkindern
Heftige Beschwerden	Folgen von Impfungen
Verlangen: Eiswürfel, Eiscreme, Fisch	Verlangen: Mehlspeisen
Abneigung: Muttermilch	Abneigung: Süßigkeiten, Milch, Fisch
> Entblößen	< Entblößen

V

Zincum metallicum

Agaricus

Zincum metallicum	Agaricus
Pavor nocturnus	Angst um die eigene Gesundheit
Leicht zu beeindrucken, Schreckliches greift es stark an	Verwegen, kein Gefühl für Gefahr
Nachgiebigkeit, Pflichtgefühl	Boshaft
Schreien abends, im Schlaf, beim Erwachen	Stottern bei Erregung
Verlangen nach kreativer Aktivität	Abneigung gegen Veränderung
Gesicht gerunzelt, hager, kränklich, besorgt	Abgemagertes, schweißiges Gesicht, idiotischer Gesichtsausdruck
Konjunktivitis, Otitis	Rote Ohren wie erfroren, Heuschnupfen
Steckt die Finger in den Mund, bohrt mit dem Finger in der Nase	Beißt, beißt sich selbst
Obstipation	Schmerz im Rektum vor Stuhlgang, Tenesmus
Asthma	Husten endet in Niesen
Ruhelosigkeit der Extremitäten < nachts	Ungeschicklichkeit der Beine
Schlaflage: Rücken, Kopf ins Kissen gebohrt	Schlaflage: Beine ausgestreckt
Abmagerung	Entwicklungsstillstand, spätes Gehenlernen
Konvulsionen	Chorea > im Schlaf
F: Hautbeschwerden	F: Tuberkulose

Zincum metallicum

Apis

Zincum metallicum	Apis
Auffahren beim Einschlafen	Bei Fieber: Auffahren aus dem Schlaf
Pflichtgefühl	Zerstreut, fruchtlos geschäftig
Übermaß an Energie	Albernes Benehmen
Furcht vor Räubern	Furcht vor Vögeln, Nadeln
Heimweh	Eifersucht
Schreien beim Erwachen, Schlafwandeln	Schreien während Zahnung
Nachgiebig	Neigung zu widersprechen

Z

Runzeliges Gesicht, Akne	Glänzendes Gesicht, Urtikaria, Erysipel
Masturbation	Hydrozele
Anhaltende Bewegung der Unterschenkel	Ruhelos, muss sich ständig bewegen
Krämpfe der Finger beim Schreiben	Ungeschickt, lässt Dinge fallen
Schweiß bei geringster Anstrengung	Schweiß bei Aufenthalt im Zimmer
P: unterdrückte Absonderungen und Hautausschläge	P: Gerstenkörner, Erysipel, Tonsillitis, Zystitis
Abneigung: Fisch, Fleisch, Süßigkeiten	Abneigung: Getränke, Muttermilch
< Entblößen, im Freien	< Nachts, geringste Berührung, Wärme (Bett, Zimmer, Bad)
> Absonderungen, Ruhe, sanftes Reiben, im Zimmer	> Abkühlung, körperliche Anstrengung

Zincum metallicum   Cicuta virosa

Reizbarkeit, Abneigung gegen Berührung	Albernes Benehmen, Possenreißen
Verlangen nach Gesellschaft	Argwohn, Furcht vor Menschen, Abneigung gegen Gesellschaft
Schreien im Schlaf, beim Erwachen	Antwortet auf Ansprache, erkennt jedoch niemanden
Auffahren beim Einschlafen	Auffahren durch Geräusche
Zu viel Pflichtgefühl	Mitgefühl
Automatismen, nervöse Tics	Verlangen zu spielen, Naivität, kindisches Benehmen
Runzeliges Gesicht	Ekzem im Gesicht
Langsame Zahnung	Zahnbeschwerden
Ruhelose Beine	Eingeschlagene Daumen
Reichlicher, übel riechender Fußschweiß	Einwärtsdrehung der Beine (Coxa antetorta)
Schlaflage: Kopf ins Kissen gebohrt	Schlaflage: Kopf nach hinten oder vorn gebeugt
Rissige Haut	Hautausschlag mit zusammenfließenden Pusteln
Konvulsionen mit Augenrollen, verdrehten Augen, unwillkürlichem Urinieren	Konvulsionen mit rotem oder bläulichem Gesicht, Schaum vor dem Mund, bizarr verzerrter Haltung

Beschwerden nach Impfung	Beschwerden nach Verletzung, nach Gehirnerschütterung
Abneigung: Süßes, Zucker	Verlangen: Kohl, Unverdauliches

Zincum metallicum

Coffea cruda

Zincum metallicum	Coffea cruda
Angst nachts	Furcht vor Unheil, Gefahr, Schmerzen
Geistige Erschöpfung, Stumpfheit	Leichtes Auffassungsvermögen
Langsam, antwortet langsam	Schnell im Handeln
Schreien im Schlaf, beim Erwachen	Weinen beim Erwachen, bei Schmerzen
Gerunzeltes Gesicht	Abgemagertes, glänzendes Gesicht
Schlurfender Gang	Gebeugte Haltung
Langsame Zahnung	Schlaflosigkeit und Fieber während Zahnung, vorzeitige Karies
Schwieriger Stuhl, vergeblicher Stuhldrang	Reiseübelkeit
Obstipation bei Neugeborenen	Schlaflosigkeit bei Neugeborenen
Tiefer, komatöser Schlaf	Leichter Schlaf, hört jedes Geräusch
Albträume	Schlaflosigkeit, spielt und lacht
Schwäche, Lähmung, Ataxie	Überempfindlichkeit und Reizbarkeit des ganzen Körpers
Mangel an körperlicher Reizbarkeit	Unerträgliche Schmerzen
Beschwerden nach Impfungen	Überempfindlich gegen homöopathische und allopathische Medikamente, Narkotika

Zincum metallicum

Cuprum metallicum

Zincum metallicum	Cuprum metallicum
Auffahren beim Einschlafen	Pavor nocturnus
Empfindlich gegen Geräusche, Stimmen	Furcht vor Fremden, vor Annäherung
Leicht zu beeindrucken	Erträgt es nicht, angesehen oder liebkost zu werden
Reizbarkeit abends	Destruktivität, Schlagen, Schreien
Steckt die Finger in den Mund	Nägelbeißen
Schreien im Schlaf, beim Erwachen, Schlafwandeln	Redselig, streitsüchtig im Schlaf

Z

505

Zincum metallicum	Cuprum metallicum
Gerunzeltes Gesicht	Blaue Skleren
Abmagerung	Fettleibigkeit
Langsame Zahnung, Zähneknirschen im Schlaf	Zahnbeschwerden
Obstipation bei Neugeborenen	Krampfartige Bauchschmerzen
Greift sich beim Husten an die Genitalien	Erstickender, anfallsweiser Husten
Ruhelose Beine	Fäusteln
Kopfrollen im Schlaf, Zucken	Konvulsionen bei Neugeborenen
Übermaß an Energie	Verlangen nach Bewegung
< Nachmittags, Entblößen, nach dem Essen	< Nachts vor und nach 0.00 Uhr, heißes Wetter

Zincum metallicum Helleborus

Zincum metallicum	Helleborus
Leicht zu beeindrucken, empfindlich gegen das Geräusch von Stimmen	Gleichgültig gegen äußere Eindrücke, abgestumpfte Sinne
Verlangen nach Gesellschaft	Abneigung gegen Gesellschaft
Zu viel Pflichtgefühl	Verlust der Willenskraft
Schreien beim Erwachen	Stöhnen im Schlaf
Schüchtern, wechselhafte Stimmung	Zurückhaltend, argwöhnisch
Nervöse Tics	Steckt die Finger in den Mund
Runzeliges Gesicht	Gerunzelte Augenbrauen
Chronischer Hydrozephalus	Akuter Hydrozephalus
Nystagmus	Glasige Augen, stiert auf einen Punkt
Akne im Gesicht	Bläschen um Mund oder Nase
Langsame Zahnung, Reizbarkeit während Zahnung	Speichelfluss oder Strabismus während Zahnung
Obstipation	Diarrhoe
Nierensteine, Wanderniere	Proteinurie, Glomerulonephritis, Nephrose
Vermehrtes sexuelles Verlangen, Masturbation	Hydrozele
Ekzem oder rissige Haut an den Händen	Bläschen zwischen den Fingern
Automatismen und Unruhe der Beine	Automatismen der Hände und Arme
Schlaflage: Kopf ins Kissen gebohrt	Schlaflage: Beine angezogen
Bei Fieber: Zittern	Bei Fieber: Delirium

Z

506

| Abneigung: Fisch, Süßigkeiten | Abneigung: Äpfel, Gemüse |

Zincum metallicum Lachesis

Empfindlich gegen das Geräusch von Stimmen	Empfindlich gegen Berührung
Nachgiebigkeit, zu viel Pflichtgefühl	Eifersucht, Koketterie
Nervöse Tics	Frühreif, rasches Auffassungs-vermögen
Schreien im Schlaf, beim Erwachen	Weinen, Singen, Stöhnen im Schlaf
Wechselhafte Laune	Zerstörungswut
Gesicht alt aussehend, runzelig, Gesichtsausdruck elend, besorgt	Leidender, argwöhnischer Gesichts-ausdruck, wie betrunken
Strabismus	Stottern
Bohrt mit dem Finger in der Nase, steckt die Finger in den Mund	Nasenbluten
Langsame, schwierige Zahnung; Zähneknirschen	Fieber während Zahnung
Schlaflage: Rücken, Knie gebeugt, rechte Seite	Schlaflage: Rücken, Hinterkopf ins Kissen gepresst
Obstipation bei Neugeborenen	Ödeme, Zyanose bei Neugeborenen
Fasst sich beim Husten an die Genitalien	Krupphusten
Ekzem an den Händen	Abszess, Eiterung
F: Hauterkrankung	F: Alkoholismus, Apoplexie
P: Unterdrückte Absonderungen oder Hautausschläge	P: Tonsillitis, Allopathika, Schnupfen, Zystitis
Verlangen: Salz	Verlangen: Fisch, Milch, saure und scharf gewürzte Speise, Unverdau-liches
Abneigung: Fisch, Fleisch, Süßigkeiten	Abneigung: Muttermilch
< Nach dem Frühstück, Ofenwärme, Baden im Meer	< Nach Schlaf, warme Luft, heiß Baden, leichte Berührung

Zincum metallicum Rhus toxicodendron

| Nachgiebigkeit, Pflichtgefühl | Argwohn, Furcht vor Menschen |
| Schwierige Konzentration, Stumpfheit | Rechenschwäche |

Z

507

Schreien im Schlaf, beim Erwachen	Angst im Bett
Wechselhafte Stimmung	Unwillkürliches Weinen
Gerunzeltes Gesicht	Eine Seite des Gesichts rot, Schwellung um die Augen
Risse in den Kanthi, Nystagmus, Strabismus divergens, Ptosis	Lidschwellung, Chemosis, Striktur des Tränenkanals
Tränenfluss nachts	Speichelfluss nachts
Bohrt mit dem Finger in der Nase, steckt die Finger in den Mund	Spielt mit den Fingern im Schlaf
Zähneknirschen im Schlaf	Fieberbläschen, rote Zungenspitze
Diarrhoe, Obstipation bei Neugeborenen	Hautausschlag um den Anus
Schlaflage: Kopf ins Kissen gebohrt	Schlaflage: sitzend
Schlafwandeln	Schlaflosigkeit nach 3.00 Uhr
Zurücktretender, unterdrückter Hautausschlag	Hautausschlag im Winter, Impetigo
Zucken, Konvulsionen	Steifheit, Verhärtung
P: unterdrückte Absonderungen und Hautausschläge	P: Furunkel, Erysipel
Abneigung: Fisch, Süßigkeiten	Verlangen: Milch
< Warmwerden	< Aufenthalt in feuchten Räumen, Wetterwechsel, feuchtes Wetter
> Feuchtes Wetter, Schleimhautabsonderungen	> Körperliche Anstrengung, warme Anwendungen

Zincum metallicum   Tuberculinum

Nachgiebigkeit, Pflichtgefühl	Wutanfälle, beschimpft die Eltern
Lästig, quält andere	Schlagen, Beißen
Steckt die Finger in den Mund, bohrt in der Nase	Schlägt den Kopf gegen die Wand
Schreien beim Erwachen	Weinen bei geringster Sorge, leicht beleidigt
Furcht vor Räubern	Furcht vor Hunden
Verlangen nach Gesellschaft	Verlangen zu reisen, nach Veränderung
Bleiches, runzeliges Gesicht, rissige Lippen	Hageres Gesicht, feine Wimpern, blaue Skleren

Z

Zincum metallicum	Veratrum album
Wund fressender schleimiger Schnupfen, häufiges Niesen	Gelblich grüner Schnupfen, Heuschnupfen
Diarrhoe und Reizbarkeit während Zahnung	Vorzeitige Karies, gezackte Zähne
Asthma	Bronchitis, Pneumonie
Sprödes, gespaltenes Kopfhaar	Haarwuchs entlang der Wirbelsäule
Saurer Nachtschweiß	Reichlicher Schweiß nachts
Spätes Einschlafen, frühes Erwachen	Schlaflosigkeit nach 3.00 Uhr
Schlaflage: Kopf ins Kissen gebohrt	Schlaflage: Abdomen, Knie-Brust-Lage
Beschwerden nach unterdrückten Hautausschlägen	Ringförmiger Hautausschlag
Konvulsionen	Allergieneigung
F: Hautbeschwerden	F: Alkohol, Asthma, Ekzem, Kropf, Tuberkulose
P: Unterdrückte Absonderungen und Hautausschläge	P: Abszess, Bronchitis, Asthma, Diarrhoe, Otitis, Tonsillitis, Zystitis
Abneigung: Fisch, Kalbfleisch, warme Getränke	Verlangen: Schinken, Fisch, warme Getränke
< Entblößen, Warmwerden	< Steigen auf große Höhe, Wetterwechsel von kalt nach warm
> Feuchtes Wetter	> Im warmen Bett

Zincum metallicum   ## Veratrum album

Zincum metallicum	Veratrum album
Pavor nocturnus, Furcht vor Gespenstern, Höhenangst	Furcht vor Hunden, Ärzten, versucht zu fliehen, versteckt sich
Nachgiebig, pflichtbewusst	Energiegeladen, wild
Schreien beim Erwachen mit Zittern	Grundloses Schreien
Zurückgeblieben, geistig retardiert	Frühreif, altklug
Schüchtern	Muss alles anfassen
Runzeliges Gesicht	Blasses kaltschweißiges Gesicht
Juckreiz am Anus	Diarrhoe oder chronische Obstipation
Fasst sich an die Genitalien, häufige Erektionen	Steckt die Finger in den Mund, beißt an den Nägeln
Asthma	Pneumonie
Ruhelose Beine nachts im Bett	Eiskalte Hände, kalter Fußschweiß
Rote, rissige Haut	Bläuliche Haut, Gänsehaut

Z

Eher Chorea, Zucken	*Eher* Kollaps
Konvulsionen bei Kleinkindern	Fieberkrampf

Folgen von Impfungen	Heftige Beschwerden
Verlangen: Mehlspeisen	Verlangen: Eiswürfel, Eiscreme, Fisch
Abneigung: Süßigkeiten, Milch, Fisch	Abneigung: Muttermilch
< Entblößen	> Entblößen

Z

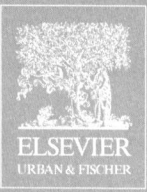
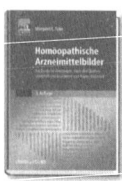
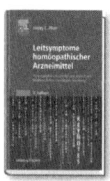
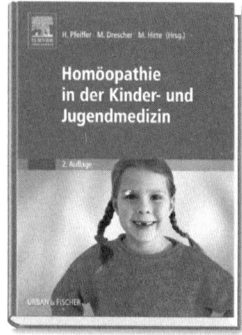
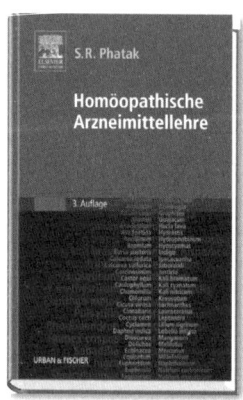

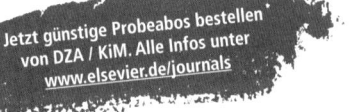